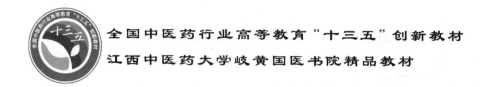

全国中医药行业高等教育"十三五"创新教材

江西中医药大学岐黄国医书院精品教材

# 经典临证思维案例实训

（供中医专业博士研究生、硕士研究生、高级进修生用）

主　编　陈宝国　张光荣

中国中医药出版社

·北京·

**图书在版编目（CIP）数据**

经典临证思维案例实训 / 陈宝国，张光荣主编 . —北京：中国中医药出版社，2020.12
全国中医药行业高等教育"十三五"创新教材
ISBN 978 – 7 – 5132 – 6118 – 0

Ⅰ . ①经…　Ⅱ . ①陈… ②张…　Ⅲ . ①中医临床－高等
学校－教材　Ⅳ . ① R24

中国版本图书馆 CIP 数据核字（2020）第 008700 号

**中国中医药出版社出版**

北京经济技术开发区科创十三街 31 号二区 8 号楼
邮政编码　100176
传真　010-64405721
三河市同力彩印有限公司印刷
各地新华书店经销

开本 787×1092　1/16　印张 27.5　字数 599 千字
2020 年 12 月第 1 版　　2020 年 12 月第 1 次印刷
书号　ISBN 978 – 7 – 5132 – 6118 – 0

定价　98.00 元
网址　www.cptcm.com

**社 长 热 线　010-64405720**
**购 书 热 线　010-89535836**
**维 权 打 假　010-64405753**

**微信服务号　zgzyycbs**
**微商城网址　https://kdt.im/LIdUGr**
**官 方 微 博　http://e.weibo.com/cptcm**
**天猫旗舰店网址　https://zgzyycbs.tmall.com**

如有印装质量问题请与本社出版部联系（010-64405510）

全国中医药行业高等教育"十三五"创新教材
江西中医药大学岐黄国医书院精品教材

## 《经典临证思维案例实训》编委会名单

主　编　陈宝国　张光荣

副主编　张莹莹　祝盼盼

编　委　刘英锋　朱远远

　　　　唐日林　李　健

　　　　冯晓旭　蒋　妤

# 前　言

　　一般而言，中医学与西医学比较，其整体恒动、辨证论治，是为最突出的两大学术特点。前者集中反映在以《黄帝内经》为代表的中医基础理论部分，后者集中反映在以《伤寒杂病论》为代表的临床基础部分。

　　时至当代，在中医药高等教育中，中医学的规范课程体系衍化出了"四大经典课程"，即内经学、伤寒学、金匮学和温病学，业已成为最具中医特色的核心课程。然而，随着中医药院校课程改革的推动，此四门课程的教学时数及教学力度却一度在消减，导致大多数学生中医素质不同程度地下降。因而，重归经典，提升素质，又成了现今中医教育改革的热门话题。但如何提高对中医经典的学习效果似乎不仅仅是通过增加教学时数就能从根本上解决的，而优化实质内容、改进教学方法乃是不可回避的重点问题。

　　剖析现行的四大经典可以发现，除内经学因与中医基础理论关联密切而被纳入基础医学学科的范畴外，其余的伤寒学、金匮学和温病学，则已合并构成了中医学所特有的另一种学科门类——中医临床基础学（西医学只分基础医学与临床医学两大块）。它提示我们：在中医学中，有一块基于基础与临床之间特有的学术领域，其涵盖了中医经典的主体部分。那么，这个主体部分的学术核心是什么呢？它如何能将三类不同的课程贯通一体？如何堪当中医"临床基础"的称谓呢？我们在长期教育与实践的基础上认为，这个学术核心就是经典的辨证论治学体系！因为无论是伤寒学、金匮学还是温病学，虽然在具体内容上讨论的疾病种类、诊治方法、方证知识各有侧重，但其所要展示的精神实质、核心技能都是同一个指向，即辨证论治的基本原则和核心框架，不同的是证治内容与辨证方法的相互补充，相互融合，共同构建中医经典的辨证论治体系，并由此成为中医临床各科发挥辨证论治特色与优势的共同基础。也就是说，中医临床的共同基础是辨证论治方法，中医理论与临床关联的基础也是辨证论治方法，中医临床基础学就是中医理论与临床紧密结合的统一体！

　　正是在这一理念的引导下，江西中医药大学在中医临床基础学科建设与研究生教学改革中，充分借鉴江西省已故中医名家姚荷生、万友生先生的统一中医辨证诊断、沟通寒温内外辨证方法的思想，提出了融合伤寒、金匮和温病三大学说，构建经典辨证论治学体系的学术发展目标，并在研究生教学改革与实践中予以贯彻实施。历经近十年的打磨，先后探索性地开设了经典辨证论治程式通论、经典病证分类学纲要、经典症状鉴别诊断学和经典临证思维案例实训等系列课程。总体上把三大经典课程的实质内容，按照辨证论治的基本程序、证治分类的整体框架、辨证诊断的鉴别方法和以经典方证案例为素材的综合运用，进行了学术上结构的系统整合。师生普遍反映，这些课程中医特色突出，理论联系实际，具有整体提升辨证论治眼界与思路的作用，收到了学术创新发展与教学创新改革互为促进的效果。目前，这些课程已列为江西中医药大学精品课程。

为使这些教学改革成果能够予以推广，惠及更多中医学子，江西中医药大学岐黄国医书院与中国中医药出版社签约合作，将陆续出版与这些课程配套的系列教材。首批出版的教材分别为《实用辨证论治程式通论》《经典临证思维案例实训》《中医四诊技能实训》三部。其中，《实用辨证论治程式通论》是经典辨证论治程式通论课程的试用教材，由刘英锋、黄利兴教授组织编写；《经典临证思维案例实训》是经典临证思维案例实训课程的试用教材，由陈宝国、张光荣教授组织编写；基于四诊技能是进入辨证论治过程的必备功夫，《中医四诊技能实训》作为进入辨证论治系列教学前期的必补课程，也特别纳入系列教材出版之中。有关经典病证分类学纲要、经典症状鉴别诊断学两门课程的配套教材，我们尚在整理改进中，希望能在不久的将来陆续出版，以飨读者。

本系列教材作为江西中医药大学基于经典辨证论治学学术创新的全新内容，编写之中充满探索与尝试，加上时间有限，不足之处恐为难免，敬请广大读者和业内同仁在阅读和使用过程中发现问题，及时提出宝贵意见与建议，以便我们能够不断修改，加以完善。

"江西中医药大学岐黄国医书院精品教材"编委会

2018 年 6 月 30 日

# 编写说明

中医经典学习是学好中医临床的根本，《伤寒论》《金匮要略》《温病学》又为中医经典中的经典。如何学习中医古籍，如何学好中医经典，除必备的理论探究外，临床修炼是关键，因为中医经典来源于临床，如果只学习理论，那势必脱离临床，也就无从谈学好经典。培养一名优秀的中医临床人才，中医经典学习是关键，这从近年来国家中医药管理局推出的全国优秀中医临床人才培养研修项目"学经典，做临床"可见一斑。

经典的学习与研究，尤其是以《伤寒论》为代表的临床经典，单靠文辞的解读、课堂的讲授和文献的串解，是不能真正达到融会贯通、学以致用的。因为这三大经典的理论精髓是辨证论治体系，其体系的骨干是证治分类框架，而构建其框架的核心是证的分类辨识及与治的对应关联。这种辨识与关联的知识和法则，是理论假说验之于临床实践的产物，是在临证实用的环境中探索和建立起来的，因此，经典的研修是在通过单元化的课程学习和专题化的文献研究之后，必须结合实践性活动，放到临证状态的整合背景中去印证、体会和校正，才能把知识由字面的概念转化成内在的感知，把框架由固化机械的分割激活为有机贯通的整体，进而组建成可为自己所熟练驾驭的整套知识资源与运用能力。

经典方剂的案例学习，正是有效促进经典理论实践化学习的有效途径与可行方法。在关于仲师《伤寒杂病论》是怎样一本书的学术讨论中，曾有不少从事经典研究与教学的专家指出：仲景全书是"不讲理"的，而总是在讨论看病，其行文大部分就像是写病案记录。这种说法虽然过于表面，但却反映了一个现象，即经文落笔立足临床、重在写实！那么这种有似病案的写实内容，又如何能够蕴含理性的经典意义呢？其中的奥妙就在于它以典型化的病案格调——案例化的表述形式，精炼、系统地表达了中医临床根本性的辨证诊断纲目与立法施治通则，因而对各科临床与各类病种都具有普遍的指导意义。因此，学习经典著作最关键的方法，就是要注意紧扣病象——辨证指标，以及方药——治疗方法这两大实性载体，以临证案例化的疾病演义过程为格调，去解读、体会、挖掘和发展其所蕴含的辨证论治之内容、方法与精神，这便能较切实地达到理论联系实际的研修效果。

我们在中医专硕培养的教学过程中，体会到中医经典学习的重要性与必要性。经典的学习与研究，一个最值得提倡、推广和发挥的优势方法，就是案例化的教学与研究。这种方法，不仅能在一定程度上突破经典难学难懂的困境，还能成为经典理论与临床实践结合的有效中介，成为理论知识向临证技能转化与过渡的便利桥梁，《经典临证思维案例实训》正是因此而著。本书参考《中医内科学》病名目录，每个病名选择经典方剂诊疗案例，将三部经典案例随机编排。其所选案例一是江西名医案例，二是相关著作与杂志收录之名医典型案例，三是笔者临证中体会较深的案例。通过分析案例，每案列出"独立诊断"（包括病因、病所、病机）与"综合辨证""治法方药""调护医嘱""疗效观察""经典温故""问题讨论"等项。"问题讨论"有的是针对本案难点，有的是针对前后联系与鉴别。这样，使读者既能够剖析名医的诊疗思路，又能够看到名医运用经典指导临床实例，起到了棋手看棋谱，又有解析棋谱的作用，能让学习者从名医用经典中学好经典，逐步达到自己用经典指导临床，这是我们编写这本书的用心与目的。

《经典临证思维案例实训》编委会

2020 年 10 月

# 目　录

经典临证思维案例实训

# 第一章 感 冒

案例一

蒋某，男，15岁，2009年2月10日初诊。

患者发热（体温40.2℃），微恶风寒，咳嗽，咯痰白黏不爽，微汗出，头胀痛，脉浮滑数，舌边尖红，苔薄黄。

【独立诊断】病因为风、热；病所在太阴；病机乃外感风热，肺气失宣。

【综合辨证】风热上袭太阴肺之表，肺气失宣，卫气失和。

【治法方药】法宜辛凉透表，宣肺泄卫；方选桑菊饮加减。

桑叶10g，菊花8g，杏仁8g，连翘6g，薄荷6g，桔梗10g，芦根8g，生甘草6g。每日1剂，水煎服。

【调护医嘱】慎起居，适寒温，多饮水，药后汗出热退，中病即止。

（陈宝国.中医经典方证案例研究.南昌：江西科学技术出版社，2012.）

【经典温故】

《温病条辨·上焦篇》第6条："太阴风温，但咳，身不甚热，微渴者，辛凉轻剂，桑菊饮主之。"

【问题讨论】

银翘散证与桑菊饮证有何异同？

参考答案：①相同点：风温邪袭肺卫证。②相异点：银翘散方中有荆芥、豆豉，辛散透表，金银花、连翘量大，泻热力强，故其方透表泻热作用强，用于邪袭肺卫，偏于卫气失和者，以发热、微恶风寒、头痛少汗为主。桑菊饮方中有杏仁，降肺气而止咳，连翘、薄荷、桑叶、菊花等辛凉之品药量较轻，故其长于宣降肺气而止咳，透表泻热作用逊于银翘散，用于风温邪袭肺卫，偏于肺失宣降，以咳嗽为主者。

案例二

霍某，男，8个月，1964年1月30日初诊。

患儿发热2天，咽喉红，无汗，四肢时凉时热。今日体温40.1℃，呛咳，口干欲饮，腹微满，大便2日未解，小便多。舌正红，苔薄白，脉浮数。

【独立诊断】病因为风、热；病所在太阴；病机乃外感风热，肺气失宣。

【综合辨证】风热上袭太阴肺之表，闭结上焦卫气，肺气失宣。

【治法方药】法宜清宣解表；方选银翘散。

金银花3g，连翘3g，僵蚕4.5g，升麻2.4g，荆芥2.4g，枯梗3g，豆豉15g，射干2.4g，薄荷2.1g（后下），竹叶3g，芦根12g，甘草2.4g，葱白3寸（后下）。1剂而愈。

【调护医嘱】慎起居，适寒温，锻炼身体，增强体质。

按：患儿虽然高烧40.1℃，咽喉红，腹微满，大便2日未解，然以其无汗、呛咳、苔薄白、脉浮数，说明表气郁闭较甚，闭不开则热不退，热不退则肺胃不和，因而治疗仍当以开表气之郁闭为先，郁开则热得越，其证可愈。蒲老用银翘散加减，加葱白等意在增强开闭。若内热较甚者，又当加重清热。

（蒲辅周.蒲辅周医案.北京：人民卫生出版社，2005：252-252.）

【经典温故】

《温病条辨·上焦篇》第3条："太阴之为病，脉不缓不紧而动数，或两寸独大，尺肤热，头痛，微恶风寒，身热自汗，口渴，或不渴而咳，午后热甚者，名曰温病。"

《温病条辨·上焦篇》第4条："太阴风温、温热、温疫、冬温，初起恶风寒者，桂枝汤主之；但热不恶寒而渴者，辛凉平剂银翘散主之。温毒、暑温、湿温、温疟，不在此例。"

【问题讨论】

1.如何判断高热是否会发抽搐？

参考答案：今集欲发搐候下项：目上视喜惕者，欲发搐也。身热项强，常汗出者，欲发搐也。手足喜振掉者，欲发搐也。摇头弄舌者，欲发搐也。喜欠目直面青者，欲发搐也。潮热或壮热不歇者，欲发搐也。睡中时笑，或狂语言、手足摇动者，欲发搐也。鼻中燥，大便小便不利者，欲发搐也。发上逆，啼，面暗色不变者，欲发搐也。身热吐，喘粗者，欲发搐也。噫气下而妄怒者，欲发搐也。鼻口青，喜松悸者，欲发搐也。切牙甚者，欲发搐也。目直色赤或青者，欲发搐也。瞳子卒大异常者，欲发搐也。面色青黄，上窜气急者，欲发搐也。眼斜视者，欲发搐也。咽乳不和或噎乳，唇舌紧者，欲发搐也。涎盛膈壅，呀呷有声者，欲发搐也。卧而不安，身热不乳，数惕跳者，欲发搐也。体热口中气亦热，面目青，呵欠顿闷者，欲发搐也。掌中赤，印内青筋见，怕物生涎者，欲发搐也。吐痢不止，厥痛时起者，欲发搐也。唇口颊腮青，手足心皆热喜冷者，欲发搐也。目痴昏闷，撮口吐舌者，欲发搐也。身热小便难，或目直视，或视不精，皆欲发搐也。（《小儿卫生总微论方》）

2.本案和上案病所均为太阴之表，为何选方不同？

参考答案：本案以发热、咽痛为主，咳嗽为辅，而桑菊饮是以咳嗽为主，并伴有咽喉不利或咽痒，故而选方银翘散。

## 案例三

王某，女，62岁，退休工人。

患者体弱病多，每于气候变化时出现感冒症状。近1月余，患者常感恶寒，时有低热，自服板蓝根冲剂、螺旋霉素2日，症状未见改善，且恶寒尤甚，体温最高38℃，伴头痛，午后尤甚，肢体酸楚，又自服扑热息痛片1片，汗出，体温渐降，但数小时体温又继续上升至38℃左右。血常规：白细胞计数（WBC）$4.28 \times 10^9$/L，中性粒细胞（N）0.72，嗜酸性粒细胞（E）0.19。西医诊断为病毒性感冒。症见：发热，微恶寒，汗出不解，面色晦暗，周身酸楚，胸脘痞闷，恶心欲吐，微咳少痰，不思饮食，舌淡紫，苔薄白，脉细弦而弱。

　　【独立诊断】病因为风寒；病所在太阳、少阳；病机乃寒风留连太阳，营卫不和，邪陷少阳。

　　【综合辨证】寒风留连太阳，营卫不和，邪陷少阳，兼有郁热。

　　【治法方药】法宜解肌祛风，调和营卫，和解少阳；方选柴胡桂枝汤加减。

　　柴胡10g，黄芩10g，法半夏10g，生姜4片，大枣4枚，桂枝10g，白芍10g，党参15g，前胡10g，紫苏叶10g。

　　服1剂后体温降至37.5℃，2剂后体温正常，诸症悉除，唯有头痛而昏，故守原方去前胡、紫苏叶、桂枝、白芍，加蒺藜10g、川芎6g。

　　【疗效观察】继服5剂而愈。

　　按：本案体虚外感，用柴胡桂枝汤加减，符合临床实际。柴胡桂枝汤所治之感冒，不论其热度高低，均可取效。实际本方与补中益气汤所治虚人外感，其病机、药理均如同出一辙。在某种意义上说，仲景的柴胡桂枝汤为东垣的补中益气汤提供了重要的理论基础。这说明仲景学说为后世各家学说奠定了坚实的基础，也是医学历史发展的必然。

　　（张光荣.陈瑞春学术经验集.北京：科学出版社，2015：289.）

　　【经典温故】

　　《伤寒论》第146条："伤寒六七日，发热，微恶寒，支节烦疼，微呕，心下支结，外证未去者，柴胡桂枝汤主之。"

　　【问题讨论】

　　1.柴胡桂枝汤证是太阳与少阳并病，那么太阳、少阳何者为轻？

　　参考答案：汪琥按："上方乃柴胡合桂枝汤，两方相合之复方，其不曰桂枝柴胡汤者，以柴胡为君也，益可见少阳邪甚，太阳邪微矣。"

　　2.简述柴胡桂枝汤证中太阳表证和少阳半表半里证各自部分的主要症状。

　　参考答案：太阳表证——发热微恶风寒、肢节烦疼、舌苔薄白、脉浮；少阳半表半里证——微呕、胸胁心下微满、脉弦等症。

　　3.柴胡桂枝汤证中寒多还是热多？

　　参考答案：从药物用量来看［柴胡桂枝汤方：桂枝一两半（去皮），黄芩一两半，人参一两半，甘草一两（炙），半夏二合半（洗），芍药一两半，大枣六枚（擘），生姜一两半（切），柴胡四两。上九味，以水七升，煮取三升，去滓，温服一升。本云人参汤，作如桂枝法，加半夏、柴胡、黄芩，复如柴胡法。今用人参作半剂］，以风寒之邪为主，有入里化热之势。

### 案例四

陈某，男，70岁，退休干部，1985年4月2日初诊。

患者素体虚弱，经常感冒，鼻流清涕，诸身酸胀，恶寒不发热，衣着比常人多2～3倍，清明时节穿皮棉袄、呢子大衣仍不觉热，胃纳少，大便量少，小便清长，口不渴，舌红嫩，少苔，脉浮虚数。

【独立诊断】病因为风寒；病所在太阳、太阴；病机乃表虚风邪袭表，营卫不和。

【综合辨证】素体肺气虚，风邪袭表，表虚不固，营卫不和。

【治法方药】法宜益气固表，调和营卫；方选桂枝汤合玉屏风散。

桂枝10g，白芍15g，生黄芪15g，白术10g，防风10g，炙甘草5g，生姜3片，大枣3枚。每日1剂，水煎分2次温服。

另服健脾益气冲剂（参苓白术散合玉屏风散加味研制而成），每日早晨空腹服1包（约生药15g）。

1985年4月10日二诊：经服上药7剂，患者诸症悉平，宽衣解带，身暖和煦，饮食正常，二便无异。嘱其停药，继续服健脾益气冲剂1个月，每日早晨空腹冲服。

【疗效观察】患者自此后半年多未感冒，身体日见恢复，健康状况良好。当年冬天又嘱其服龟甲胶鹿角胶各半斤，渐恢复体力、劳力。

按：本例患者先后多年就诊，每每感冒即按上方服药3～5剂，即恢复健康。究其病机为肺气虚表不固，营卫不和，以桂枝汤调和营卫，以玉屏风散补气固表疏风，凡气虚表不固，营卫不和者，是方非常合拍。笔者认为，体虚感冒者用桂枝汤调和营卫则可，但表虚不固桂枝汤又不足，合入玉屏风散增强补虚之功。必要时把经方与时方结合起来运用，发挥各自之长，可以提高临床疗效。

临床上还有补中益气汤加桂枝，或补中益气汤合桂枝汤，均可用于虚人外感。这几种用法大致相同，只是在具体病例中，再审视其小异而酌用之，就可取得满意的疗效。

（张光荣.陈瑞春学术经验集.北京：科学出版社，2015：290.）

【经典温故】

《伤寒论》第12条："太阳中风，阳浮而阴弱。阳浮者，热自发；阴弱者，汗自出。啬啬恶寒，淅淅恶风，翕翕发热，鼻鸣干呕者，桂枝汤主之。"

【问题讨论】

1.本例患者营卫不和是以营偏虚还是卫偏虚？

参考答案：本案例患者是以卫偏虚为主的营卫不和，其病机为肺气虚表不固，营卫不和，以桂枝汤调和营卫，以玉屏风散补气固表疏风。

2.试述桂枝汤证的主证、病机、治法、方药。

参考答案：桂枝汤证的主证是发热，头痛，汗出，恶风，脉浮缓；病机是外邪袭表，卫阳不固，营阴外泄；治法是解肌祛风，调和营卫；方用桂枝汤；药用桂枝、芍药、生姜、大枣、炙甘草。

### 案例五

刘某，男，47岁，邮电职工，1995年7月4日初诊。

患者经常感冒，反复多年，弱不禁风，此次感冒流涕，头眩晕，腰胀痛，不发热，身形寒，血常规检查无异常，脉虚弦，寸沉弱，舌苔淡润（有肝病史）。

【独立诊断】病因为风、寒；病所在太阳、少阳；病机乃表虚风寒之邪外袭，营卫不和。

【综合辨证】表虚风寒之邪外袭，少阳寒风郁火上扰，营卫不和。

【治法方药】法宜补益气虚，调和表里；方选柴胡桂枝汤合玉屏风散。

柴胡10g，桂枝10g，党参15g，黄芩10g，法半夏10g，白芍10g，炙甘草5g，生黄芪15g，白术10g，防风10g，生姜3片，大枣3枚。7剂，每日1剂，水煎分2次温服。

1995年7月11日二诊：服前方后，患者感冒如故，频频喷嚏，胸背不舒，鼻鸣清涕，口中不爽，脉同上，苔薄稍滑润。拟改为补中益气汤加味：生黄芪15g，白术10g，党参15g，陈皮10g，升麻5g，柴胡5g，当归6g，桂枝10g，辛夷10g，葛根15g，白芍10g，藿香10g，生姜3片，大枣3枚。7剂。

1995年7月18日三诊：服上方后，患者精神较振作，鼻塞减轻，仍鼻鸣，喷嚏减少，大便成形，唯有皮肤瘙痒（素有夏季皮炎），四肢痒疹，色淡红，脉舌仍前。药已中病，守上方加白鲜皮10g、地肤子10g，7剂。

1995年7月25日四诊：服前方7剂后，患者鼻鸣、喷嚏较前减轻，如休息较好，喷嚏容易自止。患者自述房劳之后更容易感冒，头晕体软，喷嚏频作，但感冒趋势较前减轻，两寸脉沉无力，其病肺肾不足无疑，拟从肺议治，方用桂枝汤合玉屏风散：生黄芪20g，白术10g，防风10g，桂枝10g，白芍10g，炙甘草5g，生晒参15g，生姜3片，大枣3枚。

1995年8月28日五诊：前方共服用28剂后，患者自述全身症状明显减轻，鼻塞流涕喷嚏时而偶发，稍事休息即能缓解，脉寸弱仍前，两关旺，舌苔中心干净。拟守原方加白芷10g、辛夷10g，7剂。

1995年9月5日六诊：患者前述诸症病状大减，但天热期间耐力下降，鼻鸣减少，近日有轻微腹泻，水样便，腹中轻微胀痛，舌质淡，苔薄润，脉缓寸弱。处方：生黄芪15g，白术10g，生晒参15g，陈皮10g，当归10g，升麻5g，柴胡5g，桂枝10g，厚朴10g，生姜3片，大枣3枚。

【疗效观察】上方服21剂，至国庆前后，患者自觉精神倍增，感冒痊愈。

按：体虚感冒之人，体虚是本，感冒是标，相互为患，体虚可以招致感冒，感冒又可导致体虚。所以补虚为先，补益肺气，感冒自愈。但必须指出，凡是肺气虚（可说是免疫力下降）应以补益肺气为主，反复多次治疗方可巩固。本案年龄虽不大，但素体弱不经风，多年反复感冒。本次从7月开始治疗，延至9月，几经感冒，几度治疗，以补中益气汤、玉屏风散、桂枝汤三方交叉使用，随其症而加减，取得应有的疗效。至国庆节以后，仍以健脾益气冲剂继续巩固。经过治疗，多年反复的感冒终能得以控制，并体质丰满，全身状况得到合理的调治，临床痊愈。在此，还得提醒一句，感冒虽小，务必认真对待。

（张光荣.陈瑞春学术经验集.北京：科学出版社，2015：290.）

【经典温故】

《伤寒论》第146条："伤寒六七日，发热，微恶寒，支节烦疼，微呕，心下支结，外证未去者，柴胡桂枝汤主之。"

【问题讨论】

1.简述柴胡桂枝汤的组方治法特点。

参考答案：其主要适应证为少阳兼表寒的证候。其组方特点是取小柴胡汤、桂枝汤各用半量，合剂而成，故治法上有太少表里双解而予以轻剂的特点。

2.简列柴胡桂枝汤证中太阳表证和少阳半表半里证各自部分的主要症状。

参考答案：太阳表证——发热微恶风寒、肢节烦疼、舌苔薄白、脉浮；少阳半表半里证——微呕、胸胁心下微满、脉弦等症。

## 案例六

张某，女，46岁，工人，2000年4月10日初诊。

患者长期恶寒怕冷，无论春夏秋冬，穿衣服总比常人多，尤其是冬春季节，要穿常人一倍以上的衣服，但仍感寒气袭人，难以忍受。就诊时是夏初，患者身着长袖衬衫、毛线背心，外罩西装，自觉精神疲惫，周身酸楚不舒，背恶寒，四肢清冷，食纳正常，月经正常，脉缓弱，寸尺均不足，舌淡苔薄白。患者体态丰满，面色淡，唇口稍暗淡，血常规正常，无特殊阳性体征。西医谓自主神经功能紊乱，用谷维素多时，中药用补气、补血、温阳、祛寒诸法，未见显效。

【独立诊断】病因为风、寒；病所在太阳、少阳；病机乃风寒留连半表半里，兼有营卫不和。

【综合辨证】风寒留连半表半里，兼有营卫不和。

【治法方药】法宜祛风散寒，调和营卫；方选柴胡桂枝汤。

柴胡10g，党参15g，黄芩6g，法半夏10g，桂枝10g，白芍10g，炙甘草5g，生姜3片，大枣3枚。每日1剂，水煎温服。

2000年4月22日二诊：患者服上方10剂后，自觉恶寒有所缓解，脱去外套，只穿单衣，早、晚加穿薄背心，怕冷的感觉已有好转，食纳增加，精神更舒畅，睡眠安静，脉缓，寸尺更旺，舌淡红。拟改为益气固表，调和营卫，方用桂枝汤合玉屏风散：桂枝10g，白芍10g，生黄芪15g，白术10g，防风10g，炙甘草5g，生姜3片，大枣3枚。每日1剂，水煎温服。

【疗效观察】上服药用10剂后，患者恶寒自罢，恢复如初，一切正常遂停药。

按：本例恶寒的患者，前因有感冒，并用中西医药物，又用清热解毒、消炎抗感染之类，而后又迭进补气补血药，以致恶寒终未解除。笔者据其因果关系，认为乃属表邪内陷，营卫失和，故其除有恶寒怕冷之症，其他未见有明显的症状。从中医病理观而言，表里同病，必先表后里，俟表邪透尽，方可治里。治表不可无度，一汗再汗实属误治；治里亦须因势利导，不可动辄进补。这种表里先后缓急的治则，《伤寒论》言之甚详，临床医者若不以此为鉴，往往造成误表、失表，本为寻常感冒，结果弄成"坏病"，有的延绵半年一年，使之越治越深。因其恶寒，须为表之不透，反以重锤击之，补血、补气，杂进乱施，弄巧成拙，这就是不按中医规律治病的结果，应当引以为戒。

（张光荣.陈瑞春学术经验集.北京：科学出版社，2015：291.）

【经典温故】

《伤寒论》第146条："伤寒六七日，发热，微恶寒，支节烦疼，微呕，心下支结，外证未去者，柴胡桂枝汤主之。"

【问题讨论】

1.本案例患者如何与桂枝加附子汤的阳虚风寒表证鉴别？

参考答案：患者有长期恶寒，夏季亦着厚衣，虽似阳虚证，但本例患者脉缓弱，寸尺不足，脉缓弱提示为营卫偏虚，寸尺不足提示肺肾气虚，但未达到桂枝附子汤证的脉浮虚的程度。

2.试述柴胡桂枝干姜汤证与柴胡桂枝汤证的证治区别。

参考答案：两证虽然均为少阳病之兼证，但柴胡桂枝干姜汤为少阳兼水饮内结，并见水饮证之小便不利，渴而不呕，但头汗出，治宜和解少阳、温化水饮；柴胡桂枝汤证为少阳兼表证，并见表证之发热微恶寒、支节烦疼，治宜和解少阳，兼以解表。

# 第二章 发 热

## 案例一

蒙某，女，8个月。患儿为腺病毒肺炎，高烧7天，现体温39.8℃，咳喘，周身发有皮疹，惊惕，口腔溃烂，唇干裂，腹微胀满，大便稀，日行5次，脉浮数有力，舌红少津，无苔。

【独立诊断】病因为风、热、火毒；病所在太阴、阳明；病机乃热伤津液。

【综合辨证】风热火毒犯及，手太阴肺、手阳明大肠伤津，有入厥阴之势。

【治法方药】法宜疏散风热，泻火解毒；方选桑菊饮合葛根芩连汤加减。

桑叶3g，菊花3g，杏仁3g，薄荷2.1g（后下），桔梗2.1g，芦根9g，甘草2.4g，连翘3g，僵蚕4.5g，蝉蜕（全）7个，葛根3g，黄芩2.1g，葱白2寸（后下）。1剂2煎，共取120mL，分多次温服。

【调护医嘱】清淡饮食，忌辛辣刺激、油腻味厚类食物。

【疗效观察】二诊：中西药结合治疗，热势稍减，体温39℃，昨夜有抽搐预兆，已用镇静剂，脉同前，舌红，苔薄黄少津，面红，腹微满，四肢不凉。原方去葛根，加淡豆豉9g，再服1剂，煎服法同前。

三诊：身热已退，咳嗽痰减，皮疹渐退，思睡，不爱睁眼，大便稀好转，次数也减少，腹已不胀满，脉浮数，舌红，苔薄白，舌唇仍溃烂。原方去葱白、淡豆豉，加炙枇杷叶3g、前胡2.1g，煎服法同前，连服2剂而渐愈。

按：本例综合观之，属风热闭肺之重证，蒲老认证精确，不落古人之窠臼，率用辛凉轻剂桑菊饮加僵蚕、蝉蜕、葛根、黄芩治之，乃"轻以去实"之楷范也。

（蒲辅周.蒲辅周医案.北京：人民卫生出版社，2005：234-235.）

【经典温故】

《温病条辨·上焦篇》第6条："太阴风温，但咳，身不甚热，微渴者，辛凉轻剂，桑菊饮主之。"

【问题讨论】

1.试分析此病案是如何体现温热病邪的传变规律的。

参考答案：患儿高热、咳喘、脉浮数有力，乃上焦肺卫风热之证，腹微胀满、大便稀，乃中焦大肠气分之证，唇干裂、舌红少津无苔，乃热邪伤及津液，惊惕，表明疾病势头有入下焦厥阴之势,此反映出温热病邪由上焦入中焦,最终传及下焦的传变规律。

2.试分析此病案治疗是如何体现疾病治疗的层次性的。

参考答案:蒲老治疗时以桑菊饮为主,联合葛根芩连汤,并加入僵蚕、蝉蜕,组方体现出疾病治疗的表里层次性,用桑菊饮以透肺卫风热为主,佐以葛根芩连汤以清气分之燥热。

## 案例二

陈某,男,20岁,2009年12月8日会诊。

患者以发热恶寒,头痛5天入院。5天前患者突然高热恶寒,体温最高达41℃,入院检查血常规正常,脑脊髓液检查正常,诊为"发热原因待查",经用抗生素、皮质激素、对症治疗5天发热仍不退,且激素减量则体温更高,其中一次体温达41.5℃,昨日血细菌培养结果阴性。诊见高热,体温40.2℃,不恶寒,头痛如劈,少汗,口秽喷人,口不甚渴,大便正常,尿黄,舌质红,苔黄白而腻,脉洪大而数。

【独立诊断】病因为热;病所在阳明;病机乃热伤气津。

【综合辨证】阳明热盛,伤津耗气。

【治法方药】法宜清热益气生津;方选白虎加人参汤加减。

生石膏30g(先煎),知母10g,生甘草6g,怀山药15g,生晒参10g。2剂,每日1剂,水煎服。

【调护医嘱】定时测量体温,清淡饮食。

【疗效观察】二诊:发热渐退,体温降至38℃,且不反弹,苔转白腻,脉滑稍数。原方生石膏减至15g,加苍术6g,再进3剂热退。热退后出现两腮红肿疼痛,最后出院诊断为"腮腺炎病毒性脑炎",进清热解毒方药5剂而愈。

按:本案例辨治中有几个疑点不符合白虎汤证:少汗、口不甚渴、苔黄白而腻。分析之,少汗为发热太久,损伤津液,津伤则汗之化源不足,因而加用了生晒参益气生津;口不甚渴和苔腻均为补液太多,辨证时应注意分析,此为当今运用中医辨证时必须注意的问题,要有一定的临证经验,其实二诊时即加用了苍术以化补液之过"湿"。

(陈宝国.中医经典方证案例研究.南昌:江西科学技术出版社,2012.)

【问题讨论】

1.《伤寒论》中的白虎汤证与温病学中的白虎汤证治有何不同?

参考答案:《伤寒论》与温病学中的白虎汤证治基本相同,可以互参。但二者病机来路不同,《伤寒论》中的白虎汤证为太阳表寒郁阳化热,循经入里至阳明而成;温病中的白虎汤证为卫分表热,由卫入气而成。温病中的白虎汤证病变部位更为广泛,阳明胃经与太阴肺经气热炽盛皆可用。《伤寒论》中的白虎汤主治阳明气分热证,辨证要点为口渴、身热、汗出、脉滑数,或兼有四肢微厥。或用于三阳合病,而以阳明热盛为主,口不仁,面垢,腹满,手足冷,遗尿。《温病条辨》则将白虎汤扩展运用于手太阴风温、暑温，但也用于中焦气分证，症见面红，恶热，大汗出，烦渴，舌黄，脉浮洪有力而数。

2.石膏为大辛大寒之品，可否用于阳明表证？

参考答案：不可，《伤寒论》第170条："……其表不解者，不可与白虎汤……"

## 案例三

钱某，男，51岁，1960年8月29日初诊。

患者两天来身热头晕，阵阵恶寒，右脉洪大而数，左手略小，面赤口渴，头面汗出较多，昨服藿香正气散加减方，后汗出更多，夜间四肢发冷，今晨面色苍白，两脉虚大而芤，通体汗出，口渴欲饮，心慌气短，神志欠清，喘息气急，舌苔白腻。

【独立诊断】病因为暑、热；病所在阳明；病机乃暑热误治，伤及气津。

【综合辨证】暑热误治，伤及阳明气津。

【治法方药】法宜益气生津，达热出表；方选白虎加人参汤。

生石膏30g（先煎），知母15g，生甘草10g，粳米30g，生黄芪30g，五味子10g，西洋参粉6g（先吞）。1剂。

【调护医嘱】密切观察患者神志情况，注意顾护阴液。

【疗效观察】药后患者汗出已止，身热渐退，口渴喘息皆止，已能安眠，后以甘温益气、甘寒生津，兼以祛暑之法，原方减石膏为15g，加党参12g，4剂调理而愈。

按：叶氏云：夏温发自阳明。其为热盛之证明矣。然暑热易伤气津，故当主以白虎加人参汤。此例患者病暑温初用藿香正气发散太过，致汗出不止。汗多气津更伤，遂致心悸气促，神疲脉芤，乃厥脱在即之象。急用西洋参粉即刻吞服，以固元气，继以白虎汤加黄芪、五味子益气敛津固脱。二诊加党参。可见虽益气一法，亦须随证变药，此间细微功夫，正须吾辈着眼处。此案初诊用西洋参粉6g吞服最为关键之招。这告诉我们，危急之证须以抢时机最为紧要。若缓缓坐等汤药煎成，恐已坐失良机矣。

（赵绍琴.温病纵横.北京：人民卫生出版社，1982：71-72.）

【经典温故】

《温病条辨·中焦篇》第22条："形似伤寒，但右脉洪大而数，左脉反小于右，口渴甚，面赤，汗大出者，名曰暑温，在手太阴，白虎汤主之。脉芤甚者，白虎加人参汤主之。"

【问题讨论】

1.病案中患者表现——两脉虚大而芤，通体汗出，喘息气急，与生脉散的"汗多脉散大，喘喝欲脱者，生脉散主之"，二者临床证如何鉴别？

参考答案：二者区别在于对热势及虚损程度的判断。生脉散是气阴两虚证，临床表现为：汗多神疲，体倦乏力，气短懒言，咽干口渴，舌干红少苔，脉虚数。白虎加人参汤是里热盛而气阴不足，临床表现为：发热，烦渴，口舌干燥，汗多，脉大无力；暑病津气两伤，汗出恶寒，身热而渴。白虎加人参汤主要是里热盛而导致气阴不足，是虚实夹杂，治以清热泻火、益气生津；而生脉散是纯虚证，治以益气养阴。

2.本案中，患者为何服用藿香正气散后出现"汗出更多，夜间四肢发冷"？

参考答案：《温病条辨·中焦篇》第25条："手太阴暑温，服香薷饮，微得汗，不可再服香薷饮重伤其表，暑必伤气，最令表虚……"患者本阳明热盛兼有气虚，服用藿香正气散发汗后汗出更多，伤及营卫，营卫乃中焦水谷之气化生，其伤则胃气伤，脾主四肢，故而四肢发冷。此处藿香正气散正犹如原文中的香薷饮，再服重伤其表。

### 案例四

王某，男，16岁，2009年8月6日初诊。

患者高热腹泻3天，体温高达39.8℃，多种抗生素治疗无效，诊时见发热不恶寒，汗出黏手，口渴饮冷，腹泻呈水样便，日数次，面赤气粗似喘，身重脘痞，腹胀呕恶，舌质红，苔黄腻，脉滑数。

【独立诊断】病因为暑热夹湿，病所在阳明胃，病机乃暑热蒸津，湿邪壅滞气机。

【综合辨证】暑热夹湿犯及阳明之里。

【治法方药】法宜清热解暑化湿；方选白虎加苍术汤加减。

生石膏30g（先煎），知母10g，苍术10g，甘草6g，佩兰叶10g，怀山药30g。2剂，每日1剂，水煎服。

【调护医嘱】定时测量体温，清淡饮食，不宜肥甘厚味、辛辣刺激性食物。

【疗效观察】二诊：药后患者热退泄止，面赤气喘已平，身重脘痞减轻，苔转白腻，脉濡滑。此为阳明热炽已去，太阴湿滞未化，进三仁汤加减3剂调理，临床痊愈。

（陈宝国.中医经典方证案例研究.南昌：江西科学技术出版社，2012.）

【经典温故】

《温病条辨·上焦篇》第26条："手太阴暑温……身重者，湿也，白虎加苍术汤主之。"

《湿热病篇》第37条："湿热证，壮热口渴，自汗，身重，胸痞，脉洪大而长者，此太阴之湿与阳明之热相合，宜白虎加苍术汤。"

【问题讨论】

1.若中焦湿邪较甚者，如何加减？

参考答案：如中焦湿邪阻滞气机，加茯苓、陈皮、厚朴（引《温病条辨·中焦篇》一加减散吴鞠通自注部分）；热者加滑石（参考二加减正气散）。

2.经典温故中，吴鞠通认为白虎加苍术汤为太阴暑温，薛生白认为其为湿热证，那么暑邪辨证要点是什么？

参考答案：引姚荷生《六暑歌·六般暑证》：六暑最难辨认，第一口渴惑人，本是阴经症现，如何大渴思冰？喜冷喜热两无凭（二句全从阅历得来）！还要医家觑定；一起渴泻并见，却是真热来侵；先泻后渴是亡津（肠胃干枯，求水自救），此等辨法最应（渴泻并见是真热，先泻后渴是亡津，二语是辨证捷诀）！（《杏林医选》）

3.白虎加苍术汤与三石汤证治有何不同？

参考答案：二方均治疗暑温夹湿证，但白虎加苍术汤病机重心在中焦脾胃，而三石汤病涉三焦气分，所治为暑湿困阻三焦证。

## 案例五

邓某，男，5岁，1974年6月3日初诊。

患儿持续高热5天，大便3天不行，经本单位医务室投以解热类西药治疗，无效，于6月3日晚9时就诊。诊得体温40.2℃，肌肤壮热，神昏谵语，两目上视，颈项强直，四肢抽搐，腹部胀满，唇舌质红，苔黄厚干粗，脉浮滑而数。

【独立诊断】病因为风、热；病所为阳明、厥阴；病机乃外受风热化燥，引动肝风。

【综合辨证】阳明风热化燥，由上焦入中焦，目前有入下焦厥阴之势。

【治法方药】法宜外以疏散风热，内以泻火通便、息风止痉；方选凉膈散。

大黄6g，芒硝5g（冲服），甘草3g，栀子5g，黄芩3g，连翘6g，薄荷3g，淡竹叶5g，蜈蚣2条，全蝎3g。水煎服。

【调护医嘱】适当多食新鲜果蔬，保持大便通畅。

【疗效观察】服药后2小时，患儿畅解大便1次，体温虽未退，但神志较安定，抽搐减轻；翌晨又解大便1次，体温降至39℃，神志清醒，抽搐已止。上方去蜈蚣、全蝎、芒硝，再服1剂，体温恢复正常，继服清热养阴药数剂而愈。

按：本例初属感受风热，因治不如法，转为阳明腑实证，方用凉膈散表里双解，重在泻阳明实热，因抽搐严重，方中加入蜈蚣、全蝎，共奏清热泻火、息风止痉之效。

[张惠民.凉膈散在儿科临床应用的体会.广西中医药，1980，（4）：19-20.]

【经典温故】

《太平惠民和剂局方·卷之六》："凉膈散，治大人、小儿脏腑积热，烦躁多渴，面热头昏，唇焦咽燥，舌肿喉闭，目赤鼻衄，颔颊结硬，口舌生疮，痰实不利，涕唾稠粘，睡卧不宁，谵语狂妄，肠胃燥涩，便溺秘结，一切风壅，并宜服之。"

【问题讨论】

1.本病案中表里同病，当如何审证治疗，先表后里，或者表里两解？

参考答案：一般情况下，表里同病，治疗上当先解表，后治里，如先治里，人体的正气趋于体内，表邪随后乘机内陷。但是表里同病时，当里证突出，同时还有表证，此时可表里两解。表里双解是指用具有解除表邪和里邪作用的方药治疗表里同病的治法。对于表证未除，里证又急者，如单用解表则在里之邪难去，如仅治其里则在表之邪不解，故须表里同治，使病邪得以分消。

2.凉膈散和承气汤有什么区别？

参考答案：凉膈散为中上二焦火郁之方，刘完素用来治疗"伤寒表不解，热入于里，下证未全"（《黄帝素问宣明论方》）。其已言明有表热证时用凉膈散，而承气汤用下法，必须没有表证时才可以用。另外，后世根据凉膈散法加减出加味凉膈散，更加适用于火郁证。

### 案例六

郝某，男，36岁，2002年8月17日初诊。

患者因"发热头痛，恶心呕吐3小时，猝然昏仆20分钟"急诊入院，西医诊断中暑（高热昏迷型），经给氧、肌内注射柴胡注射液、静脉滴注生理盐水等，病情如故。邀中医会诊，查视患者：体温40.2℃，神昏，时有谵语，烦躁不安，肌肤灼热无汗，气粗似喘，舌红绛，脉数。某医以解毒承气汤加减治疗（黄连10g，黄芩10g，黄柏6g，栀子10g，枳实6g，厚朴6g，大黄10g，芒硝10g，僵蚕10g，蝉蜕12g），次日仍发热神昏，舌红绛而干，脉细数。

【独立诊断】病因为暑、热；病所在厥阴；病机乃暑热误治，热闭机窍。

【综合辨证】暑入心营，营热闭窍。

【治法方药】法宜宣闭开窍，清心凉营；方选清营汤加减。

知母15g，石膏60g，连翘12g，竹叶10g，菖蒲6g，郁金10g，黄连10g，水牛角10g，玄参15g，麦冬15g。送服安宫牛黄丸3g。

【调护医嘱】避免高温环境，保持室内空气流通，降低室温。

（张国骏.外感病误治分析.北京：中国中医药出版社，2007：96.）

【经典温故】

《温病条辨·上焦篇》第30条："脉虚夜寐不安，烦渴舌赤，时有谵语，目常开不闭，或喜闭不开，暑入手厥阴也。手厥阴暑温，清营汤主之；舌白滑者，不可与也。"

【问题讨论】

1.试分析前医用解毒承气汤加减后导致病情反加重的原因。

参考答案：前医诊时，患者症见体温40.2℃，神昏，时有谵语，烦躁不安，气粗似喘，舌红绛，脉数，虽已热入厥阴，但患者肌肤灼热无汗，知热邪闭在内，此时纯用苦寒泻火之药，势必导致表闭更重，且加重体表之热邪内陷之势。

2.如果你就是第一次会诊的医师，你会开什么方子？

参考答案：升降散加减。患者虽神昏，时有谵语，烦躁不安，气粗似喘，为内热壅盛之象，但其人表无汗，故而此热为郁热，以升降散宣透郁热，复予祛表湿、清里热之品。

### 案例七

曾某，女，6岁，1993年5月22日初诊。

其母代诉：患儿素体瘦弱，于2天前突然高热，体温39.8℃，伴有头痛，咳嗽，流涕，欲呕，烦躁不安，胸腹隐见针尖样大小的红点。其母即找西医治疗，诊断为"上呼吸道感染"，随即给予复方安基比林1.2mL、柴胡注射液2mL混合后肌内注射，青霉素160万U，经皮试后加入5%葡萄糖氯化钠注射液500mL中静脉滴注，每日1次，并口服麦迪霉素0.1g、维生素C 0.1g、强的松5mg，每日3次。经上述治疗后约半小时，患儿体温逐渐下降至正常体温。可是当白天静脉滴注结束后，患儿的体温又徐徐上升，至晚上9时，体温又高达40℃，于是继续使用上述西药退热消炎，并将青霉素剂量增加至240万U，继续观察1天。结果患儿病情白天用药时暂时缓解，体温也基本正常，但到了晚上又依然高热。血常规：WBC $8 \times 10^9$/L，N 0.5，淋巴细胞（L）0.48，E 0.02。由于患儿已反复高热2天，其母邀余中医会诊。刻诊症见：患儿面色红赤，胸腹红疹隐隐，烦躁不安，口渴，壮热，舌红绛而干，脉细数。

【独立诊断】病因为暑、热；病所在太阴、少阴；病机乃暑热侵袭，由气入营，营阴受伤。

【综合辨证】暑热犯及气营，气分热实，营阴偏虚。

【治法方药】法宜凉营解毒，透热养阴；方选清营汤加减。

水牛角60g（先煎），金银花6g，连翘5g，竹叶5g，玄参10g，丹参10g，麦冬10g，生地黄10g，黄连3g，板蓝根15g。每日1剂，3碗水，先煎水牛角20分钟后，加余药，煎成1碗，分作3次服，每次间隔3小时。在煎煮中药的同时，针刺患儿十宣穴，放血泻热，然后接着推按大椎、曲池、合谷等穴，至患儿微微汗出时为止。

【疗效观察】次日早上再诊时，其母谓昨晚经中医诊治服药后，患儿慢慢安静入睡，体温亦渐下降，现体温38℃；效不更方，嘱仍按原方药续服1剂。是日晚顺访，患儿体温已正常，红疹消退，并与邻居孩童在玩耍。

按：风为阳邪，百病之长，夹热相助，传变较速，入营而化生红疹，加之患儿禀赋不足，卫外抗邪之力较弱，故起病突然，反复高热，西药治疗效果欠佳，致出现身热夜甚、口渴烦躁、胸腹斑疹隐隐的热灼营阴之候，故选用清营汤凉营解毒，透热养阴。方中重用水牛角60g代犀角，凉解营分之热毒，为主药；辅以生地黄、玄参、麦冬清热养阴；佐以黄连、竹叶、连翘、金银花、板蓝根清热解毒，透热于外；使以丹参协助主药以清热凉血，活血散瘀，以防血与热结。诸药合用，共奏清热养阴、凉营解毒之效。本例因辨证准确，方药契合，同时施以推按大推、曲池、合谷和针刺十宣穴放血泻热等中医综合疗法，故获效快捷。

［邝国荣.风温验案1则.新中医，1994，（10）：37.］

【经典温故】

《温病条辨·上焦篇》第30条："脉虚夜寐不安，烦渴舌赤，时有谵语，目常开不闭，或喜闭不开，暑入手厥阴也。手厥阴暑温，清营汤主之。"

【问题讨论】

1.患儿素体瘦弱，阴虚之体，故受风热之邪，易热入营血，治疗时是否可透热转气，病在气分时可否加用养阴护阴药物？

参考答案：叶天士谓"入营犹可透热转气"，在凉血养阴的药物中加入气分药物，使邪转出气分而解，故再佐以黄连、竹叶、连翘、金银花、板蓝根清热解毒，透热于外。若患者外受风热之邪，未入营血，则不可用透热转气之法，以免因邪深入；然患儿素阴虚之体，受邪易入营血分，故可加入少量养阴之药，以安未受邪之地。

2.何为透热转气法？透热转气法常用什么药？

参考答案："透热转气"是温热病邪入营分时期的治疗原则，说明热邪虽入营分，犹可开达转出气分而解。具体治法叶氏举例如下："如从风热陷入者，用犀角、竹叶之属；如从湿热陷入者，犀角、花露之品，掺入凉血清热方中，若加烦躁，大便不通，金汁亦可加入，老年或平素有寒者，以人中黄代之，急急透斑为要。"说明热邪入营后，在清营凉血基础上，可根据滞碍营热外达的不同病邪，选用不同的方法，祛除热邪，宣畅气机，使营热外达。如属无形之热，以竹叶、金银花、连翘辛凉宣透风热；如属有形之湿热，以花露芳香透化湿热；大便不通，但无腑实者，以金汁或人中黄去其壅塞，透达滞热；食滞不化者，以山楂、神曲、麦芽去积开达，透达食滞；痰阻血瘀者，以贝母、胆南星、竹沥或牡丹皮、赤芍化痰活血，透达瘀热。

## 案例八

刘某，男，10岁，2005年2月10日初诊。

患者昨始发热恶寒，微咳，家长未予重视，今晨子时起突见高热，不恶寒，体温40.2℃，辰时已见神迷，时有烦躁谵语，舌色鲜绛少苔，脉细数。

【独立诊断】病因为风、热；病所在太阴、厥阴；病机乃外受风热，由肺卫及心包营。

【综合辨证】外受风热，由卫及营，逆传心包。

【治法方药】法宜清心开窍；方选清宫汤送服安宫牛黄丸加减。

玄参心10g，莲子心10g，连翘心10g，竹叶卷心10g，连心麦冬10g，水牛角15g（先煎）。送服安宫牛黄丸1丸（化开），2剂。

【调护医嘱】密切观察病情变化，注意观察患者的神志情况，及时采取救治措施；恢复后注意避风寒、适寒温，清淡饮食。

【疗效观察】二诊：患者神清热退，舌已不绛，舌质红，有薄黄苔，脉细滑数。此为心包之邪透出气分，原方去安宫牛黄丸，加金银花再进3剂而病愈。

（陈宝国.中医经典方证案例研究.南昌：江西科学技术出版社，2012.）

【经典温故】

《温病条辨·上焦篇》第16条："太阴温病，不可发汗。发汗而汗不出者，必发斑疹；汗出过多者，必神昏谵语……神昏谵语者，清宫汤主之。牛黄丸、紫雪丹、局方至宝丹亦主之。"

【问题讨论】

1.何谓逆传心包？其与热闭心包等之相关概念如何？

参考答案：凡风温邪在肺卫不解，不经气分而迅速出现神昏等心包热盛之证，叶氏称为"逆传心包"。逆传心包其证治与"热闭心包""热陷心包"等证同名异。"热入心包"包括逆传心包、邪陷心包、邪闭心包、热闭心包等，它们之间只是病机来路不同，证治完全相同。温病过程中凡见神昏谵语或昏愦不语、舌绛舌蹇、身热肢厥等症者统称为"热入心包"证。风温邪在肺经不解而迅速出现神昏等心包热盛之证，称为"逆传心包"，其他温病过程中或由其他途径发展而来者称热陷心包、热闭心包等。

2.逆传心包证之病因病理、基本舌象是什么？

参考答案：风温病过程中出现逆传心包，其原因不外乎感邪太盛或心阴素亏或失治误治。三种因素虽可单独出现，但更多情况下是相互影响或同时并见。

其基本病理为"痰""热"内闭。《温病条辨·清宫汤》方论："火能令人昏，水能令人清，神昏谵语，水不足而火有余，又有秽浊也。"该论述明确提出了其基本病理是热盛（"水不足而火有余"）夹痰浊（"又有秽浊也"）。《重订通俗伤寒论·犀地清络饮》何秀山按："热陷包络神昏，非痰迷心窍，即瘀塞心孔……但络瘀者，必有粘涩。"热陷包络神昏，除邪热内陷外，还有"痰"或"瘀"内闭，但从所谓"络瘀者，必有粘涩"推论：有黏涩者则未必有络瘀。可见，"热"与"痰"是必具的，是热闭心包的基本病理。

再有，从临床上看，热闭心包证，除高热肢厥、昏谵舌绛外，常有痰盛气粗、鼻息鼾睡、喉间痰鸣等痰阻气道见症；而清心开窍之"三宝"，均有不同程度的豁痰作用。此更进一步说明了其基本病理是"热"与"痰"内闭。

叶天士《温热论》："再论其热传营，舌色必绛，绛，深红色也……纯绛鲜泽者，包络受病也。"由此可知，逆传心包证之基本舌象是纯绛无苔，且不甚干燥，临床上特殊情况下也可见到绛而有黄腻苔，不甚干燥（夹痰湿秽浊之故）、舌蹇。

## 案例九

李某，男，42岁，2009年7月8日初诊。

患者于2009年6月16日发病，病初恶寒发热，且身热不扬，汗出不畅，脘痞苔腻，脉濡滑，诊断为"夏季流感"，前医用芳香化湿、苦温燥湿等方药治疗半月余恶寒退，热势始降复升，诊时见：发热，体温39.8℃，口渴欲饮但不多，腹胀痛，大便3日未解，今晨解少量大便，但便中带有鲜血，舌质红绛，苔薄黄不腻，脉细数。

【独立诊断】病因为湿、热；病所在太阴、阳明；病机乃湿热误治，由气分及血分，化燥伤血络。

【综合辨证】湿热化燥，伤及营血分血络。

【治法方药】法宜清热凉血解毒；方选犀角地黄汤。

水牛角15g，生地黄20g，牡丹皮10g，赤芍10g，槐花10g，茜草10g，金银花15g。3剂，每日1剂，水煎服。

【调护医嘱】观察体温变化，定时测量体温；适当多食新鲜果蔬，保持大便通畅。

【疗效观察】二诊：热退血止，舌转红色，苔薄少，脉细数，拟清热养阴调治半月而愈。

（陈宝国.中医经典方证案例研究.南昌：江西科学技术出版社，2012.）

【经典温故】

《湿热病篇》第33条："湿热证，上下失血或汗血，毒邪深入营分，走窜欲泄，宜大剂犀角、生地、赤芍、丹皮、连翘、紫草、茜根、银花等味。"

【问题讨论】

1. 湿热证湿未化燥可否出现出血证?

参考答案：湿温病在湿邪没有完全化燥的情况下亦能出现出血证。其机制与治疗是湿热内陷营血，热重损伤血络，迫血妄行，治宜清热化湿、凉血止血，主方中（清热化湿主方）酌加牡丹皮、赤芍、白芍、紫草、生地黄炭、莲房炭、地榆炭、侧柏叶炭等；或湿盛热遏，熏蒸肠络，络损血溢，治宜化湿透热、宁络止血，主方（化湿透热主方）中加乌贼骨、血余炭、茜草、赤石脂，或合桃花汤（干姜、赤石脂、粳米）。

2. 犀角地黄汤用赤芍还是白芍?

参考答案：犀角地黄汤最早出自《备急千金要方》，书中使用的是芍药，并未指出是赤芍还是白芍，治温病内蓄血证。而《温病条辨》中用的是白芍。本证到底该如何使用? 一般认为：瘀多用赤芍；出血多，阴血伤用白芍。从本证临床来看，既有瘀血，又有出血，故赤芍、白芍同用最好。

## 案例十

王某，男，42岁，农民，2003年5月10日初诊。

3天前患者无明显诱因突然出现畏寒，高热，头痛，腰痛，尿少。查：体温39.5℃，WBC $18 \times 10^9$/L，血小板计数（PLT）$8 \times 10^9$/L，尿蛋白质（++），两腋下皮肤见有出血点，呈抓痕样。初步诊断为流行性出血热（EHF），即收住入院。入院后给予输液、抗病毒、对症、支持治疗，地塞米松10mg静脉滴注，连用2天，患者仍高热不退，体温高达40℃，伴有鼻衄，舌绛，苔黄燥，脉弦滑数，即予中药治疗。

【独立诊断】病因为火、热、毒；病所在太阳、阳明；病机乃气营两燔。

【综合辨证】火热毒充斥内外，阳明气营两燔。

【治法方药】法宜清热解毒，凉血泻火；方选清瘟败毒饮加减。

生石膏60g（先煎），牡丹皮12g，栀子12g，水牛角30g，生地黄20g，赤芍10g，黄连9g，黄芩12g，连翘15g，玄参12g，麦冬12g，知母10g，竹叶10g。水煎服。

【调护医嘱】注意病情变化，定时测量体温；卧床休息，清淡饮食。

【疗效观察】服1剂后，患者体温降至38.8℃，连服3剂，患者体温正常，斑疹隐退，精神好转；继用上方量减半服2剂，患者病情明显改善，后予麦味地黄丸滋养肾阴而病愈出院。

按：本病起病急骤，发展较快，变化较多，初起即呈现高热、寒颤、头痛等全身中毒症状，病程中易见斑疹、吐衄等，临床又具有传染性、流行性及季节性等特点，符合中医学"温病"范畴，病机为卫气营血和三焦脏腑的功能失调和实质损害，易于化燥伤阴。温病是否传变，取决于温邪的性质、患者体质的强弱以及治疗是否及时、恰当。

［宗桂芬.中西医结合治疗流行性出血热临床体会.中国中医急症，2006，15（1）：94.］

【经典温故】

《温病条辨·上焦篇》第10条："太阴温病，气血两燔者，玉女煎去牛膝加元参主之。"

《温病条辨·上焦篇》第16条："太阴温病，不可发汗。发汗而汗不出者，必发斑疹……发斑者，化斑汤主之。"

《温病条辨·中焦篇》第21条："阳明斑者，化斑汤主之。"

《疫病篇·清瘟败毒饮方论》："凡一切火热，表里俱盛，狂躁烦心，口干咽痛，大热干呕，错语不眠，吐血衄血，热盛发斑，不论始终，以此（清瘟败毒饮）为主方。"

【问题讨论】

1.清瘟败毒饮的辨证要点是什么？

参考答案：清瘟败毒饮辨证要点有：①具有气热炽盛，火毒上冲，津液消烁见症：如咽痛，干呕，头痛如劈，口秽喷人，口渴引饮，甚或"大渴思冰"等。②具有血分热盛，耗血动血，神明昏乱见症：如吐血，衄血，发斑，狂躁昏乱等。③具有热充斥表里，流窜经络骨节，气血壅滞见症：如骨节烦疼，腰痛如被杖，面目红赤，四肢厥冷等。凡此均可用清瘟败毒饮。

2.清瘟败毒饮临床上大、中、小三种不同剂型的临床应用依据是什么？

参考答案：清瘟败毒饮由白虎汤、凉膈散、犀角地黄汤、黄连解毒汤四方加减组合而成，其实是以白虎、犀地、黄解三方为主，具有诸方综合协同作用。其方解如其方论所云："盖斑疹虽出于胃，亦诸经之火以助之。重用石膏，直入胃经，使其敷布于十二经，退其淫热；佐以黄连、犀角、黄芩泄心肺火于上焦，丹皮、栀子、赤芍泄肝经之火；连翘、玄参解散浮游之火，生地、知母抑阳扶阴，泄其亢甚之火，而救欲绝之水；桔梗、竹叶载药上行；使以甘草和胃。此大寒解毒之剂，重用石膏，则甚者先平，而诸经之火无不自安矣。"清瘟败毒饮中有大中小三种剂型，其中又以四味主药剂量来定三种剂型，四味主药是：生石膏、生地黄、犀角、黄连。其大中小三剂型的应用依据，余师愚云："若疫证初起，发热恶寒，头痛如劈，烦躁谵妄，身热肢冷舌刺唇焦，上呕下泻，六脉沉细而数，即用大剂，沉而数即用中剂，浮大而数者用小剂。"可见余氏主要用脉象来作为判断大中小不同剂型的标志。脉沉细而数为气血热毒壅闭，用大剂；脉沉数为气血热毒未壅闭，用中剂；脉浮大而数者为气血热毒有向外发扬之势，用小剂。此外，临床尚需根据病情的不同变化，据证全面合参，谨慎从事。

## 案例十一

王某，女，3岁8个月。

春三月，初日患儿仅喷嚏流涕，微有温热，望能自愈而未治，次日即高热，体温39.7℃，肌肤灼热无汗，烦躁哭吵，便结溺黄。血常规：WBC $12 \times 10^9/L$，N 0.64，L 0.36。应用抗生素和物理降温对症处理不效，患儿入夜体温40℃，时有抽搐惊厥，烦躁谵语，如见鬼神，面色潮红，鼻息气粗，口渴引饮，唇舌焦红，四末欠温。

【独立诊断】病因为热；病所在太阴、阳明、厥阴；病机乃热扰心包，热及生风。

【综合辨证】热邪入心包，犯及气营血，热极动风。

【治法方药】法宜泻热息风；方选紫雪丹。

石膏、寒水石、磁石、滑石、犀角、羚羊角、木香、沉香、玄参、升麻、甘草、丁香、朴硝、硝石、麝香、朱砂。

【调护医嘱】避风寒，清淡饮食。

【疗效观察】以1/2瓶温开水灌服，2小时后患儿惊厥平息，续服1/2瓶，黎明体温渐降。再以生石膏30g（先煎）、玄参12g、金银花15g、竹叶6g煎汤服善后，再次日午后鼻衄少许，大便通，小便清，神清气爽，体温正常告愈。

按：小儿纯阳之体，表卫不固，感受外邪，最易热化，传变最速，热极风动，引发惊厥实为常见，临证总用紫雪丹清热解毒、息风镇痉确为恰到好处。其症四末欠温为"热厥"之证，"鼻衄"为"红汗"而出，热随"汗"泄，不必惊慌。

［罗秀娟.紫雪丹治疗急性热症验案.陕西中医，1999，20（9）：420-421.］

【经典温故】

《温病条辨·上焦篇》第16条："太阴温病，不可发汗……汗出过多者，必神昏谵语……神昏谵语者，清宫汤主之。牛黄丸、紫雪丹、局方至宝丹亦主之。"

《温病条辨·上焦篇》第17条："邪入心包，舌謇肢厥，牛黄丸主之，紫雪丹亦主之。"

《温病条辨·上焦篇》第31条："手厥阴暑温，身热不恶寒，清神不了了，时时谵语者，安宫牛黄丸主之，紫雪丹亦主之。"

【问题讨论】

1.本病案中患者春三月发病，初起即见里热证，是否属于春温病？

参考答案：春温是感受春季温热病邪，发于春季，或冬春之交，初起即以高热、烦渴、尿赤，甚或神昏、痉厥、发斑等里热证候为临床特征的一种温热性质的伏气温病。而此案，患者病初起有喷嚏流涕，微有温热的卫分症状，后逆传入营血分，故并非是春温病。

2.本案四肢欠温和寒厥四肢欠温如何鉴别？

参考答案：寒厥：除四肢厥冷外，有身冷面青，蜷卧，指爪发青，腹痛便溏，或完谷不化，小便自利，不渴，甚则不省人事。

热厥：四肢厥逆，身热面赤，唇燥大渴，口干舌苦，目闭或不闭，小便赤涩短少，大便燥结，不省人事。

## 案例十二

袁某，男，16岁，江西省遂川县人，2005年4月1日初诊。

患者2005年2月8日无明显诱因出现发热，在当地卫生院按感冒、伤食治疗，发热不退。2005年2月15日至2月28日在上海瑞金医院卢湾分院住院治疗。其间B超示：脾中度肿大，肝胆胰后腹膜未见异常。胸部CT示肺炎、左胸腔积液。骨髓活检：粒系增生伴成熟障碍。血常规：WBC $31.2×10^9$/L，血红蛋白（Hb）73g/L，PLT $245×10^9$/L。肝肾功能：总胆红素36 μmol/L，结合胆红素9.7 μmol/L，其余正常。抗核抗体阴性。经用病毒唑、万古霉素、地塞米松等药后，患者发热仍不退，且午后发热加重，因经济原因自动要求出院，出院时诊断为"发热待查、恶性淋巴瘤待排"，建议回当地医院治疗。2005年3月3日至3月18日在遂川县人民医院住院治疗，入院时体温37.2℃，胸片示"双侧胸腔积液，心包少量积液"，诊为肺部感染、心包积液，用头孢派酮舒巴坦钠、阿奇霉素、丁胺卡那霉素等药，发热不仅不退，反而更高，最高可达42℃，又于3月21日至4月1日到江西医学院第二附属医院住院诊治，其间仍每天发热，且诊断未确定，共花费6万余元，因经济原因自动出院，而慕名求伍老诊治。刻下症见：发热，不用双氯芬酸钠栓则发热可至42℃，有时发热之前有恶寒，有时虽不恶寒但亦不恶热，发热时口渴，热退时有汗，汗出以上半身为主，有时身重而痛，面色暗滞，无咳嗽，咽淡红，时嗳气，形体偏瘦，发热则食欲不振，热退后食欲又可，头不痛，胸闷短气，大便正常，舌淡红，苔薄白腻满布，脉弦滑，寸脉浮。

【独立诊断】病因为湿、热；病所在少阳；病机乃湿热内蕴，枢机不利。

【综合辨证】湿热内郁，少阳枢机不利。

【治法方药】法宜清热利湿，和解枢机；选用蒿芩清胆汤。

青蒿10g，黄芩10g，竹茹10g，法半夏10g，陈皮10g，茯苓10g，滑石6g，青黛2g，枳壳10g，生甘草6g。3剂，并嘱停用西药。

【疗效观察】二诊：患者服药1剂即热减，2剂后即热退未再复发，精神好转。后针对病机，先后选用四逆散合温胆汤舒气化痰，甘露消毒丹清化湿热善后，后电话随访患者，告之在当地复查胸腔积液、心包积液已吸收，一切良好。

按：本案患者发热2月余，而西医诊断不明，但伍老经过精心问诊后认为，患者每天发热，虽用退热药可扰乱发热规律，但仍可看出寒热往来、热多寒少之迹象，且热退后即能食，大便正常，发热时并不恶热，说明病位不以阳明为主，而发热无明显恶寒，无头痛身痛，故基本可排除太阳伤寒，再结合汗出以上半身为主、胸闷短气，遂认为当以少阳为主，乃湿热郁滞，郁阻少阳相火，相火兼郁热外达则发热，痰湿郁阻，火热郁闭则恶寒，但痰湿为阴邪，毕竟不如寒邪之收引凝敛，故以发热而不以恶寒为主，热后汗出即为痰湿热得以部分外达的现象，且发热实为正气抗邪之佳兆，不可强制退热，否则发热更加迁延难解，故开药后嘱患者停用西药。

（此为伍炳彩治验。）

【经典温故】

《重订通俗伤寒论·伏暑伤寒》："初起头痛身热……继则状如疟疾，但寒热模糊，不甚分明，或皮肤隐隐见疹，或红或白，甚或但热不寒，热甚于夜，夜多谵语，辗转反侧，烦躁无奈，渴喜冷冻饮料，或呕或呃，天明得汗，身热虽退，而胸腹之热不除，日日如是……暂用蒿芩清胆汤，清利三焦，使余邪从小便而解。"

【问题讨论】

1.蒿芩清胆汤的辨证要点是什么？

参考答案：①具有暑湿郁阻少阳，胆火内炽的表现。②具有邪阻上、中、下三焦的表现。

2.暑湿之邪，郁于少阳气分。这里的少阳经，实为手、足少阳同病，为什么呢？

参考答案：暑湿内郁，不唯三焦阻滞，而且胆火内炽，正如《通俗伤寒论》所说："足少阳胆与手少阳三焦，合为一经，其气化一寄于胆中以化水谷，一发于三焦以行腠理，若受湿遏热郁，则三焦气机不畅，胆中之相火乃炽。"此说明胆与三焦在生理和病理上的密切联系。二者同属少阳，盖少阳胆火，疏泄于脾胃以化水谷，畅行于三焦以为生发之气。今暑湿内郁，则三焦气阻，胆火不能疏泄，脾胃因之而内炽，故伏暑之少阳证病兼手足。其治疗，治胆亦不离乎三焦，两者可以互治。

## 案例十三

曾某，女，8岁，2004年10月20日初诊。

患儿4天前出现咳嗽，少痰，流涕，发热，体温39.5℃，食欲不振。家长给予感冒药及止咳化痰药不见好转，3天前以青霉素、病毒唑静脉滴注治疗2天，疗效欠佳。现症见：咳嗽，喉中痰鸣，高热，体温40℃，精神差，嗜睡，食欲不振，小便短赤，大便未解，舌红苔黄，脉洪数。查体：面赤，咽红，气促，双肺有明显湿啰音，心率120次/分，腹部无压痛及反跳痛。中医诊断为风温肺热病，证属痰热蕴肺，遂收住入院，治以清热化痰、宣肺止咳，选麻杏石甘汤合桑白皮汤加减，并静脉滴注双黄连粉针和肌内注射柴胡针。刚输完液拔除针头后，患儿逐渐出现烦躁不安，四肢稍微抖动，口角流涎，神志突然丧失，两目上翻，四肢抽搐，呼吸急促，立即考虑热邪内陷心包，痰热闭阻心神，迅速给予吸痰吸氧，并取安宫牛黄丸（北京同仁堂生产）1粒水化后，用棉签蘸药汁不停点舌，几分钟后患儿抽搐减轻，但仍神昏，并出现面色苍白，口唇发绀，呼吸微弱，大汗淋漓，汗出如油，脉搏虚数，血压测不出。

【独立诊断】病因为痰、热；病所在太阴、厥阴；病机乃痰热蒙蔽，由闭转脱，气阴将绝。

【综合辨证】痰热闭阻心包，太阴肺气阴将绝，为亡阴之险证。

【治法方药】法宜益气固脱；方选生脉散合安宫牛黄丸加减。

生脉注射液（四川雅安制药厂生产），准备静脉注射，但此时患儿的静脉已塌陷看不到，无法静脉给药，故改为灌肠，取生脉注射液100mL不加稀释直接灌肠，并继续予安宫牛黄丸不停地点舌，经约半小时的抢救，患儿逐渐苏醒，面色转红润，口唇无发绀，呼吸平稳，汗止，血压上升至90/60mmHg，后继以前方调治数日而愈出院，随访1月无复发。

按：风温肺热病是感受病邪引起的四时皆有而以发热、咳嗽、咳痰为主要临床表现的急性外感热病，属于中医外感热病的范畴。从临床表现来看，其相当于现代医学的急性肺炎、支气管炎等急性肺部感染性疾病，为临床常见病、多发病。小儿正处于生长发育阶段，血气未充，脏腑稚嫩，肺性娇嫩，为清虚之脏，不耐寒热，卫外功能不全，抵抗力低下，易感受外在风热之邪而发生肺热病。肺卫受热侵袭则宣降失司，营卫失调，正邪相争则发热；肺气上逆则咳嗽；肺热炼液为痰，蕴积于喉，故喉中痰鸣；若失治误治，则肺热易逆传入心包，邪热蒙蔽心神，识神不出则神昏，热极生风则四肢抽搐；若大热炽盛耗伤津气导致气阴亡脱，则出现面色苍白、大汗淋漓、汗出如油、脉搏虚数。此时病情已告危急，治疗上须一方面清热解毒、豁痰开窍，使用安宫牛黄丸；另一方面须益气生津、敛阴固脱，使用生脉注射液。由于患儿已神昏，口闭不开，经脉塌陷，故采取安宫牛黄丸点舌给药和生脉注射液直肠给药。因舌面和舌下黏膜血管丰富，且不经肝门静脉，无首过效应，给要方便，起效快。后者药物从直肠黏膜转运入血液循环，亦无首过效应，起效亦快，且药证相符，故该患儿得以及时救治，该疗法值得推广。

[李文. 安宫牛黄丸点舌配合生脉针灌肠治疗小儿肺炎并发高热惊厥1例.中医外治杂志，2010，19（2）：62.]

【经典温故】

《温病条辨·上焦篇》第26条："手太阴暑温，或已经发汗，或未发汗，而汗不止，烦渴而喘，脉洪大有力者，白虎汤主之；脉洪大而芤者，白虎加人参汤主之……汗多脉散大，喘喝欲脱者，生脉散主之。"

【问题讨论】

1.外脱证形成的原因是什么？

参考答案：外脱证形成原因有：①邪热内闭，开闭不及时或不得法，闭厥不返，热灼阴津，阴液大伤，致阳无所依，骤然升越，阴竭阳脱。蒲辅周说"厥而不返，亦必成内闭外脱"，即寓有此意。②汗、下失宜，损伤阴液、阳气致阴竭阳脱。吴鞠通谓"汗为心液，心阳受伤，必有神明内乱，谵语癫狂，内闭外脱之变"，即此之意。

2.若患者无法正常给药还可采取什么方案给药？

参考答案：穴位外敷；中药药浴或沐足、熏蒸；哺乳期患儿以及母亲母子同治，经乳汁给药；灌肠或鼻饲给药。

## 案例十四

李某，男，71岁，1997年5月12初诊。

患者四月某日因洗头受凉，病发热恶寒如疟状，一直按感冒治疗，注射青霉素、链霉素半月，热仍不解，又服中药解表剂，辛温、辛凉皆尝用，病无起色。现患者已发热25天，体温38.5℃，并伴有恶寒身重，头目不清，口渴不欲饮，脘闷不饥，大便不实。体检及辅助检查无异常发现。舌苔白腻，脉濡。

【独立诊断】病因为湿、热；病所在太阴（卫、气分）；病机乃湿遏化热，气机不畅。

【综合辨证】湿遏卫气，湿重热轻，湿郁气机。

【治法方药】法宜清利湿热，宣畅气机；方选三仁汤加减。

杏仁10g，白豆蔻12g，生薏苡仁12g，半夏10g，滑石15g，厚朴10g，通草6g，淡竹叶6g。

【调护医嘱】避风寒、适寒温，定时测量体温，密切观察病情。

【疗效观察】服1剂即热退。2日后热虽又起，但温度偏低，续服1剂热退身畅而瘥。

按：发热可见于多种疾病，因于湿温之发热往往缠绵难愈，其治既不宜辛温发汗，又不宜辛凉解肌，唯宜芳香宣化、畅达气机之法，用三仁汤以祛气分之湿邪，则气达津布，发热自除。

［崔应珉，陈明.尚炽昌运用三仁汤的经验.黑龙江中医药，1998（5）：1-2.］

【经典温故】

《温病条辨·上焦篇》第43条："头痛恶寒，身重疼痛，舌白不渴，脉弦细而濡，面色淡黄，胸闷不饥，午后身热，状若阴虚，病难速已，名曰湿温。汗之则神昏耳聋，甚则目瞑不欲言，下之则洞泄，润之则病深不解。长夏、深秋、冬日同法，三仁汤主之。"

【问题讨论】

1.三仁汤与甘露消毒丹临床如何鉴别使用?

参考答案：三仁汤主要用于属湿温初起，湿重于热之证；临床应用以头痛恶寒，身重疼痛，午后身热，苔白不渴为辨证要点。甘露消毒丹主要用于治疗湿温时疫，湿热并重之证，为夏令暑湿季节常用方，故王士雄誉之为"治湿温时疫之主方"；临床应用以身热肢酸，口渴尿赤，或咽痛身黄，舌苔白腻或微黄为辨证要点。

| 三仁汤 | 甘露消毒汤 |
| --- | --- |
| 邪在气分，都属于感受湿热病邪，湿温病 | |
| 湿重于热<br>热毒基本不明显，倒是有湿邪侵袭气分，以肌表上焦为主 | 湿热并重<br>湿热熏蒸由里达外，从上到下，范围很广（相对较广） |
| 宣畅气机，三焦分消 | 上清热解毒，下清利湿热，中芳化湿邪<br>药力较强 |

2.三仁汤证的辨证要点是什么?

参考答案：湿遏卫气，湿重热轻证。症见头痛恶寒，身重疼痛，肢体倦怠，面色淡黄，胸闷不饥，午后身热，苔白不渴，脉弦细而濡。

## 案例十五

陈某，女，39岁，2009年8月6日初诊。

患者因田中劳累淋雨，症见发热，全身酸重，口渴，汗出黏衣，咽喉疼痛，胸脘痞满，恶心欲吐，大便干，尿色黄赤，偶口苦，苔黄腻，脉滑数。体温39℃，咽喉充血。WBC $12 \times 10^9$/L，尿常规（ ），肝功能（−）。

【独立诊断】病因为湿、热；病所在阳明；病机乃湿郁化热，阻遏气机。

【综合辨证】阳明湿热蕴，热重湿轻。

【治法方药】法宜利湿化浊，清热解毒；方选甘露消毒丹加减。

茵陈15g，滑石15g，黄芩15g，连翘15g，木通15g，白豆蔻15g，石菖蒲15g，藿香15g，薄荷9g，厚朴10g，黄连10g，土大黄10g。

【调护医嘱】注意休息，避免劳累，清淡饮食。

【疗效观察】服7剂后，患者热减，咽痛消失，唯纳呆、倦怠，苔转白微腻，脉缓。此乃热势已微，而湿邪未去，脾运未健，仍以上方去黄芩、黄连、土大黄，加焦三仙各10g、茯苓15g、白扁豆10g，续服7剂而愈。

按：本例虽为外感，但表邪迅即入里，其发热、口渴、汗出即为表邪入里化热，气分热甚的明证，咽痛为热毒之象；身重、汗出粘衣、胸脘痞满、恶心呕吐、尿黄赤、苔黄腻、脉滑数均为湿热内蕴的表现。故以甘露消毒丹为主方，清利湿浊，清热解毒。此证邪气入里较快，为温热邪气致病，故用黄连加强清热解毒之功；大便秘结，故加厚朴、土大黄泻下，有上下分消之意，促湿热邪气外出。如此则可畅利三焦，湿热邪气得解。后期邪去脾胃功能未复，故用焦三仙、茯苓、扁豆加以调理，不可一味苦寒，恐伤中气。

［段妍君.甘露消毒丹临床运用举隅.湖北中医杂志，2011，33（1）：49.］

【经典温故】

《温热经纬·卷五·方论·甘露消毒丹》："此治湿温时疫之主方也。六元正纪，五运分步，每年春分后十三日交二运。徵，火旺，天乃渐温。芒种后十日交三运。宫，土旺，地乃渐湿。温湿蒸腾，更加烈日之暑，烁石流金，人在气交之中，口鼻吸受其气，留而不去，乃成湿温疫疠之病，而为发热倦怠，胸闷腹胀，肢酸咽肿，斑疹身黄，颐肿口渴，溺赤便闭，吐泻疟痢，淋浊疮疡等证。但看病人舌苔淡白，或厚腻，或干黄者，是暑湿热疫之邪尚在气分，悉以此丹治之立效，并主水土不服诸病。"

【问题讨论】

甘露消毒丹的辨证要点是什么？

参考答案：本方的辨证要点，即具有湿热内蕴，壅盛成毒的表现，如高热，咽红肿痛，或颐肿，或黄疸等；具有热重湿轻的临床见证，如口渴或口苦，心烦尿赤，舌红，苔黄腻，脉濡数等；具有湿热充斥，弥漫上、中、下三焦的见证，如上焦的胸闷、咽肿或颐肿，中焦的腹胀呕恶、身倦肢酸，下焦的溺赤或便秘等。临床上只要具备以上辨证要点的各种病证，皆可应用本方治疗。其病证运用广泛，如王孟英在方后所列："湿温、疫疠之病，而为发热、倦怠、胸闷、腹胀、肢肿、咽痛、斑疹、身黄、颐肿、口渴、溺赤、便闭、吐泻、疟痢、淋浊、疮疡等证。"其临床运用，病机相同者可应用本方治疗。

## 案例十六

赵某，女，50岁，工人，1989年4月6日初诊。

患者6年前曾患急性黄疸型肝炎，经治疗肝炎愈，随后每日下午3～7点发热，体温37.5℃左右，伴身酸累乏力，右胁胀隐疼，脘胀满，食欲不振，心烦易急躁，每因情志变化时诸症加重，小便色黄。舌尖红，舌苔根部色淡黄厚腻，脉沉弦细数。

【独立诊断】病因为湿、热；病所在少阳；病机乃湿热阻遏气机。

【综合辨证】湿热蕴结，枢机不利。

【治法方药】法宜清泄少阳，化湿透热；方选蒿芩清胆汤。

青蒿15g，茯苓15g，黄芩10g，枳实10g，竹茹10g，半夏10g，陈皮10g，滑石20g，青黛1g，甘草6g。水煎服。

【调护医嘱】注意休息，清淡饮食，保持情志舒畅。

【疗效观察】二诊：患者下午低热持续时间缩短，右胁胀隐痛、脘满胀均减大半，食欲渐增，舌苔薄黄腻，脉弦细。继服原方改青蒿18g、青黛2g，水煎服，6剂。

三诊：患者下午体温未超过37℃，右胁胀、脘满均消失，食欲正常，舌苔薄白，脉弦。继服二诊方6剂，服完停药。随访至今，其发热及肝炎未复发。

按：隋氏以本方治疗病毒性发热54例，多为热重寒轻，或时冷时热，作无规律，或寒重热轻，头晕胀，或头沉痛，口苦黏，胸脘痞满，不欲饮食，恶心呕吐，或腹痛，小便色黄或赤，舌质边尖红，苔黄厚腻，脉弦数或浮数，查血常规正常，或白细胞总数及中性粒细胞偏低，或淋巴细胞偏高。治疗结果：治愈28例，显效24例，无效2例，总有效率96.3%。

［隋登明，房继英.蒿芩清胆汤治疗病毒发热54例.实用中医内科杂志，1999，（2）：25.］

【经典温故】

《重订通俗伤寒论》："此（蒿芩清胆汤）为和解胆经之良方，凡胸痞作呕，寒热如疟者，投无不效。"

【问题讨论】

1.本病案中患者气滞不舒可否合用四逆散？

参考答案：本案中患者右胁胀隐疼伴心烦易急躁，每因情志变化时诸症加重，可加入如四逆散之类的疏肝解郁之药以助邪外解。

2.下午发热有何诊断意义？

参考答案：午后身热则属于湿温，日晡所发潮热属于阳明病。

## 案例十七

舒某，男，31岁，1992年2月28日初诊。

患者高热10余天，某医院诊断为"病毒性感冒"，经退热、抗生素治疗热仍不退。现症：体温39.6℃，头痛，不思饮食，口干喜冷饮，气粗面赤，便秘，大便4

日未行，舌红，苔黄垢腻，脉弦数。

【独立诊断】病因为湿、热、浊；病所在少阳；病机乃湿热浊阻遏少阳气机。

【综合辨证】湿热内蕴，伏遏膜原。

【治法方药】法宜疏利泻热，通达膜原；方选达原饮加味。

川厚朴12g，草果6g，槟榔15g，白芍10g，知母10g，黄芩10g，葛根12g，大黄6g，甘草10g。

【调护医嘱】清淡饮食，不宜肥甘厚腻、辛辣刺激性食物，适当多食新鲜果蔬，保持大便通畅。

【疗效观察】患者服2剂后自觉症减，头痛止，高热退，思饮食，体温37.7℃，舌红苔黄微厚，脉略数。效不更方，仍原方2剂。复诊时患者热退，体温正常，大便通畅，食纳如常。

按：温疫初起，湿遏热伏，踞于膜原，汗之不宜，下之不可，邪伏不出，则高热不止。脉证所现，正合达原饮之证机，加葛根、大黄者，以外散内通，助之以除热也。

［张士恭，任占敏.达原饮验案二则.北京中医，1998，（2）：50.］

【经典温故】

《瘟疫论》："温瘴初起，先憎寒而后发热，日后但热而无憎寒也。初得之二三日，其脉不浮不沉而数，昼夜发热，日晡益甚，头疼身痛。其时邪在夹脊之前、肠胃之后，虽有头疼身痛，此邪热浮越于经，不可以为伤寒表证，辄用麻黄桂枝之类强发其汗，此邪不在经，汗之徒伤表气，热亦不减。又不可下，此邪不在里，下之徒伤胃气，其渴愈甚，宜达原饮。"

【问题讨论】

1.患者有发热、头痛之类似表证，又有大便干之里实证，可否用防风通圣散表里双解？

参考答案：此病案中患者发热头痛的表证不明显，此处头痛乃里热蒸腾，邪气上扰所致之头痛伴发热，并非表证的发热头痛，防风通圣散虽然有清里热之功，但其有解表之药，如麻黄、荆芥、防风等辛温解表之药，恐有加重里热之弊。本案表证不显，里湿热内盛，故而不用防风通圣散表里双解，而重在清里湿热。

2.所谓"开达膜原法"中，"膜原"是什么？

参考答案：膜原为内外交界之地，乃一身之半表半里，居于卫表肌腠之内、五脏六腑之外的膜及膜所围成的空样结构。膜原与肠胃相联系，上连于宗筋。它既是外邪侵入体内的必由途径，又是体内邪气排出体外的必经通路。若正气衰弱，外邪每由膜原入内，进而侵及内部脏腑；若正气恢复，正气鼓邪外出，内邪每经膜原透达于外。膜原又为三焦之关键和门户，为手少阳所主，其与三焦气机的输布运行密切相关。

## 案例十八

李某，女，30岁，妊娠6个月，1992年7月26日初诊。

患者寒热往来20天，下午及夜间加重，体温一般在38℃～39℃，抗生素联合应用，更换3次，无好转。其常规检查无明显改变，发热原因不能定论，转中医治疗。患者头晕，恶心，脘腹胀满，饮食大减，大便3～4日1次，便秘，小便黄少，舌质红，舌苔黄腻，中间稍黑，少津，脉滑数。

　　【独立诊断】病因为湿、热、浊；病所在少阳；病机乃湿浊郁遏少阳气机。

　　【综合辨证】温邪夹湿浊，深入膜原。

　　【治法方药】法宜辟秽化浊，开达膜原；方选达原饮。

　　柴胡20g，半夏15g，知母20g，槟榔16g，厚朴15g，草果15g，白芍15g，黄芩30g，甘草5g。2剂。

　　【调护医嘱】密切观察病情，定时测量体温，监测胎儿情况。清淡饮食，以易消化、富营养、不油腻为主，适当多食新鲜果蔬。

　　【疗效观察】1992年7月28日复诊：患者服药2剂热退，精神大振，腹胀满减轻，进食增加。效不更方，再进2剂治愈，足月产一健康男婴。

　　按：达原饮方中厚朴行湿导滞；草果除湿浊郁伏；槟榔开郁结，行气滞，通脘气；白芍敛肝柔肝；知母滋阴清热；黄芩清泄少阳郁热。笔者通过临床应用一般必加柴胡，因其与白芍配伍，能使肝胆恢复疏泄之功，有利于湿浊排除，其与黄芩相伍，使少阳通利，有利于清除郁热。达原饮除治疗瘟疫外，凡肝、胆、胃、肠、胰等疾病，其证候表现为湿热深入肝胆，蕴结中焦脾胃，气机郁闭不通而引起的头痛、发热、眩晕、黄疸、恶心、呕吐等均可应用。

　　[李忠惠，惠晓明.达原饮新用举隅.黑龙江中医药，1998，（4）：28.]

　　【问题讨论】

　　1.有医家言"达原饮不可治温病"，试分析此病案用达原饮的道理。

　　参考答案："达原饮不可治温病"乃是因为达原饮中草果配合槟榔、厚朴辛温开散之力较大，用于温病，会导致助热伤阴。而此案用达原饮加减，一是因为此案中病因并非纯温热之邪，其夹有湿浊之邪；二是因为方中加大了黄芩与知母的用量，制约了草果、槟榔、厚朴的辛散之力。

　　2.达原饮的辨证依据是什么？

　　参考答案：憎寒壮热，或一日3次，或一日1次，发无定时，胸闷呕恶，头痛烦躁，脉弦数，舌边深红，舌苔垢腻，或苔白厚如积粉。

## 案例十九

　　尹某，女，23岁，会计，1983年5月11日初诊。

　　患者半月来自觉咽喉疼痛，午后潮热，体温39℃左右，子时其热自退，曾在某院诊治不效。患者现觉心下痞硬，按之疼痛，食少纳呆，五心烦热，小便黄赤，大便5日未行。望其两颧浮红，额上微汗，舌质红绛，苔薄黄，脉弦滑而数。

　　【独立诊断】病因为热；病所在少阳；病机乃邪热内郁。

　　【综合辨证】温热之邪郁于三焦。

　　【治法方药】法宜宣泄火热；方选升降散加减。

大黄6g（后下），生甘草6g，僵蚕9g，蝉蜕9g。

【调护医嘱】注意休息，清淡饮食。

【疗效观察】患者服药1剂，咽痛自止；2剂热势减退；3剂腑气得通，潮热尽除，病告痊愈。

按：此一病案，虽则已旬日，热势鸱张，但由于辨证准确，用药精专轻灵，仅服3剂，便使旬日之疾霍然而愈，说明药贵中病，不在味多量大，确有至理存焉。

［路志正.升降散运用一得.山西中医，1985，（1）：32.］

【经典温故】

《伤寒温疫条辨·卷四·医方辨》："温病亦杂气中之一也，表里三焦大热，其证治不可名状者，此方（升降散）主之。"

【问题讨论】

1.试分析此病案用升降散的机制。

参考答案：本案午后潮热、心下痞硬、额上微汗为有郁证，小便黄、大便干、五心烦热、咽痛为有热证，病机为火郁证，故而用升降散。

2.升降散的临床表现是什么？

参考答案：《伤寒温疫条辨》："表里三焦大热，其证治不可名状者，此方主之。如头痛眩运，胸膈胀闷，心腹疼痛，呕哕吐食者；如内烧作渴，上吐下泻，身不发热者；如憎寒壮热，一身骨节酸痛，饮水无度者；如四肢厥冷，身凉如冰，而气喷如火，烦躁不宁者；如身热如火，烦渴引饮，头面猝肿，其大如斗者；如咽喉肿痛，痰涎壅盛，滴水不能咽者；如遍身红肿，发块如瘤者；如斑疹杂出，有似丹毒风疮者；如胸高胁起胀痛，呕血血汁者；如血从口鼻出或目出，或牙缝出、毛孔出者；如血从大便出，甚如烂瓜肉，屋漏水者；如小便涩淋，如血滴点作，疼不可忍者；如小便不通，大便火泻无度，腹痛肠鸣如雷者；如便清泻白，足重难移者；如肉眴筋惕者；如舌卷囊缩，或舌出寸许，绞扰不住，音声不出者；如谵语狂乱，不省人事，如醉如痴者；如头痛如破，腰痛如折，满面红肿，目不能开者；如热盛神昏，形如醉人，哭笑无常，目不能闭者；如手舞足蹈，见神见鬼，似疯癫狂祟者；如误服发汗之药，变为亡阳之证，而发狂叫跳，或昏不识人者。外证不同，受邪不一，凡未曾服过他药者，无论十日、半月、一月，但服此散，无不辄效也。"

## 案例二十

赵某，男，68岁。

患者自述半月前患疾，经治疗后下痢已止，但是唯有低烧起伏不退已1周，经用抗生素无效，腋下体温在37.5℃～38℃，自觉疲乏无力，渴而少饮，暮热早凉，且大便干燥，尿少色黄。查体：体温为37.8℃，面色潮红，舌质红而干、少苔，脉象细数。大便常规正常，血常规正常。

【独立诊断】病因为热；病所在厥阴；病机乃年老体弱，余热暗耗阴液。

【综合辨证】邪留阴分，阴虚内热。

【治法方药】法宜养阴透热；方选青蒿鳖甲汤加减。

青蒿10g，鳖甲20g（先煎），生地黄18g，地骨皮15g，知母10g，牡丹皮12g，银柴胡12g。

【调护医嘱】清淡饮食，忌食肥甘厚腻、辛辣刺激性食物；注意保养身体，加强营养，适当锻炼。

【疗效观察】服药3剂后热势减退，效不更方，再进2剂，体温正常，诸症消除而告愈。

按：该患者年老体弱，痢疾治愈后期，余邪未尽，阴虚生内热，其病在阴分。津液亏损致使阴液灼伤，故见低热不退。此时治疗若单纯用清热法则更加重伤阴液，若只顾养阴又易敛其邪气，故在治则上宜使用养阴透热之法。养阴清热凉血药合而用之，使邪热清除而又不伤阴液。

［张淑云.青蒿鳖甲汤治验二则.北京中医，1994，（6）：34.］

【经典温故】

《温病条辨·下焦篇》第12条："夜热早凉，热退无汗，热自阴来者，青蒿鳖甲汤主之。"

【问题讨论】

1.病案中患者阴虚症状明显，如苔少、脉细，且患者患痢疾已有半月，年老体弱，是否需要添加养阴药？

参考答案：该患者年老体弱，痢疾治愈后期，余邪未尽，阴虚生内热，其病在阴分。津液亏损致使阴液灼伤，故见低热不退。此时治疗若单纯用清热法则更加重伤阴液，若只顾养阴又易敛其邪气，故在治则上宜使用养阴透热之法。养阴清热凉血药合而用之，使邪热清除而又不伤阴液。

2.青蒿鳖甲汤的"热伏阴分"和知柏地黄丸的"阴虚火旺"有何区别？

参考答案：温病后期，邪伏阴分，夜热早凉，热退无汗，能食形瘦，舌红少苔，脉数，其以热为主，阴虚不显；阴虚火旺则面红、目赤、咽干、喉痛、盗汗、心烦、苔少、舌质红瘦、脉细数等，阴虚和热并重。

## 案例二十一

侯某，女，1岁，1991年10月25日初诊。

其母述：患儿于半月前患扁桃体炎发烧，经中药治疗后好转，近1周来，每晚9～10时始发烧，伴面赤气粗，倦怠嗜睡，无汗，体温38.1℃～39℃，约1小时后热自退，每夜如斯，白天如常。刻诊：形体较胖，面色红润，扁桃体略大但不红赤，舌红苔白而干，指纹沉而紫滞。查看前医处方，尽银翘、豆根、黄芩、青黛之属。

【独立诊断】病因为热；病所在少阳、厥阴；病机乃邪热内陷。

【综合辨证】余邪未尽。

【治法方药】法宜养阴透热；方选青蒿鳖甲汤加减。

青蒿6g（后下），炙鳖甲8g，白薇8g，知母8g，牡丹皮5g，银柴胡5g，秦艽5g，白前6g。1剂。

【调护医嘱】注意休息，清淡饮食。

【疗效观察】当夜即未发烧，后亦未再发而愈。

按：此患儿常因感冒咳嗽发烧，迭进寒凉，伤其"稚阴"，阴虚内热，夜热早凉，此"热自阴来"是也。

[杜志中.青蒿鳖甲汤临床运用.四川中医，1998，（12）：53.]

【经典温故】

《温病条辨·上焦篇》第12条："夜热早凉，热退无汗，热自阴来者，青蒿鳖甲汤主之。"

【问题讨论】

1.病案中的患者发热如疟状，发热时间有规律，临床上如何根据发热的特定时间有助于辨证用药？

参考答案：姚梅龄教授认为，病得旺时而剧，病得旺时而愈。六经欲解时为六经旺时可诊断、治疗疾病，另外，午后身热属湿温，夜间发热为瘀血之类。

2.试述本方与沙参麦冬汤、益胃汤、竹叶石膏汤的鉴别。

参考答案：四方都用于温病后期，其中沙参麦冬汤、益胃汤、竹叶石膏汤用于温热病气分后期，肺胃气阴两伤引起的发热证，而青蒿鳖甲汤适用于温病血分后期，阴虚邪留发热证。沙参麦冬汤益气养阴，清透余热，用于肺胃气阴两伤（或余热未尽），而偏于肺阴不足者；益胃汤滋养胃津，宜于邪热已解，肺胃津伤而偏于胃阴不复者；竹叶石膏汤益气养胃生津，清透气热，和胃降逆，宜于邪热未尽而胃气阴两伤证；青蒿鳖甲汤养阴透热，清除阴分余邪，宜于下焦血分温热后期阴虚邪留证。

### 案例二十二

卢某，男，3岁，1992年8月7日初诊。

患者"感冒"后发热不退，伴肌肉疼痛，瘫痪不能坐立，肌力1级，胸口以下感觉消失，膝、跟腱反射亢进。踝痉挛（+），在某医院治疗半年未见效。患者近来体温39℃～40℃。每于下午或夜间为甚，无汗出，晨起热退，胃纳可，口渴，尿多色黄，消瘦，极度疲倦，舌红而干、苔少，脉细数无力。西医诊断：横贯性脊髓炎。

【独立诊断】病因为暑热，病所在太阴脾、厥阴肝（气营），病机乃暑热内陷，伤津耗气。

【综合辨证】暑热内伏犯及气营，气阴两虚。

【治法方药】法宜清暑透邪，益气养阴；方选青蒿鳖甲汤合王氏清暑益气汤。

青蒿6g（后下），牡丹皮6g，鳖甲20g（先煎），生地黄15g，天花粉12g，秦艽12g，竹叶12g，知母10g，白薇10g，鲜荷叶2张，甘草5g，西洋参10g（另炖兑服）。每日1剂，水煎服。

【调护医嘱】注意休息，适当进行功能锻炼；清淡饮食，以高热量、易消化、富营养、清淡不腻为宜。

【疗效观察】上方连服2周，患者病情大有好转，体温已降至37.5℃，微汗出，但仍倦怠无力，尿多，已能坐10多分钟，舌红、苔薄白而干，脉略数。效不更法，上方去生地黄加地龙、老桑枝、僵蚕等再进2周。药后患者发热已除，能坐半小时，精神转佳，继续调治善后。

按：暑易耗气伤阴，正气受损则邪易入里内伏，养阴补气则邪不能驱，单纯驱邪则恐更伤气阴，前医效微，与此有关，故病已半年难愈。其必清暑透邪、益气养阴，两相兼顾方能取效。

[钟嘉熙，梁雪芬.青蒿鳖甲汤的临床应用.江苏中医药，2008，40（3）：10.]

【经典温故】

《温病条辨·下焦篇》第12条："夜热早凉，热退无汗，热自阴来者，青蒿鳖甲汤主之。"

【问题讨论】

1.青蒿鳖甲汤中青蒿与鳖甲是如何巧妙配伍的？

参考答案：青蒿鳖甲汤滋而能清，清而能透。青蒿与鳖甲配伍巧妙之处正如吴鞠通云："以鳖甲蠕动之物，入肝经至阴之分，既能养阴，又能入络搜邪；以青蒿芳香透络，从少阳领邪外出；细生地黄清阴络之热；丹皮泻血中之伏火……佐鳖甲、青蒿而成搜剔之功焉。再此方有先入后出之妙，青蒿不能直入阴分，有鳖甲领之入也；鳖甲不能独出阳分，有青蒿领之出也。"

2.阴分热证和血分热证的鉴别要点是什么？

参考答案：血分热证常有出血，烦躁，失眠，但欲漱水不欲咽，月经血量增多而食纳、二便正常，舌质红，苔薄白，脉细数。阴分热证为夜热早凉，热退无汗，口干不欲饮，能食形瘦，舌质红，或绛干少苔，脉细略数或略弦。

## 案例二十三

朱某，女，18岁，1965年3月20日初诊。

患者春温发热月余，初起寒热咳嗽，家属以为外感小恙，未能及时治疗，延误数日，继则高热不退，起伏于38.5℃～40℃之间，咳嗽气急，引胸作痛，咯痰欠爽，心烦不能安寐，甚则入夜谵语。至某医院查治，胸透：左下肺大片浓密阴影。血常规：WBC $21 \times 10^9$/L，N 0.93，L 0.07。诊断：重症肺炎。经西药输液及大量抗生素、激素，中药迭进辛凉达表如桑、菊、银、翘之类，清化解毒如膏、知、芩、连之属，养阴退热如生地黄、玄参、沙参、麦冬之品等治疗，热势得挫，咳嗽气急、心烦谵语渐平，胸透复查肺部炎症大部分吸收，血常规亦趋正常，但低热不清，体温波动于37.3℃～38℃，两日来，恙情突变，特来本院邀诊。刻诊：发热有汗不退（体温37.8℃），面赤唇燥，间或心烦，头晕不能起坐，精神委顿，神志不清，肢清汗出，时而抽动，舌干绛苔少中裂，脉细微欲绝。

【独立诊断】病因为热；病所在少阴、厥阴；病机乃感寒化热，热灼阴津，虚风内动。

【综合辨证】感寒化热，热伤肝肾之阴，虚风内动。

【治法方药】法宜滋阴息风；方选大定风珠。

生白芍18g，生地黄18g，麦冬18g，五味子6g，生龟甲15g（先煎），生鳖甲15g（先煎），生龙骨15g（先煎），生牡蛎15g（先煎），火麻仁10g，阿胶9g（烊化），浮小麦1撮，鸡子黄2枚（冲）。3剂。

【调护医嘱】避风寒，注意休息；不宜肥甘厚味、辛辣刺激性食物；少量多餐，以防食复。

【疗效观察】二诊：药后患者低热渐清，精神转佳，四肢抽动平，唯脘闷纳呆，心烦少寐，舌光红，中裂稍有津，脉细数转缓。此乃真阴有回复之象，虚风有下潜之机，浮阳有内敛之兆，而脾运无权，神未宁舍也。药既奏效，宗原法更进一等。处方：生地黄15g，生白芍15g，麦冬15g，五味子6g，生龙骨24g（先煎），生牡蛎24g（先煎），石斛10g，白扁豆10g，炙鸡内金10g，生谷芽10g，酸枣仁6g。5剂。服药后患者纳谷香，心烦宁，寤寐安；再以原法共服药30剂，诸恙渐瘥。

按：本例患者，素体阴亏，冬寒内伏，郁久化热，入春复感新邪而发病。前医历投诸药，热势虽挫，肝肾真阴已耗，阴竭不能藏阳而孤阳外浮，故见身热而缠绵难清，时时欲脱，此乃阴阳即将离决之险象，故速投吴氏大定风珠，取复脉之甘润，以复耗竭之真阴，三甲之咸寒，以潜上冒之厥阳，共奏"阴复阳留"、虚风内定之功。

［王红华.王德元临床验案举隅.中医杂志，1989，（4）：17.］

【经典温故】

《温病条辨·下焦篇》第16条："热邪久羁，吸烁真阴，或因误表，或因妄攻，神倦瘛疭，脉气虚弱，舌绛苔少，时时欲脱者，大定风珠主之。"

【问题讨论】

1.临床如何区别运用大定风珠与小定风珠？

参考答案：大定风珠病因病机为"热邪久羁，吸烁真阴，或因误表，或因妄攻……时时欲脱"。病温迁延日久，深入下焦，吸烁真阴，复因误表发汗，或妄用攻下，使阴津更亏，元气大伤，有阴阳俱脱之危势。其病机如该条自注所说："此邪气已去八九，真阴仅存一二之治也。"其可理解为真阴耗竭，纯虚无邪，时时欲脱之候。此乃真阴欲竭，阴虚动风之危证，具有时时欲脱之势。虚阳外脱，其治疗以酸甘咸法，滋阴息风，敛阴留阳固脱。小定风珠是温邪久羁下焦，消烁肝肾阴液，虚火上冲，发为瘛厥呃忒，脉细而劲者。此为肝肾阴亏，虚阳上扰，并没有外脱之候，故其治疗以甘寒咸法，滋阴潜阳，息风降逆。

2.大定风珠症见如何？加减如何？

参考答案：神倦瘛疭，脉气虚弱，舌绛苔少，时时欲脱；或上盛下虚，昼凉夜热，或干咳，或不咳，甚则瘛厥者。喘加人参；自汗加龙骨、人参、浮小麦；悸者加茯神、人参、浮小麦。

## 案例二十四

高某，男，26岁，2007年3月25日初诊。

患者高热、大汗、烦渴，医用白虎汤加黄芩、黄柏、黄连半月而热未解，病势转深，入院治疗。当时症见：发热转为昼轻夜剧，伴咽干口燥，耳聋颧热，少气，腰膝无力，难以转侧，咽干齿槁，目陷少神，目睛不活，腹泻干呕，脉燥疾无伦，苔黑而干。某医欲以黄龙汤下之，为上级医师制止。

【独立诊断】病因为热邪；病所在阳明、少阴；病机乃阳明热耗少阴阴液，阴气下泄。

【综合辨证】热耗肾阴，阴气下泄。

【治法方药】法宜滋养肾阴，固阴和胃；方选加减复脉汤加减。

生地黄15g，炙甘草10g，生白芍12g，竹茹10g，阿胶10g，麦冬15g，怀山药30g。5剂，每日1剂。

【调护医嘱】密切观察病情变化，监测生命体征；流质饮食，以高热量、易消化、清淡食物为宜；用药应注意顾护阴液，维持生机。

【疗效观察】二诊：患者热退症减，泄止呕除，目睛有神，苔转黄色，脉沉细结代。药已中病，阴气得固，胃气得和，病可救也，上方加熟地黄12g，连进7剂，病减大半，随症加减调治月余痊愈出院。

（陈宝国.中医经典方证案例研究.南昌：江西科学技术出版社，2012.）

【经典温故】

《温病条辨·下焦篇》第1～8条。

第1条："风温、温热、温疫、温毒、冬温，邪在阳明久羁，或已下，或未下，身热面赤，口干舌燥，甚则齿黑唇裂，脉沉实者，仍可下之；脉虚大，手足心热甚于手足背者，加减复脉汤主之。"

第2条："温病误表，津液被劫，心中震震，舌强神昏，宜复脉法复其津液，舌上津回则生；汗自出，中无所主者，救逆汤主之。"

第3条："温病耳聋，病系少阴，与柴胡汤者必死，六七日以后，宜复脉辈复其精。"

第4条："劳倦内伤，复感温病，六七日以外不解者，宜复脉法。"

第5条："温病已汗而不得汗，已下而热不退，六七日以外，脉尚躁盛者，重与复脉汤。"

第6条："温病误用升散，脉结代，甚则脉两至者，重与复脉，虽有他证，后治之。"

第7条："汗下后，口燥咽干，神倦欲眠，舌赤苔老，与复脉汤。"

第8条："热邪深入，或在少阴，或在厥阴，均宜复脉。"

【问题讨论】

1.肝肾阴虚证为什么均可使用复脉汤？

参考答案：肾阴耗损证，治宜滋养真阴为主，主用复脉汤复其精。但《温病条辨·下焦篇》第8条云"热邪深入，或在少阴，或在厥阴，均宜复脉"，即明确指出了下焦肝肾阴亏的治疗方法。因肝藏血，肾藏精，肝肾乙癸同源，精血同源，故病位无论偏于肝或偏于肾者，治疗方法均同。正如《温病条辨·下焦篇》第8条自注中所说"盖少阴藏精，厥阴必待少阴精足而后能生。二经均可主以复脉者，乙癸同源也"。

2.温病中加减复脉汤及伤寒中炙甘草汤有何异同?

参考答案：伤寒中炙甘草汤重用生地黄重补阴血，同时兼补心气、心阳。温病中加减复脉汤系伤寒中炙甘草汤的变通应用，《临证指南医案》中多次提到"用炙甘草汤去姜、桂、参"，并且提到其是"育阴除热"之方。吴鞠通认为其"去参、桂、姜、枣之补阳，加白芍收三阴之阴，故云加减复脉汤。在仲景当日治寒者之结代，自有取参、桂、姜、枣复脉中之阳；今治温者之阳亢阴竭，不得再补其阳也。"

## 案例二十五

王某，男，3岁，2004年7月20日初诊。

患儿发热10天不退，下午热甚，测体温最低为38℃，近两晚体温达39℃以上，不出汗，喜凉饮，食欲不振，大便正常，尿频而量多。血、尿、大便常规及胸片均未发现异常，诊断为夏季热。经西医治疗病情反复，时轻时重，某中医诊为暑入阳明证，以白虎汤加减，服用3剂后体温39.3℃，烦躁不安，食欲稍减，唇红、口渴引饮，肌肤灼热，无汗，小便清长，舌质红，苔薄黄而糙，脉细数。

【独立诊断】病因为暑、热；病所在阳明、太阴；病机乃暑热伤阴耗气。

【综合辨证】暑热内盛，气阴两虚。

【治法方药】法宜益气养阴清热；方选王氏清暑益气汤。

西洋参3g，石斛6g，黄连3g，竹叶6g，荷梗10g，知母5g，鲜西瓜翠衣15g，芦根10g，甘草2g。

【调护医嘱】观察体温变化，定时测量体温；多饮水，适当多食新鲜果蔬。

按：夏季热多发于夏至到处暑之间气候特别炎热之时，常见于先天不足、后天失养，或病后体虚未恢复的婴幼儿。其因体质娇嫩，脾胃虚弱，阴气未充，阳气未盛，不能耐受炎热之熏蒸，以致暑热内侵而发病。小儿夏季热临床症状与中医学记载的小儿"疰夏"病相似，可按暑温病辨证论治，总属暑热之气，外灼肌肤，内袭脾胃耗伤气阴引起。暑热郁于里，不得宣泄，致津气两亏。津亏则口渴多饮，不能达于外则无汗；气伤则不化津而下趋膀胱故多尿。如此本应清暑益气，前医却用白虎汤直清里热，加用薄荷、连翘辛散，致使阴液更伤。二诊辨为暑伤气津，予以清暑益气汤益气养阴清热。方中西瓜翠衣清暑热，西瓜有天生白虎汤之名，今用西瓜翠衣，既有清热解暑之功，更可生津液；配竹叶、知母、荷梗，以助清暑泻热；西洋参、石斛、麦冬、甘草、粳米益气生津。诸药合用，共奏清暑益气、养阴生津之功。

（张国骏.外感病误治分析.北京：中国中医药出版社，2007：93.）

【经典温故】

《温热经纬》："湿热证：湿热伤气，四肢困倦，精神减少，身热气高，心烦溺黄，口渴自汗，脉虚者，东垣用清暑益气汤主治。同一热渴自汗，而脉虚、神倦，便是中气受伤，而非阳明郁热，清暑益气汤乃东垣所制，方中药味颇多，学人当于临证时斟酌去取可也。"

【问题讨论】

1.王氏清暑益气汤与东垣清暑益气汤有何区别？

参考答案：王氏清暑益气汤主要用于暑温，乃因暑热伤及气阴而出现自汗、气短神疲、舌苔黄而干燥。东垣清暑益气汤则用于暑湿，为暑湿内蕴而损及元气，故有胸闷气短、大便溏薄、舌苔腻。同是清暑益气汤，前者为暑热仍盛，津气受伤；后者为元气亏虚，兼夹湿邪，切不可相混。

2.王氏清暑益气汤的辨证要点是什么？

参考答案：暑湿伤气，身热汗多，心烦口渴，小便短赤，体倦少气，精神不振，脉虚数。

## 案例二十六

刘某，女，78岁，1985年11月15日初诊。

患者已高热40余天，自10月初因感冒而发热，咳嗽，有黄色黏痰，胸痛，校医室诊断为"老年性肺炎"，经用青霉素、链霉素、红霉素以及中药等治疗月余，咳嗽减轻，痰亦减少，但仍持续高热不退（腋下体温：上午37.5℃～38℃，下午至晚上39℃～40.5℃），近几天来并出现心烦急躁，时有谵语，转诊于赵老。现症：身热夜甚，心烦不寐，时有谵语，神志时清时寐，口干渴而不欲饮，小便短赤，大便数日未行，舌红苔少，脉沉滑细数。听诊：两肺底部大量湿啰音。

【独立诊断】病因为热、痰；病所在太阴；病机乃肺失肃降，有入厥阴心包之势。

【综合辨证】寒邪郁热，热邪蕴郁，壅塞肺金。

【治法方药】法宜清宣化痰，宣郁肃降；方选杏苏散加减。

紫苏叶6g，紫苏子6g，前胡6g，杏仁10g，沙参10g，枇杷叶10g，黛蛤粉10g（包煎），炒莱菔子10g，焦麦芽10g，白茅根10g，芦根10g。

【调护医嘱】观察体温变化，定时测量体温；密切观察患者的神志情况；饮食以易消化、富营养、清淡不腻为主，适当多食新鲜瓜果蔬菜。

【疗效观察】1985年11月18日二诊：服上药3剂，患者发热减轻，神清，夜寐转安，但见咳嗽痰多，舌红绛，苔薄，脉滑，小便黄，大便排出几枚如干球状，体温37.1℃。此仍余热未尽，予前法进退：炒栀子6g，淡豆豉10g，前胡6g，杏仁10g，枇杷叶10g，沙参10g，麦冬10g，远志肉10g，浙贝母10g，白茅根10g，芦根10g，焦三仙各10g。服上方3剂，患者热退身凉，咳嗽痰止，夜寐较安，二便正常，又服4剂而愈。

按：老年性肺炎比较难治。此患者年逾七旬，正气已衰，又患肺炎，肺热壅盛，肺失宣降，热郁不发。本应清热养阴、宣肺化痰、扶正祛邪，而观前药多是苦寒清热、消炎泻火之属，反徒伤正气、阻塞气机，致使痰热内陷入营。赵师用养阴清热，佐以透热转气之法，以沙参养阴、扶正气，用紫苏叶、紫苏子、前胡、杏仁宣通气机，黛蛤粉清热消痰、祛邪气，莱菔子、焦麦芽消食导滞。仅服3剂，患者热郁渐解，神志转清；但见咳嗽痰多，乃气机得宣，内陷之痰由里排出。因此在前方基础上又加炒栀子、淡豆豉苦宣折热去余邪，麦冬、沙参养阴生津扶正气，加远志肉、浙贝母止咳化痰。前后共服6剂，已延40余天的老年肺炎得以痊愈。

（彭建中，杨连柱.赵绍琴临证验案精选医案.北京：学苑出版社，1996.）

【经典温故】

《温病条辨·上焦篇·补秋燥胜气论》第2条："燥伤本脏，头微痛，恶寒，咳嗽稀痰，鼻塞，嗌塞，脉弦，无汗，杏苏散主之。"

【问题讨论】

1.患者热象显著，且有阴津不足的症状，为何辨证用杏苏散？

参考答案：本病案内热郁闭颇甚，仍用加减杏苏散法，在紫苏叶、紫苏子、前胡、杏仁、芦根、白茅根等原法之中，加枇杷叶宣降肺气，黛蛤粉清热化痰，沙参滋阴生津，炒莱菔子、焦麦芽消食导滞。诸药合用能加强清热养阴之效，故可用。

2.杏苏散是治疗凉燥的方子吗？为什么？

参考答案：不是。虽然吴鞠通将其列在"凉燥"一条，但其临床表现属风寒兼有痰饮，非凉燥证。且杏苏散用药为：紫苏叶、桔梗宣肺，前胡、杏仁降肺气，枳壳、陈皮行气，茯苓、半夏、生姜化痰饮，大枣和中。方中全无治疗表燥之药，故而不治表燥证。

## 案例二十七

万某，男，65岁，2006年10月26日初诊。

患者发热1个月，请伍师诊病前一直在医院住院治疗，发热原因不明，住院行抗生素治疗效果不显。患者自诉发热多于午后起，稍恶寒，热势不高（体温37.3℃～37.7℃），伴全身汗出，咳嗽咯痰，痰少而黏，口干咽燥，疲乏无力，胸闷身重，大便溏薄，小便黄。查体：咽稍红肿。舌质红，苔厚稍黄，脉细稍数。

【独立诊断】病因为湿、热、痰；病所在太阴；病机乃湿热夹痰，肺气失宣。

【综合辨证】湿热夹痰蕴肺。

【治法方药】法宜清化湿热，宣肺止咳；方选杏仁汤合银翘马勃散加减。

金银花12g，连翘12g，马勃10g，牛蒡子6g，射干10g，茯苓10g，杏仁10g，甘草6g，黄芩6g，白豆蔻6g，桑叶10g，滑石12g，梨皮10g，川贝母4g。每日1剂，水煎服。

【调护医嘱】注意休息，定时测量体温；清淡饮食，忌食辛辣刺激性食物。

【疗效观察】服5剂，患者发热减（体温37.1℃～37.4℃），咳嗽减，精神较前佳，仍胸闷不适，时觉恶心欲呕。守方加青蒿10g、陈皮10g、竹茹10g，继服7剂，患者发热除，胸闷大减，偶咳嗽，唯觉疲乏纳差，乃以调理脾胃善后。

按：患者发热起于午后，病因多为阴虚或湿热，表现为乏力、咳嗽咯痰、痰少而粘、胸闷身重、口干口粘、舌苔厚腻且黄。此系湿热之邪客于上焦，致使气机不畅，阳气郁久化热所致。伍师认为，此病在上焦，故用《温病条辨》杏仁汤合银翘马勃散加减，以宣上畅下、清化湿热。二诊时患者出现恶心欲呕的症状，其病在中焦，故加陈皮、竹茹以化中焦之湿热，更加青蒿退热。由于药与证合，故疗效满意。

（此为伍炳彩治验。）

【经典温故】

《温病条辨·上焦篇》第52条："舌白渴饮，咳嗽频仍，寒从背起，伏暑所致，名曰肺疟，杏仁汤主之。"

《温病条辨·上焦篇》第45条："湿温喉阻咽痛，银翘马勃散主之。"

【问题讨论】

1.此病案中患者"咳嗽咯痰，痰少而黏，口干咽燥，疲乏无力"与燥邪致病症状相似，临床如何鉴别？

参考答案：《中医内科学评讲》中描述燥邪咳嗽（风闭燥气）："呛咳，咳声清高，痰少，色白而黏黄，声略嘎，鼻燥，咽干而痛，甚则微喘，舌边尖红，苔薄白而干，脉多浮数。"其中，以干燥为燥的主症，另外燥咳以呛咳为主。而此案中患者咳嗽咯痰，痰少而黏，口干咽燥，是因为湿邪郁久化热。热邪灼伤津液，会有口干咽燥的症状，热邪炼津成痰，故痰少而黏，以此鉴别。

2.简述肺疟的临床表现与辨治。

参考答案：《素问·刺疟》："肺疟者，令人心寒，寒甚热，热间善惊……"肺疟的临床表现除了上述症状，还应当有寒热如疟，汗出热解，汗出不能下达至脚，唇、喉、齿干燥及口中黏腻，舌苔较厚或兼干，寸脉浮。

从临床症状来看，本方病因为伏暑、湿热，在病位上以上焦肺为主，病机为湿热弥漫三焦，而以上焦为主。病机抓住湿热伤津，病在上焦，临床运用时抓住舌、脉象，脉以寸脉浮，或者右寸浮，苔厚或干少津，本方的治疗范围就可扩大。

## 案例二十八

姚某，女，80岁，1999年10月14日初诊。

患者因发热二旬就诊，无明显原因始恶寒，后身热不恶寒，汗出虽多但身热不降，体温最高39.8℃，热势高峰在午后，伴脘痞不适，恶心，纳差，饮水欲吐，昨腹泻，小便少而黄，口干，舌暗红少津，苔黄，脉濡数。

【独立诊断】病因为暑、湿；病所在少阳、太阴；病机乃暑湿内停，枢机不利，化燥伤津。

【综合辨证】暑湿郁阻三焦焦膜，枢机不利，化燥伤津。

【治法方药】法宜清暑利湿，疏利气机；方选藿朴夏苓汤合小柴胡汤加减。

柴胡10g，黄芩10g，半夏10g，陈皮6g，藿香10g，佩兰10g，厚朴5g，茯苓10g，石斛10g，芦根20g，青蒿20g，竹叶15g，鸭跖草20g。

【调护医嘱】观察体温变化，定时测量体温；清淡饮食，少食肥甘油腻，忌食鱼腥海鲜及辛辣刺激性食物。

【疗效观察】服药1剂，患者体温降至正常，未复发。

按：患者发烧已经20余日，西医各项检查都没有明显异常，也用了抗生素，但没有效果，属于无名发热。从她的临床症状来看，身热20余日不能缓解，伴有胃脘部不适、食欲不振、恶心欲吐，结合她的舌苔、脉象，应能辨出是属于湿热中阻，枢机不和。但要注意，这种热心病时间一长，更容易伤阴。所以，除了注意其有明显的湿热特征外，还必须考虑是否有伤阴的问题。患者说她是口干，小便少而色黄，这正是化燥伤津的征象。患者年龄很大，正气是亏虚的，但从临床表现来看，仍然以标实为主。综合起来看，本病的病理因素主要是湿热，病位出于中焦半表半里之间。因此，治疗就应当清化，兼顾养阴。

（顾勤学.跟周仲英抄方.北京：中国中医药出版社，2008：339.）

【经典温故】

《重订通俗伤寒论·伏暑伤寒》："初起头痛身热……继则状如疟疾，但寒热模糊，不甚分明，或皮肤隐隐见疹，或红或白，甚或但热不寒，热甚于夜，夜多谵语，辗转反侧，烦躁无奈，渴喜冷冻饮料，或呕或呃，天明得汗，身热虽退，而胸腹之热不除，日日如是……暂用蒿芩清胆汤，清利三焦，使余邪从小便而解。"

【问题讨论】

1.本案为何要用小柴胡汤？

参考答案：本病虽为热证，但其每次发病始恶寒，而后才但热不寒，说明仍有少阳寒邪存在，故而用小柴胡汤解少阳之寒邪。

2.鸭趾草的功效和主治是什么？

参考答案：本品性味甘苦寒，入肺、胃、膀胱经，既善清热泻火，为治外感或热病高热常用，又能清热解毒，治疮痈、毒蛇咬伤，内服外用均能取效，尚可清热利尿，治水肿、热淋。

## 案例二十九

唐某，女，45岁，1986年10月13日初诊。

患者发热月余，起病隐匿，渐至高热，按湿热外感治疗，热势减，但体温徘徊于36.1℃～37.8℃之间，20余日不退，就诊前用三仁汤加减，疗效似有若无。症见：低热，多发于午后，热退时伴少量出汗，不饥厌食，脘闷，渴喜热饮，倦怠，稍坐片刻即感头晕目眩，舌质淡，苔白黄微腻，脉濡。

【独立诊断】病因为湿、热；病所在少阳；病机乃热蒸湿痹。

【综合辨证】湿热蕴结三焦，余邪未净，中气未醒。

【治法方药】法宜轻清芳化，涤除余邪；方选薛氏五叶芦根汤。

藿香叶，佩兰叶，鲜荷叶，薄荷叶，枇杷叶，芦尖，冬瓜子。（注：原案中无药物剂量）

【调护医嘱】适寒温，不要当风而卧；清淡饮食，忌食鱼腥海鲜及辛辣刺激性食物。

【疗效观察】用薛氏方1剂，患者热退尽，3剂而食量大增，诸症消失。

按：薛方是一首治疗湿热证的方剂。方中藿香叶、佩兰叶、薄荷叶、鲜荷叶、薄荷叶五叶质轻，其性上行，且气味芳香，有疏理中焦、通调脾胃之功；芦根、冬瓜子淡渗下利，给湿热以出路。诸药相伍，使湿热上下分消。无论湿热在上、在中、在下，还是缠绕三焦之证，均可酌情使用。我们认为，运用本方应注意两点：一是薛方特为是热病后期，湿热余邪未尽之证而设，总以湿热不甚之证为宜，若在湿热炽盛阶段用本方则有病重药轻之嫌；二是薛方长于开上、宣中，若病位在下焦应加清利之品。

[刘庆田，唐惕凡.薛氏五叶芦根汤运用体会 广西中医药，1994，17（1）：36.]

【经典温故】

《湿热病篇》第9条："湿热证，数日后，脘中微闷，知饥不食，湿邪蒙绕三焦，宜藿香叶、薄荷叶、鲜荷叶、枇杷叶、佩兰叶、芦尖、冬瓜仁等味。"

【问题讨论】

1.湿温后期是虚证吗？如何鉴别？

参考答案：在湿温病（或湿热性质的温病）恢复期，余邪未净，蒙蔽上、中焦气分，胸脘清阳不宣，胃气不醒，每有是证。"脘中微闷"为余湿未净，胸脘清阳不宣；"知饥不食"乃湿热之邪方退，脾胃之气未复。本证若因其病后概认为"虚"，而投味重浊厚之品，则不仅药过病所，且易恋邪碍胃，故当禁用。正如《湿热病篇》第9条自注中所说："此湿邪已解，余邪蒙蔽清阳，胃气不舒，宜用极轻清之品以宣上焦阳气，若投味重之剂，是与病情不相涉矣。"

2.患者为何稍坐片刻即觉头晕目眩？

参考答案：坐时为静态，血气不流通，湿邪搏聚，阻滞气机，清阳不升故而头晕。其不似虚证头晕，因劳则气耗而见于劳累后发病。

## 案例三十

刘某，女，45岁，工人，2000年7月10日初诊。

患者发热数日，用西药内服、输液均未痊愈。现症：头晕蒙而重，四肢困倦，诸身酸痛，发热不高，一般37.3℃～37.5℃，发热前有轻微恶寒，口渴不多饮，食纳差乏味，大便溏软，小便稍黄，精神疲乏，夜寐不宁，舌苔白腻薄黄，脉缓软，重按无力。

【独立诊断】病因为暑、湿；病所在太阴（气分）；病机乃暑伤气津，湿蒙气机。

【综合辨证】暑湿内蕴，伤津耗气。

【治法方药】法宜清暑益气生津；方选东垣清暑益气汤加减。

党参15g，生黄芪15g，当归6g，麦冬10g，青皮10g，陈皮10g，神曲10g，葛根15g，苍术6g，白术6g，五味子5g，黄柏6g，柴胡6g，升麻5g，泽泻6g，炒谷芽15g，炒麦芽15g，生甘草5g，滑石15g。每日1剂，水煎服。

【疗效观察】2000年7月14日二诊：服前方3剂，患者微汗出，身体软松，头重如失，发热恶寒均罢，精神好转，胃纳增加，大便成形，夜寐安宁，舌苔白润，脉缓有力，守前方再进3剂，水煎分2次服。半月后面晤，患者告知，药后精神振作，食纳正常，一切恢复如初，临床痊愈。

　　按：暑热伤气，是夏暑之常见病，尤其是年老体弱者，在湿热交加之季，耗气伤津，极易罹患，形似感冒，体态呆笨，食纳乏味，一派形体虚弱之象，而内蕴脾胃湿热，缠绵不已，唯有补益形气兼清热，方可取效。东垣清暑益气汤，用人参、黄芪益气，合生脉散益气生津，加入升散之葛根、柴胡、升麻，使湿之可以伸展，用苍术、白术、泽泻、黄柏，燥湿透热于下，佐六一散利水热，并以青皮、陈皮入方，使之调达肝脾，全方药味看似繁杂，实则溶补气清湿热于一炉，功专力宏，真夏暑伤气之良方。

　　（张光荣.陈瑞春学术经验集.北京：科学出版社，2015：295.）

　　【经典温故】

　　《湿热病篇》："湿热证，湿热伤气，四肢困倦，精神减少，身热气高，心烦溺黄，口渴自汗，脉虚者，用东垣清暑益气汤主治。"

　　【问题讨论】

　　李氏清暑益气汤和升阳益胃汤如何鉴别？

　　参考答案：两者皆可补气利湿清热，但清暑益气汤兼有补阴的作用，而升阳益胃汤没有补阴的作用。李氏清暑益气汤所治疗的表证为足太阴表证，症见身热而烦、四肢困倦、精神短少；而升阳益胃汤所治疗的表证为手太阴表证，症见洒淅恶寒、体重节痛。

## 案例三十一

　　蔡某，男，7岁，2005年7月23日初诊。

　　患者昨因受凉出现发热，汗出，无恶寒，无咳嗽；经用西药后（具体用药不详），大汗出，热退；今热复作，量体温39.4℃，发热以前额热甚，且伴鼻塞，口鼻烘热，头晕乏力，口干，又时欲呕。追溯病史：5天前患者出现颌下肿，但无明显自觉症状，自此以来，就明显有纳差、体乏。现二便尚平，舌尖部红显，苔白而满布，脉浮而疾，关上旺。咽红，有滤泡增生。

　　【独立诊断】病因为风、湿、热；病所在阳明；病机乃外受风邪，内有湿热，风邪引湿热而动于内。

　　【综合辨证】阳明风郁湿热在表，湿热俱重。

　　【治法方药】法宜辛香透表，宣湿清热；方选甘露消毒丹加清热解毒之品。

　　藿香10g（后下），茵陈15g，连翘10g，白豆蔻6g（后下），薄荷8g（后下），黄芩6g，菖蒲6g，滑石10g，木通4g，金银花15g，牛蒡子6g，马勃6g（包煎），竹叶5g。3剂。

　　【调护医嘱】嘱发热时，隔3～4小时喝药1次，昼日若热不减，则夜加服1剂。

　　【疗效观察】2005年7月26日二诊：服上药2剂后，患者热即退尽，后未再作，头晕也除，纳食渐开，唯留鼻塞，咽中有痰，偶有咳嗽。此为热退，湿痰减而未尽，以上焦宣痹汤合温胆汤加减疏气透湿化痰善后。

　　按：此病属阳明风郁湿热在表，湿热俱重。其发热的特点是发热不恶寒或恶寒微、咳嗽不显、发热前额热甚，与太阴湿温的尺肤热甚、咳嗽多不同；湿源于脾胃，病虽在表，也易于殃及于中，故有纳差、身乏力、时欲呕；而口、鼻、咽或红或烘热，皆是阳明热盛于上的表现。方重用藿香、茵陈、白豆蔻、薄荷之类，芳香宣透，达表解外，佐黄芩、滑石、通草渗湿泻热于下，加金银花、马勃、牛蒡子清热利咽解毒于上，从而达到表里双解、上下分消、湿热并去之目的。

（此为刘英锋治验。）

【经典温故】

《随息居重订霍乱论》："治暑湿霍乱，时感痧邪，及触冒秽恶不正之气，身热倦怠、胀闷肢酸、颐肿咽痛、身黄口渴、疟痢淋浊泄泻、疮疡、水土不服诸病。但看病患舌苔淡白，或厚腻，或干黄者，疫邪尚在气分，悉以此丹主之。凡医临证，亦当准此化裁，自可十全为上。"

【问题讨论】

1.本病案为何辨为阳明表证？

参考答案：前额痛、鼻塞、口鼻烘热为阳明表证之象，因阳明经经络循行于此，如《医宗金鉴·伤寒心法要诀》所述："葛根浮长表阳明，缘缘面赤额头疼，发热恶寒而无汗，目痛鼻干卧不宁。"

2.若患者不为湿热证，而是寒湿郁热，且郁热重于湿，可否以湿热病论治？

参考答案：可以。有些祛湿药为辛温之品，加凉药为清利湿热之法，寒湿郁热证组方用辛温法加凉药，和湿热证的某些组方相似，故而可以用治湿热之法治疗寒湿郁热而热势较重证。

# 第三章　咽喉疾病

## 案例一

吕某，女，67岁。

患者患慢性咽部疼痛10余年，时作时止，发作时仅以西瓜霜含片等润之，略解燃眉，来诊时正值发作，自言痛势不甚，只是干痒难耐，数日不解，不能正常饮食、睡眠。查体：神疲气怯，面色淡黄，色淡无华，咽部未见明显红肿，舌淡苔润，脉沉缓，双寸无力。

【独立诊断】病因为寒；病所在少阴；病机乃阳虚阴寒，虚阳浮越，津不上承。

【综合辨证】素体阳虚，误用清热药伤阳。

【治法方药】法宜散寒通阳；方选甘草干姜汤。

甘草30g，干姜15g，桔梗10g。

【调护医嘱】不可妄意服用寒冷清热之品。

【疗效观察】1剂知，4剂已，连进10剂，年余未发。药仅3味，而其效若斯。

按：患者自言火大，不禁令笔者起疑。综观患者脉证，并未见明显火热之象，相反是证类虚寒，养阴清热之剂不可遍投。况且询问之下，患者亦曾用过清热泻火之剂，并无显效，其证果然是上焦虚寒所致。思及《伤寒论》中言："伤寒脉浮，自汗出，小便数，心烦，微恶寒，脚挛急，反与桂枝汤欲攻其表，此误也。得之便厥，咽中干，烦躁，吐逆者，作甘草干姜汤与之，以复其阳。"此条文所论乃是伤寒夹虚误汗引发的上焦阳虚的变证，其中"咽中干"一语得非此患者咽痛干痒之旁证耶，并且"虚寒咽痛"少阴病等篇多有提及，属寒邪客之者，主以半夏散及汤，亦散寒通阳之意也。且考病家痛势绵绵、红肿不显，定非实热之征，神疲气怯、舌淡苔润、双寸无力，属虚寒者何疑，乃遵经旨，放胆投以甘草干姜汤。

［李权英.甘草干姜汤治验举隅.长春中医药大学学报，2009，25（3）：359.］

【经典温故】

《伤寒论》第29条："伤寒脉浮，自汗出，小便数，心烦，微恶寒，脚挛急，反与桂枝汤欲攻其表，此误也。得之便厥，咽中干，烦躁，吐逆者，作甘草干姜汤与之，以复其阳。若厥愈足温者，更作芍药甘草汤与之，其脚即伸；若胃气不和，谵语者，少与调胃承气汤；若重发汗，复加烧针者，四逆汤主之。"

【问题讨论】

1.此方为何用干姜而不用附子？

参考答案：引案中"此条文所论乃是伤寒夹虚误汗引发的上焦阳虚的变证，其中'咽中干'一语得非此患者咽痛干痒之旁证耶，并且'虚寒咽痛'少阴病等篇多有提及，属寒邪客之者，主以半夏散及汤，亦散寒通阳之意也。且考病家痛势绵绵、红肿不显，定非实热之征，神疲气怯、舌淡苔润、双寸无力，属虚寒者何疑"，干姜温中，主上焦阳气，附子补火助阳，主温下焦阳虚。本案患者上焦阳气虚，致虚寒郁闭上焦而咽干痛，故使用干姜温中，使气机通畅，郁热得散。

2.甘草干姜汤证与芍药甘草汤证的病机及辨证要点分别是什么？

参考答案：甘草干姜汤证的病机是中阳不足；其辨证要点是肢厥，烦躁，吐逆，舌淡，脉微。芍药甘草汤证的病机是阴液不足，筋脉失养；其辨证要点是脚挛急，经脉挛急，舌红，脉细。

## 案例二

患者，女，20岁，因歌唱过度而致咽喉疼痛、声音嘶哑，屡服麦冬、胖大海之类药物无效，适值演出之时，心情十分焦急。视其舌质红而少苔，脉细。

【独立诊断】病因为阴亏、虚火；病所在足少阴；病机乃虚火上扰清窍。

【综合辨证】少阴阴亏不能滋润咽喉，虚火上炎。

【治法方药】法宜滋肾润肺，利咽；方选猪肤汤。

净猪肤半斤，上一味，熬汤成后调入鸡子白，徐徐呷服。

【调护医嘱】保护嗓子，减少过度发音，通畅情志。

按：猪肤汤治疗少阴阴虚，虚火上扰所致之咽痛，疗效甚好，只可惜临床上很少采用此法，动辄用沙参、麦冬、玉竹、生地黄、蝉蜕、玉蝴蝶之类，非但不效，反而因滋腻而生痰湿。猪肤即猪皮，以去尽皮下肥油者为佳。使用时将猪皮洗净，置水中文火慢熬，待其皮能嚼之时，或调入鸡子白，徐徐呷服，或加白蜜、熟米粉调和，分温服之。此物能滋润肺肾，清少阴浮游之火，其性虽润，却无滑肠之弊，清热润燥而不滞腻，用来治疗阴虚而热不甚，又兼下利脾虚的虚热咽喉疼痛，最为相宜。

【疗效观察】服药尽则咽痛止而音哑除。

（刘渡舟.经方临证指南.天津：天津科学技术出版社，1993：118.）

【经典温故】

《伤寒论》第310条："少阴病，下利，咽痛，胸满，心烦，猪肤汤主之。"

【问题讨论】

1.简述少阴咽痛的表现及辨证论治。

参考答案：少阴咽痛归纳起来有四个方面：一是虚热咽痛，症见下利、咽痛、胸满、心烦等，此为少阴阴虚，虚火循经上扰所致，治宜滋阴润燥、和中止痛，猪肤汤主之；二是少阴客热咽痛，症见咽痛，初病宜清热解毒、缓急止痛，治宜甘草汤，服之不效，为肺窍不利，气道不宣，宜加桔梗宣肺豁痰、利咽止痛；三是痰热阻闭咽痛，症见咽痛，局部溃烂、声音嘶哑，为邪热与痰浊郁闭咽喉所致，治宜涤痰消肿，敛疮止痛，方用苦酒汤；四是客寒咽痛，症见咽痛、恶寒、气逆、欲呕、痰涎多等，此为寒客少阴，痰湿阻络，阳郁不伸所致，治宜涤痰开结、散寒止痛，方用半夏散及汤治之。

2.麻黄汤的禁汗证里有"咽喉干燥者，不可发汗"，如何解释？

参考答案：这是因为素有阴虚的患者新感风寒不可使用发汗的方法，因为患者素有阴液虚，虽然有寒热，但是再使用发汗的方法会致阴液更虚，此时应该使用辛凉透表的方法。

### 案例三

杨某，女，23岁，2010年6月8日初诊。

患者咽肿反复发作半月余，伴咽干痒痛，未予重视，后自觉咽喉部逐渐肿大，以致饮食不畅，于2010年5月31日就诊于某医院，诊察发现：咽红肿，扁桃体Ⅱ度肿大。血常规：WBC $9.3 \times 10^9$/L，N 0.73。其诊断为急性咽炎，给予阿奇霉素静脉滴注、罗红霉素口服。1天后咽红肿消失，之后复肿，于某医院开中药（滋阴利咽类药）服用后无明显变化。6月3日患者就诊于另一家医院，仍诊断为急性咽炎，拟输液3天，因药价较贵，未输液。同一天患者又到另一所医院就诊，查：咽黏膜充血，咽后壁黏膜充血，肿胀，散在滤泡，双扁桃体（-）。间接喉镜检查：会厌声带暴露不佳。其诊断为急性咽炎，给予抗生素雾化吸入治疗，每日2次，连做3天，自觉有所缓解，但停止治疗后咽复肿，故于6月8日来我门诊就医。现症：自觉咽部左侧肿甚，咽干、咽痒，夜间睡觉时有疼痛感，口干饮水不解，大便色黑。查体：咽部暗红，舌淡红，苔白厚腻，脉左数右迟弱。

【独立诊断】病因为寒、湿；病所在少阴；病机乃寒湿凝滞少阴经脉，经脉不利。

【综合辨证】寒湿凝滞少阴经脉，脉络瘀阻。

【治法方药】法宜温散寒湿，通络消肿；方选半夏散及汤合苓桂术甘汤加减。

法半夏30g，桂枝20g，炙甘草10g，桔梗10g，川芎6g，茯苓20g，白术20g，细辛3g。3剂，代煎6袋，每日2次，每次1袋。

【调护医嘱】禁生冷、调情志。

【疗效观察】患者2天后短信反馈：服2剂后咽肿全消，夜间也无疼痛感，咽干、咽痒偶尔出现，基本痊愈。于门诊复诊时，患者无明显不适，舌淡红，苔薄略腻，脉左右至数一致，仍右关尺弱，此乃脾虚湿盛证，嘱服六君子汤调理善后。经随访，咽肿未再复发。

按：本患者表现以咽肿为主，咽痛不明显，但从《伤寒论》的精神来看，仍属少阴寒性咽痛范畴。其乃由于寒湿瘀阻咽喉经脉，经脉气血运行不利，而生肿胀。方用半夏汤（半夏、桂枝、炙甘草）温散寒湿，配合苓桂术甘汤温脾散寒利湿，另配川芎、细辛、桔梗畅达经络，通行气血，以助咽肿消散。反复发作半月余之咽肿，经方2剂而愈，足以说明经方之高效。

[王惠君.寒性咽痛辨治1例.江西中医药，2011，42（6）：28.]

【经典温故】

《伤寒论》第313条："少阴病，咽中痛，半夏散及汤主之。"

【问题讨论】

1.本案例的辨证要点是什么？

参考答案：本案例患者咽干痒，于夜间咽喉疼痛加重，此乃因夜间阴邪加重，寒湿郁闭。其症状虽似热象，但口干饮水不解，若为热邪则饮水后可缓解口干，由此也可判断病机实为寒湿郁闭少阴经脉。

2.桔梗汤证与半夏散及汤证均有咽痛，二者有何不同？

参考答案：前者咽痛为少阴客热所致，后者咽痛为寒邪郁闭，痰湿阻滞所致。

## 案例四

邢某，男，60岁。

患者于2个月前前往外地工作，返家途中遭遇车祸，身无大碍，但受些惊吓，回到家中便患感冒，2周后症状好转，只觉咽痛，至附近一家医院就诊，查咽部不红不肿，予以抗生素雾化吸入，1周后未见好转，后去耳鼻喉科再做检查，经喉镜查看未见异常，考虑为神经痛，未予用药。其后患者又至某西医院就诊，医生建议其手术治疗，患者不愿手术，故来我院诊治。患者诉咽痛，吞咽时尤剧，并伴有咽干，偶有咳嗽，余无不适，查咽部略红。诊其脉，右寸脉浮。观其舌，质淡红而苔薄黄。方用桔梗汤加味。

【独立诊断】病因为热；病所在少阴；病机乃热邪客于少阴之经，上犯咽喉。

【综合辨证】热邪客于少阴之经，上犯咽喉。

【治法方药】法宜清热解毒，消痰利咽；方选桔梗汤加味。

桔梗30g，生甘草60g，黄芩15g，橘核10g。6剂，每日1剂，水煎服。

【调护医嘱】服药期间，禁辛辣刺激饮食。

【疗效观察】服1剂后，患者觉咽部稍舒，服2剂后咽痛大减，唯吞咽时仍觉不适，服至五六剂之时，症状完全消退。为了巩固疗效，患者要求又进3剂。

按：桔梗汤专为少阴热客咽痛所设，若真乃此证服该方2剂便可见效。本案咽痛，咽部稍有红肿，微有咳嗽，因邪热不甚，病变较轻，无全身症状。舌苔薄黄为上焦余热未清，偶有咳嗽是肺气宣降功能尚未恢复。方中甘草生用清热解毒，佐以桔梗辛开散结，二药配伍可清少阴之客热。另加入黄芩清上焦之余热，加杏仁配桔梗一升一降，以助肺气之宣降。诸药相合，肺气得开，客热得清，症状自然缓解。

［孙艳.桔梗汤加味治疗咽痛1例报道.辽宁中医学院学报，2006，8（2）：91.］

【经典温故】

《伤寒论》第311条："少阴病，二三日，咽痛者，可与甘草汤；不瘥者，与桔梗汤。"

【问题讨论】

桔梗汤与半夏散及汤如何鉴别？

参考答案：引《〈伤寒论〉有关疾病分类学纲目》："若胸、咽自觉有些噎塞，或微咳欠畅，不差者，与桔梗汤；若自觉微有恶风发热或痰涕稀白而少者，半夏散及汤主之。"

## 案例五

李某，男，44岁，2005年4月19日初诊。

患者上有咽痛，下有胃中灼热，自觉从胃至咽喉灼热火辣，历时3个半月，二便正常。从表面看，其证似属郁火伤津，但视舌暗红，苔白极厚极腻，满布舌面，脉弦滑而数。

【独立诊断】病因为湿、热；病所在少阳、阳明；病机乃湿热郁遏化热。

【综合辨证】湿热蕴结少阳、阳明。

【治法方药】法宜清热化浊；方选草果知母汤。

草果5g，知母10g，厚朴15g，法半夏10g，生姜5g，黄芩10g，天花粉10g，乌梅10g，苍术10g，石菖蒲10g，滑石30g。7剂。

【疗效观察】厚腻舌苔退净，咽痛、胃中灼热诸症消失而愈。

（张文选.温病方证与杂病辨治.北京：人民卫生出版社，2007.）

【经典温故】

《温病条辨·中焦篇》第76条："背寒，胸中痞结，疟来日晏，邪渐入阴，草果知母汤主之。"

【问题讨论】

1.草果知母汤组方有何特点？

参考答案：草果知母汤组方是达原饮的加减方，其中乌梅与知母、黄芩之苦寒以及半夏、生姜之辛温相配伍，又为乌梅丸法。草果、厚朴温燥太阴脾湿，知母、天花粉清泄阳明之热；半夏、生姜汁辛开胃脘痞结；乌梅配黄芩苦酸泄厥阴郁热。

2.简述草果知母汤的临床应用与现代研究热点。

参考答案：草果知母汤现代研究热点在于其抗惊厥、抗癫痫、对学习记忆的影响等方面。多数人认为，单胺类递质含量升高，具有降低癫痫发作敏感性的作用。贺娟、梁怡等经过实验认为，降低脑组织兴奋性及氨基酸类神经递质谷氨酸（Glu）的含量可能是草果知母汤抗癫痫的另一重要途径。[贺娟，梁怡，王洪图，等.草果知母汤抗惊厥作用机理探讨.中国中医基础医学杂志，1997，3（3）：26-28.]

# 第四章 咳　嗽

案例一

成某，女，1.5岁，2006年12月8日初诊。

患儿发热，咳嗽3天。曾在外院诊断为支气管肺炎，静脉注射头孢克肟、炎琥宁治疗3天，仍高热，咳嗽频繁，痰多。症见：壮热不退，咳嗽咯痰，气急鼻煽，面颊红赤，心烦不安，流黄涕。查体：体温39.3℃，咽部色红，双肺呼吸音粗，可闻及细小湿啰音，舌尖红，苔白厚，指纹色紫，现于气关之上。

【独立诊断】病因为痰、热；病所在太阴（气分）；病机乃痰热壅肺。

【综合辨证】痰热壅滞气机，肺失宣降。

【治法方药】法宜清热化痰；方选麻杏石甘汤加减。

炙麻黄3g，杏仁10g，生石膏25g，甘草5g，黄芩5g，桑白皮5g，炙枇杷叶5g，葶苈子3g，莱菔子6g，瓜蒌子6g，川贝母3g，黛蛤粉15g。3剂，水煎服。

【疗效观察】2006年12月12日二诊：患者药后热退，喘促已平，唯咯痰减而不撤，纳少，苔黄，此为肺气已经开闭，痰热尚未尽化之证，再拟原方加减治之。处方：炙麻黄3g，杏仁10g，薏苡仁10g，生石膏25g，甘草5g，黄芩5g，海浮石10g，黛蛤粉15g，白前6g，炙枇杷叶5g，胆南星6g，焦三仙各10g。3剂，水煎服。药后患儿纳增，基本无咳嗽，临床痊愈。

［吴力群．刘弼臣教授运用经验．中国中西医结合儿科学，2010，2（1）：56-58．］

【经典温故】

《温病条辨·下焦篇》第48条："喘咳息促，吐稀涎，脉洪数，右大于左，喉哑，是为热饮，麻杏石甘汤主之。"

【问题讨论】

1.《伤寒论》中的麻杏甘石汤与温病学中的麻杏石甘汤证治有何不同？

参考答案：温病中的邪热壅肺麻杏石甘汤证，其证治与《伤寒论》第63、167条之麻杏甘石汤证治同，但二者病机来路有所不同：《伤寒论》中为太阳表寒郁阳化热，由表入里而致邪热壅肺；温病学中为卫分邪热径入气分而致邪热壅肺。

2. 麻杏石甘汤本为上焦温病而设，但吴鞠通为何把其列在下焦篇？

参考答案：《温病条辨》中把麻杏石甘汤列入下焦篇是为了与同治喘证之寒饮

小青龙汤、支饮葶苈大枣泻肺汤相鉴别。

### 案例二

李某，男，56岁，工人，1982年10月6日初诊。

患者平素体弱经常感冒，嗜烟酒，断续咳嗽已2月余，近10天来咳嗽加剧，心烦口渴，汗出而喘，痰稠带血丝，胸疼头痛，胸透示左中下部及右中部肺炎，体温39.2℃，舌红脉细而数，经静脉滴注青霉素，并口服消炎、镇咳、退热药3日，均无效，高热持续40℃不退，汤饮不下，大便旬日未解，小便短少，唇焦齿黑，舌绛，脉细数无力，头面部汗出如珠，声音微弱，骨瘦如柴，病势垂危。

【独立诊断】病因为燥（热）、痰；病所在太阴（气分）；病机乃燥热夹痰，肺津受损，肺气失宣。

【综合辨证】燥热夹痰伤及肺阴，肺气失宣，津液枯涸。

【治法方药】法宜清热化痰，养肺生津；方选清燥救肺汤。

生石膏30g，白人参9g，桑叶9g，麦冬15g，胡麻仁9g，杏仁9g，炙枇杷叶12g，地骨皮15g，玉竹30g。

【调护医嘱】戒烟戒酒，不宜食用辛辣香燥之品，以免伤阴化燥助热。

【疗效观察】复诊：服上方2剂，患者病情稳定，烦热减轻，体温降至39.1℃，继用生石膏30g、人参9g、桑叶9g、麦冬5g、胡麻仁12g、杏仁9g、阿胶12g、炙枇杷叶12g，加知母9g、川贝母9g、沙参30g，以增清热化痰、滋养肺阴之力。续服3剂，患者体温正常，咳喘未作，后在此基础上加减服药30余剂，经胸透两肺炎变消失，肺野清晰，能下床活动，思饮食，大便每日1次，继续调理脾胃，养阴补肺而安。

按：此例乃燥热伤肺之重证，其治宜以润肺燥、养肺阴为法，清燥救肺汤与之切合。去阿胶者，恐性腻，患者虚而不受也；加地骨皮、玉竹者，以增清热养阴生津之功。

［曹东，来圣丽，来圣祥.来春茂运用清燥救肺汤治疗肺系病变68例.云南中医中药杂志，1995，（2）：17.］

【经典温故】

《温病条辨·上焦篇》第58条："诸气膹郁，诸痿喘呕之因于燥者，喻氏清燥救肺汤主之。"

【问题讨论】

1.清燥救肺汤与麻杏石甘汤如何区别使用？

参考答案：清燥救肺汤证与麻杏石甘汤证都有肺热咳喘的见症，但二者病机不同，治法也不同。清燥救肺汤证是燥热犯肺，燥热盛而气阴两伤，属实中夹虚，所以治疗既要清肺润燥以祛邪，又要养阴益气以扶正，方中石膏用量很小。而麻杏石甘汤证是热邪壅肺，热邪盛而正气未伤，所以用石膏配麻黄，重在清泄肺热。

2.清燥救肺汤的适应证是什么？

参考答案：原方出自《医门法律·卷四》，喻嘉言原证："清燥润肺。治温燥伤肺。头痛身热，干咳无痰，气逆而喘，咽喉干燥，鼻燥，胸满胁痛，心烦口渴，舌干少苔，脉虚大而数。"姚荷生《中医内科学评讲》津虚肺燥："干咳，劈劈连声，痰黏而艰涩难出，咽干，口燥，脉虚浮。"

案例三

陈某，女，6岁，1994年3月16日初诊。

患者因发热、咳嗽气急2天收入病区。胸片示：右中下肺炎。初诊时症见：壮热汗少，咳嗽，痰咯黄稠，气急胸闷，烦渴，便秘，舌质红，苔薄黄腻，脉滑数。

【独立诊断】病因为风温（热）、痰；病所在阳明、太阴；病机乃风温夹痰，痰热阻滞，气失宣降，热灼肠津。

【综合辨证】风热夹痰，熏蒸肺胃。

【治法方药】法宜宣肺清热；方选凉膈散合麻杏石甘汤加减。

制大黄9g，芒硝6g（另冲），黑栀子6g，黄芩6g，麻黄3g，杏仁6g，连翘10g，生石膏15g（先煎），薄荷3g（后下），生甘草6g。

【调护医嘱】畅情志；咳嗽痰多，饮食不宜肥甘厚味，以免滋生痰湿。

【疗效观察】服1剂，患儿汗热稍解，咳嗽气喘渐平；服2剂热净身凉，大便畅通，气平咳缓，此温邪渐解，而痰热中阻尚欠内化之象，炉烬未熄，拟清泄肺胃之余热，以泻白散合桑菊饮出入，5剂而愈出院。

按：本例患者辨证为风温夹痰，熏蒸肺胃。临床上治疗此类疾病无非是辛凉宣透。但这是治疗风温之常法，而对于风温之肺胃热盛兼烦渴便秘之证者，应表里双解，上下分消，使邪热既可从外而泄，又可从下而解。肺的主要作用之一是主肃降，肺又与大肠相表里，肺气肃降，则大肠功能正常，大便通畅；而胃以降则和，胃气顺降，则大肠传导正常。反之，肺胃热盛，肃降失司则大肠积液不通，又反过来影响肺的肃降而出现咳嗽、气促等症，胃津受灼出现烦渴等状。因此，本病的病理变化是痰热熏蒸肺胃，肃降失司与肠腑热结互为因果。凉膈散可泄其郁热，荡涤肠胃，开关化痰，清肃肺气，再配以宣肺清热之麻杏石甘汤，使表里双解，故能迅速奏效。

［陈建明.凉膈散在儿科临床应用的体会.黑龙江中医药，1996，（3）：23.］

【问题讨论】

1.《伤寒论》与《温病条辨》中的麻杏石甘汤，方中麻黄与石膏的比例有何区别？

参考答案：临床上运用本方时，应注意麻黄与石膏的比例，《伤寒论》中麻杏甘石汤的比例是1：2（四两比半斤），《温病条辨》中麻杏石甘汤的比例是1：1（三两比三两），据临床观察，麻黄与石膏的比例以1：（5～10）为宜，效果更好。

2. 简述热郁胸膈之栀子豉汤证、热灼胸膈之凉膈散证两者的鉴别。

参考答案：凉膈散证在胸膈的郁热比栀子豉汤要重，并且涉及中焦，可出现大便不畅的情况。栀子豉汤则郁热较轻，仅仅以心烦为主。

案例四

患者，男，10岁，初患感冒，咳嗽气急，服银翘丸、急支糖浆及西药（不详），感冒症状基本消失，唯遗咳嗽不已，已近月余，其间服多剂止嗽散及化痰止咳平喘之品不效。查患儿呛咳无痰，声音微有嘶哑，夜晚出汗沾衣，精神萎靡，诉咽喉干痛，似有物堵塞，饮食不佳，咳发时弓腰曲背，不能自已。望其舌红但尚不乏津，切其脉来虚大。

【独立诊断】病因为热；病所在太阴；病机乃余热耗伤气阴。

【综合辨证】气阴两伤。

【治法方药】法宜益气养阴；方选生脉散加百部。

太子参30g，麦冬15g，五味子10g，炙百部15g。水煎服，每日1剂。

【调护医嘱】唯以清淡而富有营养饮食养之可矣。

【疗效观察】服3剂患者即咳止气复，夜晚不再出汗，再服上方2剂，诸症皆瘥，脉来有力。其父问：其还服药否？答曰：不服。

按：吾于临床用本方治久咳伴汗出气短，脉大无力，咽干口燥者，屡用屡验。

（陈明，刘燕华，李芳.刘渡舟临证验案.北京：学苑出版社，1996.）

【经典温故】

《温病条辨·上焦篇》第26条："手太阴暑温，或已经发汗，或未发汗，而汗不止，烦渴而喘，脉洪大有力者，白虎汤主之；脉洪大而芤者，白虎加人参汤主之……汗多脉散大，喘喝欲脱者，生脉散主之。"

【问题讨论】

1.沙参麦冬汤与生脉散均为治疗阴虚之咳嗽，临床上如何鉴别运用？

参考答案：沙参麦冬汤甘寒生津，清养肺胃，用于燥伤肺胃阴分，津液亏损，咽干口渴，干咳痰少而黏，或发热，脉细数，舌红少苔者。生脉散益气生津，敛阴止汗，一者用于温热、暑热、耗气伤阴证，症见汗多神疲，体倦乏力，气短懒言，咽干口渴，舌干红少苔，脉虚数者；二者用于久咳伤肺，气阴两虚证，症见干咳少痰，短气自汗，口干舌燥，脉虚数者。前者为肺胃津伤，后者为气阴两伤。

2.夜晚汗出有何鉴别意义？

参考答案：夜间阳气入于阴，若目合则汗为阳明有热，若上半夜汗出为血分有热，下半夜汗出为阴虚有热。

## 案例五

刘某，男，14岁，2009年2月6日初诊。

患者1周前因发热恶寒不治而见高热不退，咳嗽，入某医院诊疗，诊为肺部感染，经多种抗生素治疗7天，低热不退，体温37.8℃左右，咳痰少而黏，口舌干燥但热饮而不多，大便干结难解但腹无所苦，舌质干红少苔，脉细稍数。

【独立诊断】病因为痰、热；病所在太阴、阳明；病机乃邪热内传损耗阴津，炼津成痰。

【综合辨证】余热未尽，炼津成痰，肺胃阴虚。

【治法方药】法宜养阴清热，滋养肺胃；方选沙参麦冬汤。

南沙参15g，北沙参15g，杏仁10g，麦冬10g，玉竹15g、桑叶10g，天花粉

15g，生白扁豆10g，玄参15g，川贝母3g。3剂，每日1剂，水煎服。

【疗效观察】2009年2月10日二诊：药后患者热退、便通、咳除，唯食欲欠佳，舌红少苔，脉细不数，此为肺胃阴伤渐复，原方去玄参加怀山药15g，再进5剂而愈。

（陈宝国.中医经典方证案例研究.南昌：江西科学技术出版社，2012.）

【经典温故】

《温病条辨·上焦篇》第56条："燥伤肺胃阴分，或热或咳者，沙参麦冬汤主之。"

【问题讨论】

1.风温病后期证治有何特点？

参考答案：肺胃阴液素亏之人，摄生不慎，冬春季节易感受风热病邪而患风温，故风热病邪的病变中心在肺胃，风温病后期，邪退正虚不复，常以肺胃阴虚为病变特点。

2.沙参麦冬汤和益胃汤有何异同？

参考答案：沙参麦冬汤和益胃汤都可补胃阴，其中，沙参麦冬汤可补肺阴，而益胃汤补肺阴作用不强。所以，沙参麦冬汤治疗肺胃阴虚，气机上逆导致的咳嗽、呕吐效果更好；益胃汤对于单纯的胃阴虚，症见胃中嘈杂、饥而不欲食或不饥不食者效佳。

## 案例六

徐某，男，38岁，因反复咳嗽5年，加重半月就诊。半月前患者因受寒后鼻塞、流涕、咳嗽、咯黄稠痰，自服抗生素（具体药名、剂量不详）2天后无效，到某医院诊断为慢性支气管炎急性发作，予头孢唑啉钠3g、甲硝唑100mL静脉滴注，每日2次，7日后仍干咳不已，胸闷，自服阿莫西林、甘草片、咳必清和多种止咳糖浆仍无效，严重影响工作和休息。刻诊：咳嗽、痰少、神疲乏力、口干咽燥、胸闷、盗汗、舌红、少苔、脉细数。

【独立诊断】病因为阴虚、痰；病所在太阴、阳明；病机乃肺阴亏耗，兼有燥痰。

【综合辨证】肺阴亏耗。

【治法方药】法宜养阴生津，润肺止咳；方选沙参麦冬汤加减。

沙参15g，麦冬15g，川贝母15g，桑叶9g，杏仁9g，白术15g，天花粉9g，百合10g，青蒿9g，桑白皮10g，款冬花15g，甘草6g。每日1剂，水煎服。

【调护医嘱】注意天气变化，做好防寒保暖，避免受凉，不宜食用香燥之品，以免化燥伤阴。

【疗效观察】连服3剂，患者诸症痊愈；随访半年，未有复发。

按：用西药后，急性炎症已消退，但患者正气受损，肺胃阴伤，遗留咳嗽。咳嗽之病因较为复杂，有外感内伤之别，五脏均可致咳，但以肺咳多见。笔者临床凡见各种急性呼吸系统疾病恢复期之咳嗽，有肺阴亏虚之象者，多以沙参麦冬汤为主，取其甘寒养阴之功，随证加减，颇获良效。痰黄有热象酌加知母、黄芩；痰中有血丝者可加栀子、牡丹皮；咳而气促则加五味子收敛肺气；兼胸闷脘痞者加陈皮、枳壳；体虚乏力者加党参、黄芪；咳嗽剧烈者可加紫菀、款冬花等。

[徐友英.沙参麦冬汤临床应用举隅.贵阳中医学院学报，2008，30（5）：48.]

【经典温故】

《温病条辨·上焦篇》第56条："燥伤肺胃阴分，或热或咳者，沙参麦冬汤主之。"

【问题讨论】

1.本案中患者以阴虚为主兼有痰湿，临床上如何在养阴的同时不助长痰湿之邪？

参考答案：可以在养阴的基础上加入甘淡、甘寒之品，如茯苓、泽泻、瓜蒌、浙贝母、川贝母等，慎用温燥药；或者在养阴的基础上反佐苦温和温燥药，以防止伤阴。若湿阻气机则不用辛温，而转用他药，如杏仁之类，以防伤阴。

2.沙参麦冬汤的辨证要点是什么？

参考答案：肺胃阴虚，胃痛，呃逆，食欲减退，咽喉痒痛，孔窍干燥，舌质红，少苔或无苔。

3.沙参麦冬汤为治疗肺胃阴伤之证，肺与胃有何联系？

参考答案：肺与胃在生理上密切相关，在病理上又相互影响。肺能为胃输布津液，胃能不断供给肺所需之津。肺阴虚则可下夺胃津，导致胃阴不足；胃阴虚则化源不足，无津上承，因而导致肺阴亏虚。因此养肺阴可以滋润胃阴，养胃阴也能滋生肺阴，故两者常常同用。

## 案例七

郑某，男，17岁，1993年12月1日初诊。

患者自诉咳嗽月余，西医诊断为支气管炎，中西药物治疗罔效。刻诊：咳声连绵，咯吐白色黏痰甚多，胸闷头重，身倦肢懒，伴有颐肿，耳中流出黄色渗出物，舌红，苔白腻，脉浮濡。询其致病之原，因升学考试，功课繁重，心中急躁，睡眠不佳，又患感冒而发病。刘老观其舌苔白厚，脉又浮濡。

【独立诊断】病因为湿、热；病所在少阳、阳明、太阴；病机乃肺气失宣，热蒸湿困。

【综合辨证】湿热内蕴，气机不利。

【治法方药】法宜清利湿热，宣肺止咳；方选甘露消毒丹加减。

白豆蔻10g，藿香10g，茵陈15g，滑石15g，通草10g，菖蒲10g，黄芩8g，连翘10g，浙贝母14g，射干10g，薄荷2g（后下），桔梗10g，杏仁10g，前胡10g。

【调护医嘱】嘱其忌食油腻厚味助湿之品。

【疗效观察】服至7剂，患者咳嗽明显减轻，胸闷体疲亦大有好转。现痰未全净，大便偏干，提示有湿浊化热之象，上方减前胡、桔梗，加竹叶10g、水红花子10g利湿清热，从三焦驱邪外出。三诊时，患者咳嗽基本痊愈，颐消耳不流水，见其苔尚有腻，乃用化湿和中之方，巩固疗效而愈。

按：湿咳缘于湿热弥漫三焦，肺气失于宣降。临床表现为持续性咳嗽与喘，咯痰较多，苔白而厚，脉来濡细，伴有胸满体倦、头重、少食等，病程缠绵反复。《黄帝内经》有"秋伤于湿，冬生咳嗽"及"秋伤于湿，上逆而咳"的记载。叶香岩《温热论·三时伏气外感篇》说："夏季湿热郁蒸……上行犯肺，必生咳嗽喘促，甚则坐不得卧，俯不得仰。"王孟英云："非天气有偶偏，即人气有未和也。"刘渡舟教授认为，湿咳虽属外邪所伤，然和人体内生之湿热紧密相关。素有痰湿之人，复感外邪，新旧合邪，痹阻于肺，最易发为湿咳之病。

甘露消毒丹是治疗湿温时疫的一张名方，具有化浊利湿、清热解毒之功。刘渡舟教授在用药构思上提倡治上焦宜芳化，用藿香、佩兰、菖蒲、白豆蔻等药；治中焦宜苦温，遣厚朴、苍术、陈皮等药；治下焦宜淡渗利湿，以薏苡仁、茯苓、通草、滑石、泽泻之属。若湿热胶结，不能外达，在利湿的前提下佐以清热之药。选用甘解消毒丹治疗湿咳，盖因湿热为患，阻滞三焦，痹塞气机发为咳喘。以本方清热于湿中，渗湿于热下，俾湿化热清，气机畅利，则诸症自除。

［刘燕华.刘渡舟教授运用甘露消毒丹治疗湿咳病案3则.北京中医药大学学报，1995（3）：53.］

【经典温故】

《温热经纬·卷五·方论·甘露消毒丹》："此治湿温时疫之主方也。六元正纪，五运分步，每年春分后十三日交二运。徵，火旺，天乃渐温。芒种后十日交三运。宫，土旺，地乃渐湿。温湿蒸腾，更加烈日之暑，烁石流金，人在气交之中，口鼻吸受其气，留而不去，乃成湿温疫疬之病，而为发热倦怠，胸闷腹胀，肢酸咽肿，斑疹身黄，颐肿口渴，溺赤便闭，吐泻疟痢，淋浊疮疡等证。但看病人舌苔淡白，或厚腻，或干黄者，是暑湿热疫之邪尚在气分，悉以此丹治之立效，并主水土不服诸病。"

【问题讨论】

简述本案例临床辨治思路。

参考答案：湿咳缘于湿热弥漫三焦，肺气失于宣降。临床表现为持续性咳嗽与喘，咯痰较多，苔白而厚，脉来濡细，伴有胸满体倦、头重、少食等，病程缠绵反复。湿咳虽属外邪所伤，然和人体内生之湿热紧密相关。素有痰湿之人，复感外邪，新旧合邪，痹阻于肺，最易发为湿咳之病，先用甘露消毒丹治疗湿咳，盖湿热为患，壅滞三焦，痹塞气机，发为咳喘，以本方"清热于湿中，渗湿于热下，俾湿化热清，气机畅利，则诸症自除"。

## 案例八

赵某，女，46岁，1998年5月初诊。

患者1个月前因外感致咳嗽，虽经中西药物治疗，咳嗽不愈并转剧，呈刺激性干咳，喉痒，咳甚时胸闷、憋气，舌边尖红赤有芒，苔薄白，脉弦微数。西医查体：双肺呼吸音增粗，无干湿啰音。胸片示：双肺纹理增重。

【独立诊断】病因为风、热；病所在太阴；病机乃外感失治，风热内郁，肺失宣降。

【综合辨证】邪热郁闭于里，肺失宣降。

【治法方药】法宜清热宣肺，透解郁热，方选升降散加减。

僵蚕10g，蝉蜕6g，姜黄6g，大黄6g，麻黄6g，杏仁10g，桑白皮20g，芦根20g，甘草6g。每日1剂，水煎分2次服。

【疗效观察】3剂，患者喉痒消失，咳嗽减轻；又4剂，遇刺激性气味已不咳，予前方加陈皮10g、云茯苓20g，调理4剂而愈。

按：此例由外感引发，属外感咳嗽范畴。《医约•咳嗽》云："咳嗽毋论内寒外热，凡形气俱实者，宜散宜清，宜降痰，宜顺气。若形气俱虚者，宜补宜调，或补中稍佐发散清火。"方中僵蚕、蝉蜕解热散结开郁，取升清之意，同时又能解痉止咳；姜黄行气散结，大黄泻热下行，给热以出路；更配以麻黄、杏仁、桑白皮等肺经专药，宣肺清热，共奏宣肺止咳、解热散结之功。

［孙增涛.升降散治验举隅.天津中医，1999，（4）：44.］

【经典温故】

《伤寒瘟疫条辨》："温病亦杂气中之一也，表里三焦大热，其证治不可名状者，此方（升降散）主之。"

【问题讨论】

1.升降散的组方配伍有何特点？

参考答案：本方乃根据中医药学"升降浮沉"理论制方，构思巧妙，法度谨严。方用僵蚕辛咸性平，轻浮而升，以清热解郁，息风止痉，化痰散结；用蝉蜕味甘性寒，清肃透发，以清热发表，透达肺窍，驱毒外散。二者相伍，可升阳中之清阳，令邪气从外而发。姜黄辛苦性温，其气散通，功专行气解郁，活血通络，祛邪避疫；大黄味苦大寒，性善通泄，功专攻积导滞，泻火解毒，活血化瘀。二者相配，可降阴中之浊阴，令邪气从下而泄。诸药相合，寒温同施，升降同用，升清降浊，畅达气机，以透泄三焦之郁滞、火热也。

2.针对郁热证，升降散在临床如何加减应用？

参考答案：李士懋老先生曾在《升降散的临床应用》一文中提到因湿遏热郁者，加茵陈、滑石、佩兰、石菖蒲等。温邪袭肺致郁者，加淡豆豉、栀子皮、连翘、薄荷、牛蒡子等。情志怫郁致郁者，加玫瑰花、代代花、绿萼梅、川楝子等。瘀血而致热郁者，加赤芍、牡丹皮、桃仁、红花、紫草等。痰浊蕴阻致热郁者，加瓜蒌、川贝母、黛蛤散、杏仁、竹沥等。食积中阻而热郁者，加焦三仙、鸡内金、炒枳壳、焦槟榔等。阳明腑实热郁者，加芒硝、枳实。郁热重者，加石膏、知母、黄芩等。热郁津伤者，加芦根、天花粉、石斛等。热郁兼气虚者，去大黄加生黄芪、党参、升麻、柴胡等。肝经郁热上扰者，加桑叶、菊花、苦丁茶、龙胆、栀子、石决明等。总之，升降散应用广泛，加减颇多。

## 案例九

孙某，男，57岁，2007年秋患病，寒热身痛，咳嗽胸痛，痰色老黄，烦躁不安，大便干。血常规：Hb 100g/L，红细胞计数（RBC）$4 \times 10^{12}$/L，WBC $10.8 \times 10^{9}$/L，N 0.89，L 0.11。X线检查示：左上肺见均匀致密阴影，左肺纹理增粗，局部阴影较淡。影像学诊断为大叶性肺炎。

【独立诊断】病因为热、痰；病所在太阴、厥阴；病机乃肺热内传阳明，后陷厥阴闭阻心包。

【综合辨证】痰热壅肺，腑实兼热闭心包。

【治法方药】法宜清心开窍，急下存阴；方选调胃承气汤合安宫牛黄丸加减。

生大黄7g，玄明粉6g（分冲），甘草6g，鱼腥草15g，杏仁15g，瓜蒌15g，海浮石30g，蛤壳30g。7剂，每日1剂，水煎服。

【调护医嘱】饮食清淡，适当运动，痰多者应尽量鼓励其将痰排出。

【疗效观察】二诊：患者烦躁悉除，咳痰爽利，痰色微黄，口渴止，大便通利。继用清肺化痰，前方去硝、黄，加桑白皮、黄芩、枇杷叶、浙贝母等，4剂即愈。

按：调胃承气汤，主药大黄，性味苦寒，功能攻积导滞、泻火凉血、活血祛瘀、清热解毒；芒硝苦咸寒，功能软坚泻下、清热泻火。现代药理研究显示：大黄含有大黄酸、大黄素、芦荟大黄素等化学成分，其抗菌作用较强；大黄所含的大黄素蒽酮是致泻的主要成分，能刺激结肠，加强肠蠕动。朴硝含有硫酸钠，在肠中不易被吸收，形成高渗盐溶液，使肠道保持大量水分，起到润燥软坚的作用，而且能增大肠内容积，刺激肠黏膜，反射性地引起肠蠕动亢进，与大黄共成泻下之功。病之缓急，又有甘草之斡旋；证之有异，则合宜选加，因而常能获取佳效。

［王紫阳.调胃承气汤临床运用体会.江苏中医，1995，16（8）：37-38.］

【经典温故】

《温病条辨·中焦篇》第7条："阳明温病，纯利稀水无粪者，谓之热结旁流，调胃承气汤主之。"

【问题讨论】

1.温病中的阳明热结证只用调胃承气汤吗？

参考答案：《温病条辨》中共有6条原文论述阳明热结证治者，其中中焦篇第1、6条为大承气汤证，第3、4、9条为小承气汤证，第7条为调胃承气汤证。由此不难看出，温病中阳明热结者三承气汤均可使用，但温病具有津伤较甚的特点，大、小承气汤中有枳实、厚朴，虑其苦燥伤阴，故调胃承气汤用之较多，但决不等于只限使用调胃承气汤，有是证用是药，如大、小承气汤证俱备者仍可使用之，不可拘泥。

2.本案例中寒热身痛的病因病机可能是什么？

参考答案：本案例中寒热身痛的原因可能和大黄牡丹汤一样，为邪气与气血郁结于里，以致营卫不利，不得充养肌表所致。

## 案例十

患者，女，42岁，干部，2008年10月21日初诊。

患者因受冷发病，症见头痛、发热、全身不适，继而咳嗽，咯少量白色痰，经当地医院诊治后头痛发热减轻，但咳嗽不减，尤以早、晚为甚，虽经辗转月余，历经数医之手但前症未减。刻诊：咳嗽，痰少，色微黄且黏稠难咯，胸部憋闷，口渴，便黄，舌红，苔白，脉弦，右脉数大。

【独立诊断】病因为燥、热；病所在太阴；病机乃外感凉燥化热，燥伤肺津，肺气失宣。

【综合辨证】燥邪犯卫，肺气失宣。

【治法方药】法宜清宣凉润；方选桑杏汤加减。

桑白皮15g，杏仁15g，沙参15g，桔梗12g，紫菀12g，黄芩10g，半夏10g，陈皮10g，生石膏30g，甘草9g。3剂。

【疗效观察】进上方后患者自觉咳嗽明显减轻，胸痛缓解，咯痰减少，予前方去石膏，加贝母6g、远志6g，继服5剂而诸症俱愈。

［李爱朵.桑杏汤治疗顽痰久咳.现代中西医结合杂志，1999，8（8）：1299.］

【经典温故】

《温病条辨·上焦篇》第54条："秋感燥气，右脉数大，伤手太阴气分者，桑杏汤主之。"

【问题讨论】

1.如何理解"右脉数大"？

参考答案：左手的寸关尺三部脉候心、肝、肾，而心、肝、肾三脏都与阴血有关。右手的寸关尺三部脉候肺、脾胃、命门，而肺、脾胃、命门都与阳气有关。简单地说，就是左以候血，右以候气。温燥初起右脉数大，是因为燥热邪气侵袭肺气，而肺主气属卫，所以右脉数大，标示病在肺卫。

2.试解释本案中用方的方义。

参考答案：本案中患者无寒热头痛，为无表证，故而不用桑叶疏风，改用桑白皮泻肺、杏仁利肺气、桔梗开提肺气，以复肺气升降；沙参、瓜蒌、紫菀润肺，针对病因；瓜蒌、半夏、陈皮化痰，石膏、黄芩清热，以代替栀子、豆豉；甘草调和诸药。虽然方药有变，但仍是桑杏汤法。

## 案例十一

李某，女，42岁，干部，2001年11月10日初诊。

患者诉咳嗽10余天，干咳无痰，咽喉部干痒不适，咳嗽尤以夜间为重，咳剧时连声不止，甚则恶心欲呕，伴轻度头痛、身痛倦怠，曾经西医静脉滴注先锋霉素V，口服可待因片等治疗，病情不稳定，反复发作。查体：咽部充血，双肺呼吸音清晰，未闻及明显干湿啰音。胸部X线检查无异常，实验室检查无异常。

【独立诊断】病因为燥；病所在太阴；病机乃凉燥犯肺。

【综合辨证】外感凉燥侵袭太阴，肺气失宣。

【治法方药】法宜清宣凉燥，润肺止咳；方选杏苏散加减。

杏仁10g，紫苏叶10g，陈皮6g，生姜6g，桔梗10g，前胡10g，甘草6g，防风10g，麦冬10g，沙参15g。2剂，水煎服。

【疗效观察】二诊：药后患者咳嗽减轻，夜咳好转，仍觉咽部干痒不适。继予前方去防风，加玉竹15g，3剂。

三诊：患者诸症明显好转，咽部轻度不适，予前方去生姜加茯苓10g，继服2剂而愈。

按：燥咳是临床常见的咳嗽证中的一种，尤以秋季多发。其病因主要：①感受时邪。秋季燥金主令，感之犯肺而为病。②素体阴亏，邪客从燥而化。③环境因素。居于高原，气候干燥；或久于燥热、高温之工作环境，致津液亏虚失于濡养。凡此种种，均可致肺失宣肃，津液不布，复感受风寒之邪，则发为燥咳证。《素问·至真要大论》云："必伏其所主，而先其所因。"又云："燥者濡之。"其治疗，当以轻宣温化、润肺止咳为宜。其咳嗽较剧者，尤当辅以甘寒滋润之味，以濡润燥邪。燥去而肺得宣肃，水津四布，则咳嗽自安。故选用杏苏散加减治疗。方中杏仁苦温而润，宣肺止咳；紫苏叶微发其汗，使凉燥从表而解；沙参、麦冬甘寒滋润，养阴化燥；桔梗、前胡、防风降气疏风，轻宣达表；陈皮、茯苓理气化痰；甘草、生姜、大枣调和营卫，协调药性。诸药配合，使表解、燥除、咳止而愈。口干咽痒鼻燥日久难以取效者可重用沙参、麦冬、玉竹，以滋阴润燥。在本病治疗过程中，应加强生活调养护理，起居宜慎，谨防复感外邪；饮食宜清淡，忌过食油腻、辛辣、刺激性食物，以免病情迁延或反复。

[王天中，杨宝琴.杏苏散加减治疗燥咳68例.陕西中医学院学报，2007，30（5）：17-18.]

【经典温故】

《温病条辨·上焦篇·补秋燥胜气论》第2条："燥伤本脏，头微痛，恶寒，咳嗽稀痰，鼻塞，嗌塞，脉弦，无汗，杏苏散主之。"

【问题讨论】

1.简述杏苏散的组方意义。

参考答案：方中紫苏叶、杏仁为君，紫苏叶疏风解表散邪，杏仁肃肺止咳。前胡既可疏风降气，又可化痰止咳；桔梗、杏仁宣降肺气，助前胡以宁嗽；枳壳宽胸理气化痰，共为臣药。半夏、茯苓祛湿化痰，橘皮理气化痰，为佐药。生姜、大枣、甘草调和营卫，协调诸药，为使药。诸药合用，使表解、气畅、痰消。

2.杏苏散与桑杏汤如何区别使用？

参考答案：前已言明杏苏散是治疗风寒残留，肺失宣降，痰饮内生的咳嗽，桑杏汤所治系外感温燥证，温燥外袭，肺津受灼，故以杏仁与桑叶为君，配伍清热润燥、止咳生津之品，所谓辛凉甘润法，意在轻宣温燥、凉润肺金。

## 案例十二

李某，女，35岁，教师。

患者3周前因感冒而出现恶寒发热、鼻塞流涕、头痛微咳等症，自服感冒药后，诸症渐愈，唯咳嗽加剧，咽喉干痒疼痛，痒则咳嗽，昼夜不休，干咳少痰，口鼻干燥。查体：咽部充血明显。舌质红，苔薄黄，脉浮稍数。

【独立诊断】病因为风、湿、热；病所在太阴；病机乃风湿郁热，湿闭肺气，热伤肺津。

【综合辨证】外感风寒，寒邪残留，风湿郁热，肺失肃降。

【治法方药】法宜清化湿热；方选银翘马勃散合桑杏汤加减。

金银花12g，连翘12g，马勃10g，牛蒡子6g，射干10g，杏仁10g，桑叶10g，浙贝母10g，北沙参15g，栀子6g，钩藤10g，薄荷5g。嘱煎药时再自加梨皮半个。

【调护医嘱】畅情志，避免熬夜，避风寒，清淡软饮食。

【疗效观察】前后服药7剂而获痊愈。

按：咳嗽是临床常见病，究其成因不外外感、内伤二途。咽喉上通天气，下通地气，为肺胃之门户，外感风热、燥热之邪从口鼻而入，常侵袭咽喉，致门户闭郁，肺气失宣而咳嗽。此种咳嗽（西医谓之喉源性咳嗽）常有咽喉疼痛不适，咽痒则咳，干咳无痰或痰少等特点。治疗如仅从肺部着手而忽略咽喉，多难获效。此例患者，咳嗽主要因为咽喉不适，加之咳久渐愈化燥伤阴，故处以银翘马勃散合桑杏汤清热利咽、润肺止咳，加钩藤、薄荷祛风止痒而获全效。

［夏鑫华.伍炳彩运用银翘马勃散经验.江西中医药，2003（10）：5-6.］

【经典温故】

《温病条辨·上焦篇》第46条："湿温喉阻咽痛，银翘马勃散主之。"

《温病条辨·上焦篇》第54条："秋感燥气，右脉数大，伤手太阴气分者，桑杏汤主之。"

【问题讨论】

1.本案例的临床辨证要点是什么？

参考答案：咳嗽究其成因不外乎外感、内伤二途。咽喉上通天气，下通地气，为肺胃之门户，外感风热、燥热之邪从口鼻而入，常侵袭咽喉，致门户闭郁，肺气失宣而咳嗽。此种咳嗽（西医谓之喉源性咳嗽）常有咽喉疼痛不适、咽痒则咳、干咳无痰或痰少等特点，治疗如仅从肺部着手而忽略咽喉，多难获效。此例患者，咳嗽主要因为咽喉不适，加之咳久渐愈化燥伤阴，故处以银翘马勃散合桑杏汤清热利咽、润肺止咳，加钩藤、薄荷祛风止痒而获全效。

2.患者服感冒药后出现"诸症渐愈，唯咳嗽加剧"可能是什么原因导致的？

参考答案：患者本外感风寒湿，服用辛温药后发汗太多伤津液，或患者本津虚，复外感风寒湿，服用辛温药外寒已除，但津液虚甚，故而出现肺阴虚兼有湿邪蒙蔽上焦的情况。

## 案例十三

郭某，男，26岁，2005年12月6日初诊。

患者自入冬来咳嗽至今不愈，屡服止咳化痰方无效，咳时有少量白色泡沫痰，胸闷，咽喉痒，汗多，但口不渴，不欲饮水，大便正常。舌红赤，苔黄薄腻，脉弦滑数。

【独立诊断】病因为风、湿、热；病所在太阴；病机乃风湿热留连，肺气郁痹。

【综合辨证】风湿热郁痹肺气。

【治法方药】法宜苦辛通法，轻宣肺痹；方选上焦宣痹汤加减。

枇杷叶12g，郁金10g，射干10g，通草6g，淡豆豉6g，紫苏叶10g，紫苏子10g，浙贝母10g，杏仁10g，前胡10g，芦根15g。

【调护医嘱】注意天气变化，避风寒；痰多者饮食不宜肥甘厚味，以免助湿生痰。

【疗效观察】4剂后，患者咳嗽痊愈。

（杨进，吴成.孟澍江中医学术集萃.北京：北京科学技术出版社，2000.）

【经典温故】

《温病条辨·上焦篇》第46条："太阴湿温，气分痹郁而哕者，宣痹汤主之。"

【问题讨论】

1.本案例中患者"咳泡沫痰，口不渴，不欲饮水，脉弦"，是否夹水饮？

参考答案：此案例中"咳泡沫痰，口不渴，不欲饮水"并非是饮。咳泡沫痰，此处为风邪。口不渴，不欲饮水，为湿邪内郁。湿为阴邪，不伤津液，故口不渴，不欲饮水。如为饮邪，会有咳甚则呕、饮入则吐、舌滑等症状。

2.结合宣痹汤谈谈上焦湿痹的病理概要。

参考答案：湿为阴邪，易害阳位，湿郁于上，势必影响上焦地带的宣透舒达，致使水、火、气道通行受阻，水停生痰，火郁生热，气滞留湿，进而引发胸咽局部郁滞性的病证。如伤湿卫郁营热则咽梗而痛，汗多而不均；风痰夹湿则久咳留恋；湿热郁扰心或心包，则胸闷心悸；湿阻清阳，肺气不宣则头昏不爽。湿痹于上，易于兼涉心、肺、心包。这不仅因为部位相邻，还因于三焦水道通调于肺，且与心包互为表里，以膜相连，共司相火，进而可影响于心。

## 案例十四

徐某，男，55岁，2014年10月18日初诊。

患者咽痒，咳嗽，无痰，不能吞咽，进食则咳嗽，睡眠时不咳嗽，胸片检查无异常，口不渴，不欲饮，大便量少、干燥，小便色黄，苔薄黄腻而干，脉弦浮，有抽烟史。

【独立诊断】病因风、燥；病所在太阴；病机为燥邪犯肺，灼伤气阴。

【综合辨证】燥邪犯肺，气阴两伤证。

【治法方药】法宜疏风润燥，养阴益气；方用清燥救肺汤加减。

南沙参10g，甘草5g，枇杷叶10g，石膏10g，阿胶10g（烊化），杏仁10g，麦冬10g，火麻仁10g，钩藤5g，薄荷5g，桔梗10g，白鲜皮10g，桑叶10g，蝉蜕5g。7剂，水煎服，每日1剂。

按：燥邪犯肺，肺失清润，故见咳嗽无痰；风邪客于咽喉则喉痒；进食则咳，大便量少、干燥，小便色黄，苔薄黄腻而干，脉弦浮均为风燥伤肺的表现。方选清燥救肺汤以清宣润肺养气阴，加白鲜皮、桑叶、蝉蜕以祛风止痒。

（此为蒋小敏治验。）

【经典温故】

《温病条辨·上焦篇》第58条："诸气膹郁，诸痿喘呕之因于燥者，喻氏清燥救肺汤主之。"

【问题讨论】

1.如何理解条文中的"诸痿喘呕之因于燥"？

参考答案：《素问·至真要大论》："诸痿喘呕，皆属于上。"《温病条辨》中的本条文源于喻嘉言的"诸痿喘呕之属于上者，亦属于肺之燥也"。喻氏所言，大意为肺主气，肺受燥邪而气机不利，故而出现痿病、喘证、呕吐。

2.简述清燥救肺汤的临床运用。

参考答案：本方为治疗温燥伤肺重证的常用方，临床应用以身热、干咳无痰、气逆而喘、舌红少苔、脉虚大而数为辨证要点。其发热比桑杏汤证的发热明显要高。它不是一般的咳，而是咳得比较严重，甚至于可以兼喘。舌红少苔，脉虚大而数，反映出气阴两伤。舌红少苔，为阴液不足；脉虚大而数，为气虚。加减变化：若痰多，加川贝母、瓜蒌以润燥化痰；热甚者，加羚羊角、水牛角以清热凉血。清燥救肺汤中虽有杏仁、枇杷叶降肺气、止咳平喘，但燥热伤津，可以炼液为痰，所以若要加强清化燥痰力量——一般这种燥痰都黏稠，痰即使多也难以咳出，可加川贝母、瓜蒌清化痰热。川贝母、瓜蒌都是清热化痰力量较强的。川贝母除了化痰还能宽胸理气，也可以解决这种喘咳形成的胸胁疼痛胀闷。如果发热较重，应适当加重清热之力，因为邪气到气分以后很容易走向营血分。所以加羚羊角、水牛角（思维从犀角而来）这类，退热力量较快。这是临床运用的一般情况。现代运用：本方常用于肺炎、支气管哮喘、急慢性支气管炎、支气管扩张、肺癌等属燥热犯肺，气阴两伤者。

## 案例十五

葛某，男，64岁，1996年9月29日初诊。

患者经确诊为肺源性心脏病，症见喘息气粗，张口抬肩，咳嗽痰多色白，间歇性发作五六年，多于秋冬季节发作，此次因不慎风寒发作10余天，胸闷，腹胀，纳少，口唇发绀，下肢浮肿，小便短少，舌苔淡润而薄腻，脉虚弦而数。

【独立诊断】病因为风、寒、痰；病所在太阴；病机乃外感风寒引动痰湿，肺脾气虚。

【综合辨证】素体肺脾气虚，外寒引动痰湿。

【治法方药】法宜培土生金，除湿化痰；方选六君子汤合苓桂术甘汤加味。

党参15g，白术10g，茯苓15g，法半夏10g，陈皮10g，五味子10g，紫苏子10g，葶苈子10g，生黄芪15g，汉防己15g，桂枝10g，海桐皮15g，炙甘草5g。每日1剂，水煎分2次温服。

1996年10月4日二诊：服上方5剂后，患者咳嗽咯痰、气喘诸症大减，小便清长，大便偏稀，口唇发绀减轻，食量不多，仍有少量泡沫痰，舌苔根部厚腻，脉转缓而有力。视前方取得良效，嘱其原方再进，以冀取得更好的疗效。

1996年10月11日三诊：前方又进7剂后，患者诸症继续减轻，下肢浮肿消退，仍咯泡沫状黏痰，腹微胀，纳少，矢气频，大便成形，口渴喜热饮，神疲不耐劳，不能久行，背部怕冷，时而躁烦微汗，舌苔根部已退，脉虚弦偏数。察其气逆痰阻已平，但脾肺心阳不足，痰饮内伏不净，拟用苓桂术甘汤、外台茯苓饮加味：茯苓20g，桂枝10g，白术10g，炙甘草5g，干姜10g，五味子10g，细辛3g，法半夏10g，枳壳10g，陈皮10g，生晒参15g。每日1剂，水煎分2次温服。

1996年10月15日四诊：患者服上方4剂后，气喘咯痰等症明显减轻，身暖近于常人，然近日足肿又复起，但不严重，并见腹部微胀，小便短少，大便软，舌淡暗，苔根部厚腻，脉虚弦浮数。此属肺脾气虚，水饮不化，拟益气健脾法从本论治，方以防己黄芪汤合苓桂术甘汤加味：茯苓20g，白术10g，桂枝10g，炙甘草5g，防己15g，生黄芪15g，海桐皮15g，紫苏子10g，葶苈子10g，生晒参15g，法半夏10g，陈皮10g。每日1剂，水煎分2次温服。

【疗效观察】上方服15剂后，患者诸症悉平，生活如常，拟以六君子汤加巴戟天、仙茅、淫羊藿等，嘱其隔日1剂，以资巩固；年底访视，未复发病，近期疗效甚佳。

按：肺源性心脏病属咳嗽痰饮范畴。本病迁延日久，多为脾肺心肾之虚，因为体虚，容易招致外感，往往虚实夹杂以虚为本。其治法不外温肺化饮，补益脾肾。笔者在疾病发作期喜用小青龙汤、苓甘五味姜辛半夏汤、二陈汤加味；症状稳定，咳喘平息，巩固治疗则用六君子汤合二仙汤加味，是图治本的良策。这种用法有很好的临床疗效，并有远期的效益，笔者是效仿湖南刘炳凡先生《脾胃论真诠》书中所载用六君子汤加味的经验。

至于浮肿一症，是肺源性心脏病的常见之症。其治法：轻则以防己黄芪汤加味，重则应以真武汤合苓桂术甘汤温肾补脾利水；两下肢浮肿严重者，非附、桂温阳莫属，不能用行气利水法，否则反伤其正，实不可取。

至于温肺化痰，仲景以干姜、细辛、五味子为伍入药。三味药统辖肺、脾、肾，温以化痰。《伤寒论》《金匮要略》诸方治痰饮者都体现了这一组药的配伍。陈修园善用二陈汤加干姜、细辛、五味子，其大法与仲景温肺化痰同出一辙。

（张光荣.陈瑞春学术经验集.北京：科学出版社，2015：299.）

【经典温故】

《伤寒论》第67条："伤寒，若吐、若下后，心下逆满，气上冲胸，起则头眩，脉沉紧，发汗则动经，身为振振摇者，茯苓桂枝白术甘草汤主之。"

【问题讨论】

1.茯苓桂枝白术甘草汤证的病机及辨证要点是什么？

参考答案：其病机是脾虚水停，水气上冲。辨证要点是心下逆满，气上冲胸，心悸头眩，脉沉紧。

2.苓桂术甘汤与真武汤的证治区别是什么？

参考答案：苓桂术甘汤证与真武汤证皆属阳虚水泛为病。苓桂术甘汤证以脾阳虚为主，水饮停聚在中焦，故见心下逆满气上冲胸，起则头眩，其病相对为轻。真武汤证以肾阳虚为主，水饮之邪居于下焦，泛溢周身，故见心下悸、头眩身瞤动、振振欲擗地、腹痛、小便不利、四肢沉重疼痛、自下利，或咳，或小便不利，或下利，或呕等，其病相对较重。

## 案例十六

康某，男，5岁，1995年3月6日初诊。

患儿经常咳嗽，早、晚空气寒冷时咳嗽增剧，咳甚伴微喘，无痰，夜间咳嗽影响睡眠，饮食稍减，二便正常，脉浮缓，舌薄白润。

【独立诊断】病因为风、寒；病所在太阴；病机乃风寒袭肺，肺失宣降。

【综合辨证】风寒袭肺，肺失宣降。

【治法方药】法宜疏风散寒，宣肺止咳；方选三拗汤加味。

炙麻黄3g，杏仁5g，前胡5g，桔梗5g，僵蚕3g，紫苏叶5g，浙贝母5g，炙甘草3g。每日1剂，水煎分2次温服。

【调护医嘱】忌油腻。

【疗效观察】1995年3月11日二诊：患儿服上药5剂，咳嗽基本控制，唯轻微几声咳嗽，夜能安卧，饮食正常，唯有咽喉干痒稍痛，脉浮缓，舌薄润。守原方去麻黄，加射干6g，嘱服3剂。

上药服完，其病如失，无任何不适。

按：小儿咳嗽，最初轻宣肺气，微辛散寒，以三拗汤加味屡屡见功。但必须指出：①小儿娇嫩之躯，辛温宣肺止咳药宜轻不宜重，重则耗伤肺气，于病于体均不利。②小儿咳嗽多因受寒而发，不宜用辛凉滋润药，市售之种种糖浆，即便能止咳一时，但凉遏滋润反而留寒不散，必致久咳不已。③宣肺必用麻黄，但麻黄用量宜轻不宜重，可用前胡、紫苏叶、僵蚕之类疏风药协同麻黄，以免耗伤肺气。④用不用化痰药，应视其痰之有无，有痰者合二陈汤，无痰者则无须加入。⑤如风寒兼有肺热者，稍加桑白皮、黄芩、芦根，且小量，不可过重，以免影响麻黄辛温药之宣散。总之，小儿咳嗽，因其体质娇嫩，且因受寒而咳者居多，第一步以宣肺散寒为主，取效之后再酌情调治，决不可于初始即操牛刀重锤，否则往往适得其反，贻祸无穷。

（张光荣.陈瑞春学术经验集.北京：科学出版社，2015：303.）

【经典温故】

《太平惠民和剂局方》卷二方之三拗汤处方："治感冒风邪，鼻塞声重，语声不出，或伤风伤冷，头痛目眩，四肢拘倦，咳嗽痰多，胸满气短。甘草（不炙）、麻黄（不去根节）、杏仁（不去皮尖）。上等分，咀为粗散，每服五钱，水一盏半，姜钱五片，同煎至一盏，去滓，通口服，以衣被盖覆睡，取微汗为度。"

【问题讨论】

1.三拗汤与麻杏石甘汤治疗咳嗽有什么区别？

参考答案：三拗汤治疗证属风寒袭肺，肺气失宣引起的咳嗽，其遇寒加重；麻杏石甘汤治疗证属风寒郁而化热，邪热壅肺或风热袭肺，肺失宣畅引起的咳嗽，其咳声频急，口渴喜饮。

2.简述麻黄汤、三拗汤、小青龙汤的共同点与区别。

参考答案：以上三方皆治风寒咳喘，其中麻黄汤主治风寒表实证，症见发热恶寒，无汗而喘脉浮紧者；三拗汤重点在于宣肺止咳，其发汗解表作用逊于麻黄汤，用于表证轻者；小青龙汤主治外感风寒，内有水饮，内外合邪，恶寒发热咳喘，咳痰涎稀，难以平卧者。

## 案例十七

吴某，男，53岁，农民。

近2周来，患者发热恶寒，时寒时热，咳嗽阵作，痰黏色白，神倦乏力，胸闷气短，口苦微渴，右胁不适，甚则疼痛，舌红苔白滑，脉弦滑。血常规：WBC $10.1 \times 10^9$/L，N 0.64，L 0.36。红细胞沉降率（ESR）46mm/h。胸片示：右侧少量胸腔积液。

【独立诊断】病因为风、寒、痰、热；病所在少阳、太阴；病机乃风寒留连少阳半表半里，有化热之势，痰湿阻滞，肺气不利。

【综合辨证】素体肺气不足，少阳寒风郁火，痰湿（饮）阻滞。

【治法方药】法宜解表散寒，理气化饮；方选小柴胡汤加减。

柴胡10g，黄芩10g，法半夏10g，太子参15g，葶苈子10g，枳壳10g，郁金10g，炙甘草6g，生姜4片，大枣4枚。

【疗效观察】服10剂后，患者上述症状消失，复查胸片示胸水已吸收，临床痊愈。

按：本案有胸腔积液，可以认定患者素体较差，肺气多不足，体虚则可招致外感，故而外有风寒引发咳嗽胸闷痰多，溢于胸胁则成积液。该案用小柴胡汤透达外感，加葶苈子、枳壳、郁金泻肺行气利水，方药简练，疗效甚捷。

值得提出的是，胸腔积液一般视为炎症，如无实热之证，苦寒消炎药不宜妄用，以免损伤脾胃，不利于疾病的恢复。

（张光荣.陈瑞春学术经验集.北京：科学出版社，2015：308.）

【经典温故】

《伤寒论》第96条："伤寒五六日，中风，往来寒热，胸胁苦满，嘿嘿不欲饮食，心烦喜呕，或胸中烦而不呕，或渴，或腹中痛，或胁下痞硬，或心下悸，小便不利，或不渴，身有微热，或咳者，小柴胡汤主之。"

【问题讨论】

1.本案例患者的辨证要点是什么？

参考答案：患者有往来寒热，病位在少阳半表半里；或见咳嗽痰黏、胸闷、口渴、脉弦滑等，可知痰饮郁热，阻滞气机；右胁不适，甚则疼痛，为痰饮实邪阻滞，肺气不降。故该案用小柴胡汤解表散寒、理气化痰，加葶苈子、枳壳、郁金泻肺行气利水。

2.小柴胡证为何有较多的或然症？其各自的机制如何？

参考答案：少阳包括手足两经，络属胆与三焦，而少阳之位又在表里之间，故邪犯少阳，不仅会引起胆火内郁，同时也会累及三焦上下、表里内外，加之邪正交争，互有胜负，故少阳病势常可兼现三焦不利、内外失和及虚实相兼等多端变化，因此柴胡证可以兼现多种或然之症。如邪郁胸胁，未犯胃腑，则胸中烦而不呕；邪热伤津则口渴；少阳胆腑气郁较甚，经气郁结较重则胁下痞硬；邪犯少阳，三焦不利，气化失职，水气内停，水停心下则心下悸；水停下焦则小便不利；表邪未解，津液未伤则不渴，身有微热；寒饮犯肺，肺气上逆则咳。

3.小柴胡汤的"但见一症便是"的一症是什么？

参考答案：一症是"呕而发热"。姚荷生《〈伤寒论〉有关疾病分类学纲目》："临床以小柴胡汤取效的病例往来寒热并不多见，一般多以寒热（有的微热而并不恶寒）阵发（所谓一日二三度发）、喜呕（声多物少之干呕，患者很想得到畅快的呕吐）的姿态出现，这种欲呕不畅、身热阵发，不正是邪居半表半里的膈膜之间？其喜呕之责任并不在胃，乃火郁气逆，正邪分争的机制所形成的普遍现象。所以原文对柴胡证的记载并不局限往来寒热，而是发热、身热、恶风等现象。可见以'呕而发热'代替'往来寒热'作为表之一证，既符合原文精神，更符合临床鉴别的广泛需要。"

## 案例十八

朱某，患咳嗽，恶寒头痛，胸满气急，口燥烦渴，尿短色黄，脉浮而小弱。

【独立诊断】病因为寒、饮；病所在太阴；病机乃外寒内饮，气失宣降，郁热上迫。

【综合辨证】外寒内饮，犯及太阴表里，寒阴郁热。

【治法方药】法宜疏表宣肺、涤饮降气，兼清郁热；方选厚朴麻黄汤加减。

麻黄、石膏、厚朴、杏仁、生姜、细辛、五味子、半夏、小麦。

【调护医嘱】避风寒，清淡饮食。

【疗效观察】药服3剂，患者喘满得平，外邪解，烦渴止；再2剂，诸恙如失。

按：厚朴麻黄汤是小青龙加石膏汤的变方，具有散饮降逆、止咳平喘之功。凡饮邪上迫，兼有郁热，病热有向上向外倾向的肺系疾患，皆可化裁运用。其辨证要点为：咳嗽上气，胸满，烦躁，舌苔黏腻，脉浮。本案系素有积痰郁热，复感寒邪，为寒热错杂之证，故宜用本方主治。

其方麻黄、石膏合用，不唯功擅辛凉解表，而且祛痰力巨；厚朴、杏仁宽中定喘，辅麻黄、石膏以成功；生姜、细辛、五味子温肺敛气，功具开合；半夏降逆散气，调理中焦之湿痰；尤妙在小麦一味补正，斡旋其间，相辅相需，以促成健运升降诸作用。但不可因麻黄之辛，石膏之凉，干姜之温，小麦之补而混渚杂乱目之。

（赵守真.治验回忆录.北京：人民卫生出版社，1962.）

【经典温故】

《金匮要略·肺痿肺痈咳嗽上气病脉证治》第8条："咳而脉浮者，厚朴麻黄汤主之。"

【问题讨论】

本案例的辨证要点是什么？

参考答案：（此为原案例之按）据证分析，其由邪侵肌表，寒袭肺经，肺与皮毛相表里，故恶寒而咳；浊痰上泛，冲激于肺，以致气机不利，失于宣化，故胸满气促；烦渴者为内有郁热，津液不布，因之饮水自救；又痰积中焦，水不运化，上下隔阻，三焦决渎无权，故小便色黄而短；脉浮则属外邪未解，小弱则为营血亏损，显示脏器之不足，如此寒热错杂、内外合邪之候，宜合治不宜分治，要不出疏表利肺降浊升清之大法。

## 案例十九

张某，男，20岁，农民，1989年4月27日初诊。

患者1周前出现发热恶寒咳痰，继则痰转黄色，右侧胸痛，咳嗽及呼吸时痛甚，经治疗无效而来我院诊治。症见：面红，汗出，身热微寒，胸痛，咯出多量腥臭脓浊痰，咳嗽气急，烦躁不安，便秘。体温39℃。血常规：WBC $15.6 \times 10^9$/L，N 0.87。胸透：右肺大片阴影，内中有乒乓球大的空洞，并有液平面存在。西医诊为右肺脓疡。舌质红，苔黄腻，脉滑数。

【独立诊断】病因为湿、热、痰、毒；病所在太阴；病机乃湿热痰毒蕴腐生脓，蚀伤肺络。

【综合辨证】肺中湿热，蕴生痰毒，蚀伤肺络。

【治法方药】法宜清热解毒，逐瘀攻下，消肿排脓；方选大黄牡丹汤合千金苇茎汤加减。

大黄15g，芒硝9g，牡丹皮10g，桃仁10g，冬瓜子15g，薏苡仁20g，苇茎30g，鱼腥草30g，黄芩12g，瓜蒌30g，枳实10g。3剂，水煎服。

【疗效观察】3剂后患者体温38.2℃，咳脓痰及胸痛稍减，大便利。原方芒硝减为6g，瓜蒌减为20g。

服10剂后患者脓痰消失，体温36.8℃，略咳，乏力，食少，苔薄黄，脉细。胸透示空洞明显缩小，病变有所吸收。此为尚有余邪，气阴已伤，用济生桔梗汤加减善后。

按：肺脓疡以苇茎汤治之已为人们所熟悉，然喻昌对此病的认识则另有创见：凡治肺痈病，以清肺热……而清热必须涤其壅塞，分杀其势于大肠，令浊秽脓血日渐下移为妙。若但清解其上，不引之下出，医之罪也。大黄牡丹汤能令浊秽脓血下移，故以二方合治，收效甚捷。

［黄勤，赵桂娥，黄勇，等.大黄牡丹皮汤治疗肺脓疡.河南中医，2001（21）：2.］

【经典温故】

《金匮要略·疮痈肠痈浸淫病脉证并治》第4条："肠痈者，少腹肿痞，按之即痛如淋，小便自调，时时发热，自汗出，复恶寒。其脉迟紧者，脓未成，可下之，当有血。脉洪数者，脓已成，不可下也，大黄牡丹汤主之。"

**【问题讨论】**

千金苇茎汤是治疗肺痈的常见方，而大黄牡丹汤是治疗肠痈的常见方，此案例治疗肺痈用大黄牡丹汤的机制是什么？请阐述之。

参考答案：千金苇茎汤，具有清脏腑热、清肺化痰、逐瘀排脓之功效；主治肺痈，热毒壅滞，痰瘀互结证；症见身有微热，咳嗽痰多，甚则咳吐腥臭脓血，胸中隐隐作痛，舌红苔黄腻，脉滑数。其与本例患者的临床表现及病机颇为切合。而该例患者之所以合用大黄牡丹汤，是因为该患者同时伴见烦躁不安、便秘。胸透示右肺大片阴影，内中有乒乓球大的空洞，并有液平面存在，可知其湿热瘀滞之证亦显。大便不通，则邪无出路。虽然大黄牡丹汤为主治肠痈初起，湿热瘀滞的常见方，但并不局限于肠腑，大黄牡丹汤的主要功效为泻热破结、散结消肿，此例患者热盛肉腐，脓液内蓄于胸肺之证亦可为其所治，使大便通利，则邪有出路。肺与大肠相表里，肠腑气机通利，则胸肺内的痰浊毒除吐出外，亦可由机体气机运转而消除。

## 案例二十

刘某，年近古稀，酷嗜酒，体肥胖，精神奕奕，以为期颐之寿可至。讵意其长子在1946年秋因经商折阅，忧郁以死，家境日转恶化，胸襟以而不舒，发生咳嗽，每晨须吐痰数口，膈上始宽，但仍嗜酒，借资排遣。昨日饮于邻居，以酒过量而大吐，遂病胸膈痞痛，时吐涎沫。医用涤痰汤有时少安，旋又复作，渐至面色黧黑，喘满不宁，形体日瘠，神困饮少，犹能饮，因循数月，始觉不支……按其心下似痛非痛，随有痰涎吐出；脉沉弦，胸胀痛。

**【独立诊断】**病因为湿（水）、热、痰；病所在太阴；病机乃湿（水）蕴热化痰，壅滞肺气。

**【综合辨证】**素体湿（水）热，久蕴化痰，阻滞肺气。

**【治法方药】**法宜行水利湿，清热益气；方选木防己汤加减。

防己四钱，党参四钱，石膏六钱，桂枝二钱，另加茯苓五钱增强利水功能而大其效。

**【调护医嘱】**畅情志，戒酒，忌肥甘厚味。

**【疗效观察】**3剂后，患者喘平，夜能成寐，舌现和润，胸膈略舒，痰吐亦少，尚不思食。复于前方中去石膏，增佛手、砂仁、鸡内金调气开胃。又4剂，患者各症递减，食亦知味，精神转佳，唯胸膈间略有不适而已。吾以事不能久留，书给外台茯苓饮调理而归。

按：其人嗜酒则湿多，湿停于胃而不化，水冲于肺则发喘；阴不降则阳不升，水势泛溢则面黧黑；湿因久郁而化热，津不输布故口渴。总而言之，其乃脾湿不运，上郁于肺所致。若言治理，如用小陷胸汤清热化痰，则鲜健脾利水之功；如用苓桂术甘汤温阳燥湿，则乏清热之力；欲求其化痰利水清热诸作用备具，莫若《金匮要略》之木防己汤。方中防己转运胸中之水以下行，喘满可平；湿久热郁，则有石膏以清之；又恐胃气之伤，阳气之弱，故配入党参益气，桂枝温阳，以补救石膏、防己之偏寒而助成其用，乃一攻补兼施之良方，极切合于本证。

（曹颖甫.经方实验录.上海：上海科学技术出版社，1979.）

【经典温故】

《金匮要略·痰饮咳嗽病脉证并治》第24条："膈间支饮，其人喘满，心下痞坚，面色黧黑，其脉沉紧，得之数十日，医吐下之不愈，木防己汤主之。虚者即愈；实者三日复发，复与不愈者，宜木防己汤去石膏加茯苓芒硝汤主之。"

【问题讨论】

1.结合原文，在临床上如何辨别有饮？

参考答案：其证因饮在各经而异，《证治汇补》卷二："在心则怔忡眩晕，在肺则喘急咳嗽，在脾则短气痞满，在肝则胁满嚏痛，在肾则脐下悸动，在上则面浮，在下则跗肿，在胃中则胸满口渴而水入即吐，在经络则一臂不遂而复移一臂，在肠间则雷鸣泄泻或为溺结与癃闭相似，在阳分不去，久则化气与黄肿相似，在阴分不去，久则成形与积块相似，在左胁者形同肥气，在右胁者形同息贲。"

"夫心下有留饮，其人背寒冷如掌大。"

"留饮者，胁下痛引缺盆，咳嗽则辄已（一作转甚）。"

"胸中有留饮，其人短气而渴，四肢历节痛。"

"膈上病痰，满喘咳吐，发则寒热，背痛腰疼，目泣自出，其人振振身瞤剧，必有伏饮。"

"夫病人饮水多，必暴喘满。凡食少饮多，水停心下，甚者则悸，微者短气。脉双弦者寒也，皆大下后善虚，脉偏弦者饮也。"

"支饮亦喘而不能卧，加短气，其脉平也。"

2.木防己汤证辨证要点是什么？如何理解木防己汤证的"膈间支饮"？

参考答案：症见膈间支饮，其人喘满，心下痞坚，面色黧黑，其脉沉紧，得之数十日，医吐下之不愈，属虚者。支饮之病名出《金匮要略·痰饮咳嗽病脉证并治》，其曰："咳逆倚息，短气不得卧，其形如肿，谓之支饮。"膈间支饮者，这个膈就指胸膈膜，支饮本来是胃停水，它向上冲逆，因此膈间支饮就是胃停水冲逆于膈，所以叫膈间支饮。这个饮并不在膈，是由于胃里水饮往上冲逆于膈，所以叫膈间支饮。

## 案例二十一

患者，男，2岁。

患儿面白体胖，5天前出现鼻塞、流清涕，2天前有犬吠样咳嗽，声音嘶哑，呼吸迫促，以急性喉炎合并喉不全梗阻收住院。会诊时见：体温36.5℃，呼吸48次/分，呼吸困难，吸气时长而费力，在天突、缺盆、心窝部有深度吸气性下陷，喉中痰鸣，颇似拽锯，语言难出，汤水难下，大便3日未行，活动或哭闹时更见面色发灰、烦躁不安、额上出汗等。脉细数，指纹青紫，已透关射甲，舌苔薄白，手足触之稍凉。

【独立诊断】病因为风、寒、痰；病所在少阳、太阴；病机乃风寒痰阻塞，气机不利。

【综合辨证】风寒痰阻塞手少阳三焦、手太阴肺经，气机不利。

【治法方药】法宜温下寒实，涤痰散结；方选三物小白散。

三物小白散0.15g。

【调护医嘱】避风寒，调情志。

【疗效观察】急用三物小白散0.15g吹入咽部，5分钟后患儿即开始呕吐痰涎，量多；2小时后又连续腹泻2次，呼吸困难等症状开始好转，额汗渐止，并逐渐能平卧安睡；其后虽尚有轻度呼吸急促和喘鸣症状，因急喉风的危急症状已解除，故停用三物小白散，改用宣肺理气化痰药调理。该患儿共住院5天，痊愈出院。

（中华全国中医学会陕西分会，陕西省中医药研究院.陕西省名老中医经验荟萃.西安：陕西科学技术出版社，1991.）

【经典温故】

《伤寒论》第141条："病在阳，应以汗解之，反以冷水潠之。若灌之，其热被劫不得去，弥更益烦，肉上粟起，意欲饮水，反不渴者，服文蛤散；若不瘥者，与五苓散；寒实结胸，无热证者，与三物小陷胸汤，白散亦可服。"

【问题讨论】

1.简述三物小白散的用药特点。

参考答案：三物小白散由巴豆、贝母、桔梗三味药物组成。方中巴豆辛热峻下，长于攻痰逐水，泻下寒积；桔梗开提肺气，祛痰开结；贝母解郁散结祛痰。三药合用，共奏温下寒实、涤痰开结之效，主治寒实结胸证。

2.三物小白散为何以白饮和服？

参考答案：白米汤有益气、养阴、润燥的作用，防三物小白散温寒逐水涤痰伤气阴太过。

# 第五章 喘 咳

案例一

张某，男，18岁，学生。

患喘证颇剧，已有五六日之久，询其病因为与同学游北海公园失足落水，经救上岸一身衣服尽湿，乃晒衣挂于树上，时值深秋，金风送冷，因而感寒。请医诊治，曾用发汗之药，外感虽解，而变为喘息，撷肚耸肩，病情为剧。其父请中医高手疏牛石膏、杏仁、鲜枇杷叶、甜葶苈子等清肺利气平喘之药不效，经人介绍，专请刘老诊治。切其脉滑数，舌苔薄黄。

【独立诊断】病因为热；病所在太阴；病机乃热邪壅肺，肺失宣降。

【综合辨证】热壅于肺，肺气失宣。

【治法方药】法宜清热，宣肺，止咳；方选麻杏石甘汤加减。

麻黄，生石膏，杏仁，鲜枇杷叶，甜葶苈子等。

【疗效观察】服1剂喘减，又服1剂而愈。

按：刘老曰：肺热作喘，用生石膏清热凉肺，本为正治之法，然不用麻黄之治喘以解肺系之急，则石膏弗所能止，乃于原方加麻黄。

（陈明，刘燕华，李芳.刘渡舟临证验案精选.北京：学苑出版社，1996.）

【经典温故】

《伤寒论》第162条："下后，不可更行桂枝汤，若汗出而喘，无大热者，可与麻黄杏子甘草石膏汤。"

【问题讨论】

1.请问麻杏石甘汤证的辨证要点是什么？

参考答案：麻杏石甘汤证的辨证要点是有咳嗽喘息气急，脉数，舌苔黄等症。辨证属热邪壅肺，肺气失宣。

2.麻杏甘石汤证与桂枝加厚朴杏子汤证的证候、病机、治法有何异同？

参考答案：麻杏甘石汤证病变重心在邪热壅肺，故其辨证要点为汗出而喘，身热或高或低，尚有口渴、苔黄、脉数等。病机为邪热壅肺。治法为清热宣肺，降气平喘。

桂枝加厚朴杏子汤证为外感风寒引发宿疾而喘，无有里热，其辨证要点为发热、恶寒、汗出、脉浮缓等表证，故治在调和营卫，下气定喘。

## 案例二

柴某，男，53岁，1994年12月3日初诊。

患者患咳喘10余年，冬重夏轻，经过许多大医院诊治，均诊为"慢性支气管炎"或"慢性支气管炎并发肺气肿"，选用中西药治疗而效果不显。就诊时，患者气喘憋闷，耸肩提肚，咳吐稀白之痰，每到夜晚则加重，不能平卧，晨起则吐痰盈杯盈碗，背部恶寒。视其面色黧黑，舌苔水滑；切其脉弦，寸有滑象。

【独立诊断】病因为寒、饮；病所在太阴；病机乃寒饮内停，肺失宣降。

【综合辨证】寒饮内伏，肺失宣降。

【治法方药】法宜散寒蠲饮；方选小青龙汤。

麻黄9g，桂枝10g，干姜9g，五味子9g，细辛6g，半夏14g，白芍9g，炙甘草10g。

【疗效观察】服7剂后患者咳喘大减，吐痰减少，夜能卧寐，胸中觉畅，后以《金匮要略》之桂苓五味甘草汤加杏仁、半夏、干姜正邪并顾之法治疗而愈。

按：小青龙汤虽为治寒饮咳喘的有效方剂，但毕竟发散力大，能上耗肺气，下拔肾根，虚人误服，可出现手足厥冷、气从少腹上冲胸咽、其面翕热如醉状等不良作用。因此，本方应中病即止，不可久服。一旦病情缓解，即改用苓桂剂类以温化寒饮，此即《金匮要略》"病痰饮者，当以温药和之"的精神。

（陈明，刘燕华，李芳.刘渡舟临证验案精选.北京：学苑出版社，1996.）

【经典温故】

《伤寒论》第40条："伤寒表不解，心下有水气，干呕，发热而咳，或渴，或利，或噎，或小便不利、少腹满，或喘者，小青龙汤主之。"

《伤寒论》第41条："伤寒，心下有水气，咳而微喘，发热不渴。服汤已渴者，此寒去欲解也，小青龙汤主之。"

【问题讨论】

1.小青龙汤证为何有"或渴""不渴""服汤已渴"三种表现？

参考答案：小青龙汤证出现"或渴"是停饮太甚影响气化，津液不能上承；"不渴"为水饮内停本象，未影响气化；"服汤已渴"是指停饮之证，服小青龙汤后，温化之余，上焦津液一时不足，故见口渴，随之停饮得化，气机畅通，水津四布，口渴必除。

2.大青龙汤与小青龙汤均从麻黄汤化裁而来，如何鉴别？

参考答案：大青龙汤治疗证属风寒闭表较重，郁热于内者；小青龙汤为表有风寒，水饮内停，无里热。

## 案例三

韩某，女，42岁，1996年10月18日初诊。

患者患哮喘病15年之久，一年四季均有发病，近日因受凉而加重，头痛恶寒，喘息咳嗽，喉中痰鸣，胸部满闷，脉弦细无力，舌淡苔白润。

【独立诊断】病因为饮、寒；病所在太阴、少阴；病机乃寒饮内停伏于肺，兼有肾虚，上盛下虚。

【综合辨证】寒饮闭手太阴肺，上盛下虚。

【治法方药】法宜温肺化饮，兼以补肾；方选金水六水煎合小青龙汤。

熟地黄40g，当归18g，陈皮9g，半夏9g，茯苓9g，麻黄9g，细辛9g，干姜9g，五味子9g，炙甘草9g，制附子6g，肉桂6g。

【疗效观察】服药4剂，患者哮喘等症状好转，服药期间正值月经来潮，既往痛经甚、血块多的情况此次亦明显减轻。

按：该案例久病哮喘，上盛下虚，取金水六君煎合小青龙汤加减治之而获效，并意外地起到了调经止痛之功。本方之所以对痛经亦有殊效，在于熟地黄、当归调补冲任、滋阴和血之功，以及小青龙汤温经散寒、活血祛瘀止痛之效，二者相得益彰。

小青龙汤为治外寒内饮（或虽未外感风寒，但因气候骤变引动伏饮）所致咳喘或哮喘病之主方，不论少儿、老人，方证相对，皆有灵验。

[吕志杰，卢月英，李翠珍.治此愈彼验案三则.实用中医杂志.1997，（5）：33.]

【经典温故】

《伤寒论》第40条："伤寒表不解，心下有水气，干呕，发热而咳，或渴，或利，或噎，或小便不利、少腹满，或喘者，小青龙汤主之。"

《伤寒论》第41条："伤寒心下有水气，咳而微喘，发热不渴。服汤已渴者，此寒去欲解也，小青龙汤主之。"

【问题讨论】

1.简述小青龙汤证的证候、病机、治法及方药。

参考答案：小青龙汤证的主证：发热恶寒，咳喘，痰涎清稀量多。或然证见：或渴，或利，或噎，或小便不利、少腹满。病机：风寒束表，寒饮内停。治法：辛温解表，温化水饮。方用小青龙汤，药用麻黄、桂枝、芍药、甘草、干姜、细辛、半夏、五味子。

2.小青龙汤治疗哮喘有何禁忌？

参考答案：本方温燥，所以阴虚干咳无痰或痰热证不适合服用。

## 案例四

1964年，有一肺心病患者住院治疗，经中西药调治后，病情好转。某晚，适余值班，黎明前，护士来唤，云此肺心病患者突见张口呼吸，端坐床头而不能卧。余急给氧，患者气略平，但四肢渐冷，至天明，冷更甚，手逾肘、足过膝，端坐而张口呼吸更甚，痛苦异常，舌淡，脉数。

【独立诊断】病因为寒；病所在少阴；病机乃阴寒内盛，逼阳上脱。

【综合辨证】阴寒内盛，少阴阳气欲从上脱。

【治法方药】法宜破阴回阳；方选茯苓四逆汤。

生附子一枚，干姜一两，炙甘草二两，茯苓六两，人参一两。

【疗效观察】约经二三小时，患者冷势即减，气亦平，迨中午，已能平卧矣。

（广州中医学院《新中医》编辑室.老中医医案医话选.广州：广州医学院，1977.）

【经典温故】

《伤寒论》第69条："发汗，若下之，病仍不解，烦躁者，茯苓四逆汤主之。"

【问题讨论】

1.本案例的辨证要点是什么？

参考答案：既有四肢渐冷、手逾肘、足过膝及舌淡、脉数等阳虚证候，又伴有张口呼吸、不能卧等水逆证。

2.茯苓四逆汤证的病机、辨证要点及方药组成是什么？

参考答案：茯苓四逆汤证之病机是少阴阳气虚弱，水饮内停，故水肿、小便不利为其主症，比四逆汤病情更进一步，临证可见烦躁。方药组成是茯苓、人参、附子、甘草、干姜。

## 案例五

张某，男，58岁，工人，2006年8月8日担架抬来就诊。

亲友代诉：喘促、不大便5天，加重2天。现症：面红体实，气喘息粗，张口抬肩，呼吸困难，表情痛苦，身热烦躁，不欲饮食，口干思饮，腹硬胀痛，舌红苔黄厚，脉滑数。诊断为喘证。

【独立诊断】病因为热；病所在阳明、太阴；病机乃阳明热结，腑气不通，肺失肃降。

【综合辨证】阳明腑气不通，肺失肃降。

【治法方药】法宜泻热通便，肃降肺气；方选大承气汤加味。

大黄20g，枳实12g，厚朴15g，芒硝15g（另包冲服），黄芩12g，瓜蒌12g。

【疗效观察】药后患者大便数次，奇臭异常，现已便通喘消，诸症如失，全身轻松，精神、食欲均佳，嘱其注意饮食调养，1年后随访未发。

按：本例为喘证，为里热便秘，腑气不通，阳明燥热上迫于肺，使肺失清肃、治节不行所致。《伤寒论》第244条云："大便乍难乍易，喘冒不能卧者，有燥屎也，宜大承气汤。"故以大承气汤加润肺降气药，泻热通便，使腑气通利，肺气肃降，不治喘而喘自消。

［王如茂.大承气汤临床应用.中国中医急症，2008，17（5）：706.］

【经典温故】

《伤寒论》第208条："阳明病，脉迟，虽汗出，不恶寒者，其身必重，短气，腹满而喘，有潮热者，此外欲解，可攻里也。手足濈然汗出者，此大便已硬也，大承气汤主之；若汗多，微发热恶寒者，外未解也，其热不潮，未可与承气汤；若腹大满不通者，可与小承气汤，微和胃气，勿令至大泄下。"

【问题讨论】

1.本案例的辨证要点是什么?

参考答案:本案例患者不大便5天、面红体实、气喘息粗、脉滑数,为燥屎内结化热;张口抬肩伴呼吸困难、口干思饮、身热烦躁、舌红苔黄厚,说明热邪壅盛。

2.简述大承气汤的配伍意义和煎服法。

参考答案:大承气汤芒硝咸寒润燥软坚以散热结,大黄苦寒以泻热祛瘀,下燥结,泻胃强。大黄配芒硝攻下通便,枳实配厚朴苦降泻痞满实满以导滞通结,两者相合而成通便泻热、攻积导滞的峻剂。大承气汤先煮厚朴、枳实,去滓,再下大黄,稍煮去滓,最后下芒硝,煮一二沸,分温再服,得下余勿服。

## 案例六

张某,男,49岁,1999年7月4日初诊。

患者素有哮喘,每遇感冒或劳累即发,今因劳动后汗出当风,出现恶寒发热,喘咳心悸,胸闷如石压,喉中如有物上涌,张口吸气,曾服小青龙汤,致大汗出,头目昏眩难以自主,动则更甚,面青肢冷,心悸短气,喘咳不得平卧,小便不利,舌质淡,六脉沉欲绝。

【独立诊断】病因为水饮;病所在少阴、太阴;病机乃阳虚水泛,肺失宣降。

【综合辨证】肾中真阳不足,水饮上泛,水寒射肺。

【治法方药】法宜温补元阳,温化寒饮;方选真武汤加味。

炮附子30g(先煎50分钟),白术12g,白芍12g,茯苓15g,桂枝9g,补骨脂12g,五味子6g,生姜30g(另煎浓汁,一半入药,一半合红糖另服)。水煎3次,头煎一次顿服,二煎、三煎不拘次数,频频饮服,每日1剂。

【疗效观察】服上药后,诸症得减,生姜减至15g,桂枝易为肉桂,连服4剂后诸症消失,乃以右归丸调理善后而愈。

[徐难同,吕红.真武汤临床应用举隅.中国中医急症,2002,11(6):506.]

【经典温故】

《伤寒论》第82条:"太阳病发汗,汗出不解,其人仍发热,心下悸,头眩,身瞤动,振振欲擗地者,真武汤主之。"

【问题讨论】

1.本案例的辨证要点是什么?

参考答案:本案例辨证要点为恶寒发热,喘咳心悸,舌质淡,六脉沉欲绝,阳虚证俱;胸闷如石压,喉中如有物上涌,张口吸气,中上焦水饮泛溢。

2.真武汤与附子汤药物组成仅一味药之差,其证治有何不同?

参考答案:真武汤的药物组成为附子、白术、茯苓、生姜、芍药;附子汤的药物组成是附子、白术、茯苓、人参、芍药。两方的主治之证均为肾阳虚衰,水邪或寒湿停滞为患,两方中均有的药物为附子、白术、茯苓、芍药,此为二者之同。但真武汤证以少阴阳气不足,在里之水邪泛溢为主,症以腹痛、小便不利、四肢沉重疼痛、下利或小便清长或呕为主，治疗重在温阳化气行水，所以用生姜配附子温阳宣散水邪。附子汤证以少阴阳气不足，在外之寒湿留着于筋脉骨节肌肉，症以背恶寒、口中和、身体痛、骨节痛、手足寒为主，治疗重在温阳化湿、镇痛祛寒，所以用人参配附子，且附子用量倍于真武汤，其目的为温补元阳以扶正祛邪。

### 案例七

张某，男，40岁，患气喘病多年，每当发作之时，自服百喘朋能缓解症状，此次发病，发作严重，又来求取百喘朋，当问及为何不愿服用汤药时，才知道原先曾服中药无数，但未见效果，经过反复劝说后，同意服汤药一试。现症见：喘咳痰多，脉弦，舌苔水滑。观其面色黧黑。

【独立诊断】病因为寒、饮；病所在太阴；病机乃寒饮内停，肺失宣降。

【综合辨证】寒饮内伏，肺失宣降。

【治法方药】法宜辛温解表，温化水饮；方选小青龙汤。

麻黄9g，桂枝9g，干姜9g，细辛6g，五味子9g，半夏9g，白芍9g，炙甘草9g。

【疗效观察】服药后喘咳明显好转，转用茯苓桂枝杏仁甘草汤加干姜、五味子又服3剂，喘咳得以基本控制。

按：小青龙汤是张仲景用来治寒饮咳喘的一张名方。或伤寒表不解，心下有水气，或膈间有支饮，凡属寒饮内伏，上射于肺所致咳喘，皆有明显功效。本方合干姜、细辛及麻黄、桂枝于一体，辛烈走窜，虽然药力峻猛，但只要掌握好辨小青龙汤证的几个环节，临床运用则效如桴鼓。

（1）辨气色：寒饮为阴邪，易伤阳气，胸中阳气不温，使荣卫行涩，不能上华于面，患者可见面色黧黑，称为"水色"；或见两目周围有黑圈环绕，称为"水环"；或见头额、鼻柱、两颊、下巴的皮里肉外之处出现黑斑，称为"水斑"。

（2）辨咳喘：或咳重而喘轻，或喘重而咳轻，或咳喘并重，甚则倚息不能平卧，每至夜晚加重。

（3）辨痰涎：肺寒津冷，阳虚津凝，成痰为饮，其痰涎色白质稀，或形如泡沫，落地为水，或吐痰为蛋清状，触舌觉冷。

（4）辨舌象：肺寒气冷，水饮凝滞不化，故舌苔多见水滑，舌质一般变化不大。但若阳气受损时，则可见舌质淡嫩、舌体胖大。

（5）辨脉象：寒饮之邪，其脉多见弦象，因弦主饮病；如果是表寒里饮，则脉多为浮弦或见浮紧；若病久入深，寒饮内伏，其脉则多见沉。

（6）辨兼证：水饮内停，往往随气机运行而变动不居，出现许多兼证。如水寒阻气，则兼噎；水寒犯胃，则兼呕；水寒滞下，则兼小便不利；水寒流溢四肢，则兼肿；若外寒不解，太阳气郁，则兼发热、头痛等症。

以上六个辨证环节，是正确使用小青龙汤的客观标准，但六个环节不必悉具，符合其中一两个主证者，即可使用小青龙汤。

小青龙汤治疗重证寒饮咳喘，疗效卓著，屡用屡效。但此方辛烈峻猛，能伐阴动阳，下拔肾根，用药必须中病即止，不可久服。根据《金匮要略》中提出的"病痰饮者，当以温药和之"的原则，用苓桂剂善后疗效理想。

（刘渡舟.经方临证指南.天津：天津科学技术出版社，1993：22.）

【经典温故】

《伤寒论》第40条："伤寒表不解，心下有水气，干呕，发热而咳，或渴，或利，或噎，或小便不利、少腹满，或喘者，小青龙汤主之。"

《伤寒论》第41条："伤寒，心下有水气，咳而微喘，发热不渴。服汤已渴者，此寒去欲解也，小青龙汤主之。"

【问题讨论】

1.结合病案，小青龙汤的运用在本案例中有何特色？方中哪几味药有所体现？

参考答案：散中有收——麻黄、桂枝与五味子、白芍。开中有合——干姜、细辛与白芍。宣中有降——麻黄、桂枝与半夏。

2.小青龙汤、桂枝加厚朴杏子汤、麻黄汤均可治疗咳喘，如何区别使用？

参考答案：上三方皆可治喘，桂枝加厚朴杏子汤证为太阳中风表虚兼喘，见有汗出恶风而无内饮；麻黄汤证为太阳伤寒表实证，寒邪闭表，肺气不宣致喘，见无汗且无内饮证；小青龙汤证为太阳伤寒表实兼喘，见无汗有内饮。

## 案例八

李某，男，47岁，1997年10月19日初诊。

患者平素体质尚可，2周前因过于劳累，不慎感受风寒，出现恶寒发热、气喘咳嗽、咳痰等症，因病情急重，遂往某院住院治疗。血常规：WBC $12 \times 10^9$/L，N 0.8，L 0.2。胸透：右下肺有片状模糊阴影。按肺炎用中西药（不详）治疗十余日，疗效不佳。经亲友介绍，邀余前去诊治。查其面色苍暗，体温38.1℃，喘咳气急，胸闷，咳白色稀薄痰，身痛，恶风寒，汗出，舌淡红，苔薄白，脉浮细数。

【独立诊断】病因为风、寒；病所在太阳、太阴；病机乃太阳风寒，营卫不和，肺失宣降。

【综合辨证】外感风寒，营卫不和，肺失宣降。

【治法方药】法宜解肌祛寒，平喘止咳；方选桂枝加厚朴杏子汤。

桂枝12g，白芍12g，炙甘草6g，杏仁10g，厚朴15g，生姜6g，大枣6枚。

【疗效观察】服上药后，患者寒热身痛消失，咳喘减缓，脉转浮弱，再以前方5剂以巩固疗效。1周后患者家属来告，病已痊愈。

按：本例患者平素体健，因过劳而致一时性调节功能障碍，感受风寒，酿成肺炎。患者乃典型的桂枝加厚朴杏子汤证，故投原方而获桴鼓之效。

［韦彦之.桂枝加厚朴杏子汤治疗肺系疾病举隅.国医论坛，2011，16（5）：8.］

【经典温故】

《伤寒论》第18条："喘家，作桂枝汤，加厚朴杏子佳。"

《伤寒论》第43条："太阳病，下之微喘者，表未解故也，桂枝加厚朴杏子汤主之。"

【问题讨论】

1.本案例的辨证要点是什么？

参考答案：患者恶风寒、发热、汗出，则属太阳风寒表证，伴有喘咳气急、胸闷、咳白色稀薄痰等气机不降的症状，故加厚朴、杏仁化痰降气。

2.桂枝加厚朴杏子汤证共2条原文，为何一言"主之"？一言"佳"？

参考答案：第43条为太阳病下后表不解兼微喘，为新病。其因表证误下伤肺，表证未解，肺气上逆使然。表里同病，表里双解，与病机正合拍，故言"主之"。第18条为素有喘疾，此次因外感风寒而引发，亦为表里同病，但新感与宿疾相兼。桂枝加厚朴杏子汤能解除表证，并有利于平喘，但尚不能根治宿疾，故言"佳"。由于体质、病程、兼夹不同，病机略有差异，故疗效有别。

## 案例九

李某，男，2岁，初得伤寒，高热（体温39℃），无汗，舌苔白润，脉浮数，予麻黄汤原方1剂，服药后得汗出，体温降至37.5℃，但又出现严重咳嗽，呼吸气急，有痰，汗山，舌红苔略黄，脉滑数。

【独立诊断】病因为热；病所在太阴；病机乃邪热壅肺，肺失肃降。

【综合辨证】寒邪化热，热邪壅肺。

【治法方药】法宜清热宣肺，降气平喘；方选麻杏石甘汤。

【疗效观察】服2剂后，热退哮平。

（刘渡舟.经方临证指南.天津：天津科学技术出版社，1993：27.）

【经典温故】

《伤寒论》第63条："发汗后，不可更行桂枝汤。汗出而喘，无大热者，可与麻黄杏仁甘草石膏汤。"

【问题讨论】

1.本案例的辨证要点是什么？

参考答案：患者初服麻黄汤汗出不彻，热未退清，热邪复又加重，则咳嗽、呼吸气急，舌红苔略黄、脉转滑数，故又给予麻杏石甘汤内清热邪，外散表寒。

2.麻杏石甘汤在《伤寒论》和《温病条辨》中病机有何区别？

参考答案：本方从它的病机来看，它治疗外感风邪，邪热壅肺证，但到目前，古今运用上有一定的差别，但总体、全面来看是外感风邪，邪热壅肺证。现在使用，邪热壅肺是主要的了，所以现在肺热咳喘是主证。原来这个方出在《伤寒论》，它是用于外伤寒邪，由表入里，这种郁而化热，导致邪热壅肺。

从温病来讲，也用麻杏石甘汤，温病的原因——温热病邪侵犯，它由卫分到气分也是由表入里，也可以郁而化热，形成邪热壅肺。但这时候表邪未尽，就是说在这样一个阶段，邪热壅肺已经形成了，但是病邪没有完全入里，表邪、表证的尾巴还有，所以叫"未尽"，应该说不重。运用这个方要针对表邪，有没有，有多少，要灵活运用。

麻杏石甘汤虽然出在《伤寒论》，但实际上伤寒学派、温病学派都使用。不管是寒邪，还是温邪侵犯人体，最后由表入里，殊途同归，都可以导致邪热壅肺。当然，起源的这个伤寒，寒邪也好，温邪也好，它们的程度和后来的病情影响可以有一定的区别，但从这种基本病机的形成看都是殊途同归，由表入里的，郁而化热，造成以内热为主，兼有表证。

## 案例十

郑某，男，62岁，退休工人，1994年3月10日初诊。

患者哮喘多年，近年因年老体弱，经常发作。诊时所见，咳嗽气粗，痰多清稀，咽喉有痰黏附，胸闷气逼，哮鸣似笛声，形寒怕冷，不发热，食纳尚可，大便溏软，睡眠因咳喘影响，脉缓而弦，舌淡润而滑。

【独立诊断】病因为风、寒、痰（饮）；病所在太阴；病机乃风寒闭表，水饮射肺，肺气失宣。

【综合辨证】风寒闭表，水饮射肺，肺气失宣。

【治法方药】法宜散寒化饮；方选小青龙汤加味。

桂枝10g，麻黄10g，法半夏10g，细辛3g，五味子6g，干姜10g，白芍10g，茯苓15g，紫苏梗10g，广陈皮10g，炙甘草5g，生姜3片。每日1剂，水煎2次分服。

1994年3月16日二诊：服前方5剂，患者哮喘明显减弱，痰少稍稠，哮鸣音消失，胸不闷气舒展，身暖如常，食纳增量，大便成形，睡眠更安静，脉缓有力，舌淡润。拟方：麻黄6g，杏仁10g，法半夏10g，茯苓20g，广陈皮10g，僵蚕10g，炒薏苡仁20g，葶苈子10g，紫苏梗10g，炙甘草5g。每日1剂，水煎2次分服。

1994年3月27日三诊：服上方10剂后，患者咳喘基本平息，唯早、晚有两阵轻咳，日间很少咳嗽，痰量减少，痰不黏不稀，呼吸均匀，饮食正常，大便成形，睡眠安宁，脉缓有力，舌淡红润。拟方：党参15g，白术10g，茯苓15g，法半夏10g，陈皮10g，紫菀10g，款冬花10g，紫苏梗10g，葶苈子6g，炙甘草5g。每日1剂，水煎2次分服。

1994年4月8日四诊：服方上10剂，患者自觉咳平气顺，呼吸畅利，精神倍增，痰少，睡眠、饮食、二便皆趋正常，脉缓有力，舌淡润薄白苔。拟方：党参15g，白术10g，茯苓20g，法半夏10g，陈皮10g，杜仲10g，菟丝子10g，巴戟天10g，炒薏苡仁15g，葶苈子6g，紫苏梗6g。嘱隔日服1剂，以资巩固，后以健脾益气冲剂辅助服用。近期疗效明显，临床痊愈。

【疗效观察】后患者在六七月间，先后两次服上方10余剂，以期冬病夏治，起到扶正固本的效益，当年冬天哮喘基本控制。

按：哮喘是老年人的常见慢性病。其治疗应急则治其标，缓则治其本。在急性发作应以宣肺止咳平喘，用小青龙汤或三拗汤加味，使之肺气宣，哮喘平。其中麻黄是止咳平喘要药，而且是其他药所不能替代的。麻黄用量不宜过大，在小青龙汤中因有五味子监制可稍大一点量；若在三拗汤中则只能用6g，量用大了会耗气出汗。

　　哮喘多因痰阻气道，因而在急性发作时应当化痰，用半夏，或加浙贝母、川贝母。但痰是脾湿所生，因此务必要用健脾药，此间以茯苓、薏苡仁最为适宜，因其性平渗湿而不燥，比之苍术、白术为优。既用半夏、贝母化有形之痰，又用茯苓、薏苡仁治生痰之源，使痰得以消失，是治哮喘的良策。

　　急性期过后，紧接着固本扶原。第一步还是以平稳的六君子汤加味，适当用些紫菀、款冬花、紫苏梗之类以平哮喘之余波。第二步俟哮喘平定，则用脾肾两补之剂，以六君子汤加杜仲、菟丝子、巴戟天之类补而不燥。补肾的药物应取阴中阳药，可常服或研末冲服。如果可能再配合用冬虫夏草服用，疗效更趋稳定。并且提倡冬病夏治，在入伏暑日服六君子汤加补肾药，配合艾灸，确能取得巩固疗效、健身却病的效益。

　　总之，治哮喘应分三步走，一是止咳平喘，二是理气化痰，三是脾肾调治，扶正固本。而且主张少用抗生素，如果有肺部感染，待其稳定之后即停抗生素。

　　（张光荣.陈瑞春学术经验集.北京：科学出版社，2015：304.）

【经典温故】

　　《伤寒论》第40条："伤寒表不解，心下有水气，干呕，发热而咳，或渴，或利，或噎，或小便不利、少腹满，或喘者，小青龙汤主之。"

　　《伤寒论》第41条："伤寒，心下有水气，咳而微喘，发热不渴。服汤已渴者，此寒去欲解也。小青龙汤主之。"

【问题讨论】

　　1.大、小青龙汤证的异、同点是什么？

　　参考答案：大、小青龙汤证皆出现表实证特点，如发热、头痛、无汗、脉浮紧等；病机皆为寒邪束表，卫阳被遏，营阴郁滞；治法都要发汗解表；方药都用麻黄、桂枝、甘草、姜。不同点：大青龙汤证见烦躁，小青龙汤证见咳喘；病机方面，大青龙汤内兼郁热，小青龙汤内停水饮；治法方面，大青龙汤内清郁热，小青龙汤则内化水饮；方药方面，大青龙汤还用生姜、杏仁、大枣、石膏，小青龙汤还用干姜、细辛、芍药、半夏、五味子。

　　2.小青龙汤证为何有"或渴""不渴""服汤已渴"三种表现？

　　参考答案：小青龙汤证出现"或渴"是停饮太甚影响气化，津液不能上承；"不渴"为水饮内停本象，未影响气化；"服汤已渴"是指停饮之证，服小青龙汤后，温化之余，上焦津液一时不足，故见口渴，随之停饮得化，气机畅通，水津四布，口渴必除。

## 案例十一

谢某，男，8个月。

患儿因患感冒咳嗽2周，高热4天，经各种检查，确诊为腺病毒肺炎入院。患儿入院前2周感冒咳嗽痰多，到第10天突然高热持续不退，伴呕吐夹痰、奶等，食纳差，大便色黄黏稠，日1～2次，精神萎靡，时而烦躁，入院后即用中药桑菊饮、葛根芩连汤加味、安宫牛黄散、竹叶石膏汤等内服均未效。请蒲老会诊：体温38℃～40℃，无汗，呕吐，下利，每日平均十多次，呼吸不畅，喉间痰阻，喘促膈动，面色苍白，胸胀微满，脉虚，舌红。

【独立诊断】病因为寒、饮、热；病所在太阴；病机乃寒饮内停，有化热之势，肺气不利。

【综合辨证】肺经感寒动饮，有化热之势，阻滞气道，气失肃降。

【治法方药】法宜辛温散寒，涤痰开闭；方选射干麻黄汤加减。

射干2.1g，麻黄1.5g，细辛1.5g，五味子30粒，干姜0.9g，紫菀2.4g，法半夏3g，大枣4枚。

【调护医嘱】避风寒，慎起居。

【疗效观察】进2剂后患儿体温降到正常，烦躁渐息，微咳不喘，喉间痰减，脉缓，舌质红，苔少。此乃郁闭已开，肺气未复，宜益气化痰为治，方宗生脉散加味：沙参6g，麦冬3g，五味子20粒，紫菀2.4g，法半夏3g，枇杷叶3g，生姜3片，大枣2枚。进2剂后患儿咳止，一切正常，观察4天痊愈出院。

按：复诊时患儿舌红少苔为郁热伤阴之象，故转方以甘润化痰之剂善后调补。如此急则治标，缓则治本之法，非良医莫为。

（蒲辅周.蒲辅周医案.北京：人民卫生出版社，2005：156-157.）

【经典温故】

《金匮要略·肺痿肺痈咳嗽上气病脉证治》第6条："咳而上气，喉中水鸡声，射干麻黄汤主之。"

【问题讨论】

射干麻黄汤与小青龙汤应如何鉴别使用？

参考答案：射干麻黄汤主治痰饮郁结，气逆喘咳证，症见咳而上气，喉中有水鸡声，或胸膈满闷，或吐痰涎，苔白或腻，脉弦紧或沉紧。小青龙汤主治外寒里饮证，症见恶寒发热，头身疼痛，无汗，喘咳，痰涎清稀而量多，胸痞，或干呕，或痰饮喘咳，不得平卧，或身体疼重，头面四肢浮肿，舌苔白滑，脉浮。

两方同属解表化饮方剂，但前方主治风寒表证较轻，证属痰饮郁结，肺气上逆者，故于小青龙汤基础上减桂枝、芍药、甘草，加入祛痰利肺、止咳平喘之射干、款冬花、紫菀等药。由此可见，小青龙汤以治表为主，解表散寒之力大；射干麻黄汤则以治里为主，下气平喘之功强。

## 案例十二

张某，女，71岁，1987年10月25日初诊。

患者患慢性支气管炎伴肺气肿10年，素日气短，劳则作喘；旬日前，贪食肥厚，复勉强作劳，遂扰动宿疾，咳痰肿满，气急息迫，某医院诊为肺源性心脏病，以西药治疗1周罔效。刻诊：面晦紫虚肿，咳逆气促，鼻张抬肩，膈间膨胀，不能平卧，痰涎壅盛，咯吐不爽，心慌不宁，颈静脉怒张，肝肋缘下3cm，伴明显压痛，剑突下上腹部动悸可见，下肢呈凹陷性水肿，小便不利，大便数日未行，唇青紫，口干不欲饮，舌质紫暗，苔白厚，脉沉有结象。

【独立诊断】病因为痰、饮、瘀；病所在太阴、少阴；病机乃痰饮阻肺，痹阻胸阳，心脉瘀阻。

【综合辨证】痰饮阻肺，胸阳阻遏，累及心脉。

【治法方药】法宜先治其标，逐饮降气，通行血脉；方选泽漆汤加减。

泽漆30g，紫菀15g，白前15g，生姜15g，半夏10g，党参10g，桂枝10g，黄芩10g，炙甘草10g。5剂，每日1剂，水煎服。

【调护医嘱】清淡饮食，注意休息，避免劳作。

【疗效观察】二诊：药后患者诸症明显好转，泻下黏浊物甚多，脉转缓，续予原方5剂。

三诊：患者咳平喘宁，肿消痰去，肝大缩回，小便通利，纳谷馨，改拟金水六君煎调理，连进月余，病情稳定，经询访，年内未再反复。

按：方中泽漆长于泄水，善治痰饮阻滞之咳。本方虽为逐水之剂，但实际具培土生金之妙。邪去后，以金水六君煎善后，培土生金，金生水，肺脾肾三脏根本得固，故获长治久安之效。

[海崇熙.泽漆汤治疗肺系急重病验案三则.国医论坛，1991，（3）：14.]

【经典温故】

《金匮要略·肺痿肺痈咳嗽上气病脉证治》第9条："脉沉者，泽漆汤主之。"

【问题讨论】

1.泽漆汤中的紫参是什么药？

参考答案：紫参，别名石见穿、石打穿、月下红。来源：为唇形科植物华鼠尾的全草。性味：性平，味苦、辛。功能主治：清热解毒，活血理气止痛；用于急慢性肝炎、脘胁胀痛、湿热带下、乳腺炎、疔肿。化学成分：全草含甾醇、三萜类、氨基酸、原儿茶醛；根含水苏糖。

2.泽漆汤的辨证要点是什么？

参考答案：咳逆上气，痰多息短，身重而肿，小便不利，舌体胖大，苔白腻，脉沉。

3.泽漆汤与厚朴麻黄汤证有何异同？

参考答案：泽漆汤由半夏、紫参、泽漆、生姜、白前、甘草、黄芩、人参、桂枝组成；主要功效为通阳利水，止咳平喘；主治咳逆上气，痰多息短，身重而肿，小便不利，舌体胖大，苔白腻，脉沉。厚朴麻黄汤由厚朴、麻黄、石膏、杏仁、半夏、干姜、细辛、小麦、五味子组成；主要功效为宣肺降逆，化饮止咳；主治咳而脉浮者；证见咳嗽喘逆，胸满烦躁，咽喉不利，痰声辘辘，苔白滑。

泽漆汤与厚朴麻黄汤相比，虽然都属于咳嗽上气病，但彼可见胸满，此可有水肿；彼属水饮夹热，上迫于肺，因邪盛偏上，全在气分，故祛邪欲从外出，此系水饮内盛，壅遏肺气，因邪盛在里，并由气分累及血分，所以攻邪偏从下行。二证的比较如下表：

| 病证 | 成因 | 主证 | 治则 | 方药 |
|---|---|---|---|---|
| 水饮夹热迫肺咳喘证 | 饮邪夹热，上迫于肺，肺气上逆（以邪盛偏上，病在气分为特点） | 咳嗽气喘，胸满，烦躁，咽喉不利，脉浮 | 泄满降逆宣肺化饮 | 厚朴麻黄汤（厚朴五两，石膏如鸡子大，杏仁半升，干姜二两，细辛二两，小麦一升，五味子半升） |
| 水饮内盛咳喘证 | 水饮内盛，壅遏肺气（以邪盛在里，病由气分累及血分为特点） | 咳嗽气喘，身肿，小便不利，脉沉 | 逐水通阳化饮降逆 | 泽漆汤（泽漆三斤，紫参五两，半夏半升，生姜五两，白前五两，甘草、黄芩、人参、桂枝各三两） |

### 案例十三

何某，男，56岁，患喘咳已10年之久，时常萌发，秋冬两季尤甚；近1周来喘促，咳嗽，不得平卧，痰白而黏，胸部满闷，饮食减少，舌苔薄白而腻，脉弦滑。

【独立诊断】病因为痰、饮；病所在太阴；病机乃痰饮阻滞，肺失肃降。

【综合辨证】痰饮积留肺中，气阻不能宣降。

【治法方药】法宜泻痰饮以降肺气；方选葶苈大枣泻肺汤加减。

葶苈子18g，炒紫苏子12g，大枣6枚。水煎服。

【调护医嘱】清淡饮食，禁生冷。

【疗效观察】二诊：服药3剂后，患者喘咳减轻，原方继服3剂。

三诊：患者气喘、咳嗽日渐轻减，已能平卧，白黏痰亦少，唯仍觉胸满，气短。原方去紫苏子，余药减量：葶苈子10g，大枣4枚。又服3剂，患者诸症均退，乃停药。

（此为夏锦堂教授治验。）

【经典温故】

《金匮要略·肺痿肺痈咳嗽上气病脉证治》第11条："肺痈，喘不得卧，葶苈大枣泻肺汤主之。"

《金匮要略·痰饮咳嗽病脉证并治》第27条："支饮不得息，葶苈大枣泻肺汤主之。"

【问题讨论】

葶苈大枣泻肺汤、瓜蒌薤白半夏汤、小青龙汤均可治"不得卧"，其不同点何在？

参考答案：葶苈大枣泻肺汤由葶苈子、大枣组成；主要功效为泻肺去痰，利水平喘；主治肺痈，胸中胀满，痰涎壅塞，喘咳不得卧，甚则一身面目浮肿，鼻塞流涕，不闻香臭酸辛，亦治支饮不得息者。

瓜蒌薤白半夏汤由瓜蒌实、薤白、半夏、白酒组成；主要功效为通阳散结，祛痰宽胸；主治胸痹，痰浊较甚，心痛彻背，不能安卧者。

　　小青龙汤由麻黄、芍药、细辛、炙甘草、干姜、桂枝、五味子、半夏组成；主要功效为解表散寒，温肺化饮；主治外寒里饮证，症见恶寒发热，头身疼痛，无汗，喘咳，痰涎清稀而量多，胸痞，或干呕，或痰饮喘咳，不得平卧，或身体疼重，头面四肢浮肿，舌苔白滑，脉浮者。

### 案例十四

　　傅某，男，15岁，1999年6月10日初诊。

　　患者自幼患咳喘病，多年来反复发作，常因外感风寒而诱发，发时咳嗽，喘息，甚则喉中哮鸣，或兼发热等表证。西医诊断：支气管哮喘。近4～5年来患者每年复发数次，常由笔者诊治，辨证以小青龙汤或射干麻黄汤加减治之，多3～5剂而愈。本次复发以小青龙加石膏汤治之，服药3剂，患者咳喘即明显缓解，但仍感胸部憋闷，鼻流涕，脉沉滑，舌暗红，苔薄黄。听诊：胸背部可闻及哮鸣音。

　　【独立诊断】病因为痰、饮；病所在太阴；病机乃外寒引动内饮，痰饮郁热，气失宣降。

　　【综合辨证】寒动痰饮阻肺，气逆兼有郁热。

　　【治法方药】法宜外散风寒，内化水饮，兼清郁热；方选越婢加半夏汤加厚朴汤。

　　麻黄15g，生石膏60g，清半夏15g，厚朴24g，炙甘草10g，生姜30g，大枣6枚。2剂，每日1剂，水煎分3次温服。

　　【疗效观察】服2剂诸症缓解。

　　（此为吕志杰治验。）

　　【经典温故】

　　《金匮要略·肺痿肺痈咳嗽上气病脉证治》第13条："咳而上气，此为肺胀，其人喘，目如脱状，脉浮大者，越婢加半夏汤主之。"

　　【问题讨论】

　　本案例的辨证要点是什么？

　　参考答案：患者自幼便患咳喘病，以往病发时多由小青龙汤或射干麻黄汤加减而治愈，此次虽已服小青龙加石膏汤而咳喘缓解，但胸部憋闷不见，鼻流涕，仍闻及哮鸣音，知风寒饮未去，舌暗红，知内有热，故选用越婢加半夏汤加厚朴汤。方中麻黄散风寒，半夏化痰饮，石膏清内热，厚朴宽胸理气，生姜、大枣、甘草扶正，缘由该患者久患咳喘之证。

### 案例十五

　　杜某，男，39岁，矿山退休工人，1986年6月初诊。

　　患者患矽肺5年，又并发哮喘，遇感冒或气候骤变哮喘即发，喘息咳嗽，不能平卧，胸闷，胸痛，痰稠难咯，气短喘促，消瘦疲倦。刻诊：张口抬肩，喉间痰鸣，口鼻干燥，舌红无苔，脉弦滑。

【独立诊断】病因为燥、痰；病所在太阴；病机乃燥痰伤肺，宣降失常。

【综合辨证】粉尘化燥夹痰，日久肺阴亏虚。

【治法方药】法宜清热化痰，滋养肺阴；方选清燥救肺汤加减。

生石膏30g，人参6g（沙参30g或党参16g代），桑叶12g，麦冬15g，胡麻仁12g，杏仁9g，炙枇杷叶12g，阿胶6g（烊化兑服），甘草3g，紫苏子12g，炙麻黄绒9g，紫菀12g，旋覆花15g，百合30g。

【调护医嘱】适寒温，顺应气候变化；畅情志；饮食清淡，忌食肥甘厚味，使脾胃健运，痰湿无从化生。

【疗效观察】服3剂后，患者喘平咳止，已能平卧，胸闷、胸痛均减，仍以上方，加阿胶15g，共服12剂，症状消失。为巩固疗效，在原方基础上略加减以养肺益肾、健脾化痰为主，治疗2个月，患者体重增加，饮食尤佳，健康如常。

按：哮喘而见痰稠难咯、口鼻干燥、舌红无苔，乃燥热伤肺之候，故云"符合清燥救肺汤脉证"，用之果验。如此疑难大证，两月而愈，中药之神功可见一斑。据报道，来老多年来用本方治肺系疾患，如百日咳、急慢性支气管炎、过敏性哮喘、渗出性胸膜炎、支气管扩张、肺源性心脏病、粟粒性肺结核、大叶性肺炎等，只要符合上述脉证，加减灵活运用，均能获效。

［曹东，来圣丽，来圣祥.来春茂运用清燥救肺汤治疗肺系病变68例.云南中医中药杂志.1995，（2）：18.］

【问题讨论】

1.简述清燥救肺汤的临床应用。

参考答案：清燥救肺汤证的形成，可因直接外感温热邪气所致，或火热之邪，或燥热之邪，从外而受，温热邪气伤津耗气，导致肺热、气阴伤。从肺脏的生理角度来看，肺为娇脏，喜润恶燥，肺之气阴易受外邪损伤。若素体气阴不足者，外感温热邪气，则气阴不足加剧。因此，外感温热邪气是肺热证形成的重要原因，热邪壅肺，气阴不足贯穿于肺热证整个病程。

肺热证另外一个形成原因是内伤致肺热阴伤，又感受外邪。若素体阴液不足，或久病伤阴耗液，或大汗、大吐、大下，或亡血失精导致阴亏液少，以及热性病过程中热邪伤阴等，皆可导致虚热内生。此外嗜食甘肥厚味，肠胃积热，上熏于肺，或情志失调，五志化火，内传于肺，均可内灼肺津，也可形成肺热壅盛，气阴两伤之证。《易经》曰，"火就燥"，"燥万物者，莫熯乎火"，火为阳邪，善伤津液，所谓"火气一熯，五液皆枯"。此外，肺属金，肾属水，金能生水，水能润金。肾藏精，主五液，为一身阴液之本，劳欲过度，或久病累及于肾，肾水干涸，不能上滋于肺，也可致肺肾阴虚内热的出现。

清燥救肺汤可用于各种原因所致的肺热盛而兼见气阴不足的肺热证的治疗，而不可局限于燥邪为患。

2.清燥救肺汤与桑杏汤同治燥咳，临床辨治有何异同？

参考答案：桑杏汤证属温燥邪伤肺卫，肺津受灼之轻证，症见身热、咳嗽不甚、右脉数大者，治以轻宣清透合以凉润为法；清燥救肺汤证为燥热伤肺，气阴两伤证，症见身热较高、咳嗽较频，甚则气逆而喘、胸膈满闷、脉虚大而数者，治以清宣润肺与养阴益气并进。

## 案例十六

张某，男，39岁，工人，1987年11月12日初诊。

患者咳喘5年不愈，入秋即发，多家医院均诊为"慢性支气管炎"，选用西药麻黄素、氨茶碱等及中药小青龙汤、定喘汤和诸多止咳平喘之品，病虽暂缓一时，但移时复发，其状复如故。经友人介绍，延请尚师诊治。就诊时见其咳嗽气喘，心胸憋闷，耸肩提肚，吐痰稠黏，每夜晚加重，甚则难以平卧，腹胀，纳差，口不知味，有时头晕，疲乏无力。望其舌肥大，苔白腻而厚，脉来滑而略数。

【独立诊断】病因为湿、热；病所在太阴；病机乃湿热内蕴，成痰壅肺，宣降失常。

【综合辨证】湿热痰痹阻肺气，失于宣降。

【治法方药】法宜清利湿热，宣畅气机；方选三仁汤加减。

杏仁12g，白豆蔻10g，生薏苡仁12g，半夏10g，川厚朴10g，滑石12g，淡竹叶6g，通草6g，苍术6g，陈皮10g，藿香6g，紫菀10g，前胡10g。

【调护医嘱】饮食宜清淡、有营养，忌肥甘厚味、辛辣香燥之品；避风寒。

【疗效观察】服药后，患者咳喘大减，夜能安卧，饮食有增。中途不更，继服上方，共进20剂，咳止喘平，诸恙皆瘥。

［崔应珉，陈明.尚炽昌运用三仁汤的经验.黑龙江中医药.1998，（5）：2.］

【经典温故】

《温病条辨·上焦篇》第43条："头痛恶寒，身重疼痛，舌白不渴，脉弦细而濡，面色淡黄，胸闷不饥，午后身热，状若阴虚，病难速已，名曰湿温。汗之则神昏耳聋，甚则目瞑不欲言，下之则洞泄，润之则病深不解。长夏、深秋、冬日同法，三仁汤主之。"

【问题讨论】

1.本案的临床辨证要点是什么？

参考答案：本案为湿邪内蕴，上痹肺气使然，其辨证在咳喘伴有舌肥苔腻、脉滑、纳呆腹胀。其治应重在祛除湿邪，通调气机，前医用小青龙化饮剂，性过温燥，反助阳化热，定喘剂则治标而不治本，故终不能应。三仁汤方化湿、燥湿、利湿并进，加藿香以增芳香透达之力，加紫菀、前胡以止咳平喘。

2.条文中为何会出现"汗之则神昏耳聋，甚则目瞑不欲言，下之则洞泄，润之则病深不解"？

参考答案："头痛恶寒，身重疼痛"似寒证，当发汗；"胸闷不饥"似有下证；"午后身热，状若阴虚"似当用润法。然其为湿温病，湿温初起，如误予麻、桂辛温峻汗，则湿热蒸腾而上蒙清窍，出现神昏、耳聋等清窍被湿热壅塞之症；过早应用苦寒攻下，则损伤脾胃之阳气而致脾气下陷，出现洞泄难止；若将湿温病中出现午后身热误以为是阴虚发热而予滋阴养液，恐滋腻之品碍脾滞气，则易滞着不化，病情迁延难愈。

## 案例十七

张某，女，27岁，某工厂工人。

患者因发热、喉痒干咳、呼吸困难入某西医院求治，诊为"支气管哮喘""便秘"，叩之呈过清音，听诊两肺满布哮鸣音，治疗1周后，热消，X线检查示恢复正常，唯遗留干咳不止，甚觉痛苦。刻诊：干咳，偶有少量痰，甚或痰黏带血，血色红，胸胁牵痛，腹部灼热，纳差，大便时而水泄如注，肛门热痛，舌红，苔薄黄而干，中部有裂纹，脉数。

【独立诊断】病因为痰、热；病所在太阴、阳明；病机乃暗耗阴津，灼伤脉络，下传大肠。

【综合辨证】肺燥肠热，灼伤脉络。

【治法方药】法宜清热止血，润肺清肠；方选阿胶黄芩汤。

阿胶9g（烊化），黄芩8g，白芍10g，黄连6g，鸡子黄2枚，枇杷叶8g。

按：本证的辨证要点是：燥热伤肺，络伤咯血与大肠热盛，暴注下迫同时并见。此为肺中燥热移肠所致的肺与大肠同病证候。燥热耗伤肺津，清肃之令不行，所以喉痒干咳；燥邪化火，灼伤血络，所以痰黏带血、胸胁牵痛；肺中燥热移肠，迫津下泄，所以腹部灼热、大便泄泻。本证的泄泻为热泻，多伴肛门热痛，或有腹痛。燥则气结，泻下亦必艰涩，似痢非痢，当与虚寒下利区别。肺中燥热伤络导致咯血，同时燥热又移肠导致便泻，是本证病机要点。虽见咯血，但由气热引起，不属血分。

（陈宝国.中医经典方证案例研究.南昌：江西科学技术出版社，2012.）

【经典温故】

《重订通俗伤寒论·秋燥伤寒》"……若暑从火化者，浅则多肺燥肠热，上则喉痒干咳，咳甚则痰粘带血，血色鲜红，胸胁串痰，下则腹热如焚，大便水泄如注，肛门热痛，甚或腹痛泄泻，泻必艰涩难行，似痢非痢，肠中切痛，有似硬梗，按之痛甚，舌苔干燥起刺，兼有裂纹。深则……""……肺燥肠热，则用阿胶黄芩汤。"

【问题讨论】

1.本方中为何不适当加入生地黄、麦冬之类的养阴生津药物？

参考答案：方中未加生地黄、麦冬之类的养阴生津药，是因为还有肠热泄泻。此泄泻是肠热所致，所以止泻应该从清肠入手而不能用收涩药。且本病热邪未罢，阴血不足，故而不能以养阴为主，当以清热凉血为法。

2.试述阿胶黄芩汤方解。

参考答案：阿胶黄芩汤原方："陈阿胶、青子芩各三钱，甜杏仁、生桑皮各二钱，生白芍一钱，生甘草八分，鲜车前草、甘蔗梢各五钱。先用生糯米一两，开水泡取汁出，代水煎药。"燥热已伤津液，便泻则使津液更伤，当肺肠同治。方中杏仁、桑白皮、甘蔗、糯米宣肺止咳，润肺生津；阿胶养血止血；芍药、甘草酸甘化阴，缓急止痛；黄芩苦寒坚阴，又清肺与大肠之热；车前子清大小肠之热，利小便而实大便，使热从小便而去。全方苦泄坚阴，润燥养血，导热下行，燥热除，津液润，则咳血止，下利停。

# 第六章　头　痛

案例一

刘某，男，12岁，学生。

患者每晨起头痛绵绵，自汗，精神倦怠，畏寒喜热，舌淡苔白，脉沉细无力，至中午不治则自愈，请某中医诊治，按气虚头痛，屡治无效，严重影响学习。

【独立诊断】病因为寒；病所在少阴；病机乃阴寒内盛，阳气不足，上失温煦。

【综合辨证】阴寒盛于下，阳虚于上，上失温煦。

【治法方药】法宜温肾壮阳；方选白通汤加味。

熟附子6g，干姜4.5g，炙甘草4.5g，葱白2枚。

【疗效观察】按阳虚头痛治疗，用白通汤加炙甘草，2剂而愈。

［刘宇.治验二则.山东中医学院学报，1977（1）：30.］

【经典温故】

《伤寒论》第314条："少阴病，下利，白通汤主之。"

【问题讨论】

1.本案例中为何会头痛？

参考答案：阴盛于下，阳虚于上，阳虚不能上充温煦头部而致头痛。

2.如何理解少阴病"急温之"的脉证及意义？

参考答案：少阴病"急温之"见于原文"少阴病，脉沉者，急温之，宜四逆汤"。条文中仅言脉沉，尚未至脉微或脉微欲绝，说明虽已显示少阴不足，但阳虚并不太甚，厥逆吐利诸典型的少阴里虚寒证尚未出现，表示此时病情不重，不需急温。此处强调"急温"关键在于病入少阴，涉及根本，阳亡迅速，死证太多。所以，少阴之治，贵在及早。当脉沉显示阳虚征兆时，即当急温，以防亡阳之变。一旦延误施治，则吐利厥逆诸症接踵而至，治亦晚矣。本条中"急温之"体现了中医"治未病"的思想。

案例二

陈某，女，28岁，教师。

患者病起于1958年秋，因工作夜以继日，思索费神，致一度数日未能入睡，当时尚能支持，至工作告毕，便觉头晕眼花，继而颠顶刺痛难忍，旋即呕吐清涎甚多，历3小时之久，方慢慢缓解。越一月，病症复发，其后经常失眠，精神疲惫，平均每月必作头痛一次，症状大致如前。该患者曾就诊于省人民医院及精神病医院，内服西药及电疗未效，渐渐发作史为频繁，至1962年初平均每2～3天发作一次，经期前后尤为剧烈，严重影响工作，诊其脉细弱，舌质淡，苔薄白而润。

【独立诊断】病因为寒、饮；病所在厥阴、阳明；病机乃肝胃虚寒，寒饮上逆。

【综合辨证】中阳（胃）不足，厥阴（肝）寒饮上逆。

【治法方药】法宜温阳散寒止痛；方选吴茱萸汤。

吴茱萸9g，党参9g，生姜18g，大枣4枚（去核）。

【疗效观察】二诊：服3剂后，患者眩晕减轻，睡眠稍佳，照前方加重分量：吴茱萸15g，党参15g，生姜30g，大枣6枚（去核）。

上方共服6剂，患者经水来潮，头痛亦未复发，余症续减。但其面色无华，眼睑苍白，触之手足冷，乃转用当归四逆合吴茱萸汤，以补中降浊，温通血脉。

服后又配6剂，并嘱用当归9g、生姜适量煲羊肉常服，以善后调理。半年后患者欣喜相告：头痛未发。

按：颠顶痛者，阳气不足，寒从厥阴经脉而上攻也；呕吐涎沫者，胃中虚冷，寒浊上逆也；胃虚之人，谷气不运，无以生化气血，故脉现细弱而舌色淡也。遵仲景法，主以吴茱萸汤。

［熊曼琪.刘赤选医案.广东医学（祖国医学版），1964（4）：35-36.］

【经典温故】

《伤寒论》第243条："食谷欲呕，属阳明也，吴茱萸汤主之。得汤反剧者，属上焦也。"

【问题讨论】

1.吴茱萸汤与白通汤怎样鉴别？

参考答案：吴茱萸汤为阳气不足，故"食谷不化"，阴寒上犯则引起头痛，以颠顶痛、恶风寒为主；而白通汤为阴寒偏盛于下焦，格阳于上而全头痛、烦躁或头汗出。

2.吴茱萸汤证在《伤寒论》中出现几次？各出现什么证候？为什么同用吴茱萸汤治疗？

参考答案：《伤寒论》中吴茱萸汤有3条：一为阳明虚寒"食谷欲呕"（243），以其"得汤反剧者，属上焦"，辨阳明呕吐有虚寒、热实之不同；一为少阴阳虚阴盛，寒浊犯胃"吐利，手足逆冷，烦躁欲死"（309）；一为厥阴病肝寒犯胃所致"干呕，吐涎沫，头痛"（378）。此3条虽述证不尽相同，但阴寒内盛，浊阴上逆的病机却一致，故可异病同治，均用吴茱萸汤温胃散寒降浊。

## 案例三

陈某，男，49岁，症见头痛，以颠顶为甚，伴眩晕，口中多涎，寐差，面色黧黑，舌苔水滑，脉弦迟无力。

【独立诊断】病因为寒、饮，病所在足厥阴肝经，病机乃寒饮上犯清阳。

【综合辨证】厥阴寒邪夹饮循经上犯清阳。

【治法方药】法宜温肝散寒，降逆止呕；方选吴茱萸汤。

吴茱萸15g，生姜15g，党参9g，大枣12枚。

【疗效观察】服药1剂，头痛止而寐仍不佳，改用归脾汤3剂而安。

按：吴茱萸汤证在《伤寒论》中共有三处，一是"食谷欲呕，属阳明也，吴茱萸汤主之"；二是"少阴病，吐利，手足逆冷，烦躁欲死者，吴茱萸汤主之"；三是"干呕，吐涎沫，头痛者，吴茱萸汤主之"。《金匮要略》中尚有"呕而胸满者，茱萸汤主之"之文。其涉及阳明、少阴、厥阴三经病变，但从其方证分析，以肝胃虚寒而气逆为其病机特点。吴茱萸气辛而味苦，气味俱厚而能降，为厥阴寒邪上逆之专药，治呕吐头痛最佳；佐以生姜之辛散，温胃而散饮；合人参、大枣甘温补中，益气以扶虚。全方具有温暖肝胃、散饮降逆之特点。

从所治案例来看，吴茱萸汤证在辨证上均有反映其病机特点的共性，即呕恶吐酸水或多涎，舌淡嫩，苔白润或水滑，脉弦或缓或迟而无力。临床上治疗呕吐、胃痛、头痛、呃逆、胁脘胀满等病症，凡具备上述辨证共性者，用吴茱萸汤为主治，每获良效。

在临证时还有一个不可忽视的特点是，本证往往在夜半子时发作为甚，且伴有寒战。这是因为夜半阴气盛极，寒邪得阴气之助而肆虐；同时，阳气生于夜半，阳气生则与阴寒交争，所以证候加剧而有寒战。对此仲景书中虽然没有明言，但实际上已有所指。《伤寒论》所论"厥阴病欲解时，从丑至卯上"，说明了厥阴气旺之时，必然能与邪气抗争。

吴茱萸为小毒药物，一般用量在3～6g，但用在本方中剂量宜大，可用至9～15g。一方面剂量不大不足以温降厥阴寒邪，另一方面生姜、大枣又能监制并缓解其毒性。

吴茱萸汤有多种加味方法。加当归是最常用的一种。当归性温而润，为肝经血分之约，加入本方中寓有气血兼治，温寒而不耗血之妙。其他如胃脘痛甚者加高良姜、香附；胁脘胀甚者加厚朴、半夏；气窜气逆者合苓桂枣甘汤；头目眩晕、心下逆满者合苓桂术甘汤等。所加诸法，亦均与本方证的病机特点相符而又互相关联。

（刘渡舟.经方临证指南.天津：天津科学技术出版社，1993：126.）

【经典温故】

《伤寒论》第243条："食谷欲呕，属阳明也，吴茱萸汤主之。得汤反剧者，属上焦也。"

《伤寒论》第309条："少阴病，吐利，手足逆冷，烦躁欲死者，吴茱萸汤主之。"

《伤寒论》第378条："干呕，吐涎沫，头痛者，吴茱萸汤主之。"

【问题讨论】

1.本案例的临床辨证要点是什么？

参考答案：本案例辨证要点为：寐差，阳不足；面色黧黑，阴水偏盛。阳不得入于阴故不寐；口中多涎、舌苔水滑、脉弦迟无力等可知阳气不足；痰饮积聚，致清阳不升而引起颠顶疼痛伴头眩晕。

2.试述少阴吴茱萸汤证的病机、主证。

参考答案：《伤寒论》原文第309条："少阴病，吐利，手足逆冷，烦躁欲死者，吴茱萸汤主之。"其症吐利、手足逆冷，酷似四逆汤证，何以不用四逆汤而用吴茱萸汤，其辨证关键是烦躁欲死——标志着阴邪虽然充盛，而阳气尚能与阴邪剧争，而不是阴盛阳亡，故治疗宜用吴茱萸汤温降肝胃，泄浊通阳。

## 案例四

徐某，男，62岁，1984年9月10日初诊。

患者头痛间断发作已五六年，尤以近半年加重，头痛发作时伴头胀昏蒙，恶心呕吐，不能进食，周身无力，面色萎黄，二便正常。舌淡红，苔白腻，脉弦细。患者曾在宣武医院做过脑电图及CT检查，未见明显异常。

【独立诊断】病因为风、湿、痰、饮；病所在太阴；病机乃风湿痰饮内停，郁而化热，蒙蔽清窍。

【综合辨证】痰湿化热，上蒙清窍。

【治法方药】法宜清利湿热，降逆化痰；方选三仁汤合半夏白术天麻汤。

杏仁12g，滑石15g，通草5g，白豆蔻6g，竹叶10g，川厚朴6g，生薏苡仁15g，法半夏10g，天麻10g，川芎10g，茯苓12g，白术10g，生姜6g。

【调护医嘱】清淡饮食，适当运动。

【疗效观察】服药6剂后，患者头痛、恶心呕吐减轻，但仍觉头胀昏蒙，四肢无力；效不更方，继服8剂，头痛明显好转，恶心呕吐消失，饮食增加，精神转佳；前方去生姜加藁本10g，继进6剂，头痛乃愈，至今未发。

按：本案病机系痰湿内阻，郁久化热，上蒙清窍。辨证治疗与对症治疗相结合，方用三仁汤合半夏白术天麻汤并加治头痛要药川芎、藁本清利湿热、降逆化痰，标本同治，使痰浊去、湿热清，则头痛愈。

［吕启珍.吴观之运用三仁汤治验.北京中医.1995，（4）：7.］

【经典温故】

《温病条辨·上焦篇》第43条："头痛恶寒，身重疼痛，舌白不渴，脉弦细而濡，面色淡黄，胸闷不饥，午后身热，状若阴虚，病难速已，名曰湿温。汗之则神昏耳聋，甚则目瞑不欲言，下之则洞泄，润之则病深不解。长夏、深秋、冬日同法，三仁汤主之。"

【问题讨论】

1.湿邪具有重浊、黏滞、趋下的特性，为何会上扰蒙蔽头窍引起头痛？

参考答案：湿邪虽为阴邪，其性重浊、黏滞、趋下，但是此案中湿夹热邪，热为阳邪，其性炎上，热夹湿邪上扰头窍，引起头痛，湿邪黏滞，故头痛发作时伴头胀昏蒙不适。《湿热病篇》指出，湿邪的传变特点也是从表入里、从上到下，故而湿邪可蒙蔽于上而引起头痛。

2.为何头痛加川芎和藁本？

参考答案:《医学启源》:"头痛须用川芎,如不愈,各加引经药,太阳蔓荆,阳明白芷,少阳柴胡,太阴苍术,少阴细辛,厥阴吴茱萸。顶巅痛,用藁本,去川芎。"

## 案例五

张某,女,47岁,1999年4月22日初诊。

患者自觉头痛脑胀,心跳,失眠,烦闷,口渴,下肢倦怠无力,舌红苔黄白相兼而腻。

【独立诊断】病因为湿、热;病所在少阳;病机乃湿热阻滞三焦。

【综合辨证】湿热阻络,壅滞气机。

【治法方药】法宜清泄湿热;方选杏仁石膏汤。

杏仁10g,生石膏30g,黑栀子10g,黄柏6g,半夏10g,生姜10g,枳壳10g,茵陈15g,射干10g。7剂。

【调护医嘱】畅情志,忌食肥厚之品。

【疗效观察】1999年5月20日二诊:服药有显效,口渴、心烦、头痛脑胀、失眠诸症消失,下肢有力,患者未再求诊服药,唯近几天自觉眼球内疼痛,右侧腹痛,大便后仍欲大便,舌红,苔黄白相兼而厚、略干,改用柴平汤合大黄黄连泻心汤调治而愈。

(陈明,刘燕华,李芳.刘渡舟临证验案.北京:学苑出版社,1996.)

【经典温故】

《温病条辨·中焦篇》第72条:"黄疸脉沉,中痞恶心,便结溺赤,病属三焦里证,杏仁石膏汤主之。"

【问题讨论】

1.本案例中的杏仁石膏汤为三焦湿热,其与三仁汤的三焦湿热如何鉴别?

参考答案:三仁汤偏重于上焦及肺的湿热,偏于表,用于疗湿温初起,邪在卫气分,湿重于热;而杏仁石膏汤为三焦湿热,偏重于中焦,热重于湿。叶天士在《临证指南医案·疸》张案中明确指出:"脉沉,湿热在里,郁蒸发黄,中痞恶心,便解溺赤,三焦病也。"可见杏仁石膏汤为三焦里证。

2.杏仁石膏汤的组方特点是什么?

参考答案:杏仁、石膏开上焦,生姜、半夏开中焦,枳实则由中驱下矣,栀子通行三焦,黄柏直清下焦。凡通宣三焦之方,皆扼重上焦,以上焦为病之始入,且为气化之先,虽统宣三焦之方,而汤则名杏仁石膏也。

## 案例六

李某,女,49岁,教师。

患者于2002年4月26日晚上开始突然头痛,2小时后,出现呕吐,继而四肢体冷,牙关紧闭,意识不清,测血压180/110mmHg。入我科就诊时,头痛剧烈,呕吐咖啡色液体约500mL,CT扫描结果示蛛网膜下腔出血。查体:体温37.2℃,脉搏

86次/分，呼吸16次/分，颈项强，克尼格征（+），布鲁斯基征（+），巴宾斯基征（-）。入院后开始用西药治疗，主要以止血、抗感染和脱水剂治疗，患者呕吐渐停，但头痛、项强等症未明显改善，且体温达38.5℃，烦躁不安，面色潮红，大便干结，舌红无苔，脉数。

【独立诊断】病因为热、风；病所在厥阴；病机乃热极生风上亢，灼伤营血。

【综合辨证】肝肾阴虚，肝风内动，兼以热入营血。

【治法方药】法宜平肝清热息风，凉血止血养阴；方选羚角钩藤汤加减。

羚羊角片3g，钩藤15g，生地黄15g，玄参15g，全蝎10g，牡丹皮10g，菊花12g，郁金12g，葛根30g，石决明30g，金银花30g，忍冬藤30g。水煎服，每日1剂。

【调护医嘱】畅情志，忌食肥厚之品。

【疗效观察】服药3剂，患者发热退净，头痛减轻，烦躁已除，舌红，脉滑数，以前法调整处方而进，药用生地黄、玄参各15g，牡丹皮、白芍、郁金各10g，钩藤、菊花、柏子仁、酸枣仁各12g，甘草、川芎各6g，金银花、石决明、葛根各30g；服药4剂，患者头痛大减，烦躁除，睡眠安好，大便已行，舌红，脉弦数；继服上方1周，患者头痛止，诸症悉减，唯颈项稍强，舌红苔薄，脉弦数，上方减玄参、甘草，加麦冬10g、沙参12g滋养阴液，以善其后，痊愈出院。

按：中医学认为此病是肝肾阴虚，肝阳上亢，升发太过，化火生风，头部气血逆乱所致。其发病条件在于"风"，指肝风夹火、痰等邪气；病机在于阴虚阳亢，本虚标实，上实下虚；头痛为本病之重要特征。本病是因肝风肝火相煽而发，故用钩藤、石决明平肝重镇。头疼剧烈者加羚羊角。羚羊角咸寒入肝，善泻肝火，凉肝息风最佳。钩藤清热平肝，息风定痛功效甚佳。石决明为凉肝清肝要药。方中玄参、生地黄清热养阴，凉血而止血；白芍平肝养血；柏子仁、酸枣仁柔肝养血，且能镇静安神。本病属中风一门，因阴虚阳亢，风火相煽，气血逆乱于头脑，治疗当以沉降潜镇之品，为何要用葛根呢？因为葛根古时就用以治项强，虽然本病之项强因于肝风内动，阴虚血少，阴津不能上承濡养筋脉，方中大量镇肝息风潜阳之品，加一味葛根，以功能"起阴气"，滋养筋脉，舒其牵引强痛，筋脉得以濡润而项强拘挛自可缓解。这样升降之药配合使用，降者自降，升者自升，升降有序。本案在用葛根治疗项强的同时配以全蝎，其息风止痉之力大增，而性质又较平和，两相配合，强痛痉急可止。

［姬同超.羚角钩藤汤配西药治疗蛛网膜下腔出血50例.陕西中医.2008，29（2）：205.］

【经典温故】

《重订通俗伤寒论·羚角钩藤汤·何秀山按》："肝藏血而主筋，凡肝风上翔，症必头晕胀痛，耳鸣心悸，手足躁扰，甚则瘛纵，狂乱痉厥，与夫孕妇子痫，产后惊风，病皆危险。故以羚、藤、桑、菊熄风定惊为君，臣以川贝善治风痉，茯神木专平肝风。但火旺生风，风助火势，最易劫伤血液，尤必佐以芍、甘、鲜地，酸甘化阴，滋血液以缓肝急；使以竹茹，不过以竹之脉络通人之脉络耳。此为凉肝熄风，滋液舒筋之良方，然惟便通者，但用甘咸静镇，酸泄清通，始能奏效。若便闭者，必须犀连承气，急泻肝火以熄风，庶可救危于俄顷。"

【问题讨论】

1.试论热邪燔灼肝经，热盛动风的证的辨证要点。

参考答案："肝藏血而主筋……甚则瘈纵，狂乱痉厥"，点明了本证的辨证要点：具有肝经热盛，化火动风，肝风上翔的见症，如头晕胀痛或掣痛、耳鸣等；具有血热窜扰筋脉，灼伤肝阴的见症，如手足躁扰，甚则瘈疭、发痉、抽搐，脉弦数等；具有血热扰心，心神不宁的见症，如心悸、神昏，甚或狂乱，舌质红绛而干等。"与夫孕妇子痫，产后惊风，病皆危险"指出本证甚为凶险，临床必须及时救治。羚角钩藤汤为凉肝息风的基础方，凡实风内动者，均可在其基础上进行加减。

2.羚角钩藤汤的组方特点是什么？

参考答案：方用羚羊角、钩藤、桑叶、菊花息风定惊为君；臣以川贝母化痰止痉，茯神木平息肝风；佐以白芍、甘草、鲜生地黄酸甘化阴，滋阴增液以缓肝急；使以竹茹以竹之脉络通人之脉络，引诸药直达病史。诸药合用，具有"凉肝熄风，滋液舒筋"之良效。

## 案例七

蔡某，男，7岁，2004年12月19日初诊。

患者于2天前突现发热，体温38.4℃，不恶寒，略觉燥热，前额痛，走动振动则剧，伴咽痛，痰不多，口干不显，饮水不多，大便如常。其触之手凉，但自不觉冷，汗出不彻。咽略红，扁桃体Ⅱ度肿大，有脓点。舌淡红，苔白偏厚，脉数略滑寸浮。

【独立诊断】病因为湿、热、风；病所在阳明；病机乃湿热夹风，壅阻清气。

【综合辨证】湿热夹风，壅阻阳明经脉头窍。

【治法方药】法宜芳香辛宣，化湿疏风，清透郁热；方选甘露消毒丹加减。

藿香8g，白芷4g，茵陈8g，薄荷6g（后下），连翘8g，浙贝母8g（打），黄芩8g，白豆蔻4g（后下），葛根10g，蒲公英10g，菖蒲4g，芦根10g。5剂。

【调护医嘱】避风寒，清淡饮食。

【疗效观察】2004年12月25日二诊：服上药3剂后，患者发热退，头痛、咽痛除，略有咽梗、微咳。患者因平素易感冒发烧，平均两月一次，故要求继续以中药调理。舌淡红，苔根偏厚，脉右关上略旺。咽不红，右扁桃体略肿。分析其病证乃虽湿开热透风去，但遗湿素痰未尽，治宜苦辛微凉，化尽余邪，方选二陈汤加连翘、紫苏叶、竹叶之类善后：紫苏叶5g（后下），竹叶4g，连翘5g，陈皮5g，法半夏5g（打），茯苓8g，甘草2g。4剂。

按：伤风感冒若发于上者多受于前，经所谓"寒伤于后，风中于前"，故伤寒发于太阳之表者较多，而伤风发于阳明之表者不少。此例以发热头痛而甚于前额，即是阳明表证的典型病证。

（此为刘英锋治验。）

【经典温故】

《随息居重订霍乱论》:"治暑湿霍乱,时感痧邪,及触冒秽恶不正之气,身热倦怠,胀闷肢酸,颐肿咽痛,身黄口渴,疟痢淋浊,泄泻疮疡,水土不服诸病。但看病患舌苔淡白,或浓腻,或干黄者,疫邪尚在气分,悉以此丹主之。凡医临证,亦当准此化裁,自可十全为上。"

【问题讨论】

1.小儿用量应当如何斟酌?

参考答案:为方便临床上计算方便,可按成人中药一般用量为准进行折算:如新生儿用成人量的1/6,婴儿为成人量的1/3 ~ 1/2,幼儿及幼童为成人量的2/3,学龄期儿童用成人量。

2.本方服用后出现什么表现为佳象?

参考答案:微热汗出,汗出可至双下肢,精神转佳。

# 第七章 胃 痞

## 案例

丁某，男，47岁，患心下痞满，时而隆起一软包如鸡蛋大小，按之而痛，两胁下鸣响不适，嗳气频作，口苦纳减，并见面目浮肿，小便不利，大便不成形，每日三四次。舌苔白厚，脉沉弦滑。

【独立诊断】病因为饮、热；病所在少阳、阳明；病机乃水饮郁热。

【综合辨证】少阳焦膜水饮郁热，涉及阳明。

【治法方药】法宜散水除痞，平调寒热；方选生姜泻心汤。

生姜12g，干姜3g，黄连4.5g，黄芩4.5g，党参9g，茯苓18g，半夏9g，炙甘草6g，大枣12枚。

【疗效观察】仅服2剂则诸症悉减，心下隆起之包块平消未作，小便利而饮食增。上方又服6剂而安。

按：本方重用生姜，加强了消水散饮的作用，所以治疗重点在于胃中不和而夹水饮，在《伤寒论》中被称为"胃中不和……胁下有水气"。"胁下有水气"，一方面指出了本证的病机与水气有关，另一方面说明了水气可以停留于胁下，临床可见到胁下胀满或疼痛等症状。此外，水气的临床表现还有小便不利、下肢浮肿等。

生姜泻心汤即半夏泻心汤加生姜并减少干姜的用量而成，其组方原则亦属辛开苦降甘调之法。所以，临床上凡见有心下痞、嗳气、下利、腹中鸣响、胁下疼痛，或下肢浮肿、小便不利者，服用本方多有良好效果。如果水气比较明显，还可在方中加入茯苓，以增强健脾利水的作用，疗效更佳。

（刘渡舟.经方临证指南.天津：天津科学技术出版社，1993：62.）

【经典温故】

《伤寒论》第157条："伤寒汗出，解之后，胃中不和，心下痞硬，干噫食臭，胁下有水气，腹中雷鸣，下利者，生姜泻心汤主之。"

【问题讨论】

1.《伤寒论》第157条应如何辨证论治？

参考答案：生姜泻心汤治疗寒热交阻中焦而寒水偏重的证候。心下痞硬胀连及胁下，此水停于中而流走于胁下而为痞硬胀痛。干噫食臭，此中虚胃逆，食滞不化。腹中雷鸣下利，为脾虚不运，水走肠间。故给予生姜泻心汤辛开苦降，散水消痞。

2.《伤寒论》中有哪些方剂能治疗心下痞或硬痞证?

参考答案：大黄黄连泻心汤、附子泻心汤、半夏泻心汤、生姜泻心汤、甘草泻心汤、旋覆代赭汤、十枣汤、五苓散、桂枝人参汤、大柴胡汤等，均能治疗心下痞或硬痞证。

# 第八章　胃脘痛

案例一

郭某，男，38岁，头项强直不利，俯仰困难，并伴胃脘疼痛，或诊断为颈椎病，或诊断为胃溃疡，但屡治不效。查脉沉弦，舌红而苔水滑，乃问其小便情况，告知白昼小便短少，夜间小便频多，但总有排尿不尽之感，大便偏干。

【独立诊断】病因为水；病所在太阳；病机乃水邪内停，经腑不利。

【综合辨证】太阳膀胱停水不化，经腑不利。

【治法方药】法宜健脾利水；方选桂枝去桂加茯苓白术汤。

茯苓30g，白芍15g，白术10g，炙甘草10g，生姜10g，大枣7枚。

【疗效观察】上方共服6剂，项强变柔，小便畅利而胃脘亦舒。

（刘渡舟.经方临证指南.天津：天津科学技术出版社，1993：43.）

【经典温故】

《伤寒论》第28条："服桂枝汤，或下之，仍头项强痛，翕翕发热，无汗，心下满，微痛，小便不利者，桂枝去桂加茯苓白术汤主之。"

【问题讨论】

1.《伤寒论》第28条应如何辨证论治？

参考答案：对于这一条文，注家争论较多，焦点在于有无表证，以及去桂枝还是去芍药的问题。《医宗金鉴》认为"去桂当是去芍药"。成无己则模棱两可，不说去桂枝还是去芍药，提出用桂枝汤加茯苓白术为宜。柯韵伯、陈修园则维持原意，主张去桂枝加茯苓、白术。

这一条开头说"服桂枝汤，或下之"，可知前医认为"头项强痛，翕翕发热"为桂枝汤证，可以发汗，又或者认为"心下满，微痛"为可下证。但经过了汗、下以后，前述诸证仍然存在，这是什么原因呢？因为他们不知道"小便不利"是辨证的关键所在。小便不利为气化不利，水邪内停的反映。

太阳之气的气化作用与水液代谢的关系非常密切。水邪内留，导致太阳腑气不利，气化失司，可出现小便不利之证；郁遏太阳经中之阳气，经脉不利，可出现头项强痛和翕翕发热之证，似表证而非表证；导致里气不和，可出现心下满、微痛之证，似里实而非里实。因此，汗、下两法都不适宜，只有用桂枝汤去桂枝加茯苓、白术以健脾利水。

水邪祛了，太阳经腑之气不郁了，病也就好了。

方后注说"小便利，则愈"，说明本方的作用不是发汗，而是通利小便，无需桂枝走表以解肌，故当去之。有人说，既然不发汗而专门利小便，为何不用五苓散呢？五苓散的方后注说"多饮暖水，汗出愈"，其证是小便不利、微热消渴、脉浮，用发汗利水的方法，使外窍得通，则里窍自利，是为表里两解之法。相比而言，本方则仅仅利水而已，里窍通，水邪去，则经脉自和，是利水以和外之法。唐容川说："五苓散是太阳之气不外达，故用桂枝，以宣太阳之气，气外达则水自下行，而小便利矣。此方是太阳之水不下行，故去桂枝，重加苓、术，以行太阳之水，水下行，则气自外达，而头痛发热等证，自然解散。无汗者，必微汗而愈矣。"

"然则五苓散重在桂枝以发汗，发汗即所以利水也；此方重在苓、术以利水，利水即所以发汗也。实知水能化气，气能行水之故，所以左宜右有。"唐氏的论述可谓是深得此方治疗之旨。

陈慎吾先生曾治一数年低热患者，主要证候就是翕翕发热、小便不利。他用本方原方治疗，只用了两三剂，就热退病愈了。可见，经方只要用得当，效果是很好的。

陈修园用本方治史部谢芝田的验案，也值得查看。

总之，从理论的分析到临床的验证，都以去桂枝为是。方中芍药可助疏泄以治心下满，茯苓、白术走里以健脾利水，生姜、大枣健脾和中、调和营卫，诸药共奏健脾气、利水邪之功效。

2.桂枝去桂加茯苓白术汤与桂枝加葛根汤、葛根汤之项背强如何鉴别？

参考答案：桂枝去桂加茯苓白术汤的项强为水邪内留，郁遏太阳经中之阳气，经脉不利，从而出现头项强痛和翕翕发热之症；桂枝加葛根汤的项强为风入经脉所致，伴有恶风汗出；而葛根汤的项强有恶寒无汗出。

### 案例二

患者，女，26岁，2005年5月4日初诊。

患者自诉在某处服3天治疗关节炎药物后（药名不详）出现胃脘疼痛，并发生呕吐数次，迁延10余日。该患者曾在某乡卫生院进行血常规检查，示WBC $11 \times 10^9$/L，大便常规、尿常规检查正常，给予输液、消炎、解痉止痛治疗，不愈，来我处就诊。现症见：面部红赤，时有寒热，胸脘痞塞而胀，呃逆，泛酸嘈杂，呕吐，心下胃脘疼痛阵作，按之痛甚，二便尚可，舌苔根部黄而稍厚，脉浮滑。

【独立诊断】病因为痰、热；病所在少阳；病机乃痰热互结。

【综合辨证】少阳焦膜痰热互结。

【治法方药】法宜清热涤痰，降逆开结；方选小陷胸汤加味。

黄连6g，半夏12g，瓜蒌子30g，吴茱萸1g，代赭石10g（打细先煎），柴胡12g，竹茹12g，广木香10g，橘皮9g。

【疗效观察】服药3剂，患者胃脘痞结开，心下疼痛止，后以香砂养胃丸调理数日，诸症悉除。

［裴惠民.小陷胸汤的临床应用.基层医学论坛，2010，（14）：439.］

【经典温故】

《伤寒论》第138条："小结胸病，正在心下，按之则痛，脉浮滑者，小陷胸汤主之。"

【问题讨论】

1.结合现代医学，如何理解"小陷胸汤"证？

参考答案：小陷胸汤在现代医学中多运用于临床治疗急性胃炎、胆囊炎、肝炎、冠心病、肺源性心脏病、急性支气管炎、胸膜粘连等属于痰热互结于心下或胸膈者。小陷胸汤证病位在胸膈，痰热互结，气机失畅，可逐渐波及多脏腑而致病。

2.小陷胸汤证的辨证要点与病机是什么？

参考答案：小陷胸汤证的辨证要点是心下痞硬，按之则痛，胸闷喘满，咳吐黄痰，苔黄腻，脉浮滑。病机是痰热互结于心下，结浅热轻。

## 案例三

患者，女，32岁，主诉胃脘疼痛，多吐涎水而心烦。查舌质淡嫩，苔水滑，脉弦无力。初以为胃中有寒而少阳不足（查原案），投以桂枝甘草汤加木香、砂仁，无效。再询其症，有烦躁夜甚，涌吐清涎绵绵不绝，且头额作痛。

【独立诊断】病因为寒、饮；病所在厥阴、阳明；病机乃肝胃虚寒，浊阴上逆。

【综合辨证】肝胃虚寒夹饮。

【治法方药】法宜温中祛寒，和胃化饮；方选吴茱萸汤。

吴茱萸9g，生姜15g，党参12g，大枣12枚。

【疗效观察】服3剂后诸症皆消。

（刘渡舟.经方临证指南.天津：天津科学技术出版社，1993：124.）

【经典温故】

《伤寒论》第309条："少阴病，吐利，手足逆冷，烦躁欲死者，吴茱萸汤主之。"

【问题讨论】

1.桂枝甘草汤与吴茱萸汤之胃脘痛的鉴别要点是什么？

参考答案：桂枝甘草汤治疗的胃脘痛以心气虚引起，故觉胃脘悸动而痛，喜按；吴茱萸汤治疗的胃脘痛以中焦寒实为主，腹痛拒按。

2.试述少阴吴茱萸汤证的病机、主证。

参考答案：《伤寒论》原文第309条："少阴病，吐利，手足逆冷，烦躁欲死者，吴茱萸汤主之。"其症吐利，手足逆冷，酷似四逆汤证，何以不用四逆汤而用吴茱萸汤，其辨证关键是烦躁欲死——标志着阴邪虽然充盛，而阳气尚能与阴邪剧争，而不是阴盛阳亡，故治疗宜用吴茱萸汤温降肝胃，泄浊通阳。

## 案例四

肖某，男，21岁，南昌人，2010年2月2日初诊。

患者近半年多以来，嗳气反复发作，曾经服用过中西药，疗效不佳。现症：嗳气较频，每于饮食、喝水后几分钟出现，有时反酸，腹胀，矢气频，矢气后则舒，口中常泛清水，口黏，纳可，寐可，小便色黄，时有灼热，大便平。望其舌见舌质淡略红，苔薄白；切其脉弦尺沉。

【独立诊断】病因为郁；病所在厥阴、阳明；病机乃气滞气虚。

【综合辨证】肝胃不和，气滞气虚。

【治法方药】法宜疏肝和胃，健脾益气；方选四逆散、朴姜夏草参汤、旋覆代赭汤加味。

柴胡10g，白芍10g，枳实10g，炙甘草6g，川厚朴10g，生姜5片，法半夏10g，党参10g，旋覆花10g，紫苏梗10g，代赭石15g，炒莱菔子10g，黄连2g。7剂，每日1剂，水煎服。

【疗效观察】

2010年2月9日二诊：服上药7剂后，患者嗳气、胃胀大减，泛清水减，时有发生，发生的程度也减低，反酸基本已除，大便溏，小便色黄，稍灼热，舌淡红，苔薄白，脉细弦。药已中的，治宜守法守方。处方：守上方，代赭石改30g。7剂，每日1剂，水煎服。

2010年2月13日三诊：服药后，患者嗳气基本不发，口泛清水已除。患者考虑春节后到外地打工，故提前来复诊，并要求带中成药。嘱其服"香砂六君子丸"，每次8～10粒，每天2～3次。

2010年3月7日患者电话告之，嗳气基本未发。

按：嗳气为胃气上逆之候，声音沉缓而长，食后多发，故张景岳称之为"饱食之声"。寒热虚实均可导致。本例乃虚实夹杂，肝木旺，则气滞，而见腹胀，矢气频，矢气后则舒；脾土虚，则运化失司，而见口中常泛清水，口黏，大便溏；胃气逆，则见嗳气。综合起来，其辨为肝胃不和，气虚气滞之证；治宜疏肝理气，和胃降逆，健脾益气；方选四逆散、朴姜夏草参汤、旋覆代赭汤加味，并可用香砂六君子丸善后。

（此为伍炳彩治验。）

【经典温故】

《伤寒论》第318条："少阴病，四逆，其人或咳，或悸，或小便不利，或腹中痛，或泄利下重者，四逆散主之。"

《伤寒论》第66条："发汗后，腹胀满者，厚朴生姜半夏甘草人参汤主之。"

《伤寒论》第161条："伤寒发汗，若吐，若下，解后，心下痞硬，噫气不除者，旋覆代赭汤主之。"

【问题讨论】

1.试述四逆散的组成及方意。

参考答案：四逆散的组成：柴胡、芍药、枳实、炙甘草。四逆散的方意为：柴胡主升，疏肝解郁，透达阳气；枳实主降，导滞行气而宣通胃络；芍药苦泄破结，通络止痛；甘草益阴缓急而调和诸药。上药共奏疏畅气机、透达郁阳之功。

2.四逆散证与四逆汤证均有"四逆"，二者有何区别？

参考答案：四逆散证之四逆乃因阳气内郁，不能通达四末所致；而四逆汤证之四逆，为少阴阳虚阴盛所致。在程度上，四逆汤证的四逆明显，较四逆散证为重，且除四逆外，四逆散证可见阳气内郁之心烦易怒、舌红脉弦等，而四逆汤证则见大便稀溏、精神困顿、畏寒、脉微欲绝等。

## 案例五

张某，男，50岁，医生，1990年5月20日初诊。

患者经常胃痛，遇寒反复发作，胃脘痛时喜按喜温，或嗜饼干可缓解，腹胀气滞，大便偏稀，口淡舌滑，脉弦缓。胃镜检查示浅表性胃炎。患者经常用胃乐等药物，虽能取一时之效，但隔三差五，因饮食不慎，或遇寒凉必定疼痛发作，绵延不已。

【独立诊断】病因为寒、郁；病所在厥阴、太阴、阳明；病机乃肝胃不和，脾虚气滞，寒凝中焦。

【综合辨证】肝胃不和，脾虚寒凝气滞。

【治法方药】法宜疏肝和胃，温脾散寒；方选四逆散合良附丸加味。

柴胡10g，白芍10g，枳壳10g，郁金10g，高良姜10g，香附10g，炙甘草5g。每日1剂，水煎分2次温服。

【疗效观察】

此方开出后，患者并未即时服药，仍然服西药、中成药。约过半月之后，患者疼痛又一度发作，且用西药、中成药疗效不显，因而想到试用上方以探虚实，当即取3剂，煎取浓汁温服。药后患者疼痛立止，且胃中温和，感觉异常舒畅，旋即又取7剂，日服1剂。共服10剂后，患者疼痛近半年之内未发作，十分欣慰，后又偶尔发作，取上药服2～3剂，即痛止胃舒。时隔近1年，患者告知此方止痛的神奇功用，故录于此。

按：胃脘痛，从中医的脏腑相关学说看，胃痛必须疏肝。因为肝胃相连，肝病及胃，胃病连肝，互相影响。叶天士《临证指南医案》中胃脘痛门，所有胃痛者均用肝药，或疏肝，或泄肝，或养肝，或柔肝，或温肝等。调和脾胃的同时治肝，能起到预期的疗效。本案胃脘痛，其病机即为肝胃不和，脾虚气滞，故用四逆散疏肝理气，合良附丸温运行气，取得良好的疗效。这一治法是中医治胃的特色，以肝胃相连同治，有别于西医治胃不治肝的单一治法。可以认为，中医治疗胃病（包括浅表性胃炎，胃、十二指肠溃疡等）着眼于肝，从肝胃同治入手选方择药，其疗效是优于西药的。

（张光荣.陈瑞春学术经验集.北京：科学出版社，2015：314.）

【经典温故】

《伤寒论》第318条："少阴病，四逆，其人或咳，或悸，或小便不利，或腹中痛，或泄利下重者，四逆散主之。"

【问题讨论】

1.试述四逆散证的病机、主证、治法和方药。

参考答案：四逆散证是由于肝胃气滞，阳郁致厥。气机不畅，阳气内郁不能达于四肢，故可出现手足轻微厥冷；升降失常，影响于心则悸，影响水道的通调则小便不利；肝胃气滞则出现腹痛，泄利下重。正如原文第318条所言："少阴病，四逆，其人或咳，或悸，或小便不利，或腹中痛，或泄利下重者，四逆散主之。"治宜疏肝和胃，透达郁阳，方用四逆散。方中柴胡主升，疏肝解郁以透达阳气；枳实主降，行气散结而宣通胃络；芍药、甘草制肝和脾而益阴缓急。

2.简述对四逆散或然证的理解。

参考答案：本证四逆并无虚寒证伴随，且主以四逆散，当是阳郁而致，故其程度较轻，仅表现为手足不温或指头微寒。由于枢机不利，气机不畅，疏泄失常，对全身都可能产生病理影响，所以本证除四逆外，或然证较多：肺气不利则咳，心气不利则悸，膀胱气化不利则小便不利，脾胃气滞则腹痛。因气机不利，肝木有病，易侮脾土，故柯韵伯认为本条"腹痛""泄利下重"亦为主证，不应列入或然证，证之临床，亦有道理。

## 案例六

李某，男，35岁，胃脘疼痛4年，遇寒或空腹加重，得温得食则减，痛甚时口吐清涎，自觉胃脘部发凉，如有一团冷气结聚不散，曾在某医院检查确诊为"十二指肠球部溃疡"，久服西药及中药理中、建中之剂，进药则缓，停药则发，终未得除。舌淡胖嫩，边有齿痕，脉细弱。

【独立诊断】病因为寒；病所在太阴；病机乃脾络拘急。

【综合辨证】血虚寒客，脾络拘急。

【治法方药】法宜养血温中，散寒止痛；方选当归生姜羊肉汤。

当归10g，生姜60g，羊肉60g。10剂。

【疗效观察】1剂进，患者自觉腹中温暖舒适；服至10剂，胃部冷感基本消除；后改方中生姜为30g，又续服40余剂，诸症得平，停药至今，未见复发。

按：本案胃脘痛缘于脾胃阳虚，寒凝胃腑，故方用生姜独重以温胃散寒，当归活血以通胃中血络、寒凝之涩，羊肉温胃以滋化源之本。阳虚得温，寒凝得散，故疼痛消失。

[宋传荣.当归生姜羊肉汤治验.实用中医内科杂志，1990（3）：31.]

【经典温故】

《金匮要略·腹满寒疝宿食病脉证治》第18条："寒疝腹中痛，及胁痛里急者，当归生姜羊肉汤主之。"

《金匮要略·妇人妊娠病脉证并治》第4条："产后腹中疞痛，当归生姜羊肉汤主之；并治腹中寒疝，虚劳不足。"

【问题讨论】

当归生姜羊肉汤所治"寒疝腹中痛"的机制和特点是什么？

参考答案：当归生姜羊肉汤，具有温中补虚、祛寒止痛之功效，方中"当归、羊肉兼补兼温，而以生姜宣散其寒"。《金匮要略论注》："寒疝至腹痛胁亦痛，是腹胁皆寒气所主，无复界限，更加里急，是内之荣血不足，致阴气不能相荣，而敛急不舒，故以当归、羊肉兼补兼温，而以生姜宣散其寒。然不用参而用羊肉，所谓'精不足者，补之以味'也。"

《古方选注》："寒疝为沉寒在下，由阴虚得之，阴虚则不得用辛热燥烈之药重劫其阴，故仲景另立一法，以当归、羊肉辛甘重浊，温暖下元而不伤阴，佐以生姜五两，加至一斤，随血肉有情之品引入下焦，温散冱寒。若痛多而呕，加陈皮、白术奠安中气，以御寒逆。本方三味，非但治疝气逆冲，移至产后下焦虑寒，亦称神剂。"

## 案例七

姜某，男，28岁，1954年4月8日初诊。

患者胃脘痛2年余，经常复发，遇冷加重，痛甚时冷汗出，食纳减少，舌淡苔白，脉紧。

【独立诊断】病因为寒；病所在太阴、阳明；病机乃脏络凝滞。

【综合辨证】外寒内冷，脏络凝滞。

【治法方药】法宜逐寒止痛；方选乌头赤石脂丸。

乌头8g，川花椒30g，干姜30g，附子15g，赤石脂30g。共为细末，炼蜜为丸如豌豆大，每服5丸，每日1次，早饭后服。

【疗效观察】患者经服上药数日后，症状减轻，疼痛明显缓解；继服1个月后病愈，病未再发。

按：本方为治胸痹心痛彻背、背痛彻心之方。考虑到本方为一派辛温之药，且古人对心与胃脘往往联系在一起，如胃脘痛常称心口痛等，今患者为寒凝气滞之证，病位在胃脘，故用本方获取全效。

（权依经.古方新用.北京：人民军医出版社，2009.）

【经典温故】

《金匮要略·胸痹心痛短气病脉证治》第9条："心痛彻背，背痛彻心，乌头赤石脂丸主之。"

【问题讨论】

1.乌头赤石脂丸在《金匮要略》原文中治疗胸痹，此案用来治疗胃脘痛为何能取效？

参考答案：乌头赤石脂丸来源《金匮要略》卷上，由蜀椒、乌头（炮）、附子（炮）、干姜、赤石脂组成。功效：祛寒温阳，峻逐阴邪。主证：心痛彻背，背痛彻心，形寒怕冷，四肢厥逆，苔薄白，舌质淡，脉沉紧。本方以乌头、附子、川花椒、干姜一派大辛大热之品，峻逐阴寒而定痛。乌头、附子同用者，因乌头长于起沉寒痼冷，温经去风；附子则长于治在脏寒湿，使之温化。故若见阴寒内盛所致胃脘痛之证，症见胃脘疼痛较甚，有抽缩剧痛感，发作较急，得温可减，喜暖喜按，遇冷则剧，痛时常兼有恶寒，或呕吐白沫，口不渴或喜热饮，舌苔白，脉紧，用本方治疗亦可取效。

2.仲景治疗杂病时用附子和乌头有何规律?

参考答案:仲景在《伤寒杂病论》中,对附子、乌头的使用是以出现"瞑眩"反应为最佳剂量,而出现"瞑眩"反应的剂量不是—个横定量,所以为了获得"瞑眩"反应,应采用少量递增的服法直至产生"瞑眩"反应为度。同时为了避免中毒,除了久煎、加蜜煎等外,体质强的人可多服,体质弱的人应少服;特大剂量,只能1次/日;煎剂用大量,丸剂应小量。

## 案例八

蔡某,女,30岁,患胃脘痛反复发作6年,时伴间断性黑便,经X线钡透发现十二指肠球后部有一黄豆大小的龛影,诊为十二指肠球部溃疡,经中西药物治疗效果欠佳。来诊时症见:上腹部疼痛,常于半夜后痛醒,饥饿时痛甚,食后则舒,按之痛减,喜温,喜屈身蜷卧,疲乏无力,面黄肌瘦,舌质淡,苔薄白,脉沉细弱。

【独立诊断】病因为寒;病所在太阴;病机乃太阴虚寒。

【综合辨证】太阴虚寒,脾络拘急。

【治法方药】法宜温中补虚,散寒止痛;方选黄芪建中汤。

【疗效观察】3剂后其痛大减,继服3剂疼痛完全消失。嘱其按原方连续服药3个月后,再进行复查。连续服药105剂后,X线钡透示十二指肠球部龛影消失,体重增加,面色转红润,行动起来轻劲有力,随访12年未再复发。

按:从治疗效果可以看出,该方对于单纯性十二指肠球部溃疡的效果是显著的,也是肯定的。其疼痛消失并不等于治愈,因为溃疡面的修复需要一个较长的过程,因此我们主张最好以3个月为1个疗程,大多数能达到治愈的目的。

十二指肠球部溃疡多表现为腹痛绵绵,得食则减,喜温喜按,体瘦乏力,舌质淡苔薄白等一派虚寒之症,属"虚劳里急,诸不足"的范畴。笔者于黄芪建中汤中减饴糖,而以黄芪为君,因为急者缓急必以甘,不足者补之必以温,故以甘温之黄芪为君补中气缓急迫,建中州;桂枝、甘草、生姜、大枣以温中通阳,祛寒建中;芍药以敛阴和营,缓急止痛。此方标本兼顾,恰中病机,因而验之于临床收效甚捷。

西医学认为无酸就无溃疡。之所以减饴糖,笔者认为饴糖能增加胃酸,不利于溃疡的恢复。动物实验证明:黄芪建中汤(黄芪、桂枝、白芍、甘草)能防止大鼠幽门结扎所致的胃溃疡发生,并能抑制胃酸分泌,减少游离酸和总酸度,使胃液pH值上升。因此服药后就改变了发生溃疡的内环境,消除了致发溃疡的根本隐患,从而达到促进溃疡愈合的目的。

历代医家在诸建中汤均以饴糖为君,笔者以黄芪为君收效不减。根据笔者的经验认为,黄芪在治疗十二指肠球部溃疡中占有极重要的主导地位。如《日华子本草》云:黄芪助气强筋骨,长肉补血。《本草备要》云:黄芪能温三焦,壮脾胃,生血,生肌,排脓内托,为疮痈圣药。《医学起源》云:黄芪善治脾胃之虚弱,为内托阴证疮疡必用之药。由此可知,黄芪不但可治人体肤表疮痈,而且对内里的溃疡,久不敛口者,同样起到生血、生肌、长肉之效,即有促进溃疡愈合的功能。笔者以此药为君治疗十二指肠球部溃疡取得了满意的疗效，即证明了这一点。

[陈汝润，李金平.黄芪建中汤加减治疗十二指肠球部溃疡170例.山东中医杂志，1991，（3）：20.]

【经典温故】

《金匮要略·血痹虚劳病脉证并治》第14条："虚劳里急，诸不足，黄芪建中汤主之。"

【问题讨论】

本案例的临床辨证要点是什么？

参考答案：首先是患者6年的胃脘痛慢性病史，症见：上腹部疼痛，常于半夜后痛醒，饥饿时痛甚，食后则舒，按之痛减，喜温，喜屈身蜷卧，疲乏无力，面黄肌瘦，舌质淡，苔薄白，脉沉细弱。其症与黄芪建中汤所主治之中焦虚寒之虚劳里急证颇符。

## 案例九

王某，女，28岁，2005年5月20日初诊。

患者因与丈夫吵架牛气，情志不畅，遂焦躁不安，胸闷不舒，咽喉、食管如有物堵塞，胃脘痞胀，无食欲，也不知饥饿，恶心欲吐。诊脉弦滑略数，舌红，黄白相间而腻。

【独立诊断】病因为湿、热、郁；病所在少阳、太阴；病机乃气机壅滞。

【综合辨证】无形火郁与湿浊郁结气机。

【治法方药】法宜清火泄浊；方选三香汤。

生栀子10g，淡豆豉10g，郁金10g，降香3g，枳壳10g，桔梗10g，瓜蒌皮10g，清半夏10g，生姜6g。6剂。

【调护医嘱】保持心情舒畅，适当锻炼。

【疗效观察】2005年5月27日二诊：服药后诸症明显减轻。继续用上方加厚朴10g、紫苏叶10g、茯苓15g，7剂，诸症告愈。

按：叶桂治疗不饥不食、胸脘痞闷之法主要有二：一是用变通半夏泻心汤法，如吴瑭根据《临证指南医案·疟》杨案整理的治疗"不饥不食、不食不便"的加减人参泻心汤；二是变通栀子豉汤法，即三香汤。后者偏于治疗无形郁火与湿浊郁结，痞郁中上焦所致的胃肠失调证。本案不饥不食即属于三香汤证，故以此法化裁治疗。

（张文选.温病方证与杂病辨治.北京：学苑出版社，2007.）

【经典温故】

《温病条辨·中焦篇》第55条："湿热受自口鼻，由募原直走中道，不饥不食，机窍不灵，三香汤主之。"

【问题讨论】

1.条文中"直走中道"的"中道"为何意？初诊时可以加入厚朴、紫苏叶、茯苓吗？

参考答案：中道主要指阳明、太阴，即中焦焦膜与胃肠，此案之中道主要指食管和胃腑。初诊时可以加入厚朴、紫苏叶、茯苓，亦即合入半夏厚朴汤之意，乃因患者病起口角，初诊有咽喉、食管如有物堵塞，脉弦之表现，且厚朴、紫苏叶、茯苓可理气化湿浊，符合病机，有助于缓解病情。

2.本病初起因情志不遂，是否当用疏肝药？

参考答案：本病虽与情志相关，但现阶段是以湿热困阻为主，可以用疏肝药，但是不能以疏肝为主。

### 案例十

彭某，男，44岁，因为长期工作在空调环境下，很少锻炼出汗，近段时间来感觉胃脘痞闷不适，纳食减少，大便黏腻不畅，小便黄、味重，舌略偏红，苔浊腻，脉滑。

【独立诊断】病因为暑湿；病所在太阴；病机乃气机闭阻。

【综合辨证】暑湿内蕴胃肠。

【治法方药】法宜解表清暑；方选新加香薷饮。

香薷12g，金银花12g，连翘12g，白扁豆15g，川厚朴9g。

【调护医嘱】尽量少用空调，多锻炼，多出汗，饮食清淡，严禁贪凉。

【疗效观察】7剂而愈。

按：本案辨证为夏暑季节，暑湿弥漫，起居不节，寒邪外袭，暑湿内蕴，故见予以新加香薷饮原方解表清暑。

［张运萍，林家坤.新加香薷饮医案6则.中国中医药现代远程教育，2014，12（23）：132-133.］

【经典温故】

《温病条辨·上焦篇》第24条："手太阴暑温，如上条证，但汗不出者，新加香薷饮主之。"

【问题讨论】

"暑当与汗俱出"，如何把握发汗药香薷与清热药如金银花等的用量？

参考答案："暑当与汗俱出，勿止"是指暑热迫津外泄汗出，止汗易留邪。然暑被寒郁，其治疗当发汗，然发汗不可太过，故需要考虑选药及用量问题。新加香薷饮之香薷为君药，视患者之体质及湿邪闭郁程度而定其药量，一般用10g，若湿邪闭郁太甚，可以麻黄代替，若体质虚之人，可以藿香叶代替，临证当权变。至于辛凉药物如金银花、连翘等的用量一般在10g左右，然亦需视具体病情而定，郁热一般者以常规用量7～10g即可，郁热较甚如咽喉疼痛者可稍加量，但需明白此乃湿邪郁闭卫气及气机生热，不需大量应用寒凉药。

### 案例十一

杨某，男，31岁，胃脘胀满疼痛，呕吐频频，口苦而干，欲饮水而水入即吐，脉弦滑，苔薄黄腻。

【独立诊断】病因为痰（饮）热；病所在阳明、少阳；病机乃痰热阻滞中焦，气机升降失调。

【综合辨证】痰热阻于中焦，胃失和降。

【治法方药】法宜清热化痰，和胃降逆止呕；方选小陷胸汤加枳实汤加减。

全瓜蒌12g，姜半夏9g，黄连3g，枳实8g，紫苏叶5g，陈皮5g，吴茱萸2g，姜竹茹10g，姜汁少许。上方服用1剂，即胃痛除、吐止而告愈。

【调护医嘱】调节情志，保持心情愉快，起居有常，饮食有节，不宜过饥过饱，食宜清淡。

按：胃脘胀痛，得水则吐，苔薄黄腻，为典型的小陷胸汤加枳实汤证，故以该方为基础组方；其呕吐之势频剧，口苦，脉弦，为胆火上逆之象，故加竹茹、陈皮、姜汁，与黄连、半夏、瓜蒌、枳实相合，有黄连温胆汤之意；黄连与吴茱萸并用，为左金丸意，与紫苏叶相佐，为薛雪黄连苏叶汤法。全方以小陷胸汤加枳实汤为主，取多方复合而用之，配伍严谨，方与证合，故投之奏效甚捷。孟老尝谓：此方对凡属热性之呕吐均可适用，并认为吴瑭所述之小陷胸汤加枳实汤治"渴欲凉饮，饮不解渴，得水则呕"与"按之胸下痛"是从临床体检中得出的，不能轻易否定。

（张文康，杨进.孟澍江医案.北京：中国中医药出版社，2001.）

【经典温故】

《温病条辨·中焦篇》第38条："脉洪滑，面赤身热，头晕，不恶寒，但恶热，舌上黄苔滑，渴欲凉饮，饮不解渴，得水则呕，按之胸下痛，小便短，大便闭者，阳明暑温，水结在胸也，小陷胸汤加枳实主之。"

【问题讨论】

1.何以用小陷胸加枳实汤，不用柴胡温胆汤？

参考答案：此二方的区别主要在于瓜蒌与柴胡，患者脘痛而呕吐频，欲饮水而水入即吐，脉弦滑，痰热互结之象明显而夹水饮结心下，且邪气上逆而兼涉上焦，因势利导，用全瓜蒌清化胸中胃脘之痰热，若上焦之症明显则柴胡温胆可用。

2.暑温与暑湿在临床表现上有何区别？

参考答案：暑温、暑湿均可发于夏季，但暑温发病更急，热象更突出，病初即见壮热、烦渴、汗多、脉洪大等阳明热盛证，多有闭窍动风之变，易耗伤津气甚至津气欲脱；而暑湿初起以寒热、身痛等邪郁卫表为主要表现，气分病变部位较广泛，均有不同程度的湿邪内蕴的症状，虽有暑伤津气证候，但不及暑温明显。

## 案例十二

张某，男，49岁，2005年9月10日初诊。

患者长期胃痛，西医诊断为慢性胃炎、反流性食管炎。病理活检：会厌贲门部黏膜慢性炎症，鳞状上皮有增生。患者看到病理活检报告，自以为会发展为胃癌，心理负担沉重。刻诊：胃脘、上腹部胀痛，饭后增重，纳差，明显消瘦，时有盗汗，眼睛干涩，急躁易怒，舌红赤，苔少而薄，脉弦细长。

【独立诊断】病因为热；病所在阳明、厥阴；病机乃肝胃郁热，气阴不足。

【综合辨证】肝郁化火，肝胃阴虚。

【治法方药】法宜养阴生津止痛；方选沙参麦冬汤。

北沙参10g，麦冬15g，天花粉10g，玉竹10g，生甘草6g，桑叶10g，白扁豆15g，枳实6g。7剂。

【调护医嘱】饮食有节，情志舒畅，不宜食用香燥之品，以免化燥伤津。

【疗效观察】2005年9月17日二诊：患者胃痛、脘腹胀满明显减轻，食欲增加，盗汗减，仍急躁，舌红赤，苔薄白，脉弦细。上方加川楝子10g，7剂。

2005年9月24日三诊：患者胃脘胀痛止，饮食增进，不再盗汗，体重有所增加，希望继续服药治疗，仍用二诊方调治，至2005年10月25日，胃痛未再发作，停服中药。

（张文选.温病方证与杂病辨治.北京：学苑出版社，2007.）

【经典温故】

《温病条辨·上焦篇》第56条："燥伤肺胃阴分，或热或咳者，沙参麦冬汤主之。"

【问题讨论】

1.为什么燥证最喜柔润，最忌苦燥？

参考答案：柔润是生津养液之濡润法，苦燥是清热泻火之苦寒法。燥证治疗当以滋润为基本原则，若用苦燥易化燥伤阴。

2.秋燥燥热伤肺与肺胃阴伤如何辨治？

参考答案：①燥热伤肺证，虽有阴伤而燥热正盛，故有身热不恶寒、干咳无痰、气逆而喘、胸满胁痛、心烦口渴、舌苔黄而干燥等燥热之邪在肺经的证候，亦有咽喉干燥、鼻燥、齿燥等燥伤津液之证。②肺胃阴伤证，实为邪少虚多，由于燥热之邪渐净，故身热不甚；肺阴伤则咳嗽不已而少痰，胃阴伤则口舌干燥而渴；由于邪去而肺胃津伤，故舌质多为光红而少苔，脉象多细。③燥热伤肺证，治宜清肺润燥养阴，方剂可用清燥救肺汤；而肺胃阴伤证，治宜甘寒滋润、清养肺胃，方剂可用沙参麦冬汤。

3.如何理解"上燥治气，中燥增液，下燥治血"？

参考答案：对秋燥的治疗，《素问·至真要大论》早已提出"燥者濡之"。俞根初在《通俗伤寒论》中作出深入阐释，"秋燥一证，先伤肺津，次伤胃液，终伤肝血肾阴"，故针对秋燥初、中、末不同阶段提出"上燥治气，中燥增液，下燥治血"的治疗。所谓上燥治气，即病初以治肺为主，燥邪在表，发热、微恶风寒并见，苔白脉浮，宜辛凉甘润，轻透肺卫，如桑杏汤，正如《难经·十四难》所说，"损其肺者益其气"。中燥增液，即病至中期以胃肠津液耗伤为主，治宜甘寒养胃阴、润肠燥，如沙参麦冬汤。下燥治血，即病至后期，若伤及肝肾真阴，宜用甘寒、酸寒、咸寒之品滋养肝肾阴液，非指滋补阴血，如加减复脉汤。

## 案例十三

朱某，女，42岁，1990年7月16日初诊。

患者胃痛2年，胃脘痞满，恶心欲吐，身有低热，午后热甚，手足心热，盗汗，便溏，舌淡，苔白滑，脉滑。胃镜示慢性胃炎。

【独立诊断】病因为湿、热；病所在太阴；病机乃湿热内蕴，气机壅滞。

【综合辨证】湿热郁滞中焦，升降失常。

【治法方药】法宜辛香芳化，开郁和中；方选三仁汤加减。

杏仁12g，草豆蔻12g，藿香12g，佩兰12g，青蒿12g，薏苡仁30g，半夏15g，川厚朴15g，滑石20g，通草10g，神曲10g，炒谷芽10g，炒麦芽10g，竹叶10g。每日1剂，水煎服。

【调护医嘱】饮食规律，不宜肥甘厚味之品，以免滋生湿热。

【疗效观察】3剂尽，疼痛大减，继服12剂而症状缓解。

按：本案系湿热蕴结，阻滞气机，阳明胃、三焦焦膜气机升降不畅，故见胃痛、恶心欲吐等症。湿热熏蒸故见身有低热，午后热甚，身热不扬之症。"实则阳明，虚则太阴"，此案偏实，以阳明为主，其病正如吴鞠通所谓："舌白不渴，脉弦细而濡，面色淡黄，胸闷不饥，午后身热，状若阴虚，病难速已，名曰湿温……三仁汤主之。"病机相同，故宗三仁汤加味获愈。

［崔林在，赵恩秀.三仁汤治疗胃肠病验案举隅.山西中医.1999，（2）：34.］

【经典温故】

《温病条辨·上焦篇》第43条："头痛恶寒，身重疼痛，舌白不渴，脉弦细而濡，面色淡黄，胸闷不饥，午后身热，状若阴虚，病难速已，名曰湿温。汗之则神昏耳聋，甚则目瞑不欲言，下之则洞泄，润之则病深不解。长夏、深秋、冬日同法，三仁汤主之。"

【问题讨论】

1.此案关键病位在哪？在太阴脾、阳明胃，还是三焦焦膜？或二者相兼？

参考答案：本案系湿热蕴结，阻滞气机，阳明胃、三焦焦膜气机升降不畅，故见胃痛、恶心欲吐等症。湿热熏蒸故见身有低热，午后热甚，身热不扬之症。"实则阳明，虚则太阴"，此案偏实，以阳明为主，其病正如吴鞠通谓："舌白不渴，脉弦细而濡，面色淡黄，胸闷不饥，午后身热，状若阴虚，病难速已，名曰湿温……三仁汤主之。"病机相同，故宗三仁汤加味获愈。

2.湿温病为何难以速愈，病程较长？

参考答案：湿温感受的是湿热病邪，具有"湿"和"热"双重特性，造成治疗上的困难。"湿"为阴邪，可损伤阳气，治宜用辛香温燥，不宜寒凉。"热"为阳邪，易伤阴液，不宜辛香温燥，只宜寒凉。二者在治疗上有矛盾，正如吴鞠通所说："徒清热则湿不退，徒祛湿则热愈炽。""非若寒邪之一汗而解，热邪之一凉则退，故难速已。"且湿热病邪，热处湿中，以湿为体，湿热胶结，难化难解，故难速愈，病程较长。

## 案例十四

李某，女，36岁，1994年7月2日初诊。

患者自感胃脘部有烧灼样疼痛病史4年，西医诊断为"反流性食管炎"，常口服胃复安、西咪替丁等治疗，症状基本控制，近2月因停药复发，复经上述西药治疗，效果不明显，遂转中医诊治。刻诊：胃脘部疼痛，有轻微烧灼感，呕吐酸苦水，若服过热或过酸的食物则症状明显加重，近10天出现间歇性咽下困难，纳食减退，舌质红，苔黄腻，脉弦滑。食管镜检查可见食管下段黏膜充血、水肿，有糜烂和浅表溃疡形成。

　　【独立诊断】病因为湿、热；病所在阳明、少阳；病机乃湿热阻中，胃气不降。

　　【综合辨证】湿热中阻，胆热犯胃。

　　【治法方药】法宜清胆利湿，和胃降逆；方选蒿芩清胆汤加大黄。

　　青蒿10g，黄芩12g，陈皮10g，半夏10g，竹茹10g，枳壳10g，赤茯苓18g，碧玉散9g（包），生大黄8g。每日1剂，水煎服。

　　【调护医嘱】规律饮食，舒畅情志，适当锻炼。

　　【疗效观察】守上方稍事出入共服药30剂，诸症消失。

　　按：反流性食管炎是指食管下段括约肌功能失调，胃和十二指肠内容物反流入食管引起食管黏膜的炎症，属中医学"胃脘痛、呕吐、吞酸"等范畴。若平素饮食不节，伤脾胃，内生湿邪；加之情志不节，胆腑疏泄不利，郁久化热，胆热犯胃，因此发生湿热阻中，胃气不降之病机。《黄帝内经》曰："邪在胆，逆在胃，胆液泄则口苦，胃气逆则呕苦。"因此应用蒿芩清胆汤，重在清泻胆热，佐以和胃化湿、降气止逆，加大黄既能折其邪热，又能借其下行之力导邪外出。通降逆诸药相配，清胆和胃，通腑降逆，如此则胆腑疏泄如常，气机宣畅，胃的通降功能才能得以恢复。由于药证合拍，故收效满意。

　　［李龙骧，李辉.蒿芩清胆汤加大黄治疗疑难症举隅.黑龙江中医药，1999，（20）：37.］

　　【经典温故】

　　《重订通俗伤寒论》："此（蒿芩清胆汤）为和解胆经之良方，凡胸痞作呕，寒热如疟者，投无不效。"

　　【问题讨论】

　　本方与小柴胡汤均能和解少阳，治疗往来寒热、胸胁不适，临床上如何鉴别？

　　参考答案：小柴胡汤以柴胡、黄芩配人参、大枣、炙甘草，和解中兼有益气扶正之功，宜于邪居少阳，胆胃不和者。蒿芩清胆汤以青蒿、黄芩配赤茯苓、碧玉散，于和解之中兼有清热利湿、理气化痰之效，宜于少阳胆热偏重，兼有湿热痰浊者。

## 案例十五

　　刘某，男，37岁，农民，1990年8月25日初诊。

　　近2个月来，患者因事务繁忙，饮食失调，时到胃脘部胀满疼痛，有灼热感，不思饮食，大便干燥，坚硬难排。诊见胃脘部胀满，大便已3日未行，舌红，少苔，脉细数。

　　【独立诊断】病因为热；病所在阳明；病机乃热灼津亏。

【综合辨证】津亏肠燥，腑气不通。

【治法方药】法宜增液润燥，通腑泻浊；方选增液承气汤加减。

大黄15g（后下），玄参15g，生地黄20g，芒硝8g（冲），佛手10g，枳实10g，白芍10g，火麻仁12g，甘草6g。

【调护医嘱】禁酸、甜、燥热之品。

【疗效观察】服3剂后，便通痛止，再以沙参麦冬汤加减善后而愈。

按：本例胃脘痛为津亏肠燥，腑气不通，浊气上逆，气机不畅所致。故用增液承气汤以养阴通腑降浊，佐以佛手、枳实理气而不伤阴，火麻仁、白芍等增润肠止痛之功，药证合拍，故收效甚捷。

［刘振湖.增液承气汤新用.新中医，1994（2）：56.］

【经典温故】

《温病条辨·中焦篇》第17条："阳明温病，下之不通，其证有五……津液不足，无水舟停者，间服增液，再不下者，增液承气汤主之。"

【问题讨论】

《温病条辨》中吴鞠通提出的治疗阳明腑实的方法有哪些？

参考答案：吴氏总结了阳明温病可以用攻下法的三种治法：热结肠腑、阴液耗损的大实证，当用大承气汤治疗；偏重于热结肠腑而阴液损伤不明显，表现为热结旁流的，应投调胃承气汤治疗；偏重于阴液亏耗而热结不甚的，则须用增液承气汤治疗。

## 案例十六

杨某，女，32岁，2004年10月30日初诊。

患者胃痛半年，饥饿易发，食凉饮冷则即刻胃痛，自觉心下痞满，堵塞不通，晨起恶心，因工作压力大而情绪不稳定，舌淡红，苔白略腻，脉沉弦。根据既往治疗胃痛的经验，处方为半夏泻心汤加减，5剂。2004年11月6日复诊：未效。仔细诊查，舌质偏胖，苔白略腻有水滑之象，脉沉弦。

【独立诊断】病因为痰、饮；病所在阳明；病机乃痰饮内停，气机阻塞。

【综合辨证】痰饮内停，阻塞气机。

【治法方药】法宜温阳化饮；方选苓姜术桂汤。

茯苓30g，桂枝10g，白术10g，生姜10g。6剂。

【调护医嘱】饮食有节，不宜食用生冷之品。

【疗效观察】2004年11月13日三诊：1剂胃痛止，6剂诸症消失而愈。

（张文选.温病方证与杂病辨治.北京：学苑出版社，2007.）

【经典温故】

《温病条辨·中焦篇》第50条："寒湿伤脾胃两阳，寒热，不饥，吞酸，形寒，或脘中痞闷，或酒客湿聚，苓姜术桂汤主之。"

【问题讨论】

1.半夏泻心汤与苓姜术桂汤临床应用如何鉴别？

参考答案："但满而不痛者，半夏泻心汤主之"，主治寒热错杂之心下、胃脘痞满，此可与心下硬满疼痛的结胸证鉴别，也可与此案之胃脘痛证鉴别。而苓姜术桂汤病机为寒饮水湿聚胃而胃脘痛，为阴邪犯胃而无热象。

2.如何理解本原文？

参考答案：寒湿者，湿与寒水之气相搏也，盖湿水同类，其在天之阳时为雨露，阴时为霜雪，在江河为水，在土中为湿，体本一源，易于相合，最损人之阳气。水谷内蕴，肺虚不能化气，脾虚不能散津，或形寒饮冷，或酒客中虚。内外相合，客邪既从表入，而伏邪又从内发也。伤脾阳，在中则不运痞满，传下则洞泄腹痛。伤胃阳，则呕逆不食，膈胀胸痛。两伤脾胃，既有脾证，又有胃证也。

3.苓桂术甘汤与苓姜术桂汤如何鉴别使用？

参考答案：仲景以桂枝甘草汤温心阳、散寒气、平冲逆，加茯苓、白术利湿逐水，用于治疗水饮内停或水气上冲的眩晕、心悸、短气、小便不利、心下逆满或胸胁支满等。

苓姜术桂汤是叶桂巧用苓桂术甘汤的手法之一，所谓巧，主要有三点：一是引用仲景治疗水饮内停之方，转而论治寒湿伤阳之证；二是以桂枝温上焦心阳而间接运转中阳，所谓"运转旋脾胃一法"；三是根据寒湿内阻的特征，去甘草之甘壅温补，加生姜辛温发散寒湿之气。变通后之方，用桂枝温心阳、助气化，合茯苓利水渗湿为主要配伍，另用生姜助桂枝温阳散寒，白术助茯苓健脾除湿。桂姜一组，上温心阳，中暖脾阳，下助膀胱气化而兼散寒；苓术一组，健脾祛湿，宁心利水。二组药配伍，共成温通心阳、暖中祛湿利水之法。

## 案例十七

徐某，男，32岁。

患者患胃脘疼痛1年，其痛上抵心胸，脘腹自觉有一股凉气窜动，有时则变为灼热之气由胃上冲咽喉，在某医院检查，诊为"慢性浅表性胃炎"，经服中西药，收效不明显。患者饮食日渐衰退，腹部胀满，少寐，小便黄，大便不燥，视其舌质红绛，切其脉弦。

【独立诊断】病因为寒、热；病所在厥阴、阳明；病机乃寒热错杂，肝气犯胃。

【综合辨证】寒热错杂，气逆上冲。

【治法方药】法宜调肝和胃；方选椒梅汤。

黄连6g，川楝子10g，乌梅12g，白芍15g，生姜10g，川花椒9g，当归15g，陈皮10g，枳壳10g，香附15g，郁金12g。

【调护医嘱】保持心气舒畅，饮食有节。

【疗效观察】服药5剂，患者胃痛即止，气窜消失，食欲有所增加，腹部微有胀满，再于上方中加焦三仙各10g、川厚朴10g，连服3剂，诸症皆安。

按：本案胃脘痛伴上之气时寒地时热，实属寒热错杂之候。又见其脉弦，则为厥阴之气犯胃所致。如以舌绛、胃中灼热而用苦寒之药，则苦能伤阴，寒则伤胃；如以凉气窜动扰胃而用辛温之品，则必劫阴而反助阴中之伏热也。所以单用寒、温一法而不能得其全也。治疗必以寒热并用之法，调厥阴肝气以和胃。方中黄连、川楝子之苦以清其热；乌梅、白芍之酸以滋其阴；生姜、花椒、当归之辛温以散其寒，助肝疏泄；陈皮、枳壳、香附、郁金调肝胃之气，以展气血之郁。全方寒温并施，肝胃并调，正切本案之病机，故服之即效。

（陈明，刘燕华，李芳.刘渡舟临证验案.北京：学苑出版社，1996.）

【经典温故】

《温病条辨·下焦篇》第37条："暑邪深入厥阴，舌灰，消渴，心下板实，呕恶吐蛔，寒热，下利血水，甚至声音不出，上下格拒者，椒梅汤主之。"

【问题讨论】

1.患者自觉有气上冲作何解？

参考答案：寒热邪气错杂于中焦胃脘，胃气失于和降，影响厥阴肝气疏泄气机，气机升降出入受阻，聚于胃脘而上下攻冲，故患者自觉有气上冲。

2.椒梅汤的临床辨证要点是什么？此病病因是否有湿邪痰邪？

参考答案：主要用于治疗土虚木旺，上热下寒之证，临床以上热下寒、胸痞呕恶、寒热夹杂或脐周疼痛、吐蛔下利为辨证要点。依据患者恶心、大便溏、苔黄白相兼略腻而言，确实兼有湿邪，方中黄连、半夏、茯苓都可除湿。

3.如何理解"暑病首用辛凉，继用甘寒，终用酸泄酸敛"？并分别举出代表方剂。

参考答案：此为暑温邪在气分阶段不同时期的治疗大法。暑温初起，暑入阳明，气分热盛，治宜辛寒清气之品清泄暑热，此"辛凉"是指辛凉重剂白虎汤或白虎加人参汤之类。若进而暑热耗伤津气，治宜甘寒之剂，寒可清涤暑热，甘能益气生津，如王氏清暑益气汤。若暑热虽去但津气大伤，甚至津气欲脱者，当用甘酸之品以收敛虚散之津气，如生脉散。

## 案例十八

贾某，男，25岁，2005年7月23日初诊。

患者素胃痛，腹泻，极消瘦；饥饿或饭后胃痛，胃脘痞胀不舒服，饭量少，食欲差；大便稀，每日三四次，进食凉物或每饮牛奶则腹痛腹泻，自觉胃脘、腹部往外冒凉气；舌淡红，苔白厚或黄白相间而厚，满布舌面，脉弦长而大，滑数有力。患者因愈来愈瘦，心里恐惧，到处找脾胃病专家诊治，所用处方多为辛香理气止胃痛药或温补脾胃药，越治越重。我初诊辨为半夏泻心汤证与痛泻要方证，5剂。2005年8月6日二诊：服药无效，患者胃痛、腹泻毫无减轻，而且喝牛奶腹泻更甚，泻下水样便，腹部怕风、怕凉，总希望用热水袋护着，舌淡红，苔白厚偏腻，满布舌面，脉弦长滑数有力。我舍脉从舌从症，辨为附子理中汤证，3剂。2005年8月16日三诊：患者服后泄泻加重，肠鸣腹痛胃痛，胃中胀满难耐，不欲饮食，舌仍淡红，苔白厚，满布舌面，脉仍弦滑大数，有力而劲。

【独立诊断】病因为湿、热；病所在阳明；病机乃湿郁化火，迫津下泄。

【综合辨证】湿热内郁化火，协热下利。

【治法方药】法宜清热利湿；方选黄连黄芩汤合葛根芩连汤。

黄连6g，黄芩10g，郁金10g，淡豆豉10g，生栀子10g，葛根20g，白芍12g，炙甘草6g。3剂。

【疗效观察】2005年8月23日四诊：此方服1剂患者即胃痛止，3剂后腹痛腹泻愈，胃口大开，而且白厚舌苔退去。继续用三诊方4剂，以观后效。

2005年8月30日五诊：患者胃痛未再发作，大便正常，仅觉心情郁闷不快，脉弦滑数，舌偏红，苔白薄。改用黄连黄芩汤合栀子豉汤、四逆散调治。处方：黄连6g，黄芩10g，郁金10g，淡豆豉10g，生栀子10g，柴胡12g，枳实12g，白芍12g，炙甘草6g，5剂。

后随访：患者胃肠功能良好，再未胃痛腹泻，饮食增进，体重增加。

（张文选.温病方证与杂病辨治.北京：学苑出版社，2007.）

【经典温故】

《温病条辨·中焦篇》第19条："阳明温病，干呕口苦而渴，尚未可下者，黄连黄芩汤主之；不渴而舌滑者，属湿温。"

【问题讨论】

1.此案一诊、二诊毫无效果而三诊方大效，为何？

参考答案：患者为25岁的青年男性，素有胃痛，腹泻，极消瘦；患者因愈来愈瘦，心里恐惧，到处找脾胃病专家诊治，服用辛香理气止胃痛药或温补脾胃药，无效且病甚；后以半夏泻心汤或附子理中汤亦无效。考虑患者年龄及心理因素，结合目前舌脉象，舌仍淡红，苔白厚，满布舌面，脉仍弦滑大数，有力而劲，辨证为阳明湿浊，内郁阳气化热，肝气犯胃，治以黄连黄芩汤合栀子豉汤清热化湿，理气宣郁，合芍药甘草汤柔肝和胃，加葛根以升提清气而获显效。

2."治湿之法不利小便，非其治也"，在湿温病的治疗中有何意义？

参考答案：一可渗湿除邪，使湿去而热孤；二可导热下行，以利祛热。

# 第九章 呕 吐

案例一

王某，男，29岁，夏月炎热时贪食寒凉之物，以致吐泻交作，但以呕吐为主，伴见心烦、口苦等，舌苔黄而润，脉滑数。

【独立诊断】病因为寒、热；病所在阳明、太阴；病机乃胃热脾寒。

【综合辨证】阳明有热，太阴有寒，寒热错杂于脾胃。

【治法方药】法宜苦寒降泄，辛温通阳；方选干姜黄芩黄连人参汤。

黄连6g，黄芩6g，人参6g，干姜3g。另捣生姜汁1盅，兑入药汤中服。

【疗效观察】只服1剂则吐止而安。

按：干姜黄芩黄连人参汤为辛开苦降甘调之法，能调上下之阴阳以解寒热格拒之势，《伤寒论》中用来治疗上热下寒，寒热格拒所导致的"食入口即吐"。这种呕吐俗称"火吐"，来势较猛，入口即吐不能停留。但"火吐"又分两种。如果是单纯的火热邪气所致的呕吐，则用大黄甘草汤治疗。而干姜黄芩黄连人参汤所治的呕吐是在"下寒"的基础上产生的，形成这种病证的原因是误用苦寒的药物伤了阳气，或多食寒凉食物导致脾阳虚弱。脾家虚寒则脾气不升而成热邪在胃，胃气不降则成吐，中州不和则不能升降阴阳，最终难免寒自下寒而热自上热，而成寒热格拒之势，下寒格热于上，所以发生呕吐，同时，也往往伴有腹痛下利等下寒证候。

（刘渡舟.经方临证指南.天津：天津科学技术出版社，1993：130.）

【经典温故】

《伤寒论》第359条："伤寒本自寒下，医复吐下之，寒格，更逆吐下，若食入口即吐，干姜黄芩黄连人参汤主之。"

【问题讨论】

1.干姜黄芩黄连人参汤治寒邪格热于上，此与阴盛格阳于上是否相同？为什么？

参考答案：不同。寒邪将热邪格拒于上，形成上热下寒证。热格于上，使胃气上逆，则呕吐或食入即吐，下寒使脾气不升而下利，其寒、热都是实邪。阴盛格阳于上，又称戴阳，是下有虚寒（阴盛），真阳被迫浮越于上，出现两颧色淡红如妆，游移不定，烦躁，口渴，足胫逆冷，脉浮大，按之空虚无力，或微细欲绝，即所谓"真寒假热"。

2.干姜黄芩黄连人参汤、黄连汤、栀子干姜汤均治寒格热于上,分别有何不同?

参考答案:干姜黄芩黄连人参汤治疗寒格热丁上,寒热有格拒之机;黄连汤治疗的寒格热于上中的寒邪为实寒;而栀子干姜汤证以脾虚寒为主,格热于上,治以宣清上焦郁热,温补中焦虚寒,而前两方均以温散中焦寒邪则格于上的热自解除。

## 案例二

张某,男,36岁,平素嗜好饮酒,常饮又多饮,日久之后,酒湿内伤,脾胃失运,中气不和,痰从中生,影响中焦气机升降失调,而成心下痞满之证,伴见恶心呕吐,大便稀溏,每日三四次,虽经多方治疗却难以收功。舌质红,苔白,脉弦滑。

【独立诊断】病因为湿、痰、热;病所在少阳;病机乃痰湿郁热,阻滞中焦。

【综合辨证】痰湿阻滞中焦,郁而化热,气机升降失调。

【治法方药】法宜调和寒热,散结除痞;方选半夏泻心汤。

半夏12g,干姜6g,黄连6g,黄芩6g,党参9g,大枣7枚,炙甘草9g。

【疗效观察】服1剂,大便泻出白色黏液甚多,呕恶人减;再1剂,痞、利俱减;4剂尽除而病愈。

按:本案辨证时抓住心下痞而确定为泻心汤证,根据恶心呕吐及有嗜酒酿痰的病史而确立为痰气痞,所以服用半夏泻心汤后从大便泻出许多白色涎而愈,可见古人所谓半夏泻心汤治疗"痰气痞"这一说法并非虚妄。"心下痞"是临床常见的一种病证,是指患者感到心下(相当于胃之上脘)部位有一种痞塞不通的不适感,医生采用触按的方法时,一般没有触痛或按痛感。所以,这与结胸证的"心下硬满,按之则痛"或"从心下至少腹硬满疼痛不可按者"有明显区别。

因为病位在"心下",处于中州,为上下气机升降的交通要道,任何原因,只要能导致中焦气机升降失常而痞塞于心下,都能产生心下痞。所以从病机上说,心下痞属于无形之气痞塞于中焦,与有形实邪凝结于胸中而导致的结胸证截然不同。《伤寒论》第151条说"按之自濡,但气痞耳",指出了心下痞的证候特点及病机关键。尽管患者自我感觉到心下堵塞,痞闷难忍,但医生按之却濡软而不坚硬疼痛,其主要机制是内无有形之实邪。根据临床所见心下痞的种种表现,一般来说,心下痞的患者腹部总是柔软的,虽然个别患者亦会有按之疼痛的感觉,但绝不像结胸证那样按之石硬,痛不可近。极少数患者有时会在心下部位鼓起一小包,按之则消,抬手又起,这叫作气包,仍属于心下痞范畴,在临床上均需加以注意。

另外需要说明的是,"心下痞"是一个医学术语,患者在叙述症状时往往诉说为胃脘堵塞,如有物内阻,严重者只能端坐而不能俯身。正确地理解患者的自我感觉,对于准确辨证是很有好处的。

脾胃虚弱,气机升降失常是形成心下痞的发病基础,脾气不升则寒从内生,胃气不降则热从内起,这样,又进一步导致了寒热之气错杂于中焦,所以,这一类心下痞又往往被称为"寒热错杂痞"。半夏泻心汤是治疗寒热错杂痞的代表方,本方集寒热补消之药于一体，能清上温下、辛开苦降，目的在于调和脾胃功能，恢复气机之升降以开痞塞。本方由于以半夏为主，具有化痰和胃降逆之功，所以针对"痰气痞"而设立。痰气内阻，容易引起胃气上逆而发生恶心、呕吐或呕逆等证，所以本方临床辨证的特点是以胃气上逆为主。至于内夹水饮的"饮气痞"，以及客气上逆的"客气痞"，则分别用生姜泻心汤及甘草泻心汤治疗。

（刘渡舟.经方临证指南.天津：天津科学技术出版社，1993：59.）

【经典温故】

《伤寒论》第149条："伤寒五六日，呕而发热者，柴胡汤证具，而以他药下之，柴胡证仍在者，复与柴胡汤。此虽已下之，不为逆，必蒸蒸而振，却发热汗出而解。若心下满而硬痛者，此为结胸也，大陷胸汤主之；但满而不痛者，此为痞，柴胡不中与之，宜半夏泻心汤。"

【问题讨论】

1.痞证形成的机制是什么？

参考答案：姚荷生教授认为痞证为少阳半表半里证，少阳所属之腑为胆和三焦，少阳之上，火气主之，病在少阳半里，三焦水道不畅，水不行则火郁，胆火被郁，水为火阻，以致水火交结于少阳，然痞证邪结较轻，结在局部，导致气机不畅，故仅表现少阳所主心下（胃脘）痞满，按之柔软不痛。

2.半夏泻心汤证的病机是什么？

参考答案：半夏泻心汤证的病机是误下损伤脾胃，寒热错杂于中，升降失职。

## 案例三

黄某，女，12岁，曾患脑膜脑炎，经治疗后已愈，遗有呃逆一症，伴不欲饮食。前医以为温病伤阴，用五汁饮及叶氏益胃汤等，反添胃中发凉之症。舌苔白略腻，脉弦无力。

【独立诊断】病因为寒、饮；病所在阳明、厥阴；病机乃中虚寒饮，肝胃气逆。

【综合辨证】阳明中寒，肝气夹胃气上逆。

【治法方药】法宜镇肝和胃，化痰下气；方选旋覆代赭汤。

旋覆花9g，代赭石6g，生姜15g，党参6g，半夏9g，大枣7枚，炙甘草6g。

【疗效观察】服药3剂后，呃逆止，胃冷除而饮食增。方中又加茯苓15g、陈皮9g，4剂而安。

按：温热病后期，虽然以伤阴为多见，但也不乏胃气受损者。呃逆而不欲饮食，反映了胃气虚弱而上逆。仲景之法，用糜粥调养，日久之后中气渐复而病能自愈。他医用五汁饮、益胃汤等甘寒之品，反伤中气，所以增添胃中发凉。旋覆代赭汤能调和脾胃，降逆平冲，消散痰饮，治法与病机相应，所以效如桴鼓。旋覆代赭汤的组方以旋覆花为主，花者质轻在上，有上行的特点，而旋覆花味咸又有下降的作用，能升能降，所以既能疏肝利肺，又能消散凝结之气。代赭石为矿物药，入肝经而有镇肝降逆的作用，使肝气条达下行为顺，所以用量宜小而不宜大，以免其质重直走下焦，影响疗效的发挥。从临床上看，旋覆代赭汤特别适用于妇女因情绪波动而引起的肝胃失和病变。

（刘渡舟.经方临证指南.天津：天津科学技术出版社，1993：65.）

【经典温故】

《伤寒论》第161条："伤寒发汗，若吐，若下，解后，心下痞硬，噫气不除者，旋覆代赭汤主之。"

【问题讨论】

1.本案例的辨证要点是什么？

参考答案：本案例的辨证要点为患者有呃逆伴有胃中发凉，此为阳明中寒，胃气不和，冲气上逆。

2.旋覆代赭汤证的主证是什么？

参考答案：心下痞硬，噫气不除。

## 案例四

程某，女，25岁，初春感寒后，出现发热，头痛，恶风寒，呕吐，面色红赤。脉浮，舌苔白润。

【独立诊断】病因为寒；病所在太阳、阳明；病机乃太阳阳明合病，卫气失宣，胃气上逆。

【综合辨证】外受风寒，太阳与阳明合病。

【治法方药】法宜发汗解表，降逆止呕；方选葛根加半夏汤。

葛根12g，麻黄6g，桂枝6g，生姜6g，半夏9g，白芍6g，大枣7枚，炙甘草6g。2剂。

【疗效观察】服药后汗出热退，呕吐止。

按：本案为太阳与阳明合病。发热，恶风寒，头痛而脉浮，是病在太阳经；面色红赤，呕吐，是病在阳明经。《伤寒论》说"阳明病，面合赤色，不可攻之"，说明了面色红赤是属于阳明经表的病变。经中有邪，就会影响到在里的脏腑之气失和，所以胃气上逆而呕吐。治疗合病的一个基本原则是根据邪气偏重于哪一经，做到分清主次，二经兼顾。本案就是根据这一原则选用葛根汤，治疗重点在太阳经，同时兼顾阳明经。如尤在泾所说：邪盛于外而之内者，仍当先治其邪。

（刘渡舟.经方临证指南.天津：天津科学技术出版社，1993：21.）

【经典温故】

《伤寒论》第33条："太阳与阳明合病，不下利，但呕者，葛根加半夏汤主之。"

【问题讨论】

1.本病有"呕吐，面色红赤"，应如何辨证论治？

参考答案：是因随胃气上逆而夹热上至头面。

2.《伤寒论》第33条："太阳与阳明合病，不下利，但呕者，葛根加半夏汤主之。"其与小柴胡汤的"呕而发热"有何区别？

参考答案：小柴胡汤证的喜呕以声多物少之干呕，患者很想得到畅快的呕吐的特点而出现，这种欲呕不畅、身热阵发，正是邪居半表半里的隔膜之间，其喜呕之责任并不在胃，乃火郁气逆，正邪分争的机制所形成的普遍现象；而葛根加半夏汤是太阳阳明合病，风寒犯胃引起的呕吐。两者的病位及病因均不同。

## 案例五

吴某，女，42岁，患高血压病已3年，遍服中西药均无显效，于1962年夏从南方赴京求治于秦老。观其服用的中药处方，大都是生石决明、灵磁石、生龙骨、生牡蛎、杭菊花、双钩藤、生白芍、桑寄生、怀牛膝等平肝降逆辈。患者形体肥胖，自述头晕胀痛，眩晕甚时如坐舟中，频欲吐，曾数次呕出大量清涎；饮食欠馨，胸脘部常有胀闷感，心悸，多梦，二便尚可。舌质淡，苔薄白腻，脉象右寸关滑甚。

【独立诊断】病因为寒、饮；病所在太阴、阳明；病机乃中阳不足，寒饮上逆。

【综合辨证】中阳不足，寒饮上逆。

【治法方药】法宜温中化饮，利水降逆；方选半夏干姜散。

法半夏9g，淡干姜9g，云茯苓9g。水煎服。

【疗效观察】2天后，患者兴致而来，言几年来服药后从未如此舒服，因此2天即把3剂药痛快服完。嗣后以温中化饮法加减，治疗月余病愈，患者高兴返里。

按：观此患者之形证，乃中阳不足，寒饮上逆所致，且患者数年所服中药多系寒凉重降之品，更伤中焦，故当温中止呕，以《金匮要略》半夏干姜散加味治之。

[吴大真.秦伯未经方验案举隅.国医论坛，1986（2）：20-21.]

【经典温故】

《金匮要略·呕吐哕下利病脉证治》第20条："干呕，吐逆，吐涎沫，半夏干姜散主之。"

【问题讨论】

1.生姜半夏汤、小半夏汤、半夏干姜散在临床上应如何区别使用？

参考答案：生姜半夏汤由生姜汁、半夏组成，功用为和胃化饮、降逆止呕。主治：胸中似喘不喘，似呕不呕，似哕不哕，彻心中愦愦然无奈者；风痰上攻，头旋眼花，痰壅作嗽，面目浮肿。

小半夏汤由半夏、生姜组成，功用为和胃降逆、消痰蠲饮。主治：痰饮内停，心下痞闷，呕吐不渴，以及胃寒呕吐，痰饮咳嗽。

半夏干姜散由半夏、干姜组成，功用为温胃止呕。主治：胃中有寒，干呕吐逆，吐涎沫。

2.半夏干姜散与吴茱萸汤有何区别？

参考答案：半夏干姜散由半夏、干姜组成，功用为温胃止呕。主治：胃中有寒，干呕吐逆，吐涎沫。本方证属胃中有寒，津液凝为痰涎，随胃气上逆，因而干呕、吐涎沫。方中干姜温胃散寒；半夏化痰，降逆止呕。二味配合，共成温胃止呕之功。

吴茱萸汤由吴茱萸、生姜、大枣、人参组成，具有温中补虚、降逆止呕之功效。主治：肝胃虚寒，浊阴上逆证，食后泛泛欲吐，或呕吐酸水，或干呕，或吐清涎冷沫，胸满脘痛，颠顶头痛，畏寒肢冷，甚则伴手足逆冷，大便泄泻，烦躁不宁，舌淡苔白滑，脉沉弦或迟。临床常用于治疗慢性胃炎、妊娠呕吐、神经性呕吐、神经性头痛、耳源性眩晕等属肝胃虚寒者。

3.本案例应如何辨证论治？

参考答案：症见患者形体肥胖，自述头晕胀痛，眩晕甚时如坐舟中，频欲吐，曾数次呕出大量清涎；饮食欠馨，胸脘部常有胀闷感，心悸，多梦，二便尚可；舌质淡，苔薄白腻，脉象右寸关滑甚。观此患者之形证，乃中阳不足，寒饮上逆所致，且患者数年所服中药多系寒凉重降之品，更伤中焦，故当温中止呕，以《金匮要略》半夏干姜散加味治之。

## 案例六

王某，女，48岁，1990年因患右乳低分化癌，在肿瘤医院做乳癌根治术，术后已进行过2次化疗。1991年9月患者再次来我院行化疗治疗。化疗用药：氟脲嘧啶500mg，5%葡萄糖250mL，静脉滴注，连用4天；卡铂200mg，5%葡萄糖250mL，静脉滴注，隔日1次。应用化疗药物2天后，患者出现恶心呕吐，不欲进食，胸脘满闷，精神倦怠，四肢无力。

【独立诊断】病因为药毒、湿、热；病所在太阴；病机乃湿热（毒）内停，气机升降失常。

【综合辨证】湿热中阻，气机不畅。

【治法方药】法宜清热化湿，降逆止呕；方选三仁汤加减。

杏仁12g，滑石15g，通草5g，白豆蔻6g，竹叶10g，厚朴6g，生薏苡仁15g，法半夏10g，砂仁6g，黄连5g，生姜6g。

【调护医嘱】适当锻炼，舒畅情志。

【疗效观察】服药3剂后，患者恶心呕吐好转，但仍不欲进食。前方去生姜加焦三仙各10g，继服6剂，结果恶心呕吐症状消失，饮食日渐增加，继用补益气血、调理脾胃之剂善其后。

按：本案乃系运用化疗药物后出现的副作用。呕吐的病机主要是胃失和降，气逆于上。化疗药物多系温燥或苦寒之品，易损伤人体正气，致脾胃功能紊乱。脾胃不和，不能运化水湿，水湿中阻，郁而化热，致胃气上逆。三仁汤之制方具有宣上、畅中、渗下之功。本案例治疗取三仁汤畅中之功，在清热化湿的同时，加入砂仁合法半夏、白豆蔻、厚朴化浊、行气、止呕；并针对呕吐这一主要症状，加生姜、黄连以辛开苦降，以顺应"胃以降为顺"之机能而止呕。

［吕启珍.吴观之运用三仁汤的经验.北京中医，1995，（4）：7.］

【经典温故】

《温病条辨·上焦篇》第43条："头痛恶寒，身重疼痛，舌白不渴，脉弦细而濡，面色淡黄，胸闷不饥，午后身热，状若阴虚，病难速已，名曰湿温。汗之则神昏耳聋，甚则目瞑不欲言，下之则洞泄，润之则病深不解。长夏、深秋、冬日同法，三仁汤主之。"

【问题讨论】

此案例无舌脉象，想来可能是依据病史及主证而处方施药，请介绍辨证论治思路。

参考答案：本案例呕吐乃系运用化疗药物后出现的副作用。呕吐的病机主要是胃失和降，气逆于上。化疗药物多系温燥或苦寒之品，易损伤人体正气，致脾胃功能紊乱。脾胃不和，不能运化水湿，水湿中阻，郁而化热，致胃气上逆。三仁汤之制方具有宣上、畅中、渗下之功。本案例治疗取三仁汤畅中之功，在清热化湿的同时，加入砂仁合法半夏、白豆蔻、厚朴化浊、行气、止呕；并针对呕吐这一主要症状，加生姜、黄连以辛开苦降，以顺应"胃以降为顺"之机能而止呕。

## 案例七

患者，男，53岁，干部，1991年3月5日初诊。

患者患有胃病已12年，纳呆食少，胃痛隐隐，痛剧则吐，吐后痛减。4天前患者因与家人争吵，夜间突发呕吐，呕吐物为咖啡色清稀水液，量约500mL，次日就诊于某医院急诊，予胃复安、颠茄口服无效，现仍呕吐频作，食入即吐。胃镜示：慢性重度浅表性胃炎；十二指肠球部溃疡（活动期）。诊查：面黄清瘦，精神倦怠，舌红苔薄白，脉弦有力。

【独立诊断】病因为热、痰、郁；病所在阳明、厥阴；病机乃痰热内停，肝气犯胃，气逆夹痰。

【综合辨证】素体痰热内停，肝胃不和。

【治法方药】法宜疏肝理气，和胃降逆；方选蒿芩清胆汤加减。

青蒿15g，柴胡10g，黄芩10g，枳实10g，竹茹10g，陈皮10g，半夏10g，茯苓30g，紫苏梗10g，木香10g。

【调护医嘱】畅情志，清淡饮食。

【疗效观察】服药4剂，患者呕吐停止，胃纳渐增，小腹略胀，原方加大腹皮15g。进8剂后，患者腹胀消，纳食佳，精神振，诸症平，遂以香砂六君子汤以善其后。1991年5月4日复查胃镜示：慢性浅表性胃炎；十二指肠球部溃疡已愈合。

［王文仲，周正华，刘庆忠.蒿芩清胆汤临床举隅.天津中医，1992，（3）：34.］

【经典温故】

《重订通俗伤寒论》："此（蒿芩清胆汤）为和解胆经之良方，凡胸痞作呕，寒热如疟者，投无不效。"

【问题讨论】

1.本案例辨证为肝胃不和，当作何理解？

参考答案：本案例症结在"气"，气机阻滞，升降失调，脾以升为健，胃以降为顺，今脾不升，胃不降，中焦气结，浊气上逆，则呕吐。方中用青蒿配柴胡有疏肝行气解郁之功，而无柴胡劫肝阴之弊；重用茯苓，取其健脾助运、祛湿化浊之义；紫苏梗、木香互为对药，紫苏梗主升，木香主降，一升一降，气机流通，升降协调，而诸症除。

2.从此方中看足少阳胆经与手少阳三焦经有何联系？

参考答案：何秀山谓："足少阳胆经与手少阳三焦经合为一经，其气化一寄于胆中以化水谷，一发于三焦以行腠理，若受湿遏热郁，则三焦之气机不畅，胆中之相火乃炽。"三焦湿热，胆热痰阻，以寒热如疟、寒轻热重、口苦、胸闷胁痛、吐酸苦水，或呕黄涎而黏、脘痞、烦渴、小便黄少、舌红苔腻、脉弦滑而数为特征，病机主要反映在三焦湿热，胆热痰阻，湿遏热郁少阳，三焦气机不畅，胆中相火乃炽，以致少阳枢机不利。胆经郁热偏重，故寒热如疟、寒轻热重、口苦、胸闷胁痛；胆热犯胃，液郁为痰，胃失和降，故吐酸苦水，或呕黄涎而黏；湿热阻遏三焦，则上见心烦口渴，中见脘痞，下见小便短少黄赤；舌红苔腻、脉弦滑而数为湿热痰浊之象。故立清胆利湿、和胃化痰之法，特设蒿芩清胆汤之方。

# 第十章 呃 逆

## 案例

孙某，女，32岁，职员，1998年7月25日初诊。

患者因家庭矛盾经常生气，有一次与丈夫吵架，极度生气后出现呃逆，时作时止，时轻时重，重时则连声呃逆，难以控制，渐至每日呃逆，胃脘痞满如有物堵塞，时胃痛，无食欲，心烦，晨起口苦恶心，曾经某医院诊断为浅表性胃炎、胃神经官能症，所服中药多为辛香疏肝理气、和胃降逆方，如柴胡疏肝散、苏子降气汤、半夏厚朴汤、四磨饮、丁香柿蒂汤等，历时3月未能治愈。诊脉弦滑略浮，舌红，苔黄白相兼而滑腻。

【独立诊断】病因为痰、热、郁；病所在阳明、厥阴；病机乃痰热内蕴，气机壅滞。

【综合辨证】痰热中阻，枢机不利。

【治法方药】法宜清热化痰，疏畅气机；方选小陷胸汤合小柴胡汤加减。

瓜蒌10g，半夏15g，黄连6g，枳实10g，柴胡12g，黄芩10g，生姜10g。7剂。

【调护医嘱】舒畅情志，饮食有节。

【疗效观察】服3剂，患者自觉胃脘痞结顿开，呃逆减少；服7剂，呃逆完全消失，余症也愈。

（张文选.温病方证与杂病辨治.北京：学苑出版社，2007.）

【经典温故】

《温病条辨·中焦篇》第38条："脉洪滑，面赤身热，头晕，不恶寒，但恶热，舌上黄滑苔，渴欲凉饮，饮不解渴，得水则呕，按之胸下痛，小便短，大便闭者，阳明暑温，水结在胸也，小陷胸汤加枳实主之。"

【问题讨论】

以此案例为例，何为辛开苦降法？

参考答案：辛开苦降法，是指辛温以开湿郁，苦降以清降胃热的治法。此法苦辛并进，顺应脾胃升降，能分解中焦湿热。以此案例为例：阳明暑温水结在胸证，由于热邪与痰湿结于胸脘，故取黄连苦寒清热，瓜蒌辛开行气、宽胸化痰，半夏辛温燥湿化痰、降逆止呕，枳实辛散苦降、化痰散结。四药合用，辛开苦降，清热化痰；辛开苦降，开结除痞。

# 第十一章　腹　痛

## 案例一

刘某，三十余岁，冬月伤寒，误服寒泻药而成。身体恶寒，腹胀满痛，不大便者两日，脉浮大而缓。显系伤风寒证，医家不察，误为阳明腑证，误用大黄、芒硝等药下之。

【独立诊断】病因为寒；病所在太阴、太阳；病机乃中焦阳虚失运，表有风寒不解。

【综合辨证】太阳表寒未解，误用苦寒，内陷太阴，中阳不运。

【治法方药】法宜散寒解表，温运脾阳；方选桂枝汤去芍药加附子汤。

桂枝尖一钱，黑附子一钱，炙甘草五分，生姜一钱，大枣二枚（去核）。

【疗效观察】服药后，未及十分钟，即大泻两次，恶寒腹胀痛均除而痊。

按：桂枝附子汤，本治风湿相搏之寒证，今借以治误用寒泻之阴结，虽为救药误而设，然投之辄效，足见仲景经方之妙用无穷也。

（何廉臣.重印全国名医验案类编.上海：上海科学技术出版社，1959.）

【经典温故】

《伤寒论》第21条："太阳病，下之后，脉促胸满者，桂枝去芍药汤主之。"

《伤寒论》第22条："若微寒者，桂枝去芍药加附子汤主之。"

【问题讨论】

1.本案例的临床辨证要点是什么？

参考答案：患者冬日伤寒，误服寒泻药，脉浮大而缓，阳虚于内可知，仍有恶寒，表证仍在，故予桂枝去芍药加附子汤。

2.桂枝汤除用于太阳中风证外，还可用于哪些证候？各自的特征是什么？

参考答案：桂枝汤除用于太阳中风证外，还可用于下列情况：①初服桂枝汤，反见烦闷，表证仍在，无其他里证者。②有太阳伤寒见证，但脉浮弱者。③有太阳伤寒见证，经攻下或峻汗后正气受损，不耐麻黄汤峻汗者。④营卫不和之自汗证，患者脏无他病，常自汗出或时发热自汗出而不愈。

## 案例二

曾在某医院会诊一例急性胃穿孔患者，该院已决定手术，但家属唯恐患者年迈多险，而拒绝手术治疗，要求服用中药。症见腹痛不可耐，心烦口苦，恶心呕吐，舌苔黄厚，脉弦而滑。

【独立诊断】病因为热（火）；病所在少阳、阳明；病机乃气火交结，腑气不畅。

【综合辨证】少阳阳明气火交郁。

【治法方药】法宜峻下热结；方选大柴胡汤（原方服用）。

柴胡半斤，黄芩三两，芍药三两，半夏半升（洗），生姜五两（切），枳实四枚（炙），大枣十二枚（擘），大黄二两。上八味，以水一斗二升，煮取六升，去滓，再煎，温服一升，日三服。

【疗效观察】服后泻下黑便，腹痛骤减，呕恶亦止。继服原方2剂，诸症好转，后经调理而愈。

按：临床经验证明，凡属气火交郁的实性腹痛，都可用本方治疗，尤其是疼痛偏于腹部两侧的，效果更佳，这是因为少阳经气行于胸腹两侧的缘故。

（刘渡舟.伤寒论诠解.北京：人民卫生出版社，2013.）

【经典温故】

《伤寒论》第103条："太阳病，过经十余日，反二三下之，后四五日，柴胡证仍在者，先与小柴胡汤；呕不止，心下急，郁郁微烦者，为未解也，与大柴胡汤下之则愈。"

《伤寒论》第165条："伤寒发热，汗出不解，心中痞硬，呕吐而下利者，大柴胡汤主之。"

【问题讨论】

1.本案例的临床辨证要点是什么？

参考答案：腹痛不可耐、脉弦可知病在少阳、阳明，患者有恶心呕吐并心烦口苦，为里有热，里气不和，故给予大柴胡汤解表和里，表气通而腑气降。

2.大柴胡汤证的病机是什么？

参考答案：大柴胡汤证的病机为"热结在里，外兼表证"。

## 案例三

王右，腹痛，喜按，痛时自觉有寒气自上下迫，脉虚弦，微恶寒。

【独立诊断】病因为寒；病所在厥阴、太阴；病机乃中焦虚寒，肝脾不和。

【综合辨证】肝木克脾土，肝脾不和，中焦虚寒。

【治法方药】法宜疏肝健脾，缓急止痛；方选小建中汤。

川桂枝三钱，大白芍六钱，生草二钱，生姜五片，大枣十二枚，饴糖一两。

（曹颖甫.经方实验录.上海：上海科学技术出版社，1979.）

【经典温故】

《伤寒论》第100条："伤寒，阳脉涩，阴脉弦，法当腹中急痛，先与小建中汤；不差者，小柴胡汤主之。"

《伤寒论》第102条："伤寒二三日，心中悸而烦者，小建中汤主之。"

【问题讨论】

1.简述小建中汤证的证候、病机及方药是什么？

参考答案：小建中汤证的证候是心中悸而烦，腹中痛，喜温喜按，或伴轻微的恶寒发热等。其病机是中焦虚寒，气血不足，复被邪扰。方药组成：桂枝、甘草、大枣、芍药、生姜、饴糖。

2.小建中汤所治之腹痛和理中汤的腹痛有何不同？

参考答案：小建中汤所治之腹痛为腹中急痛，是因中虚（营气不足）而外寒内陷，客寒凛冽，骤发于下，出现腹中急痛，营气不足故关前之阳脉表现浮弦而涩，寒邪盛于中下，故关以后之阴脉为弦。理中汤证的腹痛是腹满时痛，是因为阳虚生内寒，中焦失温煦，经脉凝滞而腹痛，此为虚痛，时作时止。脾阳虚，寒湿中阻，气机不运则腹满，此外还见下利、呕吐、食不下等症。

## 案例四

张某，女，32岁，每当午后即觉腹中疼痛，痛时自觉腹肌向内抽掣拘急。该患者饮食、二便基本正常，但月经衍期，每次行经需10天左右，经色黑紫，夹有血块。脉弦细如按刀刃，舌质绛紫，苔薄白润。

【独立诊断】病因为瘀血；病所在厥阴、太阴；病机乃气血不和。

【综合辨证】脾之气血不和，肝木横逆克犯脾土。

【治法方药】法宜通阳益脾，敛肝和络；方选桂枝加芍药汤。

桂枝10g，白芍30g，生姜10g，大枣12枚，炙甘草10g。

【疗效观察】连服6剂，腹痛止，拘急解，转方用当归芍药散而愈。

按：柯韵伯称桂枝汤为仲景群方之魁，乃滋阴和阳、调和营卫、解肌发汗之总方。而桂枝汤之所以能滋阴和阳、调和营卫，则首先在于其能调和脾胃之气。众所周知，营卫生成于水谷，而水谷转输于脾胃，所以脾胃之气旺盛则营卫生化之源充足，营卫和调则气血阴阳随之也和。从桂枝汤组方的五味药物来看，桂枝、生姜、大枣、炙甘草自古以来都是厨房中的常用的调料，有健脾开胃、促进食欲的作用，所以桂枝汤实际上善能调补脾胃，通过调补脾胃的治疗方法，重用白芍，使其能和脾阴，利血脉，又能柔肝缓急以止疼痛。临床上凡见有腹满时痛、下利、舌质偏红、苔薄白而脉弦细者，多属脾胃气血阴阳失和，选用本方治疗，每能取效。

（刘渡舟.经方临证指南.天津：天津科学技术出版社，1993：11.）

【经典温故】

《伤寒论》第279条："本太阳病，医反下之，因而腹满时痛者，属太阴也，桂枝加芍药汤主之；大实痛者，桂枝加大黄汤主之。"

【问题讨论】

1.本方与小建中汤的区别在哪里？

参考答案：本方所治疗的腹痛因本有伤寒表证，又误下伤津，致营不足，亦为营卫不和之虚痛，腹满时痛，阴道虚也，将芍药一味倍加3两，佐以甘草，酸甘相辅，恰合太阴之主药缓急补虚；且倍加芍药，又能监桂枝深入阴分，升举其阳，辟太阳陷入太阴之邪。而小建中汤为桂枝汤倍芍药加饴糖，饴糖温中补虚。小建中汤证为腹中拘急作痛，喜温喜按的虚痛；而桂枝加芍药汤为腹满时痛，饴糖甘味增加腹满，故不可用。

2.两方如何进行比较？

参考答案：从两方所加的药物即可做比较，本方加重芍药敛阴和营、缓急止痛，仍以解表为主；小建中汤加饴糖为君药温中补虚、缓急止痛。故桂枝加芍药汤表证较小建中汤重，里寒较小建中汤轻。

## 案例五

李某，女，15岁，病起于外感，高热（体温39.5℃），头痛，肢体酸楚，至五六日后，突发上腹部疼痛，午后发热更甚，经某医院诊断为急性腹膜炎，准备收住院治疗。其父考虑到经济比较困难，转而求治于中医。切脉弦紧有力，舌质红绛而苔腻，皮肤亢热，腹部板硬疼痛、拒按，大便已7日未解，小便短赤，时发谵语。

【独立诊断】病因为水饮、火；病所在少阳；病机乃水火交结，阻滞中焦。

【综合辨证】水火交结，阻滞中焦焦膜。

【治法方药】法宜泻热逐水，峻下破结；方选大陷胸汤加味。

大黄6g，芒硝6g，甘遂末1g（另包），冬瓜子15g，薏苡仁15g，桃仁9g，滑石9g，芦根15g。先煎大黄等物，汤成去滓，纳入芒硝微沸，再下甘遂末和匀，温分2次服下。

【调护医嘱】嘱令糜粥调养。

【疗效观察】初服后约1小时，大便作泻，但不畅快；二服后不久，大便与水齐下，随之脘腹疼痛顿释，发热渐退。

（刘渡舟.经方临证指南.天津：天津科学技术出版社，1993：50.）

【经典温故】

《伤寒论》第149条："伤寒五六日，呕而发热者，柴胡汤证具，而以他药下之，柴胡证仍在者，复与柴胡汤。此虽已下之，不为逆，必蒸蒸而振，却发热汗出而解。若心下满而硬痛者，此为结胸也，大陷胸汤主之……"

【问题讨论】

1.结合现代医学，如何理解"大陷胸汤"证？

参考答案：急性腹膜炎可由胃液、肠液、胰液等漏入腹腔刺激腹膜而引起；临床症状常伴有腹痛、腹部压痛、腹肌紧张和反跳痛，转身时腹痛加重，有痛苦面容，伴有恶心、呕吐、腹胀、发热、低血压、气急、白细胞增高等症状。腹膜属中医"焦膜"，大陷胸汤治疗证属水饮、热邪互结于胸膈；《伤寒论》137条"从心下至少腹鞕满而痛，不可近者，大陷胸汤主之"与急性腹膜炎的腹部压痛相符。

2.简述大陷胸丸与大陷胸汤的异同。

参考答案：大陷胸丸与大陷胸汤均含有大黄、芒硝、甘遂，均有泻热逐水破结的作用，主治大结胸证。大陷胸汤剂量大而泻下力峻猛，见效迅速。大陷胸丸相对剂量小而泻下作用较缓，同时方中有葶苈子、杏仁泻肺行水，通利肺气，取白蜜之甘缓，峻药缓用，适用于病位偏上或身体较弱的大结胸证。

## 案例六

李某，女，36岁，患慢性阑尾炎急性发作，右侧少腹疼痛，伴见低热不退，胸胁苦满，月经衍期未至，带下极多。舌质绛，苔黄白夹杂，脉沉滑。

【独立诊断】病因是湿、热、瘀；病所在厥阴、少阳；病机乃湿热瘀互结。

【综合辨证】湿热瘀互结厥阴、少阳。

【治法方药】法宜清热利湿，活血化瘀；方选大柴胡汤合大黄牡丹汤加减。

柴胡15g，黄芩6g，大黄9g，枳实9g，赤芍15g，牡丹皮15g，桃仁15g，冬瓜子30g，薏苡仁30g，茯苓30g，桂枝6g，苦参6g。

【疗效观察】服药2剂后，患者少腹疼止，热退，月经来潮，再稍加调理而愈。

（刘渡舟.经方临证指南.天津：天津科学技术出版社，1993：92.）

【经典温故】

《伤寒论》第165条："伤寒发热、汗出不解，心中痞硬，呕吐而下利者，大柴胡汤主之。"

【问题讨论】

1.本案例应如何辨证论治？

参考答案：本案例患者有低热不退的表证未解，胸胁苦满，病位在少阳焦膜，月经衍期未至，带下极多，湿与血相结，湿热瘀血阻滞，故经血不利。故用大柴胡汤加减解少阳之寒热，合大黄牡丹汤、桂枝茯苓丸攻结于里之瘀、水。

2.试述大陷胸汤证与大柴胡汤证的鉴别。

参考答案：大陷胸汤证为邪热与体内有形之水饮相结于胸胁脘腹，以心下胸胁硬满疼痛、无大热、但头汗出、短气躁烦、脉沉紧为证候特点，治以大陷胸汤泻热逐水破结。大柴胡汤证为少阳兼阳明腑实，其证候表现除有与大陷胸汤证类似的心下痞满疼痛外，可伴见往来寒热、呕逆、郁郁心烦、不大便等，治宜大柴胡汤和解少阳，通下里实。

## 案例七

黄某，男，5岁，1979年8月2日初诊。

患儿发育正常，活泼可爱，唯睾丸左侧肿胀逐渐增大，近一星期阴囊左侧透明，有胀疼啼哭，用手轻揉则舒。饮食、二便、睡眠均正常。脉细弦，舌薄白润。

【独立诊断】病因为水、瘀；病所在厥阴；病机乃肝郁气滞，瘀水阻滞经脉。

【综合辨证】肝郁气滞，瘀水阻滞经脉。

【治法方药】法宜疏肝理气，活血利水，软坚消结；方选四逆散加味。

柴胡5g，赤芍10g，枳壳3g，炙甘草3g，橘核10g（打），荔枝核10g（打），川楝子5g，青皮3g，香附5g，生牡蛎10g。每日1剂，水煎分2次稍凉服。

外用：紫背浮萍15g，艾叶15g，生姜25g（切片），紫苏叶10g。上4味水煎2次，合到一起，加开水盛小桶先熏患部半小时，待温后用之洗局部，每日1次。

【疗效观察】1979年8月10日二诊：上药内服、外用5天后，患儿睾丸鞘膜积水基本消退，阴囊恢复如常，其他均无异常，脉舌正常，嘱其再用5剂以资巩固。

后3个月随访，病未复发。

按：四逆散加味，取其疏肝理气，从肝脉绕阴器辨证，加诸药既有活血散瘀、理气止痛、软坚消结之功，又辅以外用熏洗，取其辛温散寒之意。内外合治，竟不更方而愈。经数月追访，病未复发。内外合用，相得益彰。

（张光荣.陈瑞春学术经验集.北京：科学出版社，2015：327.）

【经典温故】

《伤寒论》第318条："少阴病，四逆，其人或咳，或悸，或小便不利，或腹中痛，或泄利下重者，四逆散主之。"

【问题讨论】

1.本案例患儿有睾丸鞘膜积液，为何不用利水药而积液可消除？

参考答案：根据患儿胀痛啼哭，用手轻揉则舒，可知以气滞为主而致瘀血水液互结聚于厥阴经脉，处方以理气为主，气行则瘀水自消。

2.四逆散证与四逆汤证均有"四逆"，二者有何区别？

参考答案：四逆散证之四逆乃因阳气内郁，不能通达四末所致；而四逆汤证之四逆，为少阴阳虚阴盛所致。在程度上，四逆汤证的四逆明显较四逆散证为重，且除四逆外，四逆散证可见阳气内郁之心烦易怒、舌红脉弦等脉证，而四逆汤证则见大便稀溏、精神困顿、畏寒、脉微欲绝等。

## 案例八

罗谦甫治真定路总管刘仲美，年逾六旬，宿有脾胃虚寒之证。至元辛巳闰八月初，天气阴寒，因官事劳役，渴而饮冷，夜半自利两行，平旦罗往诊视，其脉弦细而微，四肢冷，手足心寒，唇舌皆有褐色（青），腹中微痛，气短，不思饮食。

【独立诊断】病因为寒；病所在太阴、厥阴；病机乃阳虚中寒，气血不振。

【综合辨证】肝脾阳虚中寒，气血不振。

【治法方药】法宜温中散寒，健脾补虚；方选黄芪建中汤加减。

黄芪，芍药，甘草，桂枝，附子，饴糖，生姜，大枣。

【疗效观察】每服一两，依法水煎服，再服即愈。

按："罗曰：《内经》云，色青者，肝也，肝属木；唇者，脾也，脾属土。木来克土，故青色见于唇也。舌者心之官，水挟木势，制火凌脾，故色青见于舌也。《难经》云，见肝之病，则知肝当传之脾，故先实脾土。今脾已受肝之邪矣。洁古先师云，假令五脏胜，各刑己胜，补不胜而泻其胜，重实其不胜，微泻其胜，而以黄芪建中汤加芍药、附子主之。芍药味酸，泻其肝木，微泻其胜；黄芪、甘草甘温补其脾土，是重实其不胜；桂、附辛热，泻其寒水，又助阳退阴；饴糖甘温，补脾之不足，肝苦急，急食甘以缓之；生姜、大枣辛甘大温，生发脾胃升腾之气，行其营卫，又能缓其急。"

（江瓘.名医类案.北京：人民卫生出版社，2005.）

【经典温故】

《金匮要略·血痹虚劳病脉证并治》第14条："虚劳里急，诸不足，黄芪建中汤主之。"

【问题讨论】

黄芪建中汤的适应证是什么？

参考答案：黄芪建中汤由黄芪、桂枝、白芍、生姜、甘草、大枣、饴糖组成，具有温中补虚、缓急止痛的功效，主治中焦虚寒之虚劳里急证。症见腹中时时拘急疼痛，喜温喜按，少气懒言；或心中悸动，虚烦不宁，劳则愈甚，面色无华；或伴神疲乏力，肢体酸软，手足烦热，咽干口燥，舌淡苔白，脉细弦。

## 案例九

张某，男，23岁，腹痛1天，发热呕吐，继则腹痛转入右下腹，经西医诊断为急性化脓性阑尾炎，先后用抗生素等药治疗，疼痛持续不解，且发热呕吐。患者不愿手术而求治于中医。症见：面色青黄，神色困惫，右少腹持续疼痛，阵发性加剧，有明显压痛、反跳痛及肌紧张，包块如掌大，畏寒发热，剧痛时四肢冰冷，苔黄有津，脉滑数。体温38.7℃，血常规示 WBC $20 \times 10^9$/L。

【独立诊断】病因为寒、湿、热；病所在阳明、厥阴；病机乃蕴结瘀阻，腐败成脓。

【综合辨证】肝阳不足，湿阻蕴毒，瘀阻肠间。

【治法方药】法宜助阳散结，祛瘀排脓；方选薏苡附子败酱散。

薏苡仁90g，炮附子30g（先煎），败酱草30g。嘱其浓煎顿服。4剂。

【疗效观察】4剂后患者疼痛大减，呕吐止，体温正常，白细胞下降；继服上方6剂，白细胞总数 $10 \times 10^9$/L，右下腹包块不消；再服上方20余剂，包块消失而愈。

按：周师尝谓，"肠痈是内痈，气血为毒邪壅塞不通所致；若气血畅流，痛无由生。而气血的运行依凭着阳气的鼓动，阳郁湿盛、气血不能畅流是其主要病机"。据临床所见，肠痈初以发热、呕吐、腹痛为主，如疼痛阵发，脚蜷屈，时呈肢厥，舌多白腻，有津不渴。若转为慢性，则多呈寒湿之象，周师提出了"热可清、寒可温、湿宜燥"的治疗原则。本病血常规白细胞多偏高。周师谓："疾病的发展过程并非固定不变，今白细胞虽高而呈寒象，就应温阳祛寒。仲景立温阳之法，热药治之确可收效。"周师用仲景薏苡附子败酱散治疗肠痈辨证有寒湿者屡建速效。若腹痛甚，加白芍30g，大剂频服。

［唐祖宣.老中医周连三运用温阳法的经验.上海中医药杂志，1982（5）：5-6.］

【经典温故】

《金匮要略·疮痈肠痈浸淫病脉证并治》第3条："肠痈之为病，其身甲错，腹皮急，按之濡，如肿状，腹无积聚，身无热，脉数，此为肠内有痈脓，薏苡附子败酱散主之。"

【问题讨论】

如何鉴别肠痈脓成还是未成？

参考答案:《金匮要略》:"肠痈者,少腹肿痞,按之即痛如淋,小便自调,时时发热,自汗出,复恶寒,其脉迟紧者,脓未成,可下之,当有血。脉洪数者,脓已成,不可下也,大黄牡丹汤主之。"该论述指出脉象迟紧,表示脓尚未成熟;若脉象洪数,表示脓已成熟。

## 案例十

巴某,女,38岁,患附件炎三四年,经常两侧少腹疼痛,受寒或劳累即加重,反复发作,经久不愈,经青霉素、鱼腥草等消炎治疗,效果不佳。初诊症见慢性病容,精神欠佳,虚肥,四肢不温,恶寒,附件处压痛明显。舌质淡,苔白,脉细数而无力。妇科检查及B超诊断为附件炎。

【独立诊断】病因为湿、热;病所在厥阴;病机乃苦寒伤阳,湿滞血瘀,腐败成脓。

【综合辨证】湿热内蕴,过用苦寒,伤及阳气,湿滞血瘀,腐败成脓。

【治法方药】法宜辛热散结,活血消肿;方选薏苡附子败酱散。

薏苡仁30g,熟附子15g,败酱草20g。水煎温服,3剂。

【疗效观察】方用3剂后,腹痛消失;复投4剂,顽疾得愈;随访2年,未见复发。

按:附件炎系妇科常见炎性病症,病因甚多,或虚或实,或虚实夹杂。上述两案例虽病情不同,但其病机均不外阳虚寒凝,湿滞血瘀,经络不通,以致少腹绞痛,故选用薏苡附子败酱散。薏苡仁善于开壅结,导湿浊;附子能振奋阳气,疏通经络;败酱草泻热散结,破血消肿。三者合用,功效尤佳。

[王树平.薏苡附子败酱散治疗附件炎.浙江中医杂志,1996,(1):8.]

【经典温故】

《金匮要略·疮痈肠痈浸淫病脉证并治》第3条:"肠痈之为病,其身甲错,腹皮急,按之濡,如肿状,腹无积聚,身无热,脉数,此为肠内有痈脓,薏苡附子败酱散主之。"

【问题讨论】

《金匮要略》用薏苡附子败酱散治疗肠痈,此案例治疗附件炎,临床上还有什么应用呢?

参考答案:薏苡附子败酱散不仅用于溃疡性结肠炎、阑尾炎等肠痈类疾病的治疗,还可用于支气管扩张、慢性前列腺炎、口腔溃疡、慢性湿疹、慢性盆腔炎、盆腔囊肿、痤疮等疾病的治疗。

其现代应用如下:①以皮肤粗糙起屑伴有干裂、瘙痒或流脓水为特征的皮肤病,如湿疹(鹅掌风)、皮肤角化症、头癣、手足癣、银屑病、神经性皮炎、接触性皮炎、脂溢性皮炎、毛囊炎、传染性软疣、寻常疣、扁平疣、硬皮病、皮肤干燥症等。②痈、阑尾周围脓肿、局限性化脓性腹膜炎、多发性肝脓疡、卵巢囊肿、肛管直肠周围脓肿等包块性疾病不溃不消而呈慢性化者。③其他如慢性化脓性中耳炎、鼻窦炎、慢性阑尾炎、溃疡性结肠炎、霉菌性肠炎、糖尿病脱疽、慢性盆腔炎、慢性子宫颈炎、慢性前列腺炎、精囊炎、阴茎痰核及男性不育症等也有应用的机会。

## 案例十一

张某，女，38岁，工人，1988年4月10日初诊。

患者自称少腹疼胀，以左侧输卵管部位疼痛明显，触之可见条索状肿物，略用手按则疼痛加剧，甚则痛及下腹、阴道，白带略增，腰胀。如行房事，则下腹疼更甚。精神较差，二便如常，饮食无异，舌淡白润，脉缓稍弦。

【独立诊断】病因为湿、瘀；病所在厥阴、太阴；病机乃湿阻血瘀，结于胞宫。

【综合辨证】湿阻血瘀胞宫，肝脾气血不和。

【治法方药】法宜行气活血，温经利水；方选当归芍药散加味。

当归10g，赤芍10g，白芍10g，茯苓15g，白术10g，泽泻10g，川芎5g，香附10g，乌药10g，郁金10g，炒小茴香6g，益母草15g。每日1剂，水煎服，嘱服10剂。

【疗效观察】1个月以后，患者告知，服前方自觉诸症轻，疼痛基本消失，少腹条状物亦消散，触之柔软不痛，故未继续服药。

按：当归芍药散治输卵管肿胀，其机制是活血行水散结，所用诸药亦属平常轻柔之品。用此法治疗多例，均能取得较好的临床疗效。笔者认为，当归芍药散治疗妇人诸腹痛，其可重复性是无须置疑的，应当在临床上进行大规模病例观察，很可能摸索出一套治疗妇科多种疾病的有效办法，从而进行推广。

（张光荣.陈瑞春学术经验集.北京：科学出版社，2015：277-278.）

【经典温故】

《金匮要略·妇人杂病脉证并治》第17条："妇人腹中诸疾痛，当归芍药散主之。"

【问题讨论】

当归芍药散治输卵管肿胀的机制是什么？

参考答案：当归芍药散治输卵管肿胀，其机制是活血行水散结，所用诸药亦属平常轻柔之品。用此法治疗多例，均能取得较好的临床疗效。笔者认为，当归芍药散治疗妇人诸腹痛，其可重复性是毋庸置疑的，应当在临床上进行大规模病例观察，很可能摸索出一套治疗妇科多种疾病的有效办法。

## 案例十二

王某，男，42岁。

患者腹部胀痛3天，疼痛拒按，日益加重，连及胃脘、两胁，嗳气不止，呕吐黏痰，口干口苦，脉弦数。西医诊断：急性胰腺炎。

【独立诊断】病因为痰、湿、热；病所在阳明、少阳；病机乃痰湿夹热，气滞胃肠，腑道不通。

【综合辨证】痰湿郁热阻滞胃肠，腑气不通。

【治法方药】法宜行气通腑；方选厚朴三物汤加减。

川厚朴18g，炒枳实12g，生大黄6g。水煎服。

【疗效观察】二诊：服药2剂后，患者大便2次，先干后溏，脘腹胀痛及嗳气、呕吐大减，黄厚苔转薄。守原意减其用量再进：川厚朴6g，枳实6g，熟大黄4g。2剂。

三诊：服药后，患者日行软便2次，腹胀痛已除，嗳、呕亦止，唯仍觉胃脘痞闷，食少，转为健脾和胃，用枳术汤：炒枳实6g，炒白术12g。3剂。药后症状消退。

（此为夏锦堂教授治验。）

【经典温故】

《金匮要略·腹满寒疝宿食病脉证治》第11条："痛而闭者，厚朴三物汤主之。"

【问题讨论】

本案例的鉴别要点是什么？若用大柴胡汤是否恰当？

参考答案：症见腹部胀痛、拒按，日益加重，连及胃脘、两胁，嗳气不止，知其肝胃气滞，胃气上逆；呕吐黏痰，可知气滞为痰湿所致；口干口苦，知气机郁滞，郁而化热。结合脉象脉弦数，综合辨证为：痰湿热郁滞胃肠，兼有气滞。

大柴胡汤由柴胡、黄芩、大黄、枳实、半夏、白芍、大枣、生姜组成，具有和解少阳、内泻热结之功效，主治少阳阳明合病，往来寒热，胸胁苦满，呕不止，郁郁微烦，心下痞硬，或心下满痛，大便不解，或协热下利，舌苔黄，脉弦数有力者。由此可知，该案例患者用大柴胡汤治疗不是很恰当。

## 案例十三

钟某，腹痛有年，理中、四逆辈皆已服之，间或可止。但痛发不常，或一月数发，或两月一发，每痛多为饮食寒冷之物所诱致，自常以胡椒末用姜汤冲服，痛得暂缓。一日，彼晤余戚家，谈其痼疾之异，乞为诊之。脉沉而弦紧，舌白润无苔，按其腹有微痛，痛时牵及腰胁，大便间日一次，少而不畅，小便如常。

【独立诊断】病因为寒；病所在阳明；病机乃阴寒积滞。

【综合辨证】阴寒积聚，腑气不通。

【治法方药】法宜温下并行；方选大黄附子汤加减。

大黄12g，附子9g，细辛4.5g。2剂。

【调护医嘱】忌饮食生冷。

【疗效观察】服药2剂后，病愈。

按：君病属阴寒积聚，非温不能已其寒，非下不能荡其积，是宜温下并行，而前服理中辈无功者，仅去寒而不逐积耳。

（赵守真.治验回忆录.北京：人民卫生出版社，1962.）

【经典温故】

《金匮要略·腹满寒疝宿食病脉证治》第15条："胁下偏痛，发热，其脉紧弦，此寒也，以温药下之，宜大黄附子汤。"

【问题讨论】

1.本方如何与麻黄附子细辛汤相鉴别？

参考答案：麻黄附子细辛汤由麻黄、附子、细辛汤组成，具有扶正解表、温经解表之功效，主治素体阳虚，外感风寒证。症状：发热、恶寒甚剧，虽厚衣重被，其寒不解，神疲欲寐，脉沉微；突发声音嘶哑，甚至失音不语，或咽喉疼痛，恶寒发热，神疲欲寐，舌淡苔白，脉沉无力。

大黄附子汤由大黄、附子、细辛组成，功用为温里散寒、通便止痛，主治寒积里实证。症状：腹痛便秘，胁下偏痛，发热，手足厥冷，舌苔白腻，脉弦紧。

2.寒下与温下的适应证如何区分？临床应注意什么？

参考答案：寒下是指中医运用具有泻热通便作用的药物为主组方，以治疗里实热证的下法。该法适用于阳明里热结实的证候，以泻热攻积通便为目的，常用大黄、芒硝、番泻叶等药物组成方剂，代表方剂有大承气汤、小承气汤等。在使用寒下法时，要根据病情的轻重和不同的病证选用不同的方剂，如调胃承气汤、大黄牡丹汤等。临床上具体运用寒下法时应注意以下几方面：①里实寒积，腹中冷痛，大便秘结者忌用本法。②阳明腑实重证，邪热亢盛，阴液欲竭时，应及时使用下法，以保存阴液。③里实热证兼正虚、少阳证、表证、火热证时，应与补法、和解少阳、解表法、清法配合使用。

温下是指运用具有温散寒凝、通便止痛作用的药物为主组方，以治疗胃肠寒积里实证的下法。该法适用于胃肠寒实内结证，常用具有泻下作用的大黄、巴豆等药物与温热药干姜、附子、细辛等配伍成方，代表方剂有大黄附子汤、三物备急丸等。临床上具体运用温下法时应注意以下几方面：①里实热证忌用本法。②巴豆毒性剧烈，对于年老体弱、正气不足者慎用。③对于猝然心腹胀痛之急证，在病情不急时，一般不用三物备急丸。

## 案例十四

张某，男，25岁，昨天始上腹部至脐周阵发性疼痛，位置不固定，恶心欲吐，乏力，数小时后腹痛转移并固定在右下腹部，且振寒，发热。乡村医生按"急性阑尾炎"予以抗生素治疗。患者今日病情加重，来门诊要求配合中药治疗。查其右下腹压痛；腰大肌试验阳性。脉滑数，舌红苔薄黄。体温39.2℃。

【独立诊断】病因为热、瘀；病所在阳明、厥阴；病机乃血脉瘀结，肠腑不通。

【综合辨证】热聚肠间，血脉瘀结，腑气不通。

【治法方药】法宜清热解毒，消肿排脓，攻下逐瘀；方选大黄牡丹汤加减。

【调护医嘱】禁食。配合局部外敷或针刺，若病情重者可配合应用抗生素，则疗效更快更好。疗效不好者，应掌握手术指征，及时手术。

【疗效观察】服药1剂，患者腹泻3次，腹痛等诸症减轻。原方去芒硝，加甘草6g，连服4剂，症状消失。适当加减，再服3剂，巩固治疗，以防复发。

按：上述治例是较典型的急性肠痛患者，治取良效，不足为奇。大黄牡丹汤是自古以来治疗急性肠痛的主方。目前大量临床报道表明，本方适当加行气活血、清热解毒药，治疗急性阑尾炎有确切可靠的良好效果。配合局部外敷或针刺，若病情重者可配合应用抗生素，则疗效更快更好。疗效不好者，应掌握手术指征，及时手术。

（此为吕志杰治验，张顺启协助整理。）

【经典温故】

《金匮要略·疮痈肠痈浸淫病脉证并治》第4条："肠痈者，少腹肿痞，按之即痛如淋，小便自调，时时发热，自汗出，复恶寒。其脉迟紧者，脓未成，可下之，当有血。脉洪数者，脓已成，不可下也，大黄牡丹汤主之。"

【问题讨论】

急性阑尾炎应如何分期证治？

参考答案：（1）单纯阑尾炎期：各种炎性变化均在阑尾器官内部。周围渗出少，反应轻微。约在发病12～24小时以后感染逐渐向外扩散。

（2）感染扩散期：阑尾周围腹膜发炎，有脓液，逐渐扩散至全腹腔而为弥漫性腹膜炎。年龄越小扩散越快，48小时以后常为腹膜炎期。临床上出现发热，中毒，腹胀，全腹压痛、肌紧张，但右下腹仍比较显著。

（3）感染局限期：渗液中纤维蛋白沉积（脓苔），阑尾与周围器官互相粘连，限制感染扩散，外围渗液开始吸收，阑尾周围形成浸润肿块，也称为浸润期。约在发病后第3～4天，72小时以后。患者一般情况好转，精神、食欲比前一天有进步，但局部压痛、肌紧张突出而局限。直肠指诊与腹壁双合诊在右下腹有浸润块及压痛。

（4）阑尾脓肿期：感染局限后逐渐吸收愈合。但如果阑尾已成为坏死异物或夹有粪石存留腹腔，则成为感染核心，形成脓肿，临床仍发热但腹痛渐减轻，压痛仍存在，并可摸到直径为5～10cm的球形肿物（双合诊）。约在1周后形成，常需数周以后逐渐吸收。

2. 大黄牡丹汤临床应用需要注意什么？

参考答案：凡重型急性化脓或坏疽性阑尾炎，阑尾炎并发腹膜炎（或有中毒性休克，或腹腔脓液多者），婴儿急性阑尾炎，妊娠阑尾炎合并弥漫性腹膜炎，阑尾寄生虫病等都不宜用本方。肠痈溃后以及老人、孕妇、产后应慎用或忌用。如果肠痈属于寒湿瘀滞者，本方也不适宜。

## 案例十五

张某，男，24岁，农民。

患者因腹痛腹胀、便秘，于8月29日来急诊住院。患者29日午饭饱食后即去劳动，突感腹部绞痛甚剧，并伴腹胀，继则呕吐，吐后痛得以暂缓，俄顷又剧，吐亦加频，初吐为食物，继为清水，最后则作干吐，渴饮水即吐，腹部逐渐胀大，起病以来未矢气排便，平素体健。检查：体温37.2℃，脉搏68次/分，腹胀大如鼓，可见肠型及蠕动波，有压痛，肌紧张不明显，肠鸣音亢进，余无异常。拟诊为急性肠梗阻（小肠空肠段扭转），在禁食、输液、注射抗生素等处理下，同时请老中医黎鹤轩先生会诊。其舌苔白滑，脉象沉迟。

【独立诊断】病因为寒、食积；病所在阳明；病机乃冷食积滞，气机阻滞。

【综合辨证】寒食积滞胃肠，阻隔气机不通。

【治法方药】法宜温下积滞；方选三物备急丸5粒（2.3g）。

【疗效观察】服后不久，患者肠鸣音加强，疼痛先剧烈，随即缓解，自觉有气在肚内走动；约5分钟后再服上药3粒，服后不久即觉肛门坠胀，解出少量稀便、大量气，腹痛、腹胀逐渐消失，继服调养之剂，3天出院。

按：肠梗阻在农村并非罕见。本例从其病状及体检所见，似为肠扭转所致的急性单纯性肠梗阻之初期，在西医控制感染和支持疗法的同时，根据中医辨证应用三物备急丸温下，获效良好。三物备急丸组成为大黄、干姜、巴豆三味，主治心腹胀满，猝痛如锥刺，气急口噤等症。黎老医师用此药治过本病患者10余例，均获良效。因其例数不多，对其具体适应证问题尚待同道共同研讨。

［罗文成.三物备急丸治愈肠梗阻一例报导.中医杂志，1965，（9）：27.］

【经典温故】

《金匮要略·杂疗方》："三物备急丸方……主心腹诸卒暴百病，若中恶客忤，心腹胀满，卒痛如锥刺，气急口噤，停尸卒死者，以暖水苦酒服大豆许三四丸，或不下，捧头起，灌令下咽，须臾当差。如未差，更与三丸，当腹中鸣，即吐下便差。若口噤，亦须折齿灌之。"

【问题讨论】

1.本案例应如何辨证论治？

参考答案：患者饱食后即去劳动，突感腹部绞痛甚剧，并伴腹胀，继则呕吐，吐后痛得以暂缓，俄顷又剧，吐亦加频，初吐为食物，继为清水，最后则作干吐，渴饮水即吐，腹部逐渐胀大，起病以来未矢气排便，知本证是由饮食自倍，气机郁滞。呕吐为清水痰涎，知为寒积内停，上焦不行，下脘不通所致。综合其舌苔白滑、脉象沉迟，辨证为寒食积滞胃肠，阻隔气机不通，故治疗以三物备急丸攻逐寒积为主。

2.三物备急丸应如何辨证施用？

参考答案：三物备急丸由大黄、干姜、巴豆组成；功用为攻逐寒积；主治寒实冷积内停，心腹卒暴胀痛，痛如锥刺，气急口噤，大便不通。本证是由饮食自倍，寒积内停，上焦不行，下脘不通所致，治疗以攻逐寒积为主。方用巴豆辛热峻下，开通闭塞；干姜辛热，温中暖脾；大黄苦泄通降，一以制巴豆辛热之毒，一以协巴豆泄下通腑，且大黄之寒得巴豆、干姜之热，则其性大减。故三药配用，共奏攻逐寒积之功。

## 案例十六

1978年夏，气候炎热酷烈。某日，我因暴饮冷水，午后猝然脘腹胀痛难忍，喜热拒按，痛如锥刺，虽得热敷而痛不减，先后服理中丸、藿香正气水、十滴水等药皆不效，腹痛逐渐加重，四肢厥冷，口唇发青。

【独立诊断】病因为寒；病所在阳明；病机乃寒结腑中，气机闭塞。

【综合辨证】阴寒积结胃肠，气机闭塞不通。

【治法方药】法宜温下积滞；方选三物备急丸（栓剂），塞肛。

三物备急栓制法：大黄、干姜、巴豆各等份，将大黄、干姜研细末，巴豆去壳，捣仁为泥，去油成霜（呈微黄色），三药合匀，炼蜜为丸，每枚含纯药1～1.5g，密器中贮存备用，勿使泄气，勿令干燥。

用法：凡患寒结肠胃之中恶病，即可取此药一枚放入肛门2cm深处，须臾当泻下而愈。若不泻，可更入一丸。

注意事项：①巴豆必须将油去尽，制成霜，方可配制。②凡用此药，必须除外急腹症，确属寒结肠胃之中恶病，方可用之。

【疗效观察】须臾，腹中雷鸣，有便意感，即便出稀水便升许，随之腹痛顿减；半小时后，腹痛已愈。

按：寒结肠胃之中恶病，即指由于寒邪侵袭以致突然心腹胀满，剧痛如锥刺，气急牙关紧急之症。该症多因饮食不调，过食生冷，或暴饮暴食，食停肠胃，寒结于中，以致上焦不行，下脘不通，故猝然心腹胀痛，甚至气急口噤暴厥。当此之时，非巴豆之峻利，不能开其闭；非大黄之荡涤，不能消其食；更加干姜之守中，使邪去而脾阳不伤。此方配伍精当，疗效甚捷。

［刘维强.三物备急丸新用.中医杂志，1988（2）：66.］

【经典温故】

《金匮要略·杂疗方》："三物备急丸方……主心腹诸卒暴百病，若中恶客忤，心腹胀满，卒痛如锥刺，气急口噤，停尸卒死者，以暖水苦酒服大豆许三四丸，或不下，捧头起，灌令下咽，须臾当差。如未差，更与三丸，当腹中鸣，即吐下便差。若口噤，亦须折齿灌之。"

【问题讨论】

本案例应如何辨证论治？

参考答案：患者因暴饮冷水，寒邪直中胃脘，故见午后猝然脘腹胀痛难忍，喜热拒按，痛如锥刺，虽得热敷而痛不减，先后服理中丸、藿香正气水、十滴水等药皆不效，腹痛逐渐加重，四肢厥冷，口唇发青。综合舌脉，可知本证是由患者暴饮冷水，寒积内停，上焦不行，下脘不通所致，治疗以三物备急丸攻逐寒积为主。方用巴豆辛热峻下，开通闭塞；干姜辛热，温中暖脾；大黄苦泄通降，一以制巴豆辛热之毒，一以协巴豆泄下通腑，且大黄之寒得巴豆、干姜之热，则其性大减。故三药配用，共奏攻逐寒积之功。

## 案例十七

彭君德初夜半来谓："家母晚餐后腹内痛，呕吐不止。煎服姜艾汤，呕痛未少减，且加剧焉，请处方治之。"吾思年老腹痛而呕，多属虚寒所致，处以砂半理中汤。黎明，彭君仓卒入，谓服药痛呕如故，四肢且厥，势甚危迫，恳速往。同诣其家，见伊母呻吟床第，辗转不宁，呕吐时作，痰涎遍地，按脉沉而紧。

【独立诊断】病因为寒、饮；病所在少阴、太阴；病机乃脾肾阳虚，寒饮上逆。

【综合辨证】脾肾阳虚，寒饮上逆。

【治法方药】法宜温中祛寒，化饮降逆；方选附子粳米汤加减。

附子，粳米，干姜，茯苓，半夏，甘草，大枣。

【疗效观察】服2剂痛呕均减，再2剂痊愈，改投姜附六君子汤从事温补脾肾，调养十余日，即健复如初。

按：伊谓"腹中雷鸣剧痛，胸膈逆满，呕吐不止，尿清长"，凭证而论，则为腹中寒气奔迫，上攻胸胁，胃中停水，逆而作呕，阴盛阳衰之候。《金匮要略》叙列证治更切："腹中寒气，雷鸣切痛，胸胁逆满，呕吐，附子粳米汤主之。"尤在泾对此亦有精辟之论述："下焦浊阴之气，不特肆于阴部，而且逆于阳位，中虚而堤防撤矣。故以附子补阳驱阴，半夏降逆止呕，而尤赖粳米、甘、枣，培令土厚而使敛阴气也。"其阐明病理，译释方药，更令人有明确之认识。彭母之病恰切附子粳米汤，可以无疑矣！但尚恐该汤力过薄弱，再加干姜、茯苓之温中利水以宏其用。

（赵守真.治验回忆录.北京：人民卫生出版社，1962.）

【经典温故】

《金匮要略·腹满寒疝宿食病脉证治》第10条："腹中寒气，雷鸣切痛，胸胁逆满，呕吐，附子粳米汤主之。"

【问题讨论】

本案例为何使用理中剂无效？理中汤与附子粳米汤均治脾胃虚寒证，怎样区别使用？

参考答案：初读此医案之时，便甚觉奇怪，前两次用药，虽非附子粳米汤，但也大抵对证，尤其是砂半理中汤，附子、半夏俱有，又怎么会病情加剧呢？后精思良久，方顿然醒悟。原来，本证寒与饮相并，附子大热，有似于火，本可祛寒，但寒在水饮中，水与火不能相容，故附子功用无从施行。不仅附子，凡用热药皆是如此，且热药又逼迫寒饮，故病势加剧。方中妙用，在于粳米一味，因得水中之精甚厚，故可为向导，引诸药力达于水饮之中，如此则寒气得祛，水饮得除，病症自然得愈。

理中汤是由人参、白术、炙甘草、干姜等药物组成，具有温中祛寒、补气健脾之效，治脾胃虚寒证，自利不渴，呕吐腹痛，腹满不食及中寒霍乱，阳虚失血，如吐血、便血或崩漏，胸痹虚证，胸痛彻背，倦怠少气，四肢不温。现理中汤可用于急、慢性胃炎，胃窦炎，溃疡病，胃下垂，慢性肝炎等属脾胃虚寒者。

附子粳米汤由附子、半夏、甘草、大枣、粳米组成，见于《金匮要略》："腹中寒气，雷鸣切痛，胸胁逆满，呕吐，附子粳米汤主之。"腹中阴寒，则水饮不化，寒性收引，胃肠为之紧缩，水饮动荡，故雷鸣切痛；寒饮充斥上下，故胸胁逆满；水饮在胃，故呕。此方附子祛寒；半夏止呕，兼祛寒饮；至于甘草、大枣、粳米，或解附子、半夏之毒，或逗留附子热力，使之绵长，或制附子、半夏之燥烈，或益脾胃，总之不过佐使之用。方中之义，大抵如此。

## 案例十八

周某，女，65岁，1994年3月28日初诊。

患者病腹中绞痛，气窜胁胀，肠鸣辘辘，恶心呕吐，痛则欲便，泻下急迫，便质清稀，某医院诊断为"肠功能紊乱"，服中、西药，效果不显，病延二十余日，经人介绍，转请刘老诊治。其人身凉肢冷，畏寒喜暖，腹痛时则冷汗淋漓，心慌气短，舌淡而胖，苔腻而白，脉沉而缓。

【独立诊断】病因为寒、饮；病所在太阴、阳明；病机乃中焦阳虚，寒饮内停，气机逆乱。

【综合辨证】脾胃阳虚，寒饮内停。

【治法方药】法宜温中定痛，散寒止呕；方选附子粳米汤加减。

附子12g，半夏15g，粳米20g，炙甘草10g，大枣12枚。3剂。

【疗效观察】药后患者痛与呕减轻，又服2剂病基本痊愈，改投附子理中汤以温中暖寒，调养十余日，即康复如初。

按：本案为胃肠阳虚寒盛，水阴不化之候。阴寒滞腹，经脉收引，故致腹痛剧烈。腹中寒气奔迫，上攻胸胁、胃脘，则见胸胁胀满、恶心呕吐。《素问·举痛论》所谓："寒气客于肠胃，厥逆上出，故痛而呕也。"脾胃阳虚，不能运化水湿，反下渗于肠，故见肠鸣辘辘，下利清稀。凭证而辨，恰切附子粳米汤之治。本方为温中定痛、散寒止呕之良剂，用于中焦阳虚寒盛，兼有水饮内停之腹痛、呕吐、肠鸣之症，俱获效验。

（陈明，刘燕华，李芳.刘渡舟临证验案精选.北京：学苑出版社，1996.）

【经典温故】

《金匮要略·腹满寒疝宿食病脉证治》第10条："腹中寒气，雷鸣切痛，胸胁逆满，呕吐，附子粳米汤主之。"

【问题讨论】

1.附子粳米汤的适应证是什么？

参考答案：附子粳米汤由附子、半夏、甘草、大枣、粳米组成，见于《金匮要略》："腹中寒气，雷鸣切痛，胸胁逆满，呕吐，附子粳米汤主之。"腹中阴寒，则水饮不化，寒性收引，胃肠为之紧缩，水饮动荡，故雷鸣切痛；寒饮充斥上下，故胸胁逆满；水饮在胃，故呕。此方附子祛寒；半夏止呕，兼祛寒饮；至于甘草、大枣、粳米，或解附子、半夏之毒，或逗留附子热力，使之绵长，或制附子、半夏之燥烈，或益脾胃，总之不过佐使之用。方中之义，大抵如此。

2.如何理解附子粳米汤中附子与半夏的配伍？

参考答案：附子、半夏是否能配伍使用，历代医家一直存在分歧：不赞同者认为《神农本草经》中"十八反"明言半夏反乌头，虽未明言半夏反附子，但疑附子与乌头子母同性，应畏而不用。《中华人民共和国药典》据此亦在川乌、制川乌、草乌、制草乌与附子条下指出：附子不宜与半夏同用。但另一方面，附子、半夏同用最早见于医圣张仲景《金匮要略》的附子粳米汤，乃仲景治疗寒邪内阻，阴寒湿浊上犯出现腹中雷鸣疼痛、胸胁逆满呕吐之证而设。另外《备急千金要方》之半夏汤、附子五积散，《证治准绳》之小半夏汤，《张氏医通》之附子散等均是附子、半夏同用，故部分医家认为，在熟谙药性和运用经验的基础上可大胆运用之。

### 案例十九

齐某，女，51岁，2010年12月6日初诊。

患者发热伴上腹部疼痛并向右肩背放射5天，西医诊为胆总管结石，予抗炎治疗后发热渐退，但上腹部痞胀不减，身目发黄，口渴喜凉饮，但饮多则呕，按之胸下痛，大便3日未解，尿黄如浓茶，舌质红，苔黄腻，脉弦滑数。

【独立诊断】病因为痰、热；病所在少阳；病机乃痰热阻滞中焦。

【综合辨证】痰热结于中焦焦膜。

【治法方药】法宜清热化痰开结；方选小陷胸加枳实汤加减。

黄连6g，全瓜蒌30g，法半夏10g，枳实15g，柴胡15g，金钱草15g，茵陈15g。3剂，每日1剂，水煎服。

【疗效观察】二诊：患者热退，胸痞、胸下痛显减，身目发黄渐退，苔转薄黄，脉弦滑不数。此为痰热渐化，郁结渐开，再拟原方加减调治半月，诸症消退，B超复查示胆总管结石排出。

按：小结胸证，西医之胃肠疾病、胆道系统疾病等常常见之，用之得当有立竿见影之妙。临床上常用小陷胸汤辨治胆系结石，疗效确切，有寒热往来、大便秘结者常合大柴胡汤加减。

（陈宝国.中医经典方证案例研究.南昌：江西科学技术出版社，2012.）

【经典温故】

《温病条辨·中焦篇》第38条："脉洪滑，面赤身热，头晕，不恶寒，但恶热，舌上黄苔滑，渴欲凉饮，饮不解渴，得水则呕，按之胸下痛，小便短，大便闭者，阳明暑温，水结在胸也，小陷胸汤加枳实主之。"

【问题讨论】

本证之身热、便秘与阳明经、腑二证如何鉴别？

参考答案：本证身热面赤，渴欲凉饮，有似阳明无形热盛之象，但舌苔黄滑而非黄燥，且胸脘满痛，故非阳明经证；见其大便秘结，又似阳明腑实证，但腑实便秘必见潮热或腹部硬满疼痛，今身热便秘而腹不硬痛，且舌苔亦不黄厚干燥，脉亦不沉实，则又非阳明腑实便秘可知。

### 案例二十

秦某，女，45岁，因患腹痛伴消瘦2月，曾诊断为结核性腹膜炎，予抗结核治疗1个月，腹痛不减。刻诊见：腹痛，午后潮热，盗汗，神疲少气，面色苍黄，口干咽燥，不思饮食，大便秘结，多日一行。查体：形体消瘦，痛苦面容，腹部平坦，腹壁按之有柔韧感，压痛，未触及包块，腹水征阴性，舌红苔黄燥，脉细数。

【独立诊断】病因为热；病所在阳明；病机乃热结里实，气阴两虚。

【综合辨证】热结里实，耗伤气阴。

【治法方药】法宜滋阴益气，泻热通便；方选新加黄龙汤加味。

生地黄15g，高丽参10g（冲服），麦冬15g，玄参15g，沙参15g，当归6g，生大黄9g（后下），芒硝3g，生甘草6g，玉竹10g，生姜10g。每日1剂，水煎2次，对匀分早、晚服，同时各加服海参1条。

【疗效观察】3剂后患者腹痛明显减轻，大便清稀，精神好转；原方去芒硝，变高丽参为党参，生大黄同煎，继服10剂，腹痛消失，食量增加，面色红润；治疗2个月后复诊，诸症消失，痊愈。

按：本例患者系气阴两伤，阴虚火旺，阴津暗耗，燥热内结所致腹痛。虽患者以阴虚火旺，气阴两伤为其主要病机，但其舌红苔黄燥有燥热之邪，唯恐单一滋补以助邪，故治以攻补兼施，新加黄龙汤正适其证，攻不伤正，补不助邪，滋阴益气与泻热通便并行为治，使大便得通，腹痛渐止，正气恢复。这样既避免了大量纤维增生，肠祥相互粘连致肠梗阻的发生，又能增强人体的免疫力，故使用本方甚效。

［宋鹏飞，余丽雅.新加黄龙汤临床应用举隅.甘肃中医.2008，21（4）：13.］

【经典温故】

《温病条辨·中焦篇》第17条："阳明温病，下之不通，其证有五：应下失下，正虚不能运药，不运药者死，新加黄龙汤主之……"

【问题讨论】

吴鞠通此处为什么用"不运药者死"来形容本证治疗之棘手？

参考答案："不运药者死"，正气亏虚，不堪再攻；正气亏虚，不能吸收运化药物。"死"，形容本证治疗甚为棘手。因本证既有阳明热结，又有气液亏虚，故治疗之时，邪实不攻则不能祛邪，攻之又恐伤正，而正虚非补则又不足以扶正，补之则又恐留邪，故治疗甚感棘手。吴鞠通治本证拟用新加黄龙汤攻下腑实，大补气液，以期救逆于万一。

## 案例二十一

刘某，男，24岁，2008年7月6日初诊。

患者上腹部疼痛伴恶寒发热1周，西医诊断为"胆总管结石并感染"，多种抗生素合用治疗1周，效逊，就诊时自觉寒甚，热微，体温38.6℃，汗出不畅，上腹部疼痛，拒按，目黄，尿黄，周身沉重，嗳气频频，脘腹胀满甚，舌质红，舌苔白厚腻如积粉，脉缓滞。

【独立诊断】病因为湿、热、秽浊；病所在少阳；病机乃湿热浊阻三焦，气机壅滞。

【综合辨证】湿热秽浊郁阻膜原半表半里，湿重热轻证。

【治法方药】法宜疏利透达膜原湿浊；方选雷氏宣透膜原法加味。

厚朴10g，槟榔10g，草果仁6g，甘草5g，黄芩5g，藿香叶10g，姜半夏10g，茵陈12g，生姜12g，柴胡10g。5剂，水煎服。

【调护医嘱】饮食清淡，不宜肥甘厚味、醇酒辛辣，保持心情舒畅，适当锻炼。

【疗效观察】二诊：药后患者热退黄退，脘腹胀满显轻，舌苔厚腻渐减，脉濡缓不滞。此为膜原湿浊渐化之征，药已中病，原方继进5剂，诸症全除，B超复查示胆总管结石排出，病愈。

（陈宝国.中医经典方证案例研究.南昌：江西科学技术出版社，2012.）

【问题讨论】

热郁胆腑与热郁胆经证有何不同？

参考答案：热郁胆腑与热郁胆经证，二者同属邪犯少阳，均可见口苦、口干、身热等症，所不同者，热郁胆经症必见寒热往来、胸胁苦满，而热郁胆腑者常身热不恶寒、口苦甚著，并见心烦尿短等症。

# 第十二章　腹　胀

## 案例一

方某，男，32岁，干部，2001年9月21日初诊。

患者腹胀1年余，每于食后出现脘腹胀满，矢气后得减，腹壁触之柔软微痛，食少不饥，大便溏薄，每日2～3次，有时失眠，舌淡苔白，脉沉弦。

【独立诊断】病因为湿；病所在太阴、阳明；病机乃脾胃气虚，湿滞气机。

【综合辨证】脾胃气虚，湿邪阻滞，气机不利。

【治法方药】法宜健脾行气和胃；方选厚朴生姜半夏甘草人参汤加减。

厚朴12g，半夏10g，甘草6g，党参15g，焦白术10g，枳壳6g，焦山楂10g，陈皮10g，薏苡仁15g。5剂，每日1剂，水煎服。

【疗效观察】5剂后脘腹胀满减轻。上方加减继服5剂，患者欣然告之，病已痊愈。

［时建山.经方治验5则.河南中医，2004，24（4）：7.］

【经典温故】

《伤寒论》第66条："发汗后，腹胀满者，厚朴生姜半夏甘草人参汤主之。"

【问题讨论】

1.厚朴生姜半夏甘草人参汤证的证候、病机是什么？

参考答案：厚朴生姜半夏甘草人参汤证的证候是腹胀满。其病机是脾气虚弱，运化失健，气机阻滞。

2.本案例的辨证要点是什么？

参考答案：本案例辨证要点为既有食少不饥的中焦脾气虚弱，故湿邪内生而致大便溏薄，又夹有脘腹胀满、矢气得减之气机不畅。其证属虚中夹实。

## 案例二

刘某，男，35岁，有肝炎病史，最突出的症状是腹胀特别明显，尤其以午后为重，坐卧不安，伴大便溏稀不成形，每日二三次，小便反少，且口渴欲饮。舌质淡嫩，苔白滑，脉弦缓而软。

【独立诊断】病因为饮、热；病所在少阳、太阴；病机乃少阳焦膜水饮郁热，兼有脾虚不运。

【综合辨证】少阳水饮郁热，兼有脾虚。

【治法方药】法宜和解少阳郁热，温化水饮；方选柴胡桂枝干姜汤。

【疗效观察】连服6剂后，腹胀消，大便也转正常。

（刘渡舟.经方临证指南.天津：天津科学技术出版社，1993：97.）

【经典温故】

《伤寒论》第147条："伤寒五六日，已发汗而复下之，胸胁满微结，小便不利，渴而不呕，但头汗出，往来寒热，心烦者，此为未解也，柴胡桂枝干姜汤主之。"

【问题讨论】

1.柴胡桂枝汤与柴胡桂枝干姜汤的区别是什么？

参考答案：柴胡桂枝汤是太阳之表风寒传经入少阳，寒风郁热，而太阳之表的风寒未完全解除而为病，故使用小柴胡汤与桂枝汤解少阳半在表之寒热，兼调和营卫；柴胡桂枝干姜汤治疗少阳寒热未解，里有寒饮郁热，本方中桂枝合干姜温阳化水饮。

2.柴胡桂枝干姜汤证出现小便不利而渴的原因是什么？

参考答案：三焦决渎失职，水饮内结。

## 案例三

罗某，男，37岁，2005年4月10日初诊。

患者患"乙肝"多年，HBsAg（+），HBsAb（-），HBeAg（+），HBeAb（-），HBcAb（+），HBV-DNA $5 \times 10^5$copies/mL，转氨酶持续增高，长期腹胀，无食欲，厌油腻食物，大便偏溏，小便气味浓浊臊臭，心烦急躁。脉软滑略数，舌偏红，苔黄白相兼略腻。

【独立诊断】病因为湿、热；病所在太阴、少阳；病机乃湿滞气机。

【综合辨证】湿热蕴郁三焦，脾胃升降失常。

【治法方药】法宜清热利湿散结；方选二金汤合蒿芩清胆汤加减。

鸡内金15g，海金沙15g，厚朴10g，大腹皮10g，猪苓10g，通草6g，青蒿12g，黄芩10g，枳实10g，竹茹10g，陈皮6g，茯苓15g。7剂。

【调护医嘱】注意休息，饮食清淡。

【疗效观察】2005年4月17日二诊：服药后患者腹胀减轻，小便气味变淡，饮食增进，继续用此方化裁，据证加桑白皮、枇杷叶、升麻、栀子、连翘、山楂等，每周服5剂药，坚持治疗。2006年11月4日检查示：转氨酶正常，HBsAg（+），HBsAb（+），HBeAg（-），HBeAb（+），HBcAb（+），HBV-DNA 500copies/mL。患者腹胀诸症消失，病情稳定，嘱停药观察。

（张文选.温病方证与杂病辨治.北京：学苑出版社，2007.）

【经典温故】

《温病条辨·中焦篇》第70条："夏秋疸病，湿热气蒸，外干时令，内蕴水谷，必以宣通气分为要。失治则为肿胀，由黄疸而肿胀者，苦辛淡法，二金汤主之。"

【问题讨论】

此案例三焦辨证为湿热蕴郁三焦，那进一步结合卫气营血辨证，其病位在哪？依据是什么？

参考答案：在气分。依据是患者临床表现及舌脉象：患者长期腹胀，无食欲，厌油腻食物，大便偏溏，小便气味浓浊臊臭，心烦急躁，脉软滑略数，舌偏红，苔黄白相兼略腻，全无邪在卫分之发热、恶寒、身痛、脉浮等表证，也无如营血分之发热盛、口渴不欲饮及耗血动血等证候特征。

## 案例四

张某，男，35岁，2006年5月2日初诊。

患者腹胀满，腹中气充如囊，敲之如鼓，食后胀甚，大便偏溏，曾多处请中医诊治，观所用方均以理气消胀为主，腹胀不减。脉沉细软滞，舌淡红润，苔黄白相兼而厚腻。

【独立诊断】病因为寒、湿；病所在太阴；病机乃寒湿内停，损伤脾阳。

【综合辨证】寒湿伤脾阳。

【治法方药】法宜温阳化湿；方选薛氏扶阳逐湿汤加减。

炮附子8g，红人参3g，生白术15g，茯苓30g，益智仁10g。

【调护医嘱】进行腹部按摩，不宜食用难消化食物。

【疗效观察】6剂，腹胀愈。

（张文选.温病方证与杂病辨治.北京：学苑出版社，2007.）

【经典温故】

《湿热病篇》第25条："湿热证，身冷脉细，汗泄胸痞，口渴舌白，湿中少阴之阳，宜人参、白术、附子、茯苓、益智等味。"

【问题讨论】

此案例辨证为寒湿伤阳，伤脾阳还是胃阳？依据是什么？

参考答案：伤脾阳。依据如下：①脾主大腹，患者腹胀满，腹中气充如囊，食后胀甚，反映脾气运化不利，而大便偏溏提示脾气升清不及；患者舌淡红却润泽，苔黄白相兼而厚腻，反映湿邪盛有郁热之势；其脉细而软滞，也是湿邪盛，阻滞气机的表现，而脉沉更是直接反映阳气被伤。②患者曾多处请中医诊治，观所用方均以理气消胀为主，腹胀不减，说明腹胀非单纯气滞引起，进一步寻求原因，结合舌脉象，考虑为湿夹寒邪伤脾阳，中焦气机不利而致。

## 案例五

钟某，男，43岁，2007年9月13日会诊。

患者因发热1月余（体温38.5℃～39℃），咳嗽，吐脓痰20余天入院。X光片示：右肺中下脓疡。痰培养：克雷伯氏肺炎杆菌、甲型链球菌生长。经用青霉素、链霉素、庆大霉素等治疗，患者右肺病变无明显好转，且觉腹胀难忍，查血清电解质K⁺、Na⁺、Cl⁻等均在正常范围，每日清洁灌肠亦无效，请中医会诊以解决腹胀之苦。中医诊察：发热不恶寒（身热不扬），面色苍白，脘腹胀满难忍，叩诊腹部呈鼓音，矢气频转，嗳气，尿黄，口黏不爽，舌质淡，苔白厚腻，脉缓。

【独立诊断】病因为湿、热；病所在太阴；病机乃湿热内停，阻滞气机。

【综合辨证】湿盛热轻，升降失司。

【治法方药】法宜苦温芳化，理气运脾；方选一加减正气散加味。

藿香12g，厚朴12g，茯苓皮12g，陈皮10g，杏仁10g，大腹皮12g，麦芽15g，神曲12g，茵陈15g，薏苡仁12g，通草3g。

【调护医嘱】适当锻炼，饮食清淡。

【疗效观察】2剂腹胀即消。

（陈宝国.中医经典方证案例研究.南昌：江西科学技术出版社，2012.）

【经典温故】

《温病条辨·中焦篇》第58条："三焦湿郁，升降失司，脘连腹胀，大便不爽，一加减正气散主之。"

【问题讨论】

1.在湿温辨治过程中，三焦与脾的关系如何？

参考答案：在湿温辨治过程中，三焦与脾的关系非常密切，章虚谷谓："三焦升降之气，由脾鼓动，中焦和则上下气顺。"治脾不离三焦，治三焦必重点理脾之气。

2.湿温病如何辨别湿热的轻重？

参考答案：湿温病辨别"湿""热"的轻重主次，是决定治法、选方用药的先决条件。湿热偏盛的程度是本病辨证论治的关键。本病有湿重于热、湿热并重、热重于湿三种病理转化，其分辨的着眼点主要在发热、出汗、口渴、二便及舌苔、脉象的具体表现，此外还应结合患者体质及病程阶段来辨析。初起湿未化热，一般表现湿象重，热象轻，邪遏卫气者，多见恶寒少汗、身热缠绵、头重肢困、胸闷脘痞、苔腻脉缓等；邪遏膜原者，多见寒热往来、呕逆胀满、苔白厚腻浊如积粉、脉缓等。邪入气分后，湿热变化复杂，热重者，则热势较高、汗出、口渴、苔黄腻、脉滑数等热象较甚；湿重者，则热势不显而食少、口淡无味、渴不欲饮或不渴、苔白腻、脉濡缓等湿象较明显；湿热并重者，则见身热、汗出垢腻、脘痞呕恶、口渴不欲多饮、大便溏并色黄、苔黄腻、脉濡数等热象、湿象均较著。

# 第十三章　胁　痛

案例一

李某，女，54岁，右胁疼痛，旁及胃脘，痛势剧烈难忍，满床乱滚，大汗淋漓，只有在注射杜冷丁后才能勉强止痛一时。其人形体肥胖，面颊红赤，口苦泛恶，不能饮食，大便已4天未解，小便黄赤涩痛。舌体红绛，苔根黄腻，脉沉滑有力。西医确诊为胆囊炎，但不排除胆石症。

【独立诊断】病因为湿、热；病所在少阳、阳明；病机乃湿热阻滞少阳、阳明，腑气不畅。

【综合辨证】湿热内阻，少阳气机不利，阳明腑气不通。

【治法方药】法宜疏利少阳，通腑泻热；方选大柴胡汤加味。

柴胡18g，黄芩9g，半夏9g，生姜12g，大黄9g，枳实9g，白芍9g，郁金9g，陈皮12g，牡蛎12g。药煎成后，1剂分3次温服。

【疗效观察】一服后痛减；再服后大便通行，心胸得爽，口苦与恶心皆除；三服尽则疼痛止。

（刘渡舟.经方临证指南.天津：天津科学技术出版社，1993：91.）

【经典温故】

《伤寒论》第103条："太阳病，过经十余日，反二三下之，后四五日，柴胡证仍在者，先与小柴胡汤；呕不止，心下急，郁郁微烦者，为未解也，与大柴胡汤下之则愈。"

【问题讨论】

1.本案例的临床辨证要点是什么？

参考答案：本案例的临床辨证要点为患者有右胁疼痛难忍、面颊红赤、口苦泛恶、大便多日不解的里热结盛的症状，邪由半表半里入阳明之里形成热结化火，而表仍有风寒不解。

2.是否凡少阳阳明同病，即当以大柴胡汤和解兼以通下治之？

参考答案：不正确。因少阳阳明同病之时，若以少阳为主，则不必用下，可仿阳微结证治之法，治从少阳，但以小柴胡汤和中求解。若阳明燥结较甚，才须以大柴胡汤兼以通下。

### 案例二

刘某，男，1996年6月13日初诊。

患者1周前出现鼻塞流涕，身热，测体温37.6℃，服感冒颗粒后外感症状微解，但仍身热不除，每于午后潮热面赤，头痛，两胁不适，大便3天不行，舌红，苔薄黄，脉弦有力。

【独立诊断】病因为热；病所在少阳、阳明；病机乃少阳郁热，阳明热结。

【综合辨证】邪热内结，少阳阳明并病。

【治法方药】法宜治以和解少阳兼治阳明；方选柴胡加芒硝汤。

柴胡6g，党参6g，黄芩9g，半夏9g，炙甘草3g，生姜4片，大枣4枚，芒硝5g（冲）。2剂。

【疗效观察】2剂热退而愈。

按：中医有天人相应，六经合于六气的理论，日晡指午后申时，大约下午3点到5点钟的时间。午后申时，正是自然界燥气旺盛之时，人体阳明之气此时最为强盛，故而抗邪有力，散邪外出而发热。小柴胡汤调和寒热，透邪外达，芒硝咸寒，善泻热软坚而润燥，故而对正气较虚，里实不甚的少阳阳明两阳并病案有奇效。

［李艳锋，张恒，张致祥.《伤寒论》六柴胡汤之临床运用举隅.陕西中医，2009，30（9）：1242.］

【经典温故】

《伤寒论》第104条："伤寒十三日不解，胸胁满而呕，日晡所发潮热，已而微利。此本柴胡证，下之以不得利；今反利者，知医以丸药下之，此非其治也。潮热者，实也。先宜服小柴胡汤以解外，后以柴胡加芒硝汤主之。"

【问题讨论】

1.本案例的辨证要点是什么？

参考答案：患者每于午后潮热面赤，头痛，两胁不适，大便3天不行，舌红，苔薄黄，脉弦有力，为阳明热实；鼻塞流涕，身热，测体温37.6℃，服感冒颗粒后外感症状微解，但仍身热不除，为少阳表之寒热未解。故给予柴胡加芒硝汤解表之寒热兼泻里之热结。

2.柴胡加芒硝汤即是小柴胡汤原方加芒硝而成吗？

参考答案：不正确。柴胡加芒硝汤药味组成虽是以小柴胡汤为基础，加芒硝而成，但其剂量仅为小柴胡汤原量之1/3，加芒硝2两，故其组方意义为和解泻热之轻剂。

### 案例三

范某，男，47岁，工人，2002年2月9日初诊。

患者2个月前因感冒发烧住院治疗，当时发热，恶寒，咳嗽胸痛，吐黄稠痰，血常规高（具体不详），经省、市两家医院诊断为"肺部感染""脓胸"。用消炎抗感染治疗后，该患者全身症状消失，唯左侧胸痛仍剧烈，呼吸、咳嗽均牵引胸胁作痛，吐黄稠痰，两胁痛，大便不畅，小便黄，口不渴而苦，低热，体温37.2℃～37.5℃。舌质稍红，苔薄黄腻，脉弦偏数。

【独立诊断】病因为痰、热；病所在少阳；病机乃痰热阻滞少阳焦膜气机。

【综合辨证】风寒化热入里，痰热阻滞少阳焦膜气机。

【治法方药】法宜和解少阳，清热化痰；方选小柴胡汤加味。

太子参15g，柴胡10g，黄芩10g，法半夏10g，瓜蒌皮10g，郁金10g，天花粉15g，生牡蛎15g，蒲公英15g，葛根15g，金银花15g，生甘草5g。每日1剂，水煎分2次服。

【疗效观察】2002年2月19日二诊：服前方10剂后，患者低热退，胸痛减轻，偶有胸痛但闷痛稍有减轻，痰量减少，饮食增加，二便通畅，睡眠安静，舌质红，苔薄黄腻，脉浮缓偏好。守原方加生薏苡仁20g，每日1剂，水煎分2次服。

2002年3月5日三诊：服上药14剂后，患者自觉左胸部疼痛基本消失，早晨起床后仍有几声咳嗽，吐少量黄脓痰，食纳尚可，睡眠安静，二便正常，舌尖红，苔薄黄腻，脉缓有力。嘱患者继服前方。

2002年4月9日四诊：服前方35剂。2002年4月5日复查胸片示：①左侧胸壁包裹积液。②左侧肺部感染，胸腔积液明显收转。③左侧胸膜肥厚。患者自觉症减轻，不咳嗽，胸胁不痛，深呼吸时左胸部有轻度隐痛，有少量黄稠痰，纳食正常，睡眠安静，二便通畅，舌淡红，苔浮黄腻，脉缓有力。处方：党参15g，柴胡10g，法半夏10g，黄芩10g，炙甘草5g，瓜蒌皮10g，郁金10g，生牡蛎15g，芦根15g，蒲公英15g，生薏苡仁15g，藿香10g，厚朴10g。每日1剂，水煎分2次服。

2002年4月23日五诊：患者服上药14剂后，胸胁无不适，呼吸顺畅，不咳嗽，早间有少许白痰，饮食、睡眠、二便均正常，舌淡苔白润，脉缓有力。守上方再进10剂后停药。

2002年5月上旬随访，患者停药后一切正常，胸不痛，不咳嗽，临床痊愈。

按：脓胸为肺部感染而成，从部位看属于中医胁痛范畴。本案发作时经西药抗感染治疗，前后近2个多月，低烧不退，胸痛，黄痰不止，舌红黄苔，实因湿热蕴结于胸肺，且有气阴受伤之虞，故用柴胡、黄芩透发于外、清泄于内，用太子参配天花粉、芦根清热生津益气，用半夏、瓜蒌、郁金、天花粉、芦根清湿热、理气止痛以化痰，用金银花、蒲公英既清热又解毒，后加入生薏苡仁、厚朴、藿香加强芳香淡渗之功。本病前后病程较长，前后用西药抗感染，如能同时配合中药清湿热、解表邪，使病邪外透内清，兴许疗程更短，收效更快。

（张光荣.陈瑞春学术经验集.北京：科学出版社，2015：309.）

【经典温故】

《伤寒论》第96条："伤寒五六日，中风，往来寒热，胸胁苦满，嘿嘿不欲饮食，心烦喜呕，或胸中烦而不呕，或渴，或腹中痛，或胁下痞硬，或心下悸，小便不利，或不渴，身有微热，或咳者，小柴胡汤主之。"

【问题讨论】

1.简述阳微结证取用小柴胡汤的治疗机制。

参考答案：因本证为邪气半在里半在外，以致阳气郁结，枢机不利，故宜用小柴胡汤，和解枢机，宣通阳气，这样既能透达在外之表邪，又能清解在里之郁热，还能疏利在中之气机，可使郁结之热势得以宣泄，则表里之邪随之分解，胃肠之气随之调畅，大便不通者，也能随其气机之升降，得屎而自解。

2. 小柴胡汤的禁例是什么？为什么？

参考答案：小柴胡汤禁用于脾阳不足，中虚较甚者。小柴胡汤虽有"但见一证便是，不必悉具"之明训，然而症情有似是而非，病机有并不涉少阳，或寒热虚实属性主次截然相反者，如寒湿发黄、中虚饮停证貌似本证然非本方所宜，故可列为小柴胡汤之禁例。

## 案例四

罗某，男，37岁，干部，1996年3月25日初诊。

患者自诉右胁痛反复发作3年。1993年查乙肝两对半示：1、5阳性。1996年复查乙肝两对半示：1、4、5阳性。症见：右胁隐痛，腹部微胀，纳食尚可，大便如常，小便偏黄，夜寐尚好，舌淡红，苔薄白，脉细弦。

【独立诊断】病因为湿、毒；病所在厥阴、少阳；病机乃湿毒郁滞肝经，少阳气机郁滞。

【综合辨证】湿毒郁滞肝经，少阳气机郁滞。

【治法方药】法宜疏肝理气，调和肝脾，兼佐解毒；方选小柴胡汤加减。

柴胡10g，黄芩10g，党参15g，法半夏10g，炙甘草5g，白花蛇舌草15g，忍冬藤15g，白马骨15g，郁金10g，川楝子10g。每日1剂，水煎分2次服。

【疗效观察】1996年4月8日二诊：服上药15剂后，患者腹胀已除，但精神欠佳，食纳尚可，口渴微饮，夜寐安静，舌红，苔薄白，脉弦细软。乙肝两对半示：1、4、5阳性。仍守上方再进10剂。

1996年4月18日三诊：服药后，患者自觉精神状态良好，早晨觉口唇略干，其余皆正常，舌红，苔薄白，脉弦缓。守上方加炒谷芽10g、炒麦芽10g、青皮10g、陈皮10g，每日1剂，水煎分2次服。

1996年11月22日四诊：患者常在工地工作，无暇来诊，一直服用上药共进104剂，自觉胁间无不适，纳食、二便均正常，舌苔薄黄，舌质红，脉弦软。谷丙转氨酶186U/L，谷草转氨酶83U/L。乙肝两对半示：1、4阳性。拟从原方党参改太子参15g，加白茅根15g、芦根15g，每日1剂，水煎分2次服。

1996年12月21日五诊：服上药15剂后，患者无明显不适，偶尔腹微胀，嗳气，口不干苦，小便黄，舌边尖红，苔薄白，脉软。处方：柴胡10g，黄芩10g，茵陈10g，白茅根15g，青皮10g，陈皮10g，炒谷芽10g，炒麦芽10g，党参15g，法半夏10g，白花蛇舌草15g，忍冬藤15g，白马骨15g，郁金10g，川楝子10g，炙甘草5g。每日1剂，水煎分2次服。

1997年2月26日六诊：服上药30剂，患者自觉无明显症状，小便清长，口不干不苦，舌质稍红，苔薄白，脉弦细软。乙肝两对半检查已全部转阴，谷丙转氨酶

97U/L，谷草转氨酶85U/L，仍守上方，每日1剂，水煎分2次服。

1997年3月22日七诊：服上方15剂后，患者自觉精神状态良好，白天劳累，夜间加班亦无不适，饮食正常，夜寐安静，舌质淡红，苔薄白，脉弦软而数，两寸不足。复查肝功能正常。嘱其间断服用上药，以资巩固。

1998年2月8日来诊，患者肝功能正常，乙肝两对半检查呈阴性，近一年间未出现反复。患者因工作劳累，经常服用上药调理，无任何不适，临床痊愈。

按：乙型肝炎的临床指针以两对半为依据，肝功能有的有波动，有的无任何反应。临床症状多以消化系统症状出现，如饮食呆滞、脘腹微胀、肋间闷胀、大便不爽等。其治疗大法以疏肝理气、调和肝脾为主，或佐清热解毒，选白花蛇舌草、白马骨、野菊花、忍冬藤等之中一二味，或四者同用，因病情与体质而异，总以不伤脾胃为原则。从实践来看，其疗效是理想的，尤以小儿的阴转率较高。

（张光荣.陈瑞春学术经验集.北京：科学出版社，2015：310.）

【经典温故】

《伤寒论》第96条："伤寒五六日，中风，往来寒热，胸胁苦满，嘿嘿不欲饮食，心烦喜呕，或胸中烦而不呕，或渴，或腹中痛，或胁下痞硬，或心下悸，小便不利，或不渴，身有微热，或咳者，小柴胡汤主之。"

【问题讨论】

1.小柴胡汤去滓再煎之法的用意是什么？

参考答案：因方中药性有寒温之差，味有苦、辛、甘之异，去滓再煎可使诸药气味醇和，发挥和解内外、寒热、虚实的作用。

2.小柴胡汤证出现腹中痛的机制是什么？怎么治疗？

参考答案：小柴胡汤证出现腹中痛是因为土虚木乘，脾络失和，治疗时去黄芩之苦寒，加芍药于土中泻木，和络缓急止痛。

## 案例五

邹某，男，56岁，农民，1995年12月11日初诊。

患者就诊时症状：面色黧黑，形体瘦弱，食纳尚可，四肢浮肿，腹大青筋暴露，肠鸣气滞，大便软，日3～4行，小便黄，口不苦，淡而无味。舌苔薄白，舌质稍红，脉缓稍弦。有血吸虫病史。B超示：肝硬化中度腹水，脾大，胆中壁粗糙。胃镜示：十二指肠球部溃疡。血压正常。血常规：WBC $12.5 \times 10^9/mm^3$，N 0.76，L 0.19。尿常规未见异常。患者在乡里多次服利尿药，腹水及四肢浮肿暂时消退，精神疲惫。临床诊断：血吸虫病，肝硬化腹水。

【独立诊断】病因为水、瘀；病所在厥阴、太阴；病机乃瘀水阻滞气机，肝郁脾虚。

【综合辨证】瘀水阻滞气机，肝郁脾虚。

【治法方药】法宜疏肝理气，健脾利水，活血化瘀；方选四逆散加味。

柴胡10g，赤芍10g，白芍10g，枳壳10g，青皮10g，陈皮10g，郁金10g，白术10g，广木香10g，大腹皮10g，海桐皮20g，佛手10g，墨旱莲15g，益母草15g，炒鸡内金10g，炒谷芽15g，炒麦芽15g，炙甘草5g。每日1剂，水煎分2次温服。

【疗效观察】1995年12月25日二诊：服前方15剂，患者腹胀减轻，按之柔软，下肢浮肿消退，食纳可，多食则腹胀，大便稀软，日行1次，小便黄，口不十苦，舌质淡红，苔白略腻，脉缓不弱。守上方去海桐皮，炒谷芽、炒麦芽改为10g。每日1剂，水煎分2次温服。

1996年2月5日三诊：前方共进30余剂，患者症状基本消失，头面四肢均无浮肿，食纳正常，脸色转为清亮有光泽，精神好转，舌质淡红，苔白，脉缓有力。守上方加三棱6g，莪术6g。每日1剂，水煎分2次温服。

1996年5月15日四诊：患者服前方60余剂，自觉无任何不适，饮食、二便、睡眠均正常，精力充沛，能从事轻体力劳动，舌淡苔稍厚，脉缓有力。嘱其仍以上药巩固，每日1剂。

1997年5月13日五诊：患者自行隔日服上药1剂，一年多均未中断服药，自觉无任何症状，饮食、二便、睡眠正常，面色清亮有泽，脉舌均属正常。处方：柴胡10g，太子参15g，枳壳10g，赤芍10g，白芍10g，炙甘草5g，白术10g，郁金10g，木香10g，佛手10g，炒谷芽10g，炒麦芽10g，炒鸡内金10g，墨旱莲15g，益母草15g，三棱6g，莪术6g、生龙骨15g，生牡蛎15g。嘱其隔日1剂，水煎服。

1997年9月23日复查B超示：肝硬化，胆囊壁毛糙，脾稍大。与1997年2月27日B超对照，肝无坏的变化，质中等，略缩小。患者自觉皆无不适，能参加劳动，可负重50多公斤，病情稳定，临床痊愈。

按：本案肝硬化腹水，其治疗过程循序渐进，未见任何反复。其中药治则为疏肝理气，健脾和胃，适度加入软坚散结药，始终以四逆散加味，本着补而不壅、疏而不利、行气不伤气、活血不动血、软坚不伤正的原则，总之，以柔克刚，取其平淡建功。值得一提的是，笔者治疗肝硬化病例甚多，唯此例一举成功，并已观察追访近6年，患者健康如常，仍能参加体力劳动，未复发病，对该病的治疗，有如此疗效者，尚属首例。细推之，除了上述病证相宜，治疗得当而外，还有一个重要因素，即患者为农民，平素很少用药，对中药的敏感性高，只要药中肯綮，疗效稳定。

（张光荣.陈瑞春学术经验集.北京：科学出版社，2015：312.）

【经典温故】

《伤寒论》第318条："少阴病，四逆，其人或咳，或悸，或小便不利，或腹中痛，或泄利下重者，四逆散主之。"

【问题讨论】

1.四逆散证与大柴胡汤证有何异同？

参考答案：四逆散证与大柴胡汤证相同之处为少阳阳气郁于内，气滞火郁；不同之处为大柴胡汤证为少阳还兼阳明里实，故要和解与通下兼行。

2.试述四逆散的组成及方意。

参考答案：四逆散的组成：柴胡、芍药、枳实、炙甘草。四逆散的方意为：柴胡主升，疏肝解郁，透达阳气；枳实主降，导滞行气而宣通胃络；芍药苦泄破结，通络止痛；甘草益阴缓急而调和诸药。诸药共奏疏畅气机、透达郁阳之功。

## 案例六

周某，女，54岁，2004年3月5日初诊。

患者原有慢性胆囊炎病史，平素性急多怒，喜食肥甘。3个月前患者于饱食后出现右上腹痛，痛不可忍，伴发热呕吐。在附近医院查血常规示：白细胞 $9.1 \times 10^9/L$，N 0.85。经超声诊断为慢性胆囊炎，遂予抗生素治疗。8日后患者痛减，热退，遂停用抗生素，但此后胁痛时有发作，多因恼怒、贪食肥甘后加重，又增口干口苦、腹胀纳呆、胸闷气短、大便燥结等症，遂前来就诊。现症见：右胁疼痛，时发时止，每因情志变化而增减，伴心烦，胸闷气短，口干苦，纳呆腹胀，大便3日一行，小便黄，舌红，苔黄腻稍干，脉沉弦有力。

【独立诊断】病因为痰、湿、瘀、热；病所在少阳、阳明、厥阴；病机乃肝郁气滞，痰湿郁热，腑气不通。

【综合辨证】肝郁气滞，痰湿郁热，少阳气机不利，阳明腑气不通。

【治法方药】法宜疏肝清热，祛湿化痰；方选小柴胡汤加减。

柴胡10g，黄芩12g，姜半夏12g，白芍9g，郁金10g，枳实10g，吴茱萸2g，桑白皮9g，黄连9g，大黄6g，炙甘草6g。3剂。

【疗效观察】二诊：服上方后胁痛减轻，心中不烦，大便顺畅，其舌红苔黄，脉仍弦，守上方去大黄，再进6剂。

［张怀亮.小柴胡汤临床运用举隅.辽宁中医杂志，2007，34（6）：828.］

【经典温故】

《伤寒论》第165条："伤寒发热，汗出不解，心中痞硬，呕吐而下利者，大柴胡汤主之。"

【问题讨论】

1.本案例应如何辨证论治?

参考答案：慢性胆囊炎属中医"胆胀"范畴，是指胆腑气滞，胆失通降引起右胁胀痛的病症。其辨证要点为右胁胀痛，并伴有恶心、口苦、嗳气等胆失通降、胆胃气逆的症状。本例患者右胁胀痛伴有口苦、腹胀等症，符合"胆胀"的证候特点。

2.大柴胡汤证大便异常的机制是什么?

参考答案：其机制是少阳阳明并病，气滞而热壅肠间。若少阳热气壅阻较甚，影响阳明腑气不降则大便难；若少阳热气下迫肠间，以致迫津下泄则反下利，但其利必污浊臭秽，下利不爽。

## 案例七

林某，女，42岁，农民，1996年5月10日初诊。

患者4天前因多食油腻辛辣饮食，突发右上腹持续性隐痛，阵发性加剧，痛时向右肩部放射，伴畏寒发热，恶心欲呕，口干苦。该患者曾在本院门诊就诊，行B超检查示"胆囊壁毛糙"，后予甲硝唑、先锋霉素Ⅴ静脉滴注2天，畏寒发热虽除，但仍觉胸中烦闷，胁痛，口干渴，失眠，纳呆，大便4日未解，尿短赤，故而来诊。症如上述，形体稍胖，唇红，舌红，苔黄，脉弦数。胆囊区压痛（+），无反跳痛，余未见异常。

【独立诊断】病因为热；病所在阳明、少阳；病机乃肝胆瘀热，阳明腑实。

【综合辨证】饮食不节，肝胆郁热，阳明腑实。

【治法方药】法宜泻下清热，疏肝利胆；方选凉膈散加减。

大黄15g（后下），连翘15g，酸枣仁15g，合欢皮15g，白芍15g，甘草3g，川楝子9g，黄芩9g，栀子9g，柴胡12g，玄明粉12g（后下），郁金12g，茵陈25g。每日1剂，水煎服，连服2剂。

【调护医嘱】饮食清淡，畅情志。

【疗效观察】复诊：药后患者大便畅行，诸症均减，守上方去玄明粉，减大黄量，再服5剂而愈。

按：此例为中年女性，过食油腻之品，酿成湿热，蕴结肝胆，邪热结于内，与肠内积滞相结，故成本病。本可用大柴胡汤外解少阳，内泻热结，但本例少阳证轻，中焦燥实重，故以凉膈散泻下清热通膈，酌加茵陈、川楝子、郁金、合欢皮疏肝利胆，酸枣仁养心安神，与合欢皮相伍可加强安神之力，故症除而愈。

［曾凤兰.凉膈散新用.新中医，1998（5）：52.］

【经典温故】

《太平惠民和剂局方》："凉膈散，治大人、小儿脏腑积热，烦躁多渴，面热头昏，唇焦咽燥，舌肿喉闭，目赤鼻衄，颌颊结硬，口舌生疮，痰实不利，涕唾稠粘，睡卧不宁，谵语狂妄，肠胃燥涩，便溺秘结，一切风壅，并宜服之。"

【问题讨论】

此案例可以用大柴胡汤治疗吗？

参考答案：不妥，此例为中年女性，过食油腻之品，酿成邪热，蕴结肝胆，邪热结于内，与肠内积滞相结，故成本病。其本可用大柴胡汤外解少阳，内泻热结，但本例少阳证轻，中焦燥实重，故以凉膈散泻下清热通膈，酌加茵陈、川楝子、郁金、合欢皮疏肝利胆，酸枣仁养心安神，且与合欢皮相伍可加强安神之力，故症除而愈。

## 案例八

患者，女，51岁，干部，1991年1月21日初诊。

患者半年前因工作生气，不得宣泄，郁郁不舒，致近两月右胁胀痛，纳呆，恶心欲吐，口干苦，周身乏力，大便2日一行，质干，小便畅。1991年1月9日在某医院查肝功能：乙肝表面抗原阴性，总蛋白68.9g/L，白蛋白41.3g/L，球蛋白27.6g/L，谷丙转氨酶270.3IM（是正常的9倍），谷草转氨酶58.6IM（是正常的1.9倍）。西医诊断：无黄疸性肝炎。刻诊：面色黧黑，目睛不黄，形体消瘦，精神倦怠，少气懒言，舌紫暗，苔黄垢腻。切诊：腹部柔软，未触及癥瘕痞块，脉弦滑略数。

【独立诊断】病因为湿、热、瘀；病所在少阳、厥阴；病机乃湿热内蕴，气滞血瘀。

【综合辨证】肝郁日久，肝失疏泄，枢机不利，气滞血瘀。

【治法方药】法宜清肝利胆，活血化瘀止痛；方选蒿芩清胆汤加减。

青蒿15g，黄芩10g，枳实10g，竹茹10g，陈皮10g，半夏10g，赤茯苓30g，碧玉散10g，茵陈30g，赤芍15g，延胡索10g，大黄6g，焦三仙30g，鸡内金10g。

【调护医嘱】畅情志，避免熬夜，适当休息。

【疗效观察】服药5剂，患者胁痛减轻，恶心已除，舌暗红苔黄，脉弦滑；原方加香附10g，再进10剂，胁痛隐隐，纳食馨，精神佳；守方治疗2个月，诸症悉平。1991年3月18日复查肝功能：总蛋白71.7g/L，白蛋白41.8g/L，球蛋白29.3g/L，谷丙转氨酶13.7IM，谷草转氨酶为20.8IM，均属正常范围。1年后随访，患者病愈体安。

按：该案为"肝郁胁痛"。厥阴肝经循少腹夹胃，布于胸胁，肝郁气滞，气为血帅，气滞则血瘀，故右胁胀痛。《临证指南医案》云："郁则气滞，气滞久则必化热，热郁则津液耗而不流，升降之机失度。"肝郁日久，一则木不疏土，水谷不化，酿生湿浊；二则肝郁化火，耗伤津液，故用蒿芩清胆汤既可清肝泻火，又可化湿和胃。其中赤茯苓、碧玉散配茵陈，清热利湿，使湿热从小便而出。赤芍消热凉血，祛瘀止痛。延胡索为血中之气药，香附为气中之血药，气血畅，诸恙焉得不平？

［王文仲，周正华，刘庆忠.蒿芩清胆汤临证举隅.天津中医，1992，（3）：35.］

【经典温故】

《重订通俗伤寒论》："此（蒿芩清胆汤）为和解胆经之良方，凡胸痞作呕，寒热如疟者，投无不效。"

【问题讨论】

此案例用蒿芩清胆汤，用温胆汤可否？两者有何不同？

参考答案：不可。此案例为胁痛，厥阴肝经循少腹夹胃，布于胸胁，肝郁气滞，气为血帅，气滞则血瘀，故右胁胀痛。《临证指南医案》云："郁则气滞，气滞久则必化热，热则津液耗而不流，升降之机失度。"肝郁日久，一则木不疏土，水谷不化，酿生湿浊，二则肝郁化火，耗伤津液，故用蒿芩清胆汤清肝泻火、化湿和胃，而温胆汤清肝火之力不足，化痰之力强于化湿。蒿芩清胆汤中赤茯苓、碧玉散配茵陈，清热利湿，使湿热从小便而出；赤芍清热凉血，祛瘀止痛；延胡索为血中之气药，香附为气中之血药，两药共为行气活血之功。如此则枢机利，湿热去，气血畅，而病证解。

## 案例九

刘某，男，30岁，2004年11月20日初诊。

患者左侧胁下、季肋处疼痛1个月，疼痛向前后牵连，向前连及剑突下，向后连及左侧腰部，大便不畅。脉沉软寸弱，右弦，舌红，苔白滑。

【独立诊断】病因为寒、湿；病所在少阴；病机乃寒湿内停，损伤阳气。

【综合辨证】寒湿伤阳。

【治法方药】法宜温阳化湿；方选椒附白通汤合大黄附子汤。

炮附子6g，干姜8g，炒花椒5g，葱白3寸，细辛3g，大黄6g。6剂。

【疗效观察】2004年12月4日二诊：药后患者左胁等处痛止，大便通畅，周身爽快，唯胃脘稍不适，脉沉细关滑，左弦细，舌偏红苔白。上方去大黄，加黄连3g。6剂而愈。

（张文选.温病方证与杂病辨治.北京：学苑出版社，2007：531.）

【问题讨论】

1.此案例患者苔白滑，反映体内水湿较盛，需要加用燥湿或化湿药物吗？

参考答案：不需要。治病求本，该案例综合脉证辨证为寒湿伤阳，目前关键病机乃阳气被伤，气机不通，故治以温阳宣通气机，以附子、干姜、细辛、葱白、花椒等温通阳气，湿自不内生，如日照当空，阴霾自散。

2.椒附白通汤与温脾汤如何区别应用？

参考答案：椒附白通汤可温阳通便，主治浊阴凝聚，寒湿伤太阴之阳。其临床以舌白滑，甚则灰，脉迟，不食，不寐，大便窒塞，腹痛，痛甚则肢逆为审证要点。温脾汤出自《备急千金要方》，有温补脾阳、攻下冷积之功能，主治脾阳不足，冷积便秘，或久利赤白，症见腹痛，手足不温，脉沉弦。

# 第十四章　便　秘

案例一

予尝诊江阴街肉庄吴姓妇人，病起已六七日，壮热，头汗出，脉大，便闭，七日未行，身不发黄，胸不结，腹不胀满，唯满头剧痛，不言语，眼胀，瞳神不能瞬，人过其前，亦不能辨，证颇危重。

【独立诊断】病因为燥、热；病所在阳明；病机乃燥热内结，气机上逆。

【综合辨证】阳明燥热内结，腑气不通，气机上逆。

【治法方药】法宜通便泻热；方选大承气汤。

大黄四钱，枳实三钱，川厚朴一钱，芒硝三钱。

【调护医嘱】嘱其家人速煎服之。

【疗效观察】一剂而愈。

按：壮热便闭而见目中不了了，睛不和，乃热邪伏里，灼竭津液之征。盖五脏六腑之精气皆上注于目，瞳神为肾所主，热邪不燥胃津，必耗肾液。今燥热亢盛，真阴欲竭，当次之时，病势危急，迟则莫救，故用急下存阴之法，大承气汤主之。

（曹颖甫.经方实验录.上海：上海科学技术出版社，1979.）

【经典温故】

《伤寒论》第212条："伤寒，若吐若下后，不解，不大便五六日，上至十余日，日晡所发潮热，不恶寒，独语如见鬼状。若剧者，发则不识人，循衣摸床，惕而不安，微喘直视，脉弦者生，涩者死；微者，但发热谵语者，大承气汤主之。若一服利，则止后服。"

【问题讨论】

1.本案例患者脉大，《伤寒论》中"脉弦者生，涩者死；微者，但发热谵语者，大承气汤主之"如何理解？

参考答案：脉弦提示邪气有余，脉涩提示阴津枯竭，而本案例患者脉大，但未见谵语、如见鬼状的热入厥阴的症状，故本案例患者脉大亦提示此时邪气有余。

2.大承气汤证为何可见大便不硬反易？

参考答案：此种大便不硬反易属热结旁流。

### 案例二

刘某，男，28岁，患者大便燥结，五六日排解一次，每次大便时，往往因努责用力而汗出湿衣，但腹中无所苦。口唇发干，用舌津舔之则起厚皮如痂，撕之则唇破血出。脉沉滑，舌苔黄。

【独立诊断】病因为热；病所在阳明、太阴；病机乃阳明胃热津虚，脾失转输。

【综合辨证】阳明胃热，脾失转输。

【治法方药】法宜泻热润肠通便；方选麻子仁丸成药。

【调护医嘱】平日注意饮食调护，多食用健脾之品，保持大便通畅。

【疗效观察】服尽而愈。

按：麻子仁丸由小承气汤加火麻仁、杏仁、芍药和蜜为丸而成，治疗"脾约证"。"脾约"有两个含义：一，约者，穷乏也。津液素亏，脾无津液输布而穷约；二，约者，约束也。脾之弱阴被胃之强阳所约束，津液不能还于胃中。

为什么会形成脾约？在正常情况下，阳明与太阴相表里，脏腑之气相通，脾能为胃行其津液而使燥湿相济，以维持脏腑间的阴阳平衡。如果阳明胃气过强而太阴脾阴太弱，则胃之强阳反凌脾之弱阴，使脾阴受约而不能为胃行其津液；津液不能还于胃中，胃肠失于濡润而干燥，大便因此而难下。所以，脾约证仍属阳明腑实证之一，但是这种大便难有以下特点：经常性和习惯性的大便秘结，其粪块异常干硬，虽然数日不大便，但无腹满腹痛、潮热、谵语，所以不属于承气汤的治疗范围，而应该用麻子仁丸润下通便。

（胡希恕.伤寒论通俗讲话.北京：中国中医药出版社，2008.）

【经典温故】

《伤寒论》第247条："趺阳脉浮而涩，浮则胃气强，涩则小便数，浮涩相搏，大便则硬，其脾为约，麻子仁丸主之。"

【问题讨论】

1.脾约与阳明津虚均可大便难，二者如何鉴别？

参考答案："脾约"为以脾阴贫乏之机制命名。"脾为湿土"，"太阴为至阴"，故脾常苦阴湿有余。脾约证临床多以下利不渴为主证，病而至于脾阴不足，便硬，便难，甚且不更衣十余日，当然是太阴的变证。它的鉴别特点在于，虽不大便十日亦无所苦，与阳明燥结的腹胀满、绕脐痛者当然显著不同，与阳明的津虚便秘却几无差别。这正如上文所云，阴伤不至脾约，胃燥终可得到调剂，一定要脾阴亦伤而后津液无法还入胃中的关系才会有"实则阳明，虚则太阴"很难分割的说法。不过两经阴阳到底殊途，虚实多少差异，仅以发热而论，临床常见阳明津虚便难，每多日晡烦热，太阴脾约便秘，则多手足心自温；脉虽同属关浮而涩，但前者不失关旺有力，后者则难免关上脉细。

2.麻子仁丸证的辨证要点是什么？

参考答案：麻子仁丸证的辨证要点是大便硬，小便数，腹无所苦。

### 案例三

王某，女，49岁，农民，2005年10月8日初诊。

患者患胃病3年，近2年反复发作，上腹隐痛，食少腹胀，身体渐瘦，胃镜检查示萎缩性胃炎。现症：上腹胀痛，1周不大便，口渴，纳呆食少，嗳气频作，时有恶心呕吐。查体：神疲形瘦，舌红苔黄，脉滑数。

【独立诊断】病因为燥、热；病所在阳明；病机乃燥热内结，腑气不通。

【综合辨证】燥热内结，胃失通降。

【治法方药】法宜泻下存阴；方选大承气汤加味。

大黄15g，枳实12g，厚朴10g，蒲公英12g，当归10g，山药12g，谷芽12g。水煎取汁，冲服芒硝15g。

【调护医嘱】糜粥自养。

【疗效观察】1剂后患者频转矢气，腹胀痛稍减；再剂便出燥屎五六枚，继而大便3次，如释重负，嗳气、恶心、呕吐消失，胃痛腹胀好转，知饥欲食，遂进米粥1碗，静养休息；次日改用养阴益胃、扶脾助运之剂调治半月，临床治愈，嘱其继于门诊调治。

［王如茂.大承气汤临床应用.中国中医急症，2008，17（5）：706.］

【经典温故】

《伤寒论》第241条："大下后，六七日不大便，烦不解，腹满痛者，此有燥屎也。所以然者，本有宿食故也，宜大承气汤。"

【问题讨论】

1.为什么阳明大肠燥热证，仲景不一率用大承气汤治疗，而要区分为大、小、调胃三者？

参考答案：阳明大肠燥热的程度不同，故仲景不一率用大承气汤治疗。大承气汤针对结热两盛；小承气汤针对结实热不盛；调胃承气汤针对热盛结未实。

2.大承气汤证的发病特点如何？

参考答案：本病虽有个别由太阳传来，但绝大多数都由阳明本身燥热偏亢，或有宿食，所谓正阳阳明。若阳明自病而误经发汗、吐下则津液更直接受伤，津愈伤则热愈炽而结愈实，不但日晡潮热，烦躁谵语之势远胜于小承气，临床常见午后高热谵狂，亦非调胃承气可比。汗液受伤而仅限于胃所主之四肢，手足汗出。肠胃为热灼干燥，不仅大便硬而困难，往往燥结如羊屎，可达十余日不解，腹满痛拒按，有的绕脐可触及粪块，胃肠梗阻，原来热盛消谷能食者至此反不能食。脉之滑数有力、舌之焦黑干裂，无一非结热两盛至极之象。阳明之脉络于目，更进则热势内攻有力，目中不了了，睛不和，即《金匮要略》所谓"目睛晕黄，衄未止……目睛慧了，知衄今止"者是也。此时热势内攻有力，烦不解而身（体表）反无大热，汗多，如果不及时取急下存阴，则上注于目之五脏精华亦将干枯，目系急而形成直视，谵语无力变为郑声，气上脱而喘满，精气下脱即下利，气血阴阳两竭而脉短。

### 案例四

陈某，女，18岁，学生，2005年9月18日初诊。

父诉：躁扰喧闹不宁1天。该女喜食米糕，素有便秘，近来日渐话多不宁，但仍能自己上学读书。中午放学回家，出现烦躁不宁、喋喋不休等症状，午饭时讲她几句，即狂躁不已，闹骂不休，乱摔东西，渐不识人。下午邀余为诊时患者已4天未大便，面红目赤，发热汗出，胡言乱语，手舞足蹈，躁妄狂骂，喧扰不宁，舌红苔黄，脉实有力。

【独立诊断】病因为热；病所在阳明；病机乃阳明燥结不通，郁热上扰神明。

【综合辨证】阳明热结，腑气不通，郁热上扰神明。

【治法方药】法宜泻热通腑；方选大承气汤加味。

生大黄20g（后下），芒硝20g（冲服），枳实15g，厚朴12g，生地黄5g，丹参15g，酸枣仁15g，珍珠母20g。3剂。

【调护医嘱】注意饮食，防再次便秘。

【疗效观察】服药1剂后，患者泻下燥粪两三次，便出奇臭，神志清楚，躁扰如失，问之能答；2剂药后，又大便2次，饥而思食，进稀粥调胃养息，夜能入睡，嘱其不必尽剂，而用生津养阴之品调理善后，以免大便复结。半年后随访，其精神如常。

按：大承气汤为阳明腑实证下法代表方，由酒大黄、炙厚朴、枳实、芒硝四味药物组成。方中以大黄苦寒通便泻热去实为君，辅以芒硝咸寒软坚、润燥通便为臣，两药推润相济，泻下力猛，更以枳实、厚朴行气导滞为佐使，助硝黄推荡积滞。该方配伍精当，药简效宏，通便泻热与行气并用，使泻下之力更加峻猛，以其具有攻下燥结便秘、荡涤胃肠实热之功，而主治热结胃肠、腑气不通，症见大便秘结，腹满胀痛，手足汗出，甚或日晡潮热，神昏谵语，发狂，苔黄脉实等。然在具体运用中，其所治病证临床表现千变万化，时有偏此偏彼之异，但只要切中阳明燥结不通这一病机关键，随证灵活加减施治，定有如鼓应桴之效，而收异病同治之功。

［王如茂.大承气汤临床应用.中国中医急症，2008，17（5）：706.］

【经典温故】

《伤寒论》第212条："伤寒，若吐若下后，不解，不大便五六日，上至十余日，日晡所发潮热，不恶寒，独语如见鬼状。若剧者，发则不识人，循衣摸床，惕而不安，微喘直视，脉弦者生，涩者死；微者，但发热谵语者，大承气汤主之。若一服利，则止后服。"

《伤寒论》第217条："汗出谵语者，以有燥屎在胃中，此为风也。须下者，过经乃可下之；下之若早，语言必乱，以表虚里实故也。下之愈，宜大承气汤。"

【问题讨论】

1.本案例患者是否已热入厥阴血分？

参考答案：本案例患者已热入厥阴血分，患者有胡言乱语、手舞足蹈、躁妄狂骂、喧扰不宁的热入厥阴，耗伤阴血之证，但未至神昏，患者仍脉实有力，说明阴血伤未枯竭，邪气尚盛实，可用大承气汤攻里。

2.试析大承气汤用于攻燥屎时的辨证要点及注意事项。

参考答案：大承气汤用于攻燥屎时的辨证要点有：烦躁，腹满痛，大便秘。但需注意"大便乍难乍易、秽臭难闻"，提示有热结旁流，即使不属大便秘结亦宜攻下。还需注意：当发热不甚，腹满痛轻，或时轻时重时，要排除里虚寒湿证，此乃"初头硬，后必溏"，不可攻下。

## 案例五

刘某，女，40岁，因火灼伤全身多处90分钟于2010年3月17日入院。患者既往无特殊病史，全身56%皮肤二度至三度火灼伤，入院后6天未解大便，发热，腹胀。查体：体温38.1℃，腹微隆，无压痛，肠鸣音弱，舌红苔薄，脉细弦。血常规：WBC $13.6 \times 10^9$/L。

【独立诊断】病因为火、热；病所在阳明；病机乃火热内结，腑气不通。

【综合辨证】火邪内陷，火热内结，腑气不通。

【治法方药】法宜通腑泻热；方选小承气汤加减。

牛大黄10g，枳实10g，厚朴10g，木香10g，莱菔子15g，白术10g，当归10g，粉甘草10g。煎成200mL，每日2次口服。

【调护医嘱】注意补液，保持大便通畅。

【疗效观察】服药当日患者排大便400g，后每2天排便1次，WBC渐下降至正常，后经4次手术，痊愈出院。

按：胃肠功能障碍是危重症患者消化系统较常见的临床症状之一。危重症患者早期即可表现出胃肠功能障碍，胃肠道内容物流动慢，代谢废物聚积时间长，细菌繁殖快，造成肠道内产气多，胃肠道压力若不能及时降低，肠蠕动无法恢复，使胃肠黏膜缺血、缺氧加重。当胃肠低血流灌注不能及时改善，胃肠黏膜损害进一步加重，胃肠分泌细胞逐渐丧失分泌功能，导致胃动素（MTL）分泌明显减少，胃肠运动减弱，出现腹胀、腹痛、肠鸣音减低，甚至呕血、便血等胃肠功能障碍或衰竭表现，引发或加重全身炎症反应综合征（SIRS）。

[许婵娟，喜新.通腑法治疗危重症患者肠功能障碍验案1则.江苏中医药，2011，43（3）：61.]

【经典温故】

《伤寒论》第208条："阳明病，脉迟，虽汗出，不恶寒者，其身必重，短气，腹满而喘，有潮热者，此外欲解，可攻里也。手足濈然汗出者，此大便已硬也，大承气汤主之；若汗多，微发热恶寒者，外未解也，其热不潮，未可与承气汤；若腹大满不通者，可与小承气汤，微和胃气，勿令至大泄下。"

【问题讨论】

1.什么叫作"承气"？

参考答案：承，顺也，通可去滞，泄可去邪，塞而不利，闭而不通，以泻荡涤，使塞者利而闭者通，正气得以舒顺，是以"承气"名之。

2.试析大承气汤证见大便乍难乍易、喘冒不能卧等症的病机及临床指导意义。

参考答案：大承气汤证见大便乍难乍易症，多伴有大便虽下而量少不爽、腹胀满痛、拒按等症，此属热结旁流，肠胃邪热结聚不下是病之关键。因肺与大肠相表里，故肠有邪结，腑气不通，导致肺气上逆，宣肃失司，而见喘冒不能卧。本病当从肠治，腑病得除，脏病自愈。

## 案例六

魏某，男，40岁，干部，1994年5月10初诊。

患者述习惯性便秘10多年，一般3～5日一行，或7～8日一行，而且必须用生大黄泡水服用之后，方可痛快泻一次，如此反复多年，大黄用量渐次加大，由此产生腹胀气滞，胃脘饱胀，嗳气，食纳减少。患者就诊时除有上述诸症，并感精神烦闷，夜不安寐，脉弦有力，舌苔薄黄而腻。

【独立诊断】病因为热、郁；病所在厥阴、阳明；病机乃肝失疏泄，腑气不畅，燥热内结。

【综合辨证】肝失疏泄，阳明腑气不畅，燥热内结。

【治法方药】法宜理气泄热；方选四逆散合小承气汤。

柴胡10g，白芍15g，枳壳10g，厚朴10g，生大黄6g（后下），炙甘草5g，青皮10g。3剂，每日1剂，水煎分2次服。

【疗效观察】1994年5月15日二诊：患者服药3剂，每日大便1次，且软硬适度，腹胀气滞、胃脘饱胀、嗳气等症皆有明显改善，精神轻松，夜寐舒适，脉缓平和，舌苔薄白润。嘱其仍守上方，每隔日服1剂，大黄减为5g。

1994年6月5日三诊：患者告谓，自从隔天服药后，大便仍能每日按时排一次，量中等，无任何不适。脉缓有力，舌淡红润。患者要求是否进点滋补，以助多年的便秘、腹泻（指服大黄后）之苦。余告知，祛邪即是扶正，邪退正安。且年仅四十，气血充沛，何需补哉？仍嘱服上方，每周服1～2剂，直至大便正常后停药。

【疗效观察】1年后患者告知，坚持每周服1～2剂药，经过3个多月的间断用药，目前已基本正常，身体胖，吃饭香，一切正常。

按：临床治疗便秘，正规方药多种多样，还有许多偏方验方，然而从疏肝理气法选方，用四逆散者未必很多，因为便秘从燥热里实，腑气不通，以及气虚、津虚、血虚等寻方问药者多。所以，笔者绕道常规，另辟蹊径，从疏肝理气求治，四逆散应是首选方，合小承气汤亦以行气为主，大黄量小，白芍量大，其间的道理一目了然。

临床体会：常病常法，屡建其功，已是毋庸置疑。然而，常病异治，这就要活法圆机，必须遵辨证施治之规。笔者用四逆散加大黄，或加虎杖，或加火麻仁之类，治疗便秘多例，屡建奇功。

（张光荣.陈瑞春学术经验集.北京：科学出版社，2015：314.）

【经典温故】

《伤寒论》第318条："少阴病，四逆，其人或咳，或悸，或小便不利，或腹中痛，或泄利下重者，四逆散主之。"

【问题讨论】

1.四逆散为何可以治疗便秘?

参考答案：这要从脏腑生理、病理和治法方药来理解。

首先，消化吸收功能离不开肝胆脾胃之正常运化，肝之疏泄、脾之运化，是相互为用，缺一不可的。如果说大便闭结，病在胃肠，这是现象，而本质的问题是肝之疏泄失常，气机不运，自然腑气不畅，所以疏肝大法的作用机制不能不知。

其次，疏肝理气，这是脾胃运化之机的主宰。用疏肝理气去运转气机，肝脾得以舒畅，便秘亦自缓解。故而治便秘之法，重在调达肝脾。

再次，方药选四逆散，其中四药，肝药脾药各两味，柴胡、芍药疏肝，枳壳、甘草理脾，合而为疏肝理脾之剂，达到肝脾同治，岂有不通畅之理? 稍予泻下药直达病所，其方其药，与治法之谋合完美无缺，在临证中屡见疗效，这就是常病异治的灵活性。

2.简述小承气汤的组方特点、功用及其适应证候。

参考答案：小承气汤用大黄配厚朴、枳实，具有攻下导滞的作用，但不用芒硝，且枳实、厚朴量较小，故功效小于大承气汤。其适应证候是阳明实证较轻者，见发热微烦、大便硬，或阳明实证兼里虚或兼表证，或燥屎证尚未确诊者，可用小承气汤治疗或试探治疗。

## 案例七

患者，男，57岁，1993年3月20日初诊。

患者有胃痛史20余年，间歇性发作，伴烧心泛酸，有时大便呈黑色。4天前患者突然发热恶寒、头身疼痛，2天后寒热渐平，但腹痛胀满，呈阵发性加剧，呕吐频作，每因进食或饮水而诱发，呕吐物初为食物和黏液，后为黄绿色液体，经X线腹部透视，发现肠腔内有大量气体和液平面，诊断为"完全性单纯性肠梗阻"。建议立即手术治疗，患者惧怕手术，邀吾师赵广安诊治。症见：烦躁不安，腹胀、疼痛，自觉有气体在腹内冲动，达右上腹时疼痛剧烈，大便2天未行，亦无矢气，小便量少色赤。切诊腹痛拒按。听诊肠蠕动音高亢。舌质略赤，苔黄燥，脉沉滑。

【独立诊断】病因为热；病所在阳明；病机乃感寒化热，燥热内结，胃肠气闭。

【综合辨证】阳明表寒化热，胃肠燥屎内结。

【治法方药】法宜通腑下气，泻热导滞；方选厚朴三物汤加减。

厚朴100g，枳实30g，大黄15g（后下）。3剂，每日1剂，水煎分2次服。

【疗效观察】1剂后患者腹中矢气频频，随后泻下燥屎及黏液；3剂后诸症消失，再予健脾和胃药3剂调理而愈。

按：厚朴三物汤是仲景为治大便闭结不通、腹满痛而设。从药物组成看，此方以厚朴为主药，以行气除满为主，现常用以治疗腑气不通之急腹症。吾师赵广安主张其用量要大，《金匮要略》原方厚朴用量为八两，按一两约等于现代13.9g计，约110g。所以赵老师一般用量为100g，相当于常用量的6倍。再者大黄一定要后入，配合厚朴、枳实行气泻下。临床应用厚朴三物汤除注重剂量外，还可进行加味配伍。此方所治病证，多属急证、重证，因此辨证要准确，用药要谨慎，密切观察患者。另外，厚朴、枳实、大黄三药皆有促进肠蠕动的作用，像肠套叠引起的肠梗阻、肠道化脓性病变应禁用或慎用。

［张宗圣.厚朴三物汤验案三例.山东中医杂志，1997，（8）：37.]

【经典温故】

《金匮要略·腹满寒疝宿食病脉证治》第11条："痛而闭者，厚朴三物汤主之。"

【问题讨论】

本案例的辨证要点是什么？

参考答案：患者烦躁不安，腹胀、疼痛，自觉有气体在腹内冲动，达右上腹时疼痛剧烈，大便2天未行，可知其燥屎内结；亦无矢气，可知气滞、气闭；小便量少色赤，知气机不通，郁而化热；切诊腹痛拒按，听诊肠蠕动音高亢，知病机属实；舌质略赤，苔黄燥，脉沉滑。综合舌脉，辨证为阳明表寒化热，胃肠燥屎内结。

## 案例八

刘某，女，24岁，素来情怀抑郁不舒，患右胁胀痛、胸满2年之久，迭经医治，屡用逍遥、越鞠等疏肝解郁之药而不效。近几日患者胁痛频发，势如针刺而不移动，以手击其痛处能使疼痛减缓，兼见呕吐痰涎，而又欲热饮，饮后暂时心胸为之宽许。舌质暗，苔薄白，脉来细弦。

【独立诊断】病因为郁、瘀；病所在厥阴、少阳；病机乃气血郁滞，阻于血络。

【综合辨证】肝失疏泄，气血郁滞，阻于血络。

【治法方药】法宜行气活血，通阳散结；方选旋覆花汤加减。

旋覆花10g（包煎），茜草12g，青葱管10g，合欢皮12g，柏子仁10g，丝瓜络20g，当归10g，紫降香10g，红花10g。3剂，每日1剂，煎熬取汁。

【疗效观察】服药3剂，疼痛不发。

按：《金匮要略·五脏风寒积聚病脉证并治》云："肝著，其人常欲蹈其胸上，先未苦时，但欲饮热，旋覆花汤主之。""肝着"为肝失疏泄，气血郁滞，肝络瘀积不通所致。辨识本证当着眼于以下两点：一是"其人常欲蹈其胸上"，二是"但欲热饮"。本案患者胁痛欲以手击其胁间，且热饮后胸胁暂宽，符合"肝著"的证候特点，故用旋覆花汤加减治疗。原方由旋覆花、新绛、葱白三味组成，功专下气散结、疏肝利肺、活血通络。新绛为茜草所染，药店无售，临床常以茜草或红花代之。本案加降香以助旋覆花下气散结；加当归、丝瓜络以助茜草活血化瘀通络；加合欢皮、柏子仁既能疏肝郁以理气，又能养肝血以安神。诸药合用，俾肝升肺降，气机调和，血络通畅，则诸症可解。叶天士所用"通络法"，其基本方即为旋覆花汤，临床用于"久病入络"之证，每取良效。

（陈明，刘燕华，李芳.刘渡舟临证验案精选.北京：学苑出版社，1996.）

【经典温故】

《金匮要略·五脏风寒积聚病脉证并治》第7条："肝著，其人常欲蹈其胸上，先未苦时，但欲饮热，旋覆花汤主之。"

【问题讨论】

1.肝著的辨证要点是什么？

参考答案：肝著的病因，或因邪气留着肝脏，气血滞而不畅所致；或因劳怒，气滞血瘀所致，如《临证指南医案·胁痛》所云："肝著，胁中痛，劳怒致伤气血。"肝著常有肝热病发病史。一般认为肝热病病程超过6个月，症状持续和肝功能异常者，即为肝著。临床表现：右胁或剑突下胀痛或刺痛，常欲以手揉按，伴食欲不振、嗳气、腹胀、便溏、乏力等症。

2.本案例应如何辨证论治？

参考答案：患者素来情怀抑郁不舒，患右胁胀痛、胸满2年之久，迭经医治，屡用逍遥、越鞠等疏肝解郁之药而不效，近几日胁痛频发，势如针刺而不移动，以手击其痛处能使疼痛减缓，知其肝郁气滞兼见血瘀之象。兼见呕吐痰涎，而又欲热饮，饮后暂时心胸为之宽许，舌质暗，苔薄白，脉来细弦，综合舌脉可知其为肝失疏泄，气血郁滞，瘀阻血络。治宜行气活血，通阳散结；方选旋覆花汤加减。

3.旋覆花汤方对后世的影响如何？

参考答案：旋覆花汤一方，仲景治肝著及妇人半产漏下。唐代《备急千金要方》亦予采录。清代叶天士以葱管代葱，但取其辛通之用，视为络病之祖方；其于旋覆花汤中加当归、桃仁、柏子仁等味，开辛润通络之先河。清代俞根初《通俗伤寒论》于旋覆花汤方中加"川连四分、淡竹茹三钱、玫瑰花三朵（拌炒丝瓜络）、广郁金汁四匙（冲）"，名连茹绛复汤，为清肝通络、行血止疼之良方。清代沈樾亭《验方传信方》于旋覆花汤方中加墨鱼骨三钱、阿胶三钱，名鱼胶绛复汤，以治血虚肝郁。近代何廉臣《重订广温热论》于旋覆花汤中加鲜生地汁一瓶、生藕汁二钱、童便五瓶、陈京墨五匙（同冲），名四汁绛复汤，以治络伤血溢。可谓曲尽古方变化之妙，真善用经方者也。

## 案例九

杨某，男，75岁，退休干部，2001年10月23日初诊。

患者右侧胸胁痛3个多月，经西医诊断为结核性胸膜炎，采用抗结核、抗感染、抽胸水等措施，病情稳定，但缠绵不已。现症：仍右侧胸胁痛，晚间3点左右胸闷不畅，呼吸紧逼，不发热，不咳嗽，口不干，睡眠尚可，纳食一般，大便干结，小便正常，舌质暗红，苔少而薄白，脉弦缓。

【独立诊断】病因为湿、痰（饮）；病所在少阳；病机乃湿痰（饮）内停，阻滞三焦气机。

【综合辨证】湿痰（饮）滞于焦膜，上焦气机不畅。

【治法方药】法宜疏肝理气，健脾和胃，宣肺散饮；方选小柴胡汤加味。

柴胡10g，党参15g，法半夏10g，黄芩10g，炙甘草5g，郁金10g，全瓜蒌15g，天花粉15g，浙贝母10g，薤白10g，葶苈子6g，桔梗10g，生牡蛎15g。7剂，每日1剂，水煎分2次服。

【疗效观察】2001年10月30日二诊：服前方7剂后，患者自觉精神明显好转，体力大增，夜间胸闷减轻，睡眠安静，食量增加，二便正常，舌淡苔薄白，脉弦缓。守前方党参改太子参，7剂，每日1剂，水煎分2次服。

2001年11月6日三诊：服前方后，患者自觉症状完全消失，胸水已抽不到，胸片示肋间液平面已消失，呼吸均匀畅利，睡眠好，饮食正常，小便频，精神欠佳，脉缓稍弦，舌淡苔薄白腻。守前方去太子参，加种洋参15g，7剂，每日1剂，水煎分2次服。

2001年11月13日四诊：服前方后，患者自觉症状消失，胸闷完全解除，胸水完全吸收，X线检查示胸廓清晰，饮食、睡眠均正常，唯夜尿多，每晚6～7次（可能与前列腺肥大有关），舌淡薄苔，脉弦缓。处方：柴胡10g，种洋参10g，法半夏10g，黄芩10g，炙甘草5g，郁金10g，瓜蒌皮15g，天花粉15g，生牡蛎15g，浙贝母10g，白及10g，葶苈子6g，桔梗10g。7剂，每日1剂，水煎分2次服。

2002年4月13日随访：患者服上药14剂后，诸症消失，胸水未反复，不咳嗽，呼吸均匀，饮食、二便、睡眠皆正常，临床痊愈。

按：为何以小柴胡汤加减治胸腔积液？一般地说，胸腔积液为水停胸胁，部位属肝，病机为三焦不畅，水邪停聚，故用小柴胡汤宣透三焦，有间接散水之功，合瓜蒌薤白半夏汤加葶苈子是宣肺散水的直接作用，辅以天花粉、桔梗、浙贝母、生牡蛎，皆为软坚散结之品，既可散有形之水，又可消无形之气结。所以在小柴胡汤的基础上，合用以上诸药，虽然平淡无奇，确有轻可去实之功，经用于治疗多例结核性胸膜炎、胸腔积液，得到的疗效都是稳定的。

（张光荣.陈瑞春学术经验集.北京：科学出版社，2015：231.）

【经典温故】

《伤寒论》第96条："伤寒五六日，中风，往来寒热，胸胁苦满，嘿嘿不欲饮食，心烦喜呕，或胸中烦而不呕，或渴，或腹中痛，或胁下痞硬，或心下悸，小便不利，或不渴，身有微热，或咳者，小柴胡汤主之。"

《金匮要略·痰饮咳嗽病脉证并治》第27条："支饮不得息，葶苈大枣泻肺汤主之。"

【问题讨论】

为何以小柴胡汤加减治胸腔积液？

参考答案（原文按语）：一般地说，胸腔积液为水停胸胁，部位属肝，病机为三焦不畅，水邪停聚，故用小柴胡汤宣透三焦，有间接散水之功，合瓜蒌薤白法半夏汤加葶苈子是宣肺散水的直接作用，辅以天花粉、桔梗、浙贝母、生牡蛎，皆为软坚散结之品，既可散有形之水，又可消无形之气结。所以在小柴胡汤的基础上，合用以上诸药，虽然平淡无奇，确有轻可去实之功，经用于治疗多例结核性胸膜炎、胸腔积液，得到的疗效都是稳定的。

## 案例十

张某，男，50岁，1997年8月3日初诊。

患者患便秘已2年，1～2天排便1次，大便呈细条状，质黏腻，排出困难，有排便不尽感，曾服用滋阴养血、润肠通便药物多剂，服药后便秘不仅无好转，反而出现脘腹胀闷。舌淡红，苔薄黄腻，脉沉细。

　　【独立诊断】病因为湿、热；病所在少阳；病机乃湿热内蕴，气机不畅。

　　【综合辨证】湿热壅滞三焦，气机不畅。

　　【治法方药】法宜清热利湿，宣畅三焦，疏利气机；方选三仁汤加减。

　　白豆蔻6g（后下），生薏苡仁30g，光杏仁10g，厚朴10g，枳壳10g，法半夏10g，桔梗10g，竹叶10g，槟榔10g，瓜蒌子15g，通草5g。

　　【调护医嘱】适当运动，饮食不宜肥甘厚味。

　　【疗效观察】服药7剂后患者大便变粗，每天1次，排出顺利，排便不尽感明显减轻，原方续进7剂，诸症消失，便秘痊愈，随访3个月无复发。

　　按：本例便秘的特点为大便变细，质黏腻，排出困难，排便不尽，此乃湿热壅滞三焦，气机不利，大肠传导失司所致。用三仁汤清热利湿，宣畅三焦气机，方药切合病机，从而获效。

　　［王奎平.三仁汤临床新用举隅.长春中医学院学报，1999，（2）：26.］

　　【经典温故】

　　《温病条辨·上焦篇》第43条："头痛恶寒，身重疼痛，舌白不渴，脉弦细而濡，面色淡黄，胸闷不饥，午后身热，状若阴虚，病难速已，名曰湿温。汗之则神昏耳聋，甚则目瞑不欲言，下之则洞泄，润之则病深不解。长夏、深秋、冬日同法，三仁汤主之。"

　　【问题讨论】

　　1.此案例为何辨证为湿热壅滞三焦，气机不畅？

　　参考答案：其一，本案例便秘的特点为大便变细，质黏腻，排出困难，排便不尽，提示此乃湿热壅滞三焦，气机不利，大肠传导失司所致。其二，患者曾服用滋阴养血、润肠通便药物多剂，不仅无好转，反而出现脘腹胀闷。

　　2.试述湿温病为何难以速愈，病程较长？

　　参考答案：湿温感受的是湿热病邪，具有"湿"和"热"双重特性，造成治疗上的困难。"湿"为阴邪，可损伤阳气，治宜用辛香温燥，不宜寒凉。"热"为阳邪，易伤阴液，不宜辛香温燥，只宜寒凉。二者在治疗上有矛盾，正如吴鞠通说："徒清热则湿不退，徒祛湿则热愈炽。""非若寒邪之一汗而解，温热之一凉则退，故难速已。"且湿热病邪，热处湿中，以湿为体，湿热胶结，难化难解，故难速愈，病程较长。

## 案例十一

　　余某，女，82岁，1992年4月3日初诊。

　　患者便秘4年余，大便5～6日一行，排便困难，便时长达1小时，大便干结如羊粪，量少，并伴肛门疼痛，有时带少量鲜血，有时伴腹胀纳差，头痛头昏，入睡困难，或手足心发热，口干，夜间起床饮水。舌质淡红，苔薄黄，脉细数。

【独立诊断】病因为热；病所在阳明；病机乃热盛伤阴。

【综合辨证】阳明热结，阴液亏损。

【治法方药】法宜养阴通腑；方选增液汤加味。

麦冬20g，生地黄20g，玄参16g，生何首乌15g，射干9g，墨旱莲15g，天冬15g，地骨皮15g。7剂，每日1剂，加水500mL煎至240mL，分早、中、晚2次服完，饭后服用。

【调护医嘱】适当运动，不宜食用辛辣香燥之品，以免伤津。

【疗效观察】7天后，其女儿来诉，患者便秘、手足心发热好转，仍以上方去墨旱莲，加天冬25g、白芍15g；连服7天后，大便1～2日一行，饮食、睡眠改善，足心发热等症消失；随访14个月，一直尚好。

[吕金仙.增液汤加味治疗便秘88例.湖北中医杂志，1994（3）：25.]

【经典温故】

《温病条辨·中焦篇》第17条："阳明温病，下之不通，其证有五：应下失下，正虚不能运药，不运药者死，新加黄龙汤主之。喘促不宁，痰涎壅滞，右寸实大，肺气不降者，宣白承气汤主之。左尺牢坚，小便赤痛，时烦渴甚，导赤承气汤主之。邪闭心包，神昏舌短，内窍不通，饮不解渴者，牛黄承气汤主之。津液不足，无水舟停者，间服增液，再不下者，增液承气汤主之。"

【问题讨论】

1.本案例为什么要用射干？

参考答案：射干有清热解毒、消痰利咽之功，肺与大肠相表里，肺热得清则肺气主治节之功复常，如是肺气宣降如常而助肠腑气降。

2.为什么叶天士说温病"救阴尤易，通阳最难"？

参考答案：热病救阴尤易主要是因为救阴之品多属清凉之品，治温热属正治，治疗较易取效；其次温病学家认为温病初起即用养阴生津、甘寒濡润之品，其阴伤不甚，治之易生效。通阳难主要体现在辨证难，即湿热证易与伤寒、阴虚、积滞等证混淆，辨证极难，治疗当然无从下手；再有选药亦是一难点，温病中只有湿温需通阳，然而过于苦温易伤津液，苦寒则易致湿邪内结，甘寒、咸寒之品则恋邪，唯选辛开、甘淡合用，使三焦气化得行，阳气得通，湿邪自去矣。

## 案例十二

王某，女，20岁，便秘5年之久，长期服双醋酚酊，初服1～2片有效，后增加到24片亦无通便作用，多处就诊，效不显。于某医院住院2个多月，经X线拍片造影，结肠从升部到降部皆粗大如拳，诊为功能性巨结肠症，曾用中西药物治疗，仍靠灌肠维持，患者失掉治疗信心，而来我院门诊。刻诊：脘闷腹胀，稍饮水浆即全身肿胀难忍，因而不敢饮水，致尿量甚少，大便秘结，纳谷呆滞，体重下降，肢倦神疲，面色晦而不泽，脉象濡弱，苔薄白而干。

【独立诊断】病因为湿、热；病所在少阳；病机乃湿热内蕴，气机壅滞。

【综合辨证】湿热壅盛，气机窒塞。

【治法方药】法宜宣泄湿浊，通利二便；方选宣清导浊汤加减。

茯苓30g，川厚朴12g，杏仁10g，藿香10g，荷梗10g，晚蚕沙15g（包煎），炙酥皂角子末4g（冲服），炒莱菔子12g。

【疗效观察】药后患者小便明显增多，完全可以顺利自行排出大便。腑气得通，湿浊得化，胃纳大开，食量较前增加一倍，饮水亦不再肿胀，半月之间，面色红润丰腴，体重增加，与初诊时形瘦神疲判若两人，精神愉快，已上班工作。

按：利小便通大便之法，使湿从小便去，肠道气机阻滞解除，大便自出。本案例主要症状为大便不通、小便量少，曾久服攻伐及增液润燥之剂效果不佳，解大便需灌肠，解出干结粪便，且腹部常辘辘有声，此为湿邪困阻肠道气机，气机困阻，水液输布异常，而致肠道推动无力而大便秘结难解，小便短少不利。仿宣清导浊法，予茯苓甘淡渗湿利水，厚朴燥湿行气，藿香、荷梗宣透湿邪，杏仁、莱菔子利肺与大肠气，蚕沙化浊中清气，皂角子燥痰除湿、辛通上下关窍，从而达到宣肺化湿、利气通便的目的。

（中医研究院广安门医院.医话医论荟要.北京：人民卫生出版社，1982：255.）

【经典温故】

《温病条辨·下焦篇》第55条："湿温久羁，三焦弥漫，神昏窍阻，少腹硬满，大便不下，宣清导浊汤主之。"

【问题讨论】

湿阻大肠与热结大肠证治有何不同？

参考答案：湿阻大肠与热结大肠两证相同点为均有少腹硬满，大便不通（腑气不通）、神昏等症。其不同点为：湿阻大肠证发生于湿温（湿热）未化燥之前，病机是湿郁气结，大肠气痹，内无燥屎，症状可见腹部硬满，多无疼痛，且舌苔垢腻，神志昏蒙，但无潮热、烦渴等症，治疗当宣气导滞、清化湿热，用宣清导浊汤；热结大肠证见于湿温（湿热）化燥之后，或见于温热病，病机属热与宿滞相结，大肠燥结，内有燥屎，症状可见腹部硬满，必有疼痛，且舌苔焦燥黄厚，烦躁神昏谵语，有潮热、口渴等症，治疗当苦寒攻下，用承气汤类。

## 案例十三

张某，女，28岁，1997年9月3日初诊。

患者大便秘结，历时七八年之久，腹胀，舌红，苔白腻，脉沉弦。其曾遍服各类通便泻下方，如大承气汤、小承气汤、滋阴通便方等，未见有效。

【独立诊断】病因为湿、热；病所在少阳；病机乃湿热内蕴，气机不畅。

【综合辨证】湿热阻闭三焦，下窍不通。

【治法方药】法宜宣泄湿浊，通利大便；方选宣清导浊汤加减。

炒皂角子10g，蚕沙10g（包煎），茯苓20g，泽泻20g，杏仁10g，薏苡仁15g，白豆蔻10g，滑石16g，寒水石10g，石膏10g，枳壳10g，桔梗10g，苍术10g。7剂。

【调护医嘱】适当锻炼，保持心情愉快，清淡饮食。

【疗效观察】1997年9月10日二诊：服药后大便通畅，每日1次，白腻之苔变薄；用上方减苍术，7剂，腹胀、大便秘结告愈。

按：综上所述，宣清导浊汤系吴瑭根据川氏应用刘完素桂苓甘露饮的经验整理而成。该方以宣化清利湿热、开通下焦浊窍之闭为长，用于治疗湿热郁结三焦，下焦阻闭不通的大便秘结、小便不利，或上窍也闭，神昏者。

（陈明，刘燕华，李芳.刘渡舟临证验案精选.北京：学苑出版社，1996.）

【经典温故】

《温病条辨·下焦篇》第55条："湿温久羁，三焦弥漫，神昏窍阻，少腹硬满，大便不下，宣清导浊汤主之。"

【问题讨论】

简述此案例之辨证思路。

参考答案：患者女，28岁，大便秘结已七八年，伴腹胀、苔腻、脉沉弦，提示为实秘；患者苔白腻，提示六腑有寒湿或湿浊；而舌红反映湿浊郁热可能性大，结合脉沉弦，反映湿浊内郁，阻滞气机，湿重于热；而患者曾遍服各类通便泻下方未见有效，提示非实热燥结及阴虚便秘。综合考虑其辨证为湿热阻闭三焦，下窍不通。当然此案问诊过于简单，临床问诊详细或加入适当可资鉴别的症征则更有利于判断病情。

## 案例十四

程某，男，60岁，退休工人。

患者因咳嗽痰多、大便秘结1个月，经地区中医院诊为"支气管肺炎""便秘"，治疗半月余，症状有所缓解，仍遗留咳嗽痰多、大便秘结。听诊：双肺呼吸音粗，有散在干啰音。X线检查示：肺纹理增粗，余未见明显异常。刻诊：咳嗽痰多，白色易咯出，胸腹胀满，大便秘结不通，3日一行，不思饮食，舌红而干，苔厚腻，脉滑实。

【独立诊断】病因为燥、热；病所在太阴、阳明；病机乃燥热伤津，腑气不畅。

【综合辨证】肺燥肠闭。

【治法方药】法宜润燥行气，化痰通便；方选五仁橘皮汤加减。

甜杏仁三钱（研细），松子仁三钱，郁李净仁四钱（杵），原桃仁二钱（杵），柏子仁二钱（杵），蜜炙广橘皮钱半。

按：本证为肺燥伤津，影响及肠的证候。燥热伤肺，气机失畅，故咳嗽不爽。肺气输布失职，一方面可致津液停聚而多痰，另一方面由于津液不能布散，使大肠失去濡润，可见脘腹胀满、大便秘结。本证脘腹胀满，无脐腹疼痛拒按；便秘，无舌苔焦燥起刺，所以不是阳明腑实证。方中五仁富含油脂，润肠通便，其中杏仁又能润肺开肺。橘皮行气化痰，蜜炙后除去燥性则更适合本证使用。本证肺与大肠同病，而且肺愈燥，大肠之秘就愈重，反之大肠之秘愈重，肺气愈失于宣畅。五仁橘皮汤使肺燥得润而肺气得畅，大便得通而腹满得除。何秀山说此方为"润燥滑肠，体虚便秘之良方"。

（陈宝国.中医经典方证案例研究.南昌：江西科学技术出版社，2012：218-219.）

【经典温故】

《通俗伤寒论》"……总之，上燥则咳，嘉言清燥救肺汤为主药；中燥则渴，仲景人参白虎汤为主药；下燥则结，景岳济川煎为主药；肠燥则膈食，五仁橘皮汤为主药；筋燥则痉挛，阿胶鸡子黄汤为主药……"

【问题讨论】

本案例为何痰多而同时大便秘结？与阳明腑实证有何区别？

参考答案：本案例为肺燥伤津，影响及肠的证候。燥热伤肺，气机失畅，故咳嗽不爽。肺气输布失职，一方面可致津液停聚而多痰，另一方面由于津液不能布散，使大肠失去濡润，可见脘腹胀满、大便秘结。本案例脘腹胀满却无脐腹疼痛拒按，便秘却无舌苔焦燥起刺，这是和阳明腑实证的不同之处。

# 第十五章　泄　泻

案例一

王某，男，28岁，初夏迎风取爽受凉后，病头痛而身热，经治表证已解，但出现大便下利，肛门灼热，每日四五次，伴腹中疼痛、里急后重及口苦、恶心等。脉弦数而滑，舌苔黄白相杂。

【独立诊断】病因为热；病所在少阳、阳明；病机乃少阳郁热，下迫阳明。

【综合辨证】风寒内陷，少阳郁热下迫阳明。

【治法方药】法宜清热止利；方选黄芩汤加减。

黄芩10g，白芍10g，大枣7枚，炙甘草6g，半夏10g，生姜10g。

【调护医嘱】慎起居，适寒温，多饮水，中病即止。

按：黄芩汤证，《伤寒论》虽然说其是属于"太阳与少阳合病"，但仍然以邪热郁于少阳为主。少阳有邪，则胆气郁而不疏，最易横犯胃肠，上逆于胃则呕吐，下迫于肠则下利。又因为少阳疏泄不利，气机不畅，所以下利往往兼有大便不爽、下重难通、肛门灼热等症。黄芩苦寒，善清少阳郁热，芍药苦酸，能益阴柔肝，以制少阳木气之横逆。二药相合，是治疗热性下利的主药。现代临床上多用黄芩汤来治疗热痢，后世治疗痢疾的著名方剂芍药汤即从黄芩汤演化而来，所以汪昂的《医方集解》称黄芩汤为"万世治痢之祖方"。

（刘渡舟.经方临证指南.天津：天津科学技术出版社，1993：67.）

【经典温故】

《伤寒论》第172条："太阳与少阳合病，自下利者，与黄芩汤；若呕者，黄芩加半夏生姜汤主之。"

【问题讨论】

1.清代汪昂为何称本方为"万世治痢之祖"？

参考答案：《医方集解》："仲景之书，一字不苟，此证单言下利，故次方亦单治下利。《机要》用之治热痢腹痛，更名黄芩芍药汤，洁古因之加木香、槟榔、大黄、黄连、归尾、官桂，更名芍药汤，治下痢，仲景次方遂为万世治痢之祖矣。"

2.本案例中为何不适当加入生地黄、麦冬之类的养阴生津药物？

参考答案：因本案例中患者痰湿郁热，燥湿相兼，若加入生地黄、麦冬养阴生津之品会有助湿之弊。

### 案例二

宋某，男，72岁，干部，2000年12月7日以"间断性腹泻4个月，胸闷、心前区不适感4小时"为主诉由门诊收入院。

既往史：患者有间断性腹泻病史4个月，腹泻时服黄连素、氟哌酸可缓解；有糖尿病病史6年，中风病史3年，冠心病病史2年。

现病史：患者4小时前无明显诱因出现左前胸心前区不适，在门诊测血压198/110mmHg，心电图示窦性心律、陈旧性下壁心肌梗死、前侧壁心肌缺血。入院后西药给予扩冠、降压、抗凝药物。中医辨证为气阴不足，血瘀心脉，给予生脉饮合丹参饮及活血化瘀药物，胸闷、心前区不适感迅速缓解但腹泻加重，即在上方中加入诃子、煨肉豆蔻、焦三仙、炒玉米，患者腹泻无好转亦无加重，每日腹泻1～2次；上方服至12剂时腹泻加重，呈稀便，每日3～4次，无脓血，无里急后重，舌质红，苔薄黄，脉弦细，治疗改为补肾固涩止泻，予四神丸合赤石脂、禹余粮，加健脾止泻之品；服药2剂，腹泻加重，一晚上腹泻8次，患者自己无法控制，又请西医内科会诊，给以贝飞达、舒利启能治疗，腹泻反而加重，每日泻20余次。科内会诊：患者精神尚好，语声高，面色红，食欲、食量正常，口干、口臭，稀水样便，有腐臭味，腹泻前腹胀，腹中肠鸣，泻后胀减，有肛门灼热感，无里急后重，无脓血，体温38℃，舌质红，苔黄而干，脉弦有力。

【独立诊断】病因为热、燥屎；病所在阳明；病机乃胃肠积热，燥屎内结，腑气不通。

【综合辨证】胃肠积热，燥屎内结，热结旁流。

【治法方药】法宜峻下热结；方选大承气汤。

生大黄15g（后下），芒硝10g（冲服），川厚朴10g，枳实10g。

【调护医嘱】慎起居，适寒温，多饮水，中病即止。

【疗效观察】药后患者泻出稀便内夹杂质硬之粪块五六枚，第2次为稀便，臭秽，随之腹胀、腹中肠鸣明显减轻；上方继服2剂，大便每日1次，已成形，继服和胃消导、健脾之剂以善后。

按：热结旁流证为腑热炽盛，积滞内结不出，迫肠中浊液从旁而下所致。"旁流"是现象，"热结"是其本质。六腑以通为用，故治疗以寒下通之，宜用大、小承气汤下其实热，即"通因通用"之法，如《类经》所谓："火热内蓄，或大寒内凝，积聚留滞，泻利不止，寒滞者以热下之，热滞者以寒下之，此通因通用之法也。"对于热结旁流证，临证时一定要详细询问病史，全面了解病情，四诊合参。特别是对于老年及婴幼儿患者，今之医者多不敢用攻伐之品，而喜补养，往往更易忽视，致有些热结旁流不能正确诊断治疗。案中患者虽为高龄高血压、冠心病患者，腹泻日久，但精神尚好，语声高，面色红，食欲、食量正常，且见泻下臭秽，肛门灼热，舌质红，苔黄而干，脉弦有力，又考虑该患者喜肉食，加之又屡进温阳固涩之品，致使湿热积滞大肠，燥屎内结，方选大承气汤泻下燥屎有形之邪，积热即下，六腑即通，邪去则病安，症状随之而解。

[史小青，王振涛.大承气汤治疗重症热结旁流的体会.上海中医药杂志，2003，37（3）：28.]

【经典温故】

《伤寒论》第320条："少阴病，得之二三日，口燥咽干者，急下之，宜大承气汤。"

《伤寒论》第321条："少阴病，自利清水，色纯青，心下必痛，口干燥者，可下之，宜大承气汤。"

《伤寒论》第322条："少阴病，六七日，腹胀，不大便者，急下之，宜大承气汤。"

【问题讨论】

1.《伤寒论》阳明病篇中又有哪几条文涉及"三急下"？并谈谈你对阳明病篇与少阴病篇中"三急下"症的理解。

参考答案：阳明病篇中第252、253、254条条文涉及三急下。阳明"三急下"症的急迫之处在于热伏竭阴，迫汗亡津和燥结闭气。

2.试析大承气汤证见大便乍难乍易、喘冒不能卧等症的病机及临床指导意义。

答案：大承气汤证见大便乍难乍易症，多伴有大便虽下而量少不爽、腹胀满痛、拒按等症，此属热结旁流，肠胃邪热结聚不下是病之关键。因肺与大肠相表里，故肠有邪结，腑气不通，导致肺气上逆，宣肃失司，而见喘冒不能卧。本病当从肠治，腑病得除，脏病自愈。

## 案例三

赵某，女，35岁，1998年9月21日初诊。

患者患有腹泻6年，每日泻下10余次，呈水样便，纤维结肠镜检查示慢性结肠炎，目前须每日口服复方苯乙哌啶6片方能减少腹泻，形体渐瘦，面黄无华，舌苔薄黄腻，舌质淡紫，脉细。

【独立诊断】病因为虚、湿；病所在太阴、少阴；病机乃肾气不固，脾虚湿停。

【综合辨证】下元不固，滑脱不禁，中焦失运，水湿内停。

【治法方药】法宜温肾固涩，健脾利湿；方选赤石脂禹余粮汤加减。

赤石脂30g，禹余粮30g，熟附子6g，焦白术10g，党参12g，泽泻12g，怀山药12g，炮干姜5g，肉桂3g（后下）。

【调护医嘱】防寒保暖，忌生冷饮食。

【疗效观察】药服2剂后，患者腹泻次数减少；7剂后已基本不服复方苯乙哌啶；14剂后每日大便2～3次，成形；21剂后，腹泻进一步减少，遂改为赤石脂12g、禹余粮12g，加茯苓12g、炒薏苡仁15g；续服1个月，诸症告愈。

按：赤石脂禹余粮汤出自《伤寒论》，由赤石脂、禹余粮所组成，具有收敛固脱、涩肠止泻的作用，主治久泻、久痢、肠滑不能固摄者。方中赤石脂味甘涩，性温，入脾胃、大肠经，涩肠止血、收敛生肌。禹余粮涩肠止血。因此，赤石脂禹余粮汤以收敛固涩为特点，故一般认为，凡泄泻有实者不宜本方，以防闭门留寇。而观之于临床，纯虚无实之泄泻极少，笔者认为不必过于受纯虚无实之限制，如虚多实少时，可在运用其他方药的基础上，佐以赤石脂、禹余粮等药，攻补兼施、疏收并用，往往效果更加明显。

［陈涤平.古方辨治久泻5则.安徽中医学院学报，2002，21（6）：240.］

【经典温故】

《伤寒论》第159条："伤寒，服汤药，下利不止，心下痞硬。服泻心汤已，复以他药下之，利不止。医以理中与之，利益甚。理中者，理中焦也，此利在下焦，赤石脂禹余粮汤主之。复不止者，当利其小便。"

【问题讨论】

1.本案例的临床辨证要点是什么？

参考答案：赤石脂禹余粮汤的辨证要点是心下痞硬，下利不止，滑脱不禁，小便不利。本案例患者腹泻6年，面色无华，脉细，久泻致虚可知；每次服用复方苯乙哌啶6片，本药是通过提高肠张力和抑制肠蠕动而止泻，据此可知肠道固涩失职。

2.赤石脂禹余粮汤证的证治如何？

参考答案：赤石脂禹余粮汤证的发病机制为下元不固，统摄无权；症见心下痞硬，下利不止，滑脱不禁，小便短少，或小便不利；方用赤石脂禹余粮汤涩肠固脱止利。方中赤石脂甘温酸涩，禹余粮甘涩性平，二药皆入胃与大肠，而具有收涩固脱的攻用，善治久利、滑脱不禁之证。

## 案例四

患者，男，56岁，因"喘憋、浮肿反复发作4年，加重3天"于2003年11月4日以"冠心病、陈旧性心肌梗死、心衰"收入院。

病史：患者于5年前因突发心前区持续疼痛，被家人送至白求恩医科大学心血管内科，诊为急性前壁心肌梗死，予单硝酸异山梨醇酯、碟脉灵静脉滴注，逐渐好转。4年前因活动出现喘憋、心悸及下肢浮肿，曾多次在该院系统治疗，诊为陈旧性心肌梗死、慢性心功能不全，予强心、利尿、扩血管治疗，病情未见明显好转，患者出院期间间断应用地高辛、双氢克尿噻、鲁南欣康以维持治疗。近日因气候变冷，患者自觉喘憋加重，气短，夜间难以平卧，为求中医药系统治疗而来我院就诊。

现症见：喘憋，浮肿，畏寒肢冷，心悸，腹胀，纳差，眠差。查体：双侧颈静脉充盈；肺部听诊右下肺呼吸音减弱；心脏叩诊心界向左扩大，触诊心尖搏动位于第5肋间左锁骨中线外1.5cm，听诊心音低钝，心率82次/分；肝脏位于右肋下大约2cm，触痛（＋）；双下肢轻度凹陷性水肿。心电图示：Ⅱ、Ⅲ、aVF、$V_3$有病理性Q波。血糖6.2mmol/L。B超示：右侧胸腔脊柱旁线至腋后线第7肋间以下可见液性暗区，最大前后径8.5cm。胸透示：右侧肋膈角消失。

中医诊断：胸痹，心衰（气滞血瘀水结）。西医诊断：冠心病，陈旧性心肌梗死，心衰Ⅱ度，右侧胸腔积液。

入院当天将多巴胺20mg、多巴酚丁胺40mg、酚妥拉明10mg、速尿40mg兑入5%葡萄糖溶液250mL（心衰Ⅱ号），每日1次静脉滴注，患者喘憋症状略有缓解，余症同前，日尿量为800mL，故次日将心衰Ⅱ号中速尿改为60mg。

2003年11月6日患者诉喘促，畏寒，肢冷，偶感心悸，腹胀，浮肿以右侧为重，倦怠，眠差，舌暗红，苔水滑，脉沉微细。日尿量约700mL左右，测血压125/80mmHg。黄永生教授查房后认为该患者曾多次入院治疗，反复应用洋地黄类药物、利尿剂及血扩张剂治疗，并且在消除心衰并发症及诱因后，患者的心衰症状及临床状态未得到明显改善，故可诊断为顽固性心衰。在治疗上由于患者尿量较少，故将心衰Ⅱ号中速尿改为80mg静脉滴注至11月11日。

【独立诊断】病因为寒、瘀、水；病所在少阴；病机乃少阴阳虚，阴寒内盛，气瘀水互结。

【综合辨证】肾阳不足，阴寒内盛，气瘀水互结。

【治法方药】法宜温阳化瘀，行气利水；方选白通加猪胆汁汤加减。

制附子15g（先煎），干姜15g，葱白3只（去根须及叶），猪胆汁20mL，中段童子尿30mL，枳壳10g，青皮10g，厚朴10g，丹参20g，当归15g。

【调护医嘱】天冷加强御寒，调护好先前各疾病。

【疗效观察】2003年11月14日查房：患者病情稳定，可平卧，无心悸、气短等症状，但劳累后仍可出现上述症状。尿量每日1500mL。药方同前。

2003年11月16日，患者因起居不慎，兼之气候变冷，诉运动后喘促、心悸，故再次静脉滴注心衰Ⅱ号，用量不变，速尿仍为80mg。静脉滴注至11月20日，患者心衰症状得以纠正，无心悸、气短、喘促等症状，运动后偶感心悸、气短，浮肿已完全消失，运动耐力进一步增强。

2003年11月24日查房：患者无心悸、气促、胸闷，运动能力进一步增强，步行百米无明显不适症状。

2003年11月28日查房：患者诉只在上楼或重体力劳动时才出现心悸、气短等症状。故从11月28日至12月1日再次静脉滴注心衰Ⅱ号，不加速尿，用量同前，以巩固治疗。

2003年12月1日查房：患者面色红润，上三楼后无明显不适症状，尿量每日2000mL。

患者于2003年12月4日出院，随访1年未出现明显临床症状，体能如常。

按：黄老师认为心衰发展到后期按理应以心肾阳虚为主，肺肝脾血瘀为标，治以益气温阳、化瘀通络之法，然而由于病情复杂，证候多变，用此治法常不能奏效，因为阳气衰微，阴寒独盛于下焦，阴阳之气不相顺接，常有阴盛格阳于上之势，此时若治以益气温阳之法，恐加重阴阳格拒之势，所以急应宣通上下之阳气。《伤寒论》用白通汤，以葱白通被格于上之阳下交于肾，附子启下焦之阳上乘于心，干姜温中土之阳以通上下。如"少阴病，下利脉微者，与白通汤"；又如"利不止，厥逆无脉，干呕烦者，白通加猪胆汁汤主之"。

此阴盛格阳于上之证，治以白通汤，照理应该阳复利止，今瞄后非但下利未止，厥逆未回，反而无脉，并且干呕心烦。方与证符，而病情加剧，这是因为下焦寒甚，阳药被阴寒格拒之故，所以白通汤加人尿、猪胆汁作为反佐，使阳药不被阴寒所格，即"甚者从之""从者反治"之法。西医诊断的顽固性心衰多属此阴盛格阳之证，症见四肢厥冷、倦怠乏力、夜寐烦躁不安、脉微细，故用白通加猪胆汁汤可治之。方中制附子、干姜共为君药，附子上通心阳以强心，中暖脾胃以生气，下壮肾命以补火。现代药理研究证明：附子含去甲乌头碱，其煎剂具有明显的强心作用，久煎可加强其强心作用，并降低乌头碱的毒性。干姜温中散寒，回阳通脉，性守而不走，与附子相伍共奏回阳救逆之功。臣药葱白能宣通上下之阳气，助干姜、附子通阳复脉，可使浮上之阳下入于阴。人尿、猪胆汁共为反佐之药，人尿咸寒，入肾，可降火行血，通达经络。该药最好选用12岁以下童子者，并以热饮为佳。猪胆汁，苦寒，苦入心，寒胜热，故可清心热，借人尿之咸直入肾宫。因为阴盛格阳，予大辛大热之品恐格阳不入，故少佐胆汁、人尿之寒品以引阳药入阴经。诸药共奏温阳复脉、通络解毒、强心利尿之功。由于猪胆汁和人尿非临床常备药，故黄老师根据《中华本草》将人尿用人中白代替，猪胆汁用人工牛黄代替。临床上若水肿较重者，可在本方的基础上加千金鲤鱼汤（方用小鲤鱼1尾，红蒜1头，胡椒10g，茶叶10g，白商陆10g，赤小豆15g等）；喘咳甚者加用葶苈大枣泻肺汤治之；血瘀重者，加用丹参、当归、砂仁、檀香等。临床中要时时固护胃气，治疗上要知常达变，不可拘泥于一格。

[刘静秋，周明学.加味白通加猪胆汁汤合心衰Ⅱ号治疗顽固性心力衰竭的病例分析.中国社区医师，2004，（24）：54-55.]

【经典温故】

《伤寒论》第315条："少阴病，下利，脉微者，与白通汤。利不止，厥逆无脉，干呕烦者，白通加猪胆汁汤主之。服汤，脉暴出者死，微续者生。"

【问题讨论】

1.相对于白通汤，白通加猪胆汁汤有何加味？其中猪胆汁的作用意义在哪里？

参考答案：白通加猪胆汁汤较白通汤加味有人尿五合、猪胆汁一合。猪胆汁的作用意义在于护热药通过格阳。

2.四逆汤、通脉四逆汤、白通汤及白通加猪胆汁汤均为回阳救逆之剂，它们的作用和主治的侧重各是什么？

参考答案：四逆汤由附子、干姜、甘草组成，功能为回阳救逆，主治肾阳虚衰，阴寒内盛之证；通脉四逆汤药同四逆汤，而重用干姜、附子，功能为破阴回阳、通达内外，主治阴寒内盛，格阳于外之证；白通汤由葱白、附子、干姜组成，功能为破阴回阳、通达上下，主治阴寒内盛，格阳于上之证；白通加猪胆汁汤由葱白、附子、干姜、猪胆汁、人尿组成，功能为破阴回阳、宣通上下，反佐咸寒，滋阴养液，主治阳脱阴竭，寒热格拒之证。

## 案例五

患者，男，8个月，于1996年10月4日因高热、腹泻5天，在家中治疗无效而入院治疗。入院后，给予液体疗法、解热对症治疗，10小时热退，24小时泻下次数由数十次减为四五次，48小时后泻下物以水样便转为稀便。住院第4天患儿出现肠道出血，每天3～5次不等，每次便血约10mL，色鲜红，无瘀血块，无黏液，经对症治疗无改善。住院第6天，患儿出现贫血面容，遂转上级医院治疗。在上级医院输血2次，并给予液体疗法，3天后出血停止，腹泻亦随之好转，但仍为稀便，住院11天后带药出院。出院后1周来患儿一直烦躁不安，睡眠明显减少，夜间最多睡2～3小时，白天不能入睡，经服鲁米那、安定无效，故要求中医治疗，约定当日下午6时往诊。诊见患儿面色㿠白，眼眶凹陷，啼哭无泪，口唇干燥，舌干，色白无苔，全身皮肤干燥，指纹隐约脉沉而微细。

【独立诊断】病因为寒；病所在少阴；病机乃津液耗损，阳气外越。

【综合辨证】津液耗损，孤阳无阴以依附而外越。

【治法方药】法宜回阳救逆；方选干姜附子汤。

干姜3g，附子3g。水煎2次分服。

【疗效观察】翌晨家长告曰："昨日下午7时许，服第1遍药，服后随即煎第2遍药，当第2遍药煎好欲服时，发现患儿仰卧于身后入睡，前后仅为半小时。第2遍药服后半小时入睡，至晨方醒。"知已中的，效不更方，再进一剂而愈。

按：脉沉主里，微为阳虚，细为血亏，综观脉症，无表无热。面色㿠白为阳气不足而无力载五谷精微荣其面；口唇干燥，舌干无苔，眼眶凹陷，啼哭无泪，均为津液不足之象；烦躁不安为津液耗损，孤阳无阴以依附而外越之候。急等救阳以存阴，阳复方能使津液四布，阴存阳有所依附，使阴平阳秘，精神乃治。急服上方。方中干姜辛温，温中回阳；附子辛温大热，回阳救逆。二味相合，回阳救逆之力更强。

[姚秉忠，姚文馨.干姜附子汤验案举例.中国社区医师，2002，18（8）：42.]

【经典温故】

《伤寒论》第61条："下之后，复发汗，昼日烦躁不得眠，夜而安静，不呕，不渴，无表证，脉沉微，身无大热者，干姜附子汤主之。"

【问题讨论】

1.患儿肠道出血的机制是什么？

参考答案：因阳虚无力运化津液濡润肠道，而孤阳无阴依附而化火伤下焦阴络而致出血。

2."昼日烦躁不得眠，夜而安静"是什么机制？

参考答案：中医认为人与自然是一有机整体，昼日阳旺，虚阳得自然阳气相助，尚能与阴争，故见昼日烦躁；夜间阳衰，虚阳无助，不能与阴争，故见夜而安静；但这种安静是与烦躁相对而言，实为神疲似睡之"但欲寐"状态，并非常人之安然入睡。

3."不呕，不渴，无表证"说明什么？

参考答案：此本太阳病，医者先下后汗，治疗失序，继而出现烦躁、发热（微热），究属何证，难以断定。察患者不呕（非少阳）、不渴（非阳明）、无表证（非太阳），说明本证不属三阳病证，排除了阳热实证之可能，从而断定，斯证已由阳入阴，由实转虚，病在三阴。再据烦躁特点及伴证仔细分析之，其机渐明：此乃汗下失序，致阳气暴伤，阴寒内盛，病入少阴所为。

### 案例六

陈某，女，19岁，外感风寒已四五天，头身尽痛，发热恶寒，大便作泻，每日四五次，腹中绵绵作痛，曾服藿香正气散无效。脉浮弦而缓，舌苔薄白而润。

【独立诊断】病因为寒；病所在太阳、太阴；病机乃表寒兼里虚寒。

【综合辨证】太阳表证未解，里有太阴脾虚，表寒兼里虚寒。

【治法方药】法宜解表温里；方选桂枝人参汤。

党参10g，干姜10g，白术10g，炙甘草6g，桂枝12g。先煮理中汤，后下桂枝，昼夜分温三服。

【调护医嘱】注意避免再次受风寒。

【疗效观察】2剂而愈。

按：此太阳病，外证未除，协热而利，表里不解。

（刘渡舟.经方临证指南.天津科学技术出版社，1993：104.）

【经典温故】

《伤寒论》第163条："太阳病，外证未除而数下之，遂协热而利，利下不止，心下痞硬，表里不解者，桂枝人参汤主之。"

【问题讨论】

1.桂枝人参汤证的辨证要点是什么？

参考答案：本证由脾虚和表证两部分症状组成，以下利不止、心下痞硬兼发热恶寒、脉不浮为辨证要点。

2.桂枝人参汤证与理中汤证如何鉴别？

参考答案：桂枝人参汤证为治太阳表寒热不解兼有里寒虚下利，下利是因表的寒邪误下而入里，而理中汤治疗中焦虚寒，无恶寒发热的太阳表证。

### 案例七

王某，男，40岁，2005年1月17日初诊。

患者腹痛喜按，怕食生冷，大便溏泻，口干咽燥，手足烦热，心悸失眠，四肢酸楚，舌红少苔，脉沉细。在当地治疗不效，遂求治于余。时症见如前，查体无明显阳性体征。实验室检查无异常，排除器质性疾病。

【独立诊断】病因为寒；病所在太阴、厥阴；病机乃寒邪内陷，气血两虚。

【综合辨证】太阴脾虚，寒邪内陷，阴（血）阳（气）两虚。

【治法方药】法宜建中补虚，调养气血；方选小建中汤。

桂枝10g，芍药18g，生姜10g，大枣5枚，炙甘草10g，饴糖30g。

【调护医嘱】糜粥自养。

【疗效观察】服药15剂，诸症皆消，随访半年未见复发。

按：本病属于阴阳两虚的虚劳证。人体阴阳是互根互用的，往往由一方的虚损而及另一方，导致阴阳两虚、阴阳失调的寒热错杂证。其治疗当尊《金匮要略心典》"欲求阴阳之和者，必于中气，求中气之立者，必以建中也"，故用小建中汤。方中用炙甘草、大枣、饴糖之甘建中而缓急；生姜、桂枝之辛以助阳；芍药之酸以和阴。阴阳调和，其效如神。

［呼敏凤.经方临证应用举隅.河南中医，2007，（12）：14.］

【经典温故】

《伤寒论》第100条："伤寒，阳脉涩，阴脉弦，法当腹中急痛，先与小建中汤；不差者，小柴胡汤主之。"

《伤寒论》第102条："伤寒二三日，心中悸而烦者，小建中汤主之。"

【问题讨论】

1.小建中汤的方药组成及方义如何？为什么取名"建中"？

参考答案：小建中汤的方药组成是桂枝、甘草、大枣、芍药、生姜、饴糖。小建中汤由桂枝汤倍用芍药加饴糖组成。方中重用饴糖甘温补中，配甘草、大枣补益脾胃，安奠中州，中气得复则气血生化有源；倍用芍药配甘草、大枣酸甘化阴，以养血和营，缓急止痛；桂枝、生姜温通心脾阳气，与甘草相合，辛甘化阴以温阳养心。诸药协同，共建中补虚而气血阴阳双补，具平衡阴阳、协调营卫、缓急止痛等多种作用。名曰建中，取其温补中焦之意。

2.第102条条文"伤寒二三日，心中悸而烦者，小建中汤主之"，其症见心中悸而烦，为何在心而治在中焦？

参考答案：小建中汤乃桂枝汤倍用芍药加饴糖而成。本方重用饴糖甘温补中，合以甘草、大枣之甘，以补益脾胃，安奠中州；倍用芍药之酸，与上述甘味相合，则酸甘化阴，以养血和营，缓急止痛；配以桂枝、生姜之辛，与甘味相伍，辛甘化阳，以温阳养心。全方具有建中补虚而气血双补，以及平衡阴阳、协调营卫、缓急止痛等多种作用。而小建中汤证症见"心中悸而烦"，是由于里虚邪扰，气血不足，心无所主则悸，邪扰神志不宁则烦。脾胃居中，为气血生化之源，中气立则化源足，虚得补，邪自退，烦得除。由此可见，是证虽表现心悸，但其病实因脾胃气血化源不足而起，若单纯从心而治，或虽可解一时之急，而本源未决，化源匮乏，终难取长久疗效，甚或毫无寸效，所以虽然心中悸，但不补心而建中，反映了治病必求于本的精神。

## 案例八

崔某，女，35岁，产后患下利，前医作脾虚论治，曾服不少补脾药而无效。症见下利而口渴，舌绛而苔薄黄，脉沉略滑。初以为厥阴下利，投白头翁汤不效。细询后，知有夜寐不佳，咳嗽而下肢浮肿与小便不利等症。

【独立诊断】病因为水、热；病所在少阴；病机乃水热互结兼有阴虚。

【综合辨证】水热互结，兼有阴虚，虚实夹杂。

【治法方药】法宜清热利水滋阴；方选猪苓汤。

猪苓10g，茯苓15g，泽泻10g，滑石10g，阿胶10g。

【疗效观察】连服5剂后，小便畅利，腹泻随止，其他各症亦消。

（刘渡舟.经方临证指南.天津：天津科学技术出版社，1993：117.）

【经典温故】

《伤寒论》第223条："若脉浮发热，渴欲饮水，小便不利者，猪苓汤主之。"

【问题讨论】

1.猪苓汤与五苓散治疗的小便不利有何不同？

参考答案：猪苓汤与五苓散均可治小便不利，但猪苓汤所治者为阴伤有热，水热互结，水停下焦所致；五苓散所治者为太阳表邪不解，循经入腑（膀胱本有寒邪），影响膀胱气化，水蓄下焦所致。

2.简述猪苓汤的配伍特点和功用。

参考答案：猪苓汤具有清热利水养阴的功效。方中用猪苓、茯苓、泽泻淡渗利水，加阿胶、滑石养阴清热利水，以利水见长而兼顾清热养阴，使利水而不伤阴，清热养阴而不碍利水。

## 案例九

何某，男，37岁，2009年8月10日初诊。

患者有胃病15年，小腹隐隐作痛2年，痛则欲便，便后痛减，肠鸣辘辘，大便稀溏，一日少则2～3次，多则5～6次，肛门坠胀，便意不净，每遇饮食不慎（进食稍多、油腻稍重、进食生冷）即复发。肠镜检查未见明显异常。患者先后在各医院多次诊治无效，故来诊。查体：左下腹压痛，舌质红，苔薄黄，脉濡。

【独立诊断】病因为饮、热；病所在阳明；病机乃脾胃虚弱，水饮郁热，升降失常。

【综合辨证】脾胃虚弱，升降失常。

【治法方药】法宜和胃补中，升清止泻；方选甘草泻心汤加减。

甘草10g，半夏15g，黄芩15g，黄连6g，人参15g，乌贼骨30g，瓦楞子30g，苍术15g，厚朴15g，茯苓30g，山药30g，莲子30g，菟丝子30g。间歇配用中药煎剂（党参30g，焦白术30g，五倍子30g，蒲公英30g，苦参30g，黄柏30g，败酱草30g，乌梅30g，干姜15g，茯苓15g，黄连10g）每日临睡前保留灌肠。

【调护医嘱】治疗期间禁食寒凉、生冷、辛辣及不洁食物，恐食复。

【疗效观察】患者服药2剂即大便成形，腹痛好转，尚有肠鸣，左下腹仍压痛，每晨4时上腹痛；续服4剂，大便正常，腹痛消失；继以资生健脾丸善后，随访半年未再发作。

按：临床上，胃病及脾、脾病及胃者并不少见，治疗时需脾胃同治。甘草泻心汤寒温并用，补而不腻，使脾胃之气得复，升降调和，阴阳通达，其泻可止。

［陈太全，杨艳.甘草泻心汤在消化内科的临床应用举隅.中国民族民间医药杂志，2011，（23）：84.］

【经典温故】

《伤寒论》第158条："伤寒中风，医反下之，其人下利，日数十行，谷不化，腹中雷鸣，心下痞硬而满，干呕心烦不得安。医见心下痞，谓病不尽，复下之，其痞益甚。此非结热，但以胃中虚，客气上逆，故使硬也。甘草泻心汤主之。"

【问题讨论】

试比较半夏泻心汤、生姜泻心汤、甘草泻心汤证之异同。二方的煎煮方法有什么要求？

参考答案：半夏泻心汤类方的病证共性为上热下寒，涉及脾胃，但病位属于少阳兼太阴，其病因病机则还有水火交结于中焦（少阳三焦的中停地带），故病以心下痞硬为主证。中焦升降之枢不利，火合胃热逆于上则伴呕吐，水合脾寒注于下则伴下利。故立方药以黄芩、黄连与半夏、干姜配对，辛开苦降以消中痞，寒温并用以平寒热。半夏泻心汤、生姜泻心汤、甘草泻心汤证三者病机相似但病因各有侧重，具体差别是：半夏泻心汤证乃水火交阻，上热下寒，脾胃兼虚之基本证型；生姜泻心汤证则水饮偏甚，兼有食滞，症以干噫食臭突出，故于前者中加生姜四两为君，减干姜为一两，宣散水气，和胃降逆；甘草泻心汤证则以脾胃气虚较为突出，故增炙甘草为四两为君，加强补虚和中。三方的煎煮方法在以水一斗，煮取六升，去滓，再煎取三升，温服一升，日三服。

## 案例十

袁某，男，27岁，工人，1999年5月10日初诊。

患者经常腹泻，肠鸣辘辘，气滞腹胀，绕脐腹痛，大便稀如蛋清状，日2～3次，如嗜生冷则大便日数次，并自觉腹部肛门冷。食纳少，面色苍白。脉缓弱，舌质淡，苔薄白。

【独立诊断】病因为虚、饮；病所在太阴；病机乃脾阳虚弱，水饮停聚。

【综合辨证】脾阳虚弱，水饮内停。

【治法方药】法宜温补脾阳，温脾化饮；方选理中汤加味。

党参15g，炒白术15g，干姜10g，炙甘草6g，吴茱萸6g，厚朴10g，广木香10g。5剂，每日1剂，水煎分2次温服。

【疗效观察】1999年5月17日二诊：患者服药后腹泻止，肠鸣气滞减轻，大便稀软不成形，下腹冷、肛门冷感均已好转，食纳增加，面色稍红润，脉缓有力。处方：党参15g，白术10g，干姜10g，茯苓20g，炙甘草5g，广木香10g，厚朴10g。10剂，每日1剂，水煎分2次温服。

1999年5月29日三诊：上药服完后患者基本趋于正常，大便能成形，食纳消化良好，脉缓有力。处方：生黄芪15g，党参15g，白术10g，防风10g，茯苓20g，白扁豆10g，山药15g，砂仁6g，炒薏苡仁15g，桔梗10g，炙甘草5g，陈皮10g，大枣3枚。每日1剂，水煎分2次温服。

按：本案属脾虚寒湿以致慢性腹泻。脾虚生内湿，湿胜则濡泄，所以病经多年反复不已。患者素体脾虚，惧怕生冷，特别是冰箱里的冷饮、食品，从不敢品尝，即使是炎热夏日也不能食用冷饮之类，稍有不慎，则大便无度，洞泄不止，多次因泻而头额冒汗，四肢逆冷。经用理中汤加吴茱萸、厚朴、木香等温脾阳散里寒，达到温阳止泄的目的，继之以参苓白术散合玉屏风散（既用汤药，又用散剂）调理半年多，病情有较好的转机，基本能控制，大便正常成形，消化吸收均正常，偶尔反复，用理中汤3～5剂即可恢复健康。但本案患者年纪较轻，身体并非弱不禁风，而其脾胃虚寒特甚，这种个体的特异性并非一两次治疗就可以改变其体质。

（张光荣.陈瑞春学术经验集.北京：科学出版社，2015：317.）

【经典温故】

《伤寒论》第159条："伤寒，服汤药，下利不止，心下痞硬。服泻心汤已，复以他药下之，利不止。医以理中与之，利益甚。理中者，理中焦，此利在下焦，赤石脂禹余粮汤主之。复不止者，当利其小便。"

【问题讨论】

1.试述理中汤的药物组成、配伍意义、主治病证及随证加减的方法。

参考答案：理中汤方由人参、干姜、白术、甘草四味药组成。方用人参、炙甘草健脾益气，干姜温中散寒，白术健脾燥湿。四药合用，具有温运中阳、调理中焦的功效，故可主治太阴病虚寒下利和霍乱病兼表证，但以里虚寒证为急的病证。其方后随证加减的方法有八种：脐上悸动者，是肾虚水气上冲之象，方中去白术之壅补，加桂枝温肾平冲，通阳化气；吐多者，是胃寒饮停，胃气上逆，去白术之壅滞，加生姜温胃化饮，降逆止呕；下利严重者，是脾虚湿盛，故还需用白术健脾燥湿；心下悸者，是水气凌心，加茯苓淡渗利水，宁心安神；渴欲饮水者，乃脾不散精，水津不布，宜重用白术健脾运水；腹中痛者，是中气虚弱，故重用人参益气补虚；里寒甚者，表现为腹中冷痛，重用干姜温中祛寒；腹满者，为寒凝气滞，故去白术壅塞，加附子辛温通阳，散寒除满。

2.服理中汤后应注意什么事项？

参考答案：服汤后如食顷，饮热粥一升余，微自温，勿发揭衣被。

## 案例十一

涂某，女，25岁，1996年9月6日初诊。

患者自诉凡受凉即出现肠鸣、腹泻、大便呈水样等症状已有四五年之久，又因刮宫2次，形体消瘦，头晕，耳鸣，常见齿衄，轻微碰撞即出现紫斑，小便稍黄，舌质红，苔少略黄润，脉细弱。

【独立诊断】病因为寒、饮、热；病所在太阴；病机乃脾阳不足，水饮内停，兼有郁热。

【综合辨证】中焦虚寒，水饮内停，兼有郁热。

【治法方药】法宜温中补虚，健脾和中；方选连理汤加味。

党参15g，干姜10g，白术10g，炙甘草5g，黄连3g，广木香10g，神曲10g。每日1剂，水煎温服。

【疗效观察】1996年9月14日二诊：服上药后，患者腹泻有所减轻，精神好转，但头晕耳鸣仍有发作，纳食仍少，腹胀，矢气频频，舌淡偏红，苔薄白，脉细弱。投药后腹泻虽减，恐其脾胃久虚，肝郁不畅，故改用柴胡泻心汤加味：柴胡10g，法半夏10g，生晒参10g，黄芩6g，黄连3g，干姜10g，神曲15g，木香10g，枳壳

5g，青皮10g，陈皮10g，炙甘草5g。每日1剂，水煎温服。

1996年9月20日三诊：服上方后，患者腹泻已除，大便成形，但仍见头痛头晕，耳鸣，纳食少，左胁及腰背痛，古淡红，苔薄白，脉缓微弦。腹泻虽止，缘其体质虚弱，兼有外感，故改用柴胡桂枝汤加味调和营卫气血：柴胡10g，桂枝10g，黄芩5g，法半夏5g，党参15g，秦艽10g，白芍10g，当归10g，枳壳10g，鸡血藤15g，川芎5g，天麻10g，山药15g，炙甘草5g，生姜3片，大枣3枚。每日1剂，水煎温服。

1996年9月26日四诊：服上药后，患者诸症减轻，纳食亦增，腹胀已除，大便先干后软，小便如常，舌淡，苔薄白，脉较前有力。视其肠炎已平定，营卫之气亦得以宣畅，故改为归芪六君子汤加味：生黄芪15g，当归10g，陈皮10g，法半夏10g，党参15g，白术10g，炒鸡内金10g，广木香10g，枳壳10g。每日1剂，水煎温服。

1996年10月4日五诊：服上方后，患者诸症悉减，除有两耳轻微鸣响，食纳、二便均如常，舌淡红，苔薄白，脉缓而细有力。拟以上方加菖蒲6g、远志10g，服7剂后，患者一切正常，遂停药观察。

半年后访视，病未复发，临床痊愈。

按：慢性肠炎日久，必导致脾胃之虚。本案患者素体脾胃虚，经常腹泻，加之刮宫导致身体虚弱，故而首用连理汤加理气药取效。理中汤为温脾补虚之要方，但因其为一派温脾刚燥药，故少佐黄连，既是反佐，又可抑热。继而用柴胡泻心汤，取柴胡之升浮，取泻心之平调，实际将调和肝胆脾胃诸功能熔于一炉，药味虽多但不杂。后以柴胡桂枝汤衔接，实为内外标本兼顾之举，终以归芪六君子汤峻功。虽然几易其方，但循序渐进，每一方均起到应有的作用，病亦步步好转，终归痊愈，随访半年，肠炎未复发，且体态丰满，容颜泽润。

（张光荣.陈瑞春学术经验集.北京：科学出版社，2015：319.）

【经典温故】

《伤寒论》第159条："伤寒，服汤药，下利不止，心下痞硬。服泻心汤已，复以他药下之，利不止。医以理中与之，利益甚。理中者，理中焦，此利在下焦，赤石脂禹余粮汤主之。复不止者，当利其小便。"

【问题讨论】

1.四逆辈都指那些方剂？

参考答案：指四逆汤一类方剂，包括理中丸、理中汤、四逆汤等。

2.服理中汤后应注意什么事项？

参考答案：服汤后如食顷，饮热粥一升余，微自温，勿发揭衣被。

## 案例十二

刘某，女，55岁，干部，2010年7月21日初诊。

患者于1个月前受寒后出现腹痛腹泻，到市医院诊治，使用抗生素效果不佳。肠镜检查，除有2个息肉外，余无异常。患者服用止泻药则便秘，停药又腹泻，曾服用中药葛根黄芩黄连汤、痛泻要方、逍遥丸等，病情时好时差。现症：腹痛腹泻，肠鸣辘辘，有时大便水样、失禁，纳欠佳（不敢吃水果、蔬菜、肉食，只吃小米粥），精神欠佳，身体较前消瘦，口不干，稍苦，小便平，舌淡红，苔根略厚，脉细弦。

【独立诊断】病因为水饮，病所在肝脾，病机为气机阻滞。

【综合辨证】脾虚停饮，肝气不和。

【治法方药】法宜疏肝健脾，温化痰饮；方选四逆散合苓桂术甘汤加味。

柴胡10g，枳壳10g，炒白芍10g，炙甘草6g，炒白术10g，神曲10g，桂枝10g，茯苓30g，炒黄芩6g，白豆蔻10g（后下）。7剂，每日1剂，水煎服。

2010年7月28日二诊：服药后患者病情明显好转，只泻1次，质较稠，无水泻，偶有腹痛，肠鸣，大便大多成形。昨天吃鱼后，患者腹稍痛，但不泻，口干欲饮。舌淡偏红，苔薄白，脉细略弦。治法不变，处方：陈皮10g，炒白芍10g，白术10g，防风10g，桂枝6g，茯苓15g，炙甘草6g，神曲10g，黄连4g。7剂，每日1剂，水煎服。

2010年8月5日三诊：服药后，患者腹泻已止，腹痛除，饮食恢复正常，小便平，舌淡偏红，苔薄白，脉细略弦。以健脾益气善后：香砂六君子丸，8粒，每日2次。

（此为张光荣治验。）

【经典温故】

《金匮要略·痰饮咳嗽病脉证并治》第2条："问曰：四饮何以为异？师曰：其人素盛今瘦，水走肠间，沥沥有声，谓之痰饮；饮后，水流在胁下，咳唾引痛，谓之悬饮；饮水流行，归于四肢，当汗出而不汗出，身体疼重，谓之溢饮；咳逆倚息，短气不得卧，其形如肿，谓之支饮。"

【问题讨论】

本案例的辨证要点是什么？

参考答案：患者腹痛腹泻1个月，使用抗生素效果不佳，考虑不是细菌性肠炎，而为肠道激惹症。腹痛腹泻，肠鸣辘辘，有时大便水样、失禁，身体较前消瘦，符合"其人素盛今瘦，水走肠间，沥沥有声"的痰饮证，加上患者较为紧张担心，治从疏肝健脾化饮着手，取得了满意疗效。

## 案例十三

胡某，男，46岁，1989年10月12日初诊。

患者泄泻月余，曾用庆大霉素、黄连素、复方新诺明等药治疗，大便仍每天3～7次，便略溏，肠鸣，无腹痛，伴咽干鼻燥，偶干咳，心烦口渴，舌干无苔，脉沉细。

【独立诊断】病因为燥、热；病所在太阴、阳明；病机乃素体阴虚，燥热犯肺，迫津下泄。

【综合辨证】素体阴虚，燥邪犯肺，气阴两伤。

【治法方药】法宜清燥润肺，兼以收涩止泻；方选清燥救肺汤加减。

人参12g，麦冬12g，五味子12g，桑叶12g，枇杷叶12g，阿胶10g（烊化），苦杏仁10g，白术10g，陈皮10g，苇茎15g，甘草6g。每日1剂，水煎服。

【调护医嘱】饮食有节，不宜食用辛辣刺激之品。

【疗效观察】3剂后，患者口干咽燥诸症大减，大便每天4次以下。上方加乌梅15g，续进3剂，病获痊愈。

按：《温病条辨·上焦篇》曰，"燥淫传入中焦，脉短而涩，无表证，无下证，胸痛，腹胁胀痛，或呕或泄"。本例即属燥犯中焦而致泄泻。缘于素体阴虚，而当肃杀之令，燥邪犯肺，气阴两伤，肺无以伸其用以行治理调节之能，大肠传导无度而致泄泻。故拟清燥救肺汤，以苇茎之甘寒易石膏之寒凉而清热生津，胡麻仁润肠于便溏不宜，故去之。加乌梅、五味子涩肠止泻；白术、陈皮健脾理肠。全方共使燥邪得去，肺得润养，治节得行，大肠传导正常而病愈。

［何思卿，张秋英，彭世桥.清燥救肺汤新用.新中医，1999，（11）：52.］

【经典温故】

《温病条辨·上焦篇》第58条："诸气膹郁，诸痿喘呕之因于燥者，喻氏清燥救肺汤主之。"

【问题讨论】

温燥之邪何以致泄泻？

参考答案：本例即属燥犯中焦而致泄泻，如《温病条辨·秋燥》曰，"燥淫传入中焦，脉短而涩，无表证，无下证，胸痛，腹胁胀痛，或呕或泄"。此案患者或由于素体阴虚，而当秋季肃杀之令，燥邪犯肺，气阴两伤，肺无以伸其用以行治理调节之能，而肺与大肠相表里，肺不能治理调节大肠气机及水液分布，致大肠传导无度，泄泻发作。故拟清燥救肺汤，以苇茎之甘寒易石膏之寒凉而清热生津，去润肠之胡麻仁，加乌梅、五味子涩肠止泻，白术、陈皮健肺理肠。全方共使燥邪得去，肺得润养，治节得行，大肠传导正常而病愈。

## 案例十四

张某，男，41岁，1974年7月19日初诊。

患者小腹胀满疼痛，胃脘痞闷不舒，大便溏而不爽，舌红，苔白略腻，脉濡略数。

【独立诊断】病因为湿、热；病所在太阴；病机乃热迫湿滞，脾胃升降失司。

【综合辨证】中下焦湿热阻滞，脾胃升降失司。

【治法方药】燥湿健脾，消食导滞；方选一加减正气散加减。

藿香6g，杏仁9g，陈皮5g，茯苓皮9g，神曲9g，麦芽9g，茵陈9g，木香6g，枳壳9g，青皮3g，莱菔子9g。3剂。

【调护医嘱】保持心情愉快，饮食清淡。

【疗效观察】二诊：大便不爽消失，脘腹胀满减轻。用上方加厚朴10g，继进3剂，诸症告愈。

（王焕生.王正宇医疗经验存真.北京：世界图书出版社，2000.）

【经典温故】

《温病条辨·中焦篇》第58条："三焦湿郁，升降失司，脘连腹胀，大便不爽，一加减正气散主之。"

【问题讨论】

1.此案初诊效果好，初诊有陈皮，为什么还加少量青皮？

参考答案：此案湿热阻滞，脾胃升降气机升降失司，湿邪阻气机明显，陈皮固可行气但力量较弱，而青皮行气力量大，可破气消积，可直入肝经而加强肝疏泄气机之力，以助疏调三焦气机，故稍佐少量青皮以疏泄肝气又不耗气。

2.如何辨痢疾之预后？

参考答案：湿温内蕴，夹杂饮食停滞，气不得运，血不得行，遂成滞下，俗名痢疾。古称重证，以其深入脏腑也。初起腹痛胀者易治，日久不痛，并不胀者难治。脉小弱者易治，脉实大数者难治，老年久衰，实大小弱并难治，脉调和者易治。日数十行者易治，一二行，或有或无者难治。面色便色鲜明者易治，晦暗者难治。噤口利属实者尚可治，属虚者难治。先滞（俗所谓痢疾）后利（俗谓之泄泻）者易治，先利后滞者难治。先滞后疟者易治，先疟后滞者难治。本年新受者易治，上年伏暑酒客积热，老年肠虚积湿者难治。季胁少腹无动气痃瘕者易治，有者难治。

## 案例十五

赵某，女，62岁，1965年5月19日初诊。

患者前日受凉，昨日又因饮食不适，今日腹微痛，时欲大便，大便夹不消化食物，解大便后总有未尽感，肛门微感下坠，不吐，唇干，小便尚可。脉右寸沉关尺滑，左正常，舌正红，苔薄白微腻。

【独立诊断】病因为湿、热；病所在太阴、阳明；病机乃热迫湿滞。

【综合辨证】湿热阻滞中焦，兼有食滞。

【治法方药】法宜调和肠胃，除湿祛风；方选五加减正气散加减。

苍术1钱（米泔水炒），川厚朴8分（姜汁炒），陈皮1钱，炙甘草5分，藿香1钱，砂仁8分（打），木香5分，粉葛根1钱，防风8分，炒神曲1钱，生姜5分。2剂。头煎以水500mL，慢火煎取100mL，二煎用水300mL，煎取80mL，两煎合并，分2次温服，4小时服1次。

【调护医嘱】饮食有节，情志舒畅。

【疗效观察】5月21日二诊：药后患者腹部舒适，前日大便4次，大便带褐色，昨日大便转正常。前额后颈、两腮部位不适，鼻微塞，口甚干。脉右缓有力，左沉细。舌正红，苔减退。拟治其本：熟川附子3钱，白术8钱，桂枝（去皮）3钱，龙骨3钱，薏苡仁5钱。共研为细末，分装胶囊，日2次，中午及晚饭后服，首次服3分，以后每次5分。服后若无不适反应，继续常服。功能为加强消化，消下肢浮肿。若有不适等反应，再做调整。

（蒲辅周.蒲辅周医案.北京：人民卫生出版社，2005：162-164.）

【经典温故】

《温病条辨·中焦篇》第62条："秽湿着里，脘闷便泄，五加减正气散主之。"

【问题讨论】

加减正气散之间的联系是什么？

参考答案：五个加减正气散均为"湿温之邪，蕴结中焦，脾胃气机升降失常"所设，具有祛湿除满、芳化渗泄之功。虽均用正气散为主方，但由于湿温病中的湿重、热重，在脾、在胃、在肠、在经的不同，方剂加减亦随病机有所差别。而五个加减正气散治疗各有所侧重，即一加减调升降，二加减宣经络，三加减利湿热，四加减运脾阳，五加减和脾胃。

## 案例十六

陈某，女，26岁，2005年11月29日初诊。

患者两天前在一小餐馆进餐后，当天腹中不适，随后腹泻，每日4～5次，恶心，呕吐1次。自服西药诺氟沙星，腹泻次数减少，但仍稀溏，腹中隐隐作痛，恶心欲吐，口黏，无食欲。脉滑略数，舌偏红，苔白腻。

【独立诊断】病因湿、热；病所在太阴；病机乃湿热阻滞中焦，脾胃升降失司。

【综合辨证】湿热中阻，脾胃升降失司。

【治法方药】法宜清热化湿，调和脾胃；方选滑石藿香汤加减。

滑石30g，藿香12g，白豆蔻6g，厚朴10g，陈皮10g，茯苓30g，猪苓15g，通草6g，清半夏15g，生姜10g，黄连6g。4剂。

【调护医嘱】饮食清洁，心情愉快。

【疗效观察】服上方4剂后，患者大便成形，恶心止，胃口渐开而愈。

（张文选.温病方证与杂病辨治.北京：学苑出版社，2007：575.）

【经典温故】

《温病条辨·中焦篇》第91条："滞下红白，舌色灰黄，渴不多饮，小溲不利，滑石藿香汤主之。"

【问题讨论】

滑石藿香汤与藿朴夏苓汤如何区别使用？

参考答案：藿朴夏苓汤疏表和中，理气化湿，主治湿温初起，恶寒无汗，身热不扬，肢体困倦，肌肉烦疼，面色垢腻，口不渴或渴不欲饮，胸脘痞闷，大便溏而不爽，舌苔白滑或腻，脉濡缓或沉细似伏。滑石藿香汤湿热蕴于脾胃，湿重热轻，久而入络脉，主治滞下，症见下利红白，舌色灰黄，渴不多饮，小溲不利。

## 案例十七

李某，男，28岁，学生，1974年9月10日初诊。

患者便溏不爽，带有白色泡沫，里急后重，腹痛不舒，体倦懒言，不思饮食，舌红苔白，根部微腻，脉濡数。

【独立诊断】病因为湿、热；病所在太阴；病机乃湿热阻滞中焦，气机不畅。

【综合辨证】湿热内蕴，阻滞气机。

【治法方药】法宜清利湿热，宣畅气机；方选四苓合芩芍汤加减。

茯苓12g，猪苓9g，白术9g，泽泻9g，黄芩9g，白芍12g，槟榔9g，焦山楂9g，白头翁9g，苦参6g，干姜6g，木香6g。3剂。

【疗效观察】上方连服3剂，患者腹痛便溏痊愈，精神全复而照常上课。

（王焕生.王正宇医疗经验存真.北京：世界图书出版社，2000：115.）

【经典温故】

《温病条辨·中焦篇》第87条："自利不爽，欲作滞下，腹中拘急，小便短者，四苓合芩芍汤主之。"

【问题讨论】

案例中大便带有白色泡沫反映什么？作何理解？

参考答案：大便带有白色泡沫，一方面反映邪气在气分，尚未入血，故治疗当以理气调气为主，另一方面反映夹有风邪或可能夹寒邪，风性鼓动，正气与寒湿邪气相搏而大便中起白色泡沫，故药用白芍养阴和血息风，白头翁清热息风。

## 案例十八

伊某，男，55岁，日本某公司经理，2003年6月25日初诊。

患者腹泻1年余，日4～5次，为水样便。晨起泄泻，食寒饮冷则即刻腹泻，以至于不能饮矿泉水，腹不痛，口渴，心烦。舌红，苔黄，脉沉缓，左关弦大。辨为半夏泻心汤证：半夏3g，干姜5g，黄连3g，黄芩2g，党参3g，炙甘草2g，茯苓6g，桂枝3g。7剂。

2003年7月9日二诊：患者心烦消失，腹泻依然，昨因饮啤酒腹泻加重，并增呃逆。脉沉缓尺部弱，舌红，苔白。

【独立诊断】病因为寒、湿；病所在太阴；病机乃中焦脾胃阳虚，水饮停聚。

【综合辨证】中焦脾胃阳虚，寒湿阻滞中焦。

【治法方药】法宜温阳化湿；方选术附汤加减。

干姜5g，党参3g，苍术3g，炮附子2g，茯苓8g，桂枝3g，陈皮3g。7剂。

【疗效观察】服药后患者大便成形，每日1次，呃逆止。为巩固疗效，原方再服7剂，半年后随访，腹泻未再发作。

（张文选.温病方证与杂病辨治.北京：学苑出版社，2007：646.）

【经典温故】

《温病条辨·下焦篇》第57条："浊湿久留，下注于肛，气闭，肛门坠痛，胃不喜食，舌苔腐白，术附汤主之。"

【问题讨论】

患者初诊时水样腹泻、口渴、心烦作何理解？

参考答案：前贤云"自利不渴者属太阴，自利而渴属少阴"，此案患者下利、口渴、心烦乃少阴阳气虚，不足以蒸化阴、津、水液而致水液代谢直趋肠道而下利，下利甚而久则伤阴、津液等，少阴气阳虚不能蒸化阴气上潮于口，又少阴阴不足不能滋养则见口渴，阴不足不能上济心阴制心火，心火亢则心烦。

## 案例十九

庞某，男，38岁，大便不调，每日三四行，甚或十多次。所奇者，大便后又泻出棕褐色油脂，时多时少，偶或矢气，往往同油脂并出，肛门灼热，有下坠感。舌红苔黄，脉弦大。

【独立诊断】病因为热；病所在阳明、厥阴；病机乃胃肠阴虚，火热下迫耗伤阴液。

【综合辨证】胃肠阴虚，肝火下迫伤阴。

【治法方药】法宜养阴生津止泄；方选益胃汤加减。

麦冬18g，沙参10g，玉竹10g，生山药24g，生石膏12g，白芍18g，乌梅3g，黄连3g。

【调护医嘱】饮食有节，不宜食用辛辣香燥之品，以免助热伤津。

【疗效观察】服5剂而病证减半，大便调而油脂减少，继续用上方进退10余剂而安。

按：胃阴不足，大肠失于濡润，大便多以干燥难下为主。如果在一派胃阴虚见证基础上，而见大便反泻，则应考虑肝胆之火逼迫阴液所致，常常有里急或下重感，稍不及时则粪污衣裤。在这种情况下，治疗往往是去生地黄之滋腻，而加乌梅、白芍等酸收之品，一方面预防津液下脱，另一方面又有敛阴柔肝之用。

（刘渡舟.经方临证指南.北京：人民卫生出版社，2013：209.）

【经典温故】

《温病条辨·中焦篇》第12条："阳明温病，下后汗出，当复其阴，益胃汤主之。"

【问题讨论】

此病较奇特，请分析辨证思路。

参考答案：患者大便每日三四行，甚或十多次。便后泻出棕褐色油脂，时多时少，泻出油脂乃机体阴性物质不藏而外泄，提示虚之可能。患者脉大，《金匮要略》云"男子脉大为劳"，《濒湖脉学》云"大则病进"，进一步提示虚之可能。又患者舌红，提示阴虚，而肛门灼热、下坠感，提示阴虚有热或肝风夹热下迫，苔黄也提示有热邪，结合患者38岁之年龄，综合分析考虑其为胃肠阴虚，肝胆之火热下迫伤阴。

## 案例二十

王某，男，30岁，2005年6月21日初诊。

患者长期大便溏，每日三四次，量少而不爽。2002年曾患右耳突发性耳聋，经西医治疗痊愈，近来右耳鸣甚，睡眠欠佳。脉沉滞，舌红而干，苔少偏黄。

【独立诊断】病因为热；病所在厥阴、太阴；病机乃阴虚火热伤阴。

【综合辨证】阴虚火热伤阴。

【治法方药】法宜调和肝脾；方选连梅汤加减。

黄连8g，黄芩8g，乌梅10g，麦冬10g，生地黄10g，阿胶10g（烊化），白芍10g，生牡蛎30g。6剂。

【调护医嘱】保持心情舒畅，饮食起居有节。

【疗效观察】2005年6月28日二诊：患者大便成形，每日1次，但仍然不爽，耳鸣。脉滑略弦不数，舌红，苔少。上方加葛根30g、炙甘草6g，6剂。后患者大便正常，耳鸣减轻，改用滋肾丸合葛根芩连汤治疗耳鸣。

（张文选.温病方证与杂病辨治.北京：学苑出版社，2007：387.）

【经典温故】

《温病条辨·下焦篇》第36条："暑邪深入少阴，消渴者，连梅汤主之。入厥阴，麻痹者，连梅汤主之。心热烦躁，神迷甚者，先与紫雪丹，再与连梅汤。"

【问题讨论】

《伤寒论》中的乌梅丸与《温病条辨》中的连梅汤都是病至厥阴，两者与厥阴的联系如何？

参考答案：厥阴为病以阴阳错杂、虚风同夹寒热而内扰脏腑为发病特点。但若撇开外因的影响，就厥阴本经固有的特点来说，其阴阳错杂之中，不应以阳气偏虚为主，而是以阴血偏亏为主；其寒热同夹之中，不应以夹寒偏重，而是以夹热偏重。因为厥阴肝脏本主风木，厥阴心包又禀心火之余气，手足同经，风火相煽。故二经一气，强弱从化之后，尽管以风为主气，但到底含火较多。更何况厥阴中见少阳，通于相火，故厥阴风动，虽可同时夹寒热，但更易从火化热。又因为肝主藏血，体阴用阳，病则阴血易亏，阳气易亢；心包亦与血脉相络，病则易伤血分。更何况厥阴之经阴尽阳生，火热易长而阴血难平，因此厥阴风动更易以阴血亏虚为前提。所以验之临床，伤寒病变传至厥阴，因为外寒作用，伤阳较重，而诱导寒化相对较多，故而才有典型的乌梅丸证的形成（即阴阳错杂、虚风夹寒较重者）。但从其寒邪为病，也会动火而夹热、伤气而及血的特点上，仍可看出其中风火相煽、伤阴耗血的内在倾向；至于温热病传至厥阴，内外合热，则不只是夹热伤阴较重，简直就会热走极端，以致表现为纯阳无阴的连梅汤证。

# 第十六章 下 利

案例一

程某，男，56岁，患"肠伤寒"住院治疗已40多天，仍大便泻下脓血，血多而脓少，每日三四次，伴腹痛阵发，手足发凉，神疲体倦，饮食减少。其人面色不泽，舌体胖大质淡，脉弦缓。

【独立诊断】病因为寒；病所在少阴；病机乃少阴虚寒，寒伤血络，下焦失约。

【综合辨证】少阴虚寒，寒伤血络，下焦失约。

【治法方药】法宜温涩固脱；方选桃花汤加减。

赤石脂30g（一半研末冲服，一半入汤剂煎煮），炮姜9g，粳米9g，人参9g，黄芪9g。

【调护医嘱】防寒保暖，忌生冷饮食。

按：此为脾肾阳虚，寒伤血络，下焦失约，属少阴虚寒下利便脓血。桃花汤是专门为治疗少阴虚寒下利，久病入络，由气分深入血分，以致脾肾阳虚，气不摄血的下利便脓血证而设。根据临床观察，本证一般具有以下几个临床特点：①大便稀溏，滑脱不禁，脓血杂下，但血色晦暗不泽，其气腥冷不臭，无里急后重及肛门灼热感。②伴见腹痛绵绵而喜温按。③由于久利而伤津液，所以往往小便不利。服药后，大便止则小便利，脓血除则腹痛止，是属于温涩固脱，治病求本之法。此外，本方对久痢久泄，凡属虚寒滑脱者，皆可应用。

（刘渡舟.经方临证指南.天津：天津科学技术出版社，1993：108.）

【经典温故】

《伤寒论》第307条："少阴病，二三日至四五日，腹痛，小便不利，下利不止，便脓血者，桃花汤主之。"

【问题讨论】

1.理中汤也可以治下痢，其与桃花汤有何不同？

参考答案：理中汤为中焦脾胃阳气虚，气分受寒夹湿而致下利。桃花汤为下焦肾阳虚，姚荷生老先生认为："此时的病势早已由浅而深，由气及血，五脏所伤，穷必及肾。肾为胃关，泄泻、痢疾皆肠胃病变，下利既久则轻车熟道，虽无正邪相搏寒热刺激，关门也不易紧固。邪正相搏之势既微，致少腹痛、下重的现象不重，腹痛必为喜按，时时虚坠不欲离厕，粪便脓血色多尘腐，随声自下，努责复难自禁。"

2.如何区别桃花汤与白头翁汤的证治?

参考答案:白头翁汤证——大便脓血,腹痛下重,小便短赤——肝热下迫大肠之实热下利——清热凉肝解毒。

桃花汤证——大便脓血,腹痛隐隐,喜温喜按,肛门滑脱,小便不利——少阴肾气不固之虚寒下利——温下固脱,涩肠止利。

## 案例二

李某,男,36岁,患慢性痢疾,多年屡治不愈,症见大便下痢夹有红白黏液,里急后重,每日三四次,伴腹满疼痛拒按,脉弦有力,舌质绛苔黄。

【独立诊断】病因为热、瘀;病所在太阴、阳明;病机乃气血失和,气滞血瘀。

【综合辨证】脾胃气血不和,又夹有阳明凝滞之实邪。

【治法方药】法宜通阳益脾,活络止痛,化瘀导滞;方选桂枝加大黄汤。

桂枝9g,白芍18g,生姜9g,大枣10枚,炙甘草6g,大黄6g(后下)。

【疗效观察】嘱一次煎煮顿服。服药后大便畅利,泻下皆黏腻臭秽之物,而后下利日渐轻缓。

按:此证虽然脾胃气血不和,但又夹有阳明凝滞之实邪,积邪不去,则下利不能止。法当加大黄以通腑气,扫除肠中腐秽。

(刘渡舟.经方临证指南.天津:天津科学技术出版社,1993:12.)

【经典温故】

《伤寒论》第279条:"本太阳病,医反下之,因而腹满时痛者,属太阴也,桂枝加芍药汤主之;大实痛者,桂枝加大黄汤。"

【问题讨论】

本案例的临床辨证要点是什么?

参考答案:大便下痢夹有红白黏液,里急后重,脾胃气血不和,脾气虚下陷,腹满疼痛拒按。脉弦有力,舌质绛苔黄,说明里以热为主,故给予桂枝加大黄汤调和脾胃,化痰通络,清热去积。

## 案例三

姜某,男,17岁,入夏以来腹痛下利,每日六七次,下利虽急但排泄不爽,用力努责,仅有少许脓血黏液,伴见口渴思饮,六脉弦滑而数,舌苔厚腻。

【独立诊断】病因为湿、热;病所在厥阴、阳明;病机乃湿热下迫大肠。

【综合辨证】湿热下迫,热迫血行。

【治法方药】法宜清热止痢;方选白头翁汤加减。

白头翁12g,黄连9g,黄柏9g,秦皮9枚,滑石18g,白芍12g,枳实6g,桔梗6g。

【调护医嘱】防暑热。

【疗效观察】服2剂后,大便次数减少,后重下坠已除。又服2剂,脓血黏液止,但腹中有时作痛,转芍药汤2剂而愈。

（刘渡舟.经方临证指南.天津：天津科学技术出版社，1993：127.）

【经典温故】

《伤寒论》第371条："热利，下重者，白头翁汤主之。"

《伤寒论》第373条："下利，欲饮水者，以有热故也，白头翁汤主之。"

【问题讨论】

白头翁汤主治何种下利？其脉证、病机、治法及方药是什么？

参考答案：白头翁汤主治厥阴热利。其临床表现有下利便脓血，血色鲜艳，里急后重，肛门灼热，伴见渴欲饮水、舌红苔黄等热象。病机为肝经湿热下迫大肠，大肠传导失司。治法是清热燥湿，凉肝止利。方用白头翁汤。药有白头翁、黄柏、黄连、秦皮。

## 案例四

刘某，男，43岁，干部，1998年6月10日初诊。

患者由外地来南昌，因在就餐时食用不洁之品，当晚腹痛泄泻10余次，经服用氟哌酸、黄连素，暴泻已止，但仍感腹中痛，肛门坠，日3～4次，下异臭黏液便，量少为蛋花状，伴有低烧，口苦舌干，不欲食，厌油恶心，口渴微饮，小便短赤灼热，脉浮弦数，舌红苔黄腻。

【独立诊断】病因为热；病所在阳明、阳明；病机乃阳明实热积滞，热壅气滞。

【综合辨证】阳明实热，腑实积滞，热壅气滞。

【治法方药】法宜清热燥湿，理气消滞；方选葛根芩连汤加味。

葛根20g，黄连6g，黄芩10g，青木香10g，枳壳10g，生甘草5g。水煎2次分服，嘱服2剂。

【疗效观察】次日，患者告之，昨服1剂后，泄泻止，腹胀消，口苦舌干除，且知饥索食，早餐即进稀饭馒头，胃口恢复。第2剂，患者仍煎好带到途中服用，并致谢称：中药的疗效甚好，并不亚于西药，同样能治急病。

按：葛根芩连汤治急性泄泻属实热者，已是常规常法，其疗效之确切毫不逊色于西药，且还有长于西药之处是：泻止腹胀即消，不留余患。这就是清热行气并行不悖的道理。

至于葛根芩连汤之有表证的问题，笔者认为，此方葛根为君药，其性为辛凉透表，说它能解表可以。然葛根之微辛，且大量寒凉之黄芩、黄连相伍，说它无表证亦可。这就没有必要拘泥于表证的有无，事实上葛根芩连汤所治之热利下重多数无表证。但加行气药这个临床体会，则是毋庸置疑的，也是中药治利，利止后无腹胀气滞的道理所在。实践中还可根据病情再加减，如大便异臭、便中夹血，可加生大黄、赤芍；如肛坠特甚，可加白头翁；气滞特甚可加槟榔。总之，根据热壅与气滞这个病机，加减用药是有临床意义的。

（张光荣.陈瑞春学术经验集.北京：科学出版社，2015：271.）

【经典温故】

《伤寒论》第34条："太阳病，桂枝证，医反下之，利遂不止。脉促者，表未解也。喘而汗出者，葛根黄芩黄连汤主之。"

【问题讨论】

《伤寒论》第191条，"阳明病，中寒者，不能食……"，本案患者的"不欲食"一症如何理解？

参考答案：《伤寒论》第191条的"不能食"是属阳明伤寒证。寒伤胃阳运化无力而不能食；本案患者为湿热积滞阳明腑而引起的不欲食。

## 案例五

华某，男，2岁，1956年7月5日初诊。

患儿症见腹泻肠鸣而急痛，大便白色胶状黏液，夹有红而晦暗的血液，腹中急痛，小便短数，口渴舌红等，指纹青紫。

【独立诊断】病因为湿、热；病所在阳明；病机乃湿热下迫大肠，热伤阴血。

【综合辨证】肠道湿热，热邪下迫伤及血络。

【治法方药】法宜清热利湿；方选白头翁汤加味。

白头翁6g，黄连3g，黄柏3g，秦皮6g，金银花3g，连翘3g，麦芽6g。

【疗效观察】服2剂诸症减退，服4剂痊愈。

按：临床上只要辨明其属热偏重者，即可以白头翁汤主治，《伤寒论》中所说的热利下重者是白头翁汤的主要客观指征。加金银花、连翘、赤芍、槐花者，取其解毒凉血，热邪偏盛的痢疾容易侵犯血分，上药协助白头翁汤奏效更捷。此间再提一笔，白头翁汤还有治疗湿热带下之功，尤其是白头翁一药，此四味在治湿热带下，或前后二阴的湿热证，皆可择用。

（张光荣.陈瑞春学术经验集.北京：科学出版社，2015：272.）

【经典温故】

《伤寒论》第371条："热利，下重者，白头翁汤主之。"

《伤寒论》第373条："下利，欲饮水者，以有热故也，白头翁汤主之。"

【问题讨论】

1.白头翁汤证的发病机制是什么？

参考答案：据《〈伤寒论〉有关疾病分类学纲目》："病机虽偏于热，但肝风内动，下迫肠间更为突出，其机制为肝藏血而为刚脏，风性急而善行，肝风上扰则掉眩不宁而为痉厥瘛疭，下迫疏泄不畅而为窘迫特甚，不但可从大便体现有时并可从小便癃闭中得之。"

2.实热下利与厥阴热利如何区分？

参考答案：实热下利与厥阴热利均属热利，前者属阳明燥热结滞，热结旁流，下清稀臭秽之粪水，必然伴有谵语、腹满而胀痛，以及舌苔黄燥等阳明热盛之象，治疗当通因通用，用小承气汤泻下里实；而厥阴热利则属于肝经湿热，下迫大肠，多便下脓血，且伴有里急后重，以及舌红、苔黄等热性症状，治疗当用白头翁汤凉肝解毒、清热燥湿。

## 案例六

常某，女，31岁，门诊病历26号，7月8日门诊。

自诉：腹痛，腹泻，发烧，大便带脓血，四肢无力，已3天。检查：体温38.2℃。投给磺胺胍、苏打片及注射地亚净1支，经2天治疗，毫不见效，且一日重一日。患者怀孕7个月，有小产之虑，现头痛、头晕、发热较昨日更甚，恶心不食，腹痛，大便脓血，一日数次，里急后重，体温38.9℃，舌有白苔。因连用磺胺药2日不效，乃改用中药治疗。

【独立诊断】病因为湿、热；病所在厥阴；病机乃湿热下注伤阴。

【综合辨证】肝经湿热，下迫肠间，利下伤阴。

【治法方药】法宜养阴血、清湿热；方选白头翁加甘草阿胶汤。

白头翁6g，黄连3g，黄柏3g，秦皮3g，甘草3g，阿胶6g（烊化）。

【调护医嘱】避风寒，调饮食，注意不吃生痰湿之品，不吃辛燥食物。

【疗效观察】服药2剂诸症悉除，唯感身体虚弱，改投人参归脾汤1剂以善其后。

［史文郁.复方白头翁汤煎剂治疗痢疾100例的疗效报导.上海中医药杂志，1958，（4）：20-21.］

【经典温故】

《伤寒论》第371条："热利，下重者，白头翁汤主之。"

《伤寒论》第373条："下利，欲饮水者，以有热故也，白头翁汤主之。"

《金匮要略·妇人产后脉证治》："产后下利虚极，白头翁加甘草阿胶汤主之。"

【问题讨论】

本案例的临床辨证要点是什么？

参考答案：患者症见腹痛，腹泻，发热，大便带脓血，一日数次，里急后重，结合舌象，可知此为湿热所致之痢疾，治宜养血清湿热，方选白头翁汤加阿胶汤，考虑到患者已怀孕7月余，恐有小产之危，故于方中加入阿胶养阴补血，甘草补中益气升阳。

## 案例七

李某，女，36岁，1986年8月7日初诊。

患者自诉于8月5日腹痛，便脓血，有里急后重之感。实验室检查：血常规示白细胞$14 \times 10^9$/L，大便常规示脓细胞、红细胞满视野，诊为细菌性痢疾。经用庆大霉素及痢特灵治疗，患者便脓血已止，但仍有腹痛，并伴有恶心呕吐，食纳呆滞，四肢无力，小便黄赤，舌淡红，苔白腻，脉滑稍数。实验室检查：血常规示白细胞$9 \times 10^9$/L；大便常规见少量白细胞，红细胞未见。

【独立诊断】病因为湿、热、毒；病所在阳明；病机为湿滞热迫，伤及血络。

【综合辨证】湿热毒积滞，气机失畅。

【治法方药】法宜清热解毒，化湿行气；方选三仁汤加减。

杏仁12g，白豆蔻6g（后下），竹叶10g，厚朴6g，生薏苡仁15g，法半夏10g，木香6g，黄连6g。

【调护医嘱】饮食清洁、清淡，心情舒畅。

【疗效观察】服药3剂后，患者恶心、腹痛好转，能进少量饮食。药已见效，前方加当归10g、焦三仙30g，连服6剂，诸症皆失。实验室检查：血常规示白细胞$8.5 \times 10^9$/L，大便常规红、白细胞未见。

按：细菌性疾病是由痢疾杆菌引起的急性肠道传染病，属中医学痢疾范畴，多由食入秽浊，损失脾胃，湿热蕴结肠道而成。本案痢病初起急用抗生素治疗，肠道湿热虽清，而脾胃损伤未复，湿热余邪未尽，是以脓血虽止而脾失运化，症状未除，而且痢疾易伤阴液，故本案治疗取三仁汤宣上畅中之功，去滑石、通草渗下之力，恐耗伤阴液，加木香、黄连行滞气，除湿热余邪，诸症好转，加焦三仙调和胃气，当归调和血脉，使气血和，脾胃调，则诸症均愈。

［吕启珍.吴观之运用三仁汤的经验.北京中医，1995，（4）：7.］

【经典温故】

《温病条辨·上焦篇》第43条："头痛恶寒，身重疼痛，舌白不渴，脉弦细而濡，面色淡黄，胸闷不饥，午后身热，状若阴虚，病难速已，名曰湿温。汗之则神昏耳聋，甚则目瞑不欲言，下之则洞泄，润之则病深不解。长夏、深秋、冬日同法，三仁汤主之。"

【问题讨论】

本案为何去滑石、通草？

参考答案：痢疾多由食入秽浊，损伤脾胃，湿热蕴结肠道而成。本案痢病初起，急用抗生素治疗，肠道湿热虽清，脾胃损伤未复，湿热余邪未尽，是以脓血虽止而脾失运化症状未除，而且痢疾易伤阴液，故治疗取三仁汤宣上畅中之功，去滑石、通草渗下之力，恐耗伤阴液，二诊亦加入当归养血和血，加木香、黄连行滞气，除湿热余邪。

# 第十七章　小便不利

## 案例一

陈修园在清嘉庆戊辰年间，曾治吏部谢芝田先生令亲的病。症状是头项强痛，身体不适，心下发满。问其小便则称不利。曾吃过发汗解表药，但并不出汗，反增加了烦热。切其脉洪数。

【独立诊断】病因为寒、水；病所在太阳；病机乃太阳水蓄膀胱，气化不利。

【综合辨证】太阳水蓄膀胱，气化不利。

【治法方药】法宜利水通经；方选桂枝去桂加苓术汤。

【疗效观察】3剂小便畅利，发热随之而愈。

按：陈修园疑此证颇似太阳、阳明两经合病，然谛思良久，始恍然而悟，知此病前在太阳无形之气分，今在太阳有形之水分。治法，但使有形之太阳小便一利，使水邪去而气达，则外证自解，而所有诸证亦可瘳愈，乃用桂枝去桂加茯苓白术汤，服1剂而瘳。已故老中医陈慎吾，生前曾治一低热不退的患者，经他人多方治疗，而终鲜实效。切其脉弦，视其舌水，问其小便则称不利。陈老辨此证为水邪内蓄，外郁阳气，不得宣达的发热证，与《伤寒论》第28条的意义基本相同，乃疏桂枝去桂加茯苓白术汤，3剂小便畅利，发热随之而愈。

（山东中医学院学报.名老中医之路第一辑.济南：山东科学技术出版社，1981：109-110.）

【经典温故】

《伤寒论》第28条："服桂枝汤，或下之，仍头项强痛，翕翕发热，无汗，心下满，微痛，小便不利者，桂枝去桂加茯苓白术汤主之。"

【问题讨论】

其与五苓散如何鉴别？

参考答案：陈老辨此证为水邪内蓄，外郁阳气，不得宣达的发热证；而五苓散为阳受伤致外微有恶寒不解，内有阳不足化饮升津，致水蓄膀胱而为小便不利。

## 案例二

边某，女，23岁，1967年曾患左肾积水而经大同市某医院手术治疗，至1975年，右肾区常常疼痛，经北京市某医院同位素扫描后发现右肾内梗阻并有轻度积水，故来诊。现症见：腰痛，小便不利，大便不爽，口咽发干，伴有痛经，舌质红绛，苔水滑，脉沉细弦。

【独立诊断】病因为水、热；病所在少阴；病机乃水热互结，热伤阴液。

【综合辨证】水热互结，热伤阴液。

【治法方药】法宜清热利水滋阴；方选猪苓汤加味。

猪苓10g，泽泻10g，茯苓18g，滑石18g，阿胶10g，瓜蒌皮12g，紫菀10g，青皮10g，麦冬24g。

【疗效观察】服5剂，小便利，患者大便正常，腰痛减轻，上方加杏仁、枇杷叶各10g，又服5剂疼痛亦止。

按：猪苓汤是治疗少阴阴虚水停，水热互结的一首名方。少阴肾脏为主水之脏，对人体内的水液代谢起着十分重要的作用。肾主水的功能包括了两方面的作用，即肾阴与肾阳的作用。众所周知，少阴阳虚，肾气不能温化水液，能够导致阳虚水泛证，用真武汤治疗。然而，肾之所以能够主水，却不仅是阳气的一方面作用。事实上，肾主水的功能是肾气对水液代谢所起的作用，即所谓气能行水。而肾气的产生与强弱，则取决于肾阴与肾阳两个方面。肾阴是产生肾气的物质基础，而肾阳则是肾气的功能反映。肾之阴阳二气互为体用，以促进肾气的生成并维护其主水的功能。因此，无论是肾阳虚还是肾阴虚，都能导致肾气的虚弱，从而减弱其主水的功能，使得水液内停而为邪。肾阴不足所产生的水液病变在病理上与肾阳虚弱所导致的水液病变有所不同。一方面阴虚导致停水，另一方面肾阴虚不能上济心火，又能产生内热，停水与内热相互搏结，则形成了火热互结这一特殊的病理结果。所以，其临床表现既有水邪为患的小便不利、咳而呕渴，或下利等症，又有阴虚内热的心烦不得眠。除此之外，腰部酸痛和尿血亦是该病证的两种常见症状。

需要指出的是，黄连阿胶汤证与猪苓汤证均属少阴阴虚为主的热化证，由于二者病机偏重不同，所以治疗方法也不同，但又由于二者都是以肾阴虚为基础，所以在病机、病证上存在着相互转化的条件。

（刘渡舟.经方临证指南.天津：天津科学技术出版社，1993：116.）

【经典温故】

《伤寒论》第223条："若脉浮发热，渴欲饮水，小便不利者，猪苓汤主之。"

【问题讨论】

1.五苓散证之小便不利与猪苓汤证之小便不利从症状特点上看有何异同？

参考答案：五苓散证的小便不利解出的小便色清，有少腹满而胀急感；猪苓汤证的小便不利有涩痛、灼热感，或浑浊，若尿血则色红。

2.猪苓汤证与真武汤证均有下利、咳、呕之症状，二者病机有何不同？

参考答案：猪苓汤证为少阴热化，阴虚水热互结所致；而真武汤是少阴寒化，阳虚水泛所致。姚荷生认为："少阴（偏阴虚）病阴虚水逆多为素体阴虚外感风热，引起上焦心火上炎则发热不恶寒、咳而咽干，内则心烦不得眠，下焦肾水下趋则下利而渴欲饮水，废水下停则小便不利，上逆则烦呕不止，似此上火下水之证同时出现，看似矛盾，实则为少阴本身所主之心肾水火势均力敌的规律，决定它在病理斗争中没有压倒优势的一方，就有时会同时出现这种非常矛盾的现象。真武汤证为少阴阳虚水逆，真武汤证之特征乃由寒乘阳虚而内动其水，尽管水势泛滥可以上犯肺而或咳，下犯膀胱而或小便不利，因阳虚水不化气则或呕。"

### 案例三

冠某，男，5岁，1999年5月1日初诊。

患儿口渴、尿多已1年之久，经省内外儿科专家多次检查，确诊为尿崩症。接诊所见：患儿发育正常，智力良好，语言清晰，行动灵敏，好动，饮食正常，与同龄人无异；唯饮水多，小便多，每天饮若干次，一次饮500mL以上，且一口气喝完；约15分钟即小便，颜色白无泡沫，无恶臭，每次小便量在400mL以上；晚上口渴，小便则暂时停止，发热退，渴饮小便依然；脉缓有力，舌质淡润，苔薄白。询及治疗经过，西药尿崩停及中药滋补肾气、收涩膀胱者用之甚众。姑从化气利水与收涩并行。

【独立诊断】病因为寒；病所在太阳；病机乃气化不利，水津下走。

【综合辨证】阳虚，膀胱气化不利，水津下走。

【治法方药】法宜温阳化气利水；方选五苓散加味。

白术5g，泽泻5g，猪苓5g，茯苓10g，桂枝3g，桑螵蛸6g，芡实10g。每日1剂，煎2次和兑后分2次服。

【疗效观察】当晚在旅店煎服1剂，患儿整晚既未喝水，亦未小便，家长十分高兴。后每日1剂，仍守前方，第3天开始渴饮，小便又慢慢增加，5天后，喝水与小便恢复如病前。

1999年5月8日二诊：服前方7剂，前2剂出现神奇之效，后2剂慢慢地渴饮与小便又恢复如前，脉舌无异。遂守原方加生黄芪10g、防风5g，每日1剂，煎服法同前。

1999年6月10日三诊：患儿服用上药，口渴饮水量有所减少，小便量亦减少，其出入水量约减去2/5，略有寸功，脉舌如常。治疗在原方的基础上加减，拟方：熟地黄10g，枣皮5g，牡丹皮5g，山药10g，泽泻5g，茯苓10g，金樱子10g，芡实10g，每日1剂。本方与上方交替服用，即今日五苓散，明日六味地黄丸。上法服一星期并未见异常，当服药至半个小时，喝水与尿量恢复至病前的量，证明六味地黄丸加味不能起到治疗作用。于是将五苓散加味（上述原方）研末，每日早晨空腹米汤冲服5g，另用参苓白术散加味研末冲服，每日5g。

启用上述方案后，国庆节期间来诊：口渴饮水量减至1/2，小便亦减少一半，且感冒少，饮食量增加，身体状况良好。

2000年2月15日：经过10个多月的治疗，除上述中药治疗外，未用其他药物，患儿发育良好，聪明活泼，饮食正常。白天约喝水4～5次，其量约为原来的2/5。患儿在幼儿园，能和小伙伴玩耍，听故事，做游戏，可以维持45分钟至1小时不喝水不撒尿。脉舌正常。嘱其仍以五苓散合玉屏风散加桑螵蛸、芡实研末冲服。如此治疗至2000年下半年入小学，患儿喝水量减至100～300mL，每天约3～4次，晚上1～2次，小便量相等，入学以后能听完一节课，不影响学习，成绩优秀。

2001年2月20日：患儿相隔一年，身高增长，身体结实，说话有条理，学习成绩优良，饮食、睡眠正常，脉舌正常，喝水量维持在半天喝2次，每次100～300mL之间，尿量相等。其病情稳定，可以视为临床痊愈，但尿比重仍很低，未做其他处理，仍以上述两法继续观察。

按：笔者20年前曾治过尿崩症，也是用五苓散加味，但未系统观察和随访。本案经多年的治疗，在未获效的情况下转来求治。经近3年的治疗观察，跟踪随访，能较为系统、全面地说明问题。

（1）用五苓散治尿崩症，是在温化膀胱之气，气化则水化。尿崩症喝水多，所入之水无力气化，故饮一溲一，经长期服用五苓散，慢慢使气化功能恢复，故而竟用五苓散取得较为理想的疗效。由此可见，尿崩症从膀胱气化入手治疗，思路是正确的。

（2）初用五苓散疗效惊人，家长通宵观察未眠，小孩竟一夜熟睡，不喝不尿，这可能是前一年多未用中药，初用中药特别敏感的缘故。但多服几剂后慢慢又增加喝水量和小便量，这应当是由量变到质变的过程。"冰冻三尺，非一日之寒"，所以在继续用药的基础上，慢慢看到疗效，且很稳定。

（3）尿崩症为什么用六味地黄丸加补肾药无效？通过短期用六味地黄丸的效果看，又观察用五苓散有效的实际情况来推论，尿崩症的病机是气化不利，非肾虚膀胱无权。肾虚不是尿崩症的关键所在，这也符合小儿之元阴元阳充沛，无须及肾，故始终在膀胱气化上做文章，临床事实做了很有力的证明。

（4）五苓散的服用方法，是取得疗效的重要因素。初起大半年用五苓散是煎剂汤药，后因煎药麻烦，家长提出有何办法替代，于是想起《伤寒论》中五苓散的服法是将五苓散研粗末，以米汤冲服，故将五苓散的服法改汤为散。经短暂的一星期观察，其疗效好于汤剂，以后2年中用五苓散研末冲服，疗效堪称满意。笔者在其他病例中用五苓散，以米汤冲服散剂，疗效确实好于汤剂，可见仲景书中所载的服法值得进一步去验证和总结。

（张光荣.陈瑞春学术经验集.北京：科学出版社，2015：345-347.）

【经典温故】

《金匮要略·消渴小便不利淋病》第4条："脉浮，小便不利，微热消渴者，宜利小便、发汗，五苓散主之。"

【问题讨论】

1.五苓散治疗尿崩症的机制是什么?

参考答案：用五苓散治尿崩症，是在温化膀胱之气，气化则水化。尿崩症喝水多，所入之水无力气化，故饮一溲一，经长期服用五苓散，慢慢使气化功能恢复，故而竟用五苓散取得较为理想的疗效。由此可见，尿崩症从膀胱气化入手治疗，思路是正确的。

2.尿崩症为什么用六味地黄丸加补肾药无效?

参考答案：通过短期用六味地黄丸的效果看，又观察用五苓散有效的实际情况来推论，尿崩症的病机是气化不利，非肾虚膀胱无权。肾虚不是尿崩症的关键所在，这也符合小儿之元阴元阳充沛，无须及肾，故始终在膀胱气化上做文章，临床事实做了很有力的证明。

### 案例四

黄某，男，3岁，1998年6月13日初诊。

患儿每夜尿多，少则2～3次，多则5～6次，尿量中等色清。观其面色白，发育尚可，但较之同龄孩子身体更瘦小，饮食量少，大便正常，睡眠受影响，脉缓指纹暗红，舌淡，苔薄白润。从上述病情看，除夜尿多外未见其他病症，姑从膀胱气化不利而论治。

【独立诊断】病因为寒；病所在太阳；病机乃阳气虚，气化不利。

【综合辨证】膀胱气虚，气化不利。

【治法方药】法宜温阳化气利水；方选五苓散加味。

白术6g，茯苓10g，泽泻5g，猪苓5g，桂枝3g，桑螵蛸6g，芡实10g。每日1剂，嘱服7剂，容后再议。

【疗效观察】2001年9月13日因咳嗽而就诊，其母告知，上次夜尿多，服用7剂药后痊愈，至今未复发，夜间和正常小孩一样，通常不用起床小便。

按：小儿夜尿多，用五苓散加味，七味平淡无奇的药治好多年的尿频症，且是3年之后得到的回报，十分兴喜，可以书写一笔。缘何小儿尿多，用五苓散能治愈？究其病因是膀胱气化不利，水不能化气升腾，故而下泄为溺。以方测证而论，小儿脾胃娇嫩，脾的运化不强，故而影响膀胱。五苓散是补脾化气利水之剂。综观病与方，方与药，用五苓散治尿多，却是有板有眼的。所加之桑螵蛸、芡实均为收涩药，性平不温，有加强缩尿的功效。

或问：尿多为何不从膀胱与肾相关而用温肾补脾求治？如果从生理而论，用温补脾肾药也是情理之常，对于年老者有脾肾不足之证，应当温补脾肾。本案是3岁的小孩，小孩是纯阳之体，所谓"阳常有余，阴常不足"，患儿只能补脾化气。这就是笔者习用五苓散治尿频的道理之所在。

（张光荣.陈瑞春学术经验集.北京：科学出版社，2015：148-149.）

【经典温故】

《金匮要略·消渴小便不利淋病脉证并治》第4条："脉浮，小便不利，微热消渴者，宜利小便、发汗，五苓散主之。"

【问题讨论】

1.缘何小儿尿多，用五苓散能治愈？

参考答案（原文按语）：究其病因是膀胱气化不利，水不能化气升腾，故而下泄为溺。以方测证而论，小儿脾胃娇嫩，脾的运化不强，故而影响膀胱。五苓散是补脾化气利水之剂。综观病与方，方与药，用五苓散治尿多，却是有板有眼的。所加之桑螵蛸、芡实为收涩药，性平不温，有加强缩尿的功效。

2.尿多为何不从膀胱与肾相关而用温肾补脾求治？

参考答案：如果从生理而论，用温补脾肾药也是情理之常，对于年老者有脾肾不足之证，应当温补脾肾。本案是3岁的小孩，小孩是纯阳之体，所谓"阳常有余，阴常不足"，患儿只能补脾化气。这就是笔者习用五苓散治尿频的道理之所在。

## 案例五

刘某，女，24岁，2008年3月6日初诊。

患者产后13天小便闭结不通，小腹急结胀满，彻夜呻吟，用抗生素及导尿治疗数日无效。西医检查诊断为阴道大面积血肿，压迫膀胱及尿道而致尿闭。请中医会诊，舌质暗红，脉沉涩。

【独立诊断】病因为瘀血、热；病所在太阳；病机乃瘀热互结膀胱，迫血妄行。

【综合辨证】瘀热蓄于膀胱，迫血妄行。

【治法方药】法宜活血祛瘀；方选桃仁承气汤加减。

桃仁10g，大黄10g（后下），朴硝6g（冲服），桂枝10g，甘草6g，当归10g，红花6g，红参10g（另兑），三七10g。

【调护医嘱】调情志，起居有节。

【疗效观察】连服2剂，下瘀血数块，小便随之而通，诸症消失而痊愈。

（陈宝国.中医经典方证案例研究.南昌：江西科学技术出版社，2012.）

【经典温故】

《温病条辨·下焦篇》第21条："少腹坚满，小便自利，夜热昼凉，大便闭，脉沉实者，蓄血也，桃仁承气汤主之，甚则抵当汤。"

【问题讨论】

蓄血证是否小便一定"自利"？

参考答案：在《伤寒论》中，蓄血与蓄水均为下焦病证，鉴别要点在于"小便利与不利、神志正常或失常"，那么，蓄血证是否小便就一定自利呢？吴又可认为"小便不利也有蓄血者，非小便自利便为蓄血"，《金匮要略·水气病脉证并治》曰"血不利则病水"，说明水饮与瘀血既是病理产物，亦是致病因素，临床上常可杂合致病因素，相互为患。《血证论》"水为血之倡，气行则水行，水行则血行"，进一步说明水与瘀是通过气的作用而相互为患的。《伤寒论》中单纯的蓄血证，瘀热结于下，但瘀热未及于气，气未及于水，膀胱气化功能正常，所以小便自利。若病情进一步发展，一旦在下之瘀热阻碍气机，则膀胱气化不利，热与水结，蓄于膀胱，故小便不利。此时，血病及水，致蓄水证与蓄血证合而为病。

# 第十八章 淋 证

案例一

罗某，女，45岁，家庭妇女，1987年4月3日初诊。

患者经常小便急胀，尿频尿急，少腹坠胀，白带偏多。检查小便常规，除偶见1～3个白细胞，其他未见异常。白带涂片（－）。患者用氟哌酸能控制症状，但反复发作。舌苔白润，脉缓有力。

【独立诊断】病因为水湿；病所在太阳；病机乃水湿内停，膀胱气化不利。

【综合辨证】水湿内停，膀胱气化不利。

【治法方药】法宜温阳化气利水；方选五苓散加味。

白术10g，猪苓10g，泽泻10g，桂枝10g，茯苓15g，乌药10g，白茅根15g。水煎服，每日1剂。

【疗效观察】1987年4月10日二诊：服前方7剂后，患者诸症悉平，小便通畅，少腹坠胀减，白带亦减少，脉缓，舌淡润。嘱其再服5剂，以资巩固。

半年后出现反复一次，仍守原方再服，仍迅速取效。

（张光荣.陈瑞春学术经验集.北京：科学出版社，2015：324.）

【经典温故】

《伤寒论》第71条："太阳病，发汗后，大汗出，胃中干，烦躁不得眠，欲得饮水者，少少与饮之，令胃气和则愈。若脉浮，小便不利，微热，消渴者，五苓散主之。"

【问题讨论】

1. 如何辨别厥阴病提纲证之消渴与太阳蓄水证之消渴？

参考答案：厥阴提纲证之消渴为木火燔灼津液所导致，属于上热证，除消水作渴之外，当伴有舌红脉数、心中疼热等症，治宜乌梅丸清上温下。而太阳蓄水之消渴，为膀胱气化功能失职，津液不能上承所导致，病在下焦，伴见脉浮、发热、小便不利等症，治宜五苓散化气行水。

2. 何谓水痞证？水痞证的证治特点如何？

参考答案：因水蓄下焦，水气上逆，气机闭塞所致的心下痞称为"水痞"。辨证要点为：心下痞满，烦渴，小便不利，口干舌燥，苔白，脉浮数。治以五苓散化气行水，使小便通，气得行，则痞自消。

### 案例二

胡某，女，24岁，1986年11月5日初诊。

患者肉眼血尿2周，西医拟诊为泌尿系统感染，经用大剂量青霉素、链霉素及庆大霉素肌内注射10天，疗效不显著，又用复方新诺明4天，仍无效，故求治于中医。现症：全程血尿，血色鲜红，小便频数并有灼热感，口渴欲饮，小腹下坠，腰部疼痛，无明显浮肿，舌质红，苔薄黄，脉数。尿常规镜检：红细胞满视野，白细胞（+++），蛋白质（++），上皮细胞（+）。腹部平片示：肾及输尿管、膀胱未见异常。

【独立诊断】病因为湿、热；病所在少阴；病机为湿热伤阴，热伤血络。

【综合辨证】湿热下注伤阴，热伤血络。

【治法方药】法宜清热利水，凉血止血；方选猪苓汤加减。

猪苓10g，茯苓15g，滑石10g（包煎），阿胶10g（烊化），泽泻6g，白茅根30g，大黄12g（后下）。

【疗效观察】连服15剂，诸恙息平，尿常规化验正常，病获痊愈。

（此为伍炳彩治验。）

【经典温故】

《伤寒论》第223条："若脉浮发热，渴欲饮水，小便不利者，猪苓汤主之。"

【问题讨论】

猪苓汤证的辨证要点有哪些？

参考答案：本方证的诊断要点有三：①因有阴虚，所以咽干、舌红或绛、脉细，或兼3项，必具2项。②因为水热互结，所以苔必黄或白干，尿黄而量少，膀胱必急，或水渗大肠而濡泻，或津不上承而口渴。③因为药用淡渗，所以必具水结而尿少。如果病机属于津亏而无尿排出者，则猪苓汤绝对禁用。

### 案例三

包某，女，42岁，1994年6月22日初诊。

患者尿急，尿频，小便时尿道灼热涩痛。尿常规：白细胞10～16个/HP，红细胞3～4个/HP。某医院诊为"急性泌尿系统感染"，服氟哌酸等西药，效果不佳。腰酸，小腹胀，足踝部略有浮肿，心烦少寐，口干不欲饮，微咳，大便偏干，2日一行，小便黄，舌红，苔薄腻，脉滑细。

【独立诊断】病因为湿、热；病所在少阴；病机乃湿热下注，阻滞窍道。

【综合辨证】湿热下注，阻滞窍道。

【治法方药】法宜养血清热利湿；方选当归贝母苦参丸。

当归20g，浙贝母15g，苦参12g。7剂。

【疗效观察】服4剂后，患者症状明显减轻，小便灼痛消失，排尿通畅。然足踝处之浮肿、腿重、乏力未瘥，转方当归贝母苦参汤与防己黄芪汤合方，清热除湿之中并扶卫气之虚。又服7剂，诸症悉除，尿常规化验为阴性。

按：本案为血虚湿热下注，又加上焦肺气不宣，上壅下闭，水道不利，湿无从出，故上有微咳、口干、心烦，下见尿频、尿急、尿痛。血虚不润泽则大便干。此虚实夹杂之证，若使用清利，必伤津化燥。刘老以《金匮要略》当归贝母苦参丸养血润燥，清热通淋。本方原为妊娠小便难而设，方中当归养血润肠；贝母开郁结利肺气，通调水道；苦参清利膀胱湿热。全方上下并调，标本兼顾，临床用于治疗妇人小便不利、其色发黄、尿道热涩，或见大便秘结、身发虚弱之证，屡有效验。

（陈明，刘燕华，李芳.刘渡舟临证验案精选.北京：学苑出版社，1996：116.）

【经典温故】

《金匮要略·妇人妊娠病脉证并治》："妊娠小便难，饮食如故，当归贝母苦参丸主之。"

【问题讨论】

当归贝母苦参丸与猪苓汤如何鉴别？

参考答案：当归贝母苦参丸主治妊娠血虚，湿热瘀滞下焦。方中当归和血润燥，贝母利气解郁，兼治热淋；苦参利湿热，除热结，与贝母合用，又能清肺而散膀胱之郁热。本方使血得濡养，气化热除，膀胱通调，则小便灼痛消失，排尿通畅，余症明显减轻。猪苓汤，本方以利水为主，兼以养阴清热，主治水热互结而兼阴虚之证，临床以小便不利、口渴、身热、舌红、脉细数为辨证要点。

## 案例四

王某，男，36岁，司机，1991年6月15日初诊。

患者自述2周前感觉小便灼热，继则尿道口红肿，排出脓性分泌物，某医院性病研究所诊为"淋病"，用抗菌消炎药效果不佳，特求尚师诊治。现患者仍尿道红肿，小便灼热，并不时有脓性分泌物排出，低热（体温37.7℃）。问诊得知两周前出差南方有不洁性交史，伴有阴囊潮湿，肢酸腿软，倦怠乏力，舌质微红，苔腻微黄，脉滑而细。

【独立诊断】病因为湿、热；病所在少阳；病机乃病机湿热下注，壅滞气机。

【综合辨证】湿热秽浊下注，阻滞气机。

【治法方药】法宜芳香化浊，清热利湿；方选三仁汤加减。

杏仁10g，白豆蔻15g，生薏苡仁15g，半夏10g，厚朴10g，滑石15g，通草6g，竹叶6g，车前子15g，瞿麦12g，黄柏6g，藿香6g，苍术6g。

【调护医嘱】避风寒，慎起居，保持良好的生活习惯。

【疗效观察】连服15剂病愈。

按：《临证指南医案》指出："若夫便浊之恙，只在气虚与湿热推求。"本案为湿热秽浊伤及下焦所致，故用三仁汤以利湿化浊。加藿香以苏脾胃之机，化湿浊之困，俾湿去则热孤。又恐在下之湿热顽板不训，故又合二妙散、车前子、瞿麦以治下焦之湿热。

［崔应珉，陈明.尚炽昌运用三仁汤的经验.黑龙江中医药，1998，（5）：2.］

【问题讨论】

湿温病初起卫、气同病的证候与太阳伤寒、阳明热结有何不同之处？

参考答案：湿温病初起卫、气同病的证候恶寒而身热不扬，与太阳伤寒有疑似之处，但脉不浮紧而濡缓，而且舌苔白腻，所以不能用麻黄、桂枝之类的辛温药大发其汗，以防鼓动湿邪上蒙清窍，内闭心包而致"神昏、耳聋，甚则目瞑不欲言"。其午后热甚，脘痞纳呆，大便溏滞，又疑似于阳明热结，但面色淡黄，无腹满痛拒按，所以不可妄用苦寒攻下，以防损伤脾阳，反致"洞泄"不止。其脉弦细，午后身热，疑似于阴虚症状，但舌苔白腻、脉濡缓，所以不可用滋腻补阴之品，以防滋腻敛邪助湿而致"病深不解"。

## 案例五

管某，男，47岁，农民，1992年4月3日初诊。

患者平素有腰膝酸痛病史。半月前负重远行大汗后不久，突然出现尿血鲜红，但无灼热刺痛感，腰部酸痛加重，伴恶寒身困，轻微发热，随即到当地医院诊治，经检查疑为肾结石。给予抗炎和止血药治疗1周，血尿时有反复，或时尿中夹有小血块。又经某医用益肾清热凉血剂治疗10余日，尿血已减轻，唯恶寒身重、发热诸症不减，故延余诊治。症见：血尿色淡红，时隐时现，腰酸痛，恶寒身热（体温38.3℃），头身困重，胸闷，不思饮食，苔白腻，脉濡数。尿常规：红细胞（+++），余（-）。B超和腹部平片检查肾与输尿管、膀胱，均无异常发现。

【独立诊断】病因为湿、热；病所在少阳；病机乃湿热伤络。

【综合辨证】湿热下注，络损血溢。

【治法方药】法宜芳香化湿，清热止血；方选三仁汤加减。

杏仁10g，薏苡仁10g，滑石10g（包煎），白豆蔻3g（杵后下），制半夏6g，厚朴6g，通草6g，小蓟15g，马鞭草15g，白茅根30g。水煎服，每日1剂。

【调护医嘱】避风寒，慎用苦寒药。

【疗效观察】服药5剂后，患者血尿止，恶寒身热已瘥，白腻苔渐化，精神转佳，又予前方去白豆蔻续服5剂，诸症告愈。尿常规3次均正常。随访已年余，前症未复发。

按：此案辨证的关键在于除血尿外，亦具有恶寒身热、头重身困、苔腻脉濡等湿热郁遏卫气之证，实乃素体肾气不足，复感于邪，湿浊干犯，络脉损伤，失封藏固摄所致。前医不辨，一味投以清热凉血之品，血尿虽暂好转，然湿邪未去，蕴久化热，缠绵不已，去者自去，来者复来。故取三仁汤轻宣化湿，使湿去热衰，络脉得宁，其血尿自愈。

［张洪俊.三仁汤的临床新用.陕西中医，1995，（10）：468.］

【经典温故】

《温病条辨·上焦篇》第43条："头痛恶寒，身重疼痛，舌白不渴，脉弦细而濡，面色淡黄，胸闷不饥，午后身热，状若阴虚，病难速已，名曰湿温。汗之则神昏耳聋，甚则目瞑不欲言，下之则洞泄，润之则病深不解。长夏、深秋、冬日同法，三仁汤主之。"

【问题讨论】

1.本案例是如何临床辨证的？

参考答案：此案辨证的关键在于除血尿外，亦具有恶寒身热、头重身困、苔腻脉濡等湿热郁遏卫气之证，实乃素体肾气不足，复感于邪，湿浊干犯，络脉损伤，失封藏固摄所致。前医不辨，一味投以清热凉血之品，血尿虽暂好转，然湿邪未去，蕴久化热，缠绵不已，去者自去，来者复来。故取三仁汤轻宣化湿，使湿去热衰，络脉得宁，其血尿自愈。

2.三仁汤证与九味羌活汤证均治疗风湿热，如何区别？

参考答案：三仁汤与九味羌活汤两方都可以治疗由风湿热邪引起的病证，只是病位有别：三仁汤方治疗湿阻气机，作用部位主要在肺；九味羌活汤方治疗偏重湿邪痹阻经脉，兼有郁热，作用部位主要在表。但肺气郁闭可致表气不畅，表气不畅也可影响肺气宣降。

## 案例六

王某，男，55岁，工人，2008年8月20日初诊。

患者反复发作左腰及少腹部疼痛伴肉眼血尿3月余，小便涩滞不畅，B超及静脉肾盂造影诊断为左输尿管中段结石并左肾中度积水，服八正散及类方治疗2月余无效。诊时见左腰及少腹部疼痛，大便黏滞不爽，少腹下坠感明显，尿频排尿不畅，口苦口黏，舌红，苔黄腻，脉弦滑数。

【独立诊断】病因为湿、热；病所在厥阴、少阴；病机乃湿热阻滞，腑气不畅，热伤血络。

【综合辨证】湿热夹滞，壅滞肠道，损伤血络。

【治法方药】法宜清利湿热，通腑导滞；方选枳实导滞汤加减。

枳实二钱，生大黄钱半（酒洗），山楂三钱，槟榔钱半，川厚朴钱半，川黄连六分，六神曲三钱，连翘钱半，紫草三钱，木通八分，甘草五分。

【调护医嘱】慎饮食，适当运动。

【疗效观察】服至第5剂，患者大便畅利，小便排出一枚黄豆大小灰色结石，小便随之而畅，诸症消失，复查B超泌尿系统无异常。

按：尿石的形成是湿热煎熬成石，尿石形成之后，郁阻气机，水液代谢障碍，湿热与肠中积滞交结，腑气不通，进一步致气化失常，形成小便不利，大、小二便互为影响，只清利不足以排石，治宜通、清并投，故短期即收良效；通大便可以利小便也。

（陈宝国.中医经典方证案例研究.南昌：江西科学技术出版社，2012：193-194.）

【经典温故】

《温热论》第10条："再论三焦不得从外解，必致成里结。里结于何？在阳明胃与肠也。亦须用下法，不可以气血之分，就不可下也。惟伤寒邪热在里，劫烁津液，下之宜猛；此多湿邪内抟，下之宜轻。伤寒大便溏，为邪已尽，不可再下；湿温病大便溏，为邪未尽，必大便硬，乃为无湿，始不可再攻也。"

【问题讨论】

1.为什么湿温里结阳明不宜峻下？

参考答案：因本证湿热尚未化燥，胃津亦未大伤，且湿热之邪本自难化（最易遏伤阳气），其依附肠中有形积滞更加胶结难解。若下之太猛，则湿热不唯不去，反因苦寒伤阳，湿遏愈固，脾气下陷，遂成洞泄不止之变。此即章虚谷所说，"若用承气猛下，其行速而气徒伤，湿仍胶结不去"，故不宜峻下，法"当轻法频下"。

2.湿温病禁下法，而此方却属于下法，何解？

参考答案：湿温中误下往往因中满不食，大便未行而用，但此并非食滞伤中，无嗳噫食臭等症，更非阳明腑实，是湿热郁阻，气机不畅，脾阳困顿，推送无力，如早用攻下，损伤脾阳，虚其中气，可成洞泄，故湿温禁下。而此方属于轻下、缓下法。因为这个证候不是阳明燥结，肠内不是燥屎而是暑湿夹滞，不可能一攻而下，所以不能猛攻急下，这个方剂药物的剂量很轻，作用也轻而和缓。也正因为它是轻下、缓下，所以这个方剂要反复使用，把胃肠道的暑湿积滞一点一点地往下刮，可以连续使用多次，甚至10次、20次，使邪气逐渐排除，直至大便不溏了才可以停药。正如叶天士所说："伤寒大便溏为邪已尽，不可再下；湿温病大便溏为邪未尽，必大便硬，慎不可再攻也，以粪燥为无湿矣。"

3.枳实导滞汤与宣清导浊汤临床应用有何区别？

参考答案：《重订通俗伤寒论》之枳实导滞汤乃清热利湿，消积化滞，三焦并治之方，主治温病热证而有里滞者，食滞多因湿热困阻脾胃，运化失司而食滞内停。宣清导浊汤主治湿温久羁，弥漫三焦，下窍不通，以少腹硬满、大便不下为审证要点。胃肠有无食积、积滞乃是二者的重要区别点。

## 案例七

刘某，女，41岁，2006年4月1日初诊。

患者患泌尿系统感染半年余，用多种抗生素无效，请中医诊治，所用方以八正散、导赤散为主，效果不明显。诊时主诉尿频、尿急、尿不尽，夜尿多，小便时尿道灼热，伴心烦急躁，经常失眠，服安定片虽能入睡，但第二天疲劳昏沉，比失眠更难受。舌红赤，苔薄黄少苔，脉弦细略数。

【独立诊断】病因为火热；病所在厥阴；病机乃阴虚，火热下迫。

【综合辨证】阴虚火动，热传膀胱。

【治法方药】法宜甘苦化阴，清热凉血；方选冬地三黄汤与黄连阿胶汤加减。

麦冬30g，黄连6g，芦根30g，玄参15g，黄柏6g，金银花10g，生地黄15g，黄芩6g，阿胶12g（烊化），生白芍12g。7剂。

【调护医嘱】清淡饮食。

【疗效观察】2006年4月8日二诊：服药当晚患者即能入眠，小便随之通利，尿频、尿不尽感减轻。舌红，苔薄黄，脉弦细略数。上方加当归10g、浙贝母10g、苦参10g，即合入当归贝母苦参丸与《金匮要略》三物黄芩汤（黄芩、干地黄、苦参），守方14剂而愈。

（张文选.温病方证与杂病辨治.北京：学苑出版社，2007：163.）

【经典温故】

《温病条辨·中焦篇》第28条："阳明温病，无汗，实证未剧，不可下，小便不利者，甘苦合化，冬地三黄汤主之。"

《温病条辨·下焦篇》第11条："少阴温病，真阴欲竭，壮火复炽，心中烦，不得卧者，黄连阿胶汤主之。"

【问题讨论】

如何理解吴鞠通所说的"以黄芩从黄连，外泻壮火，内坚真阴；以芍药从阿胶，内护真阴而外捍亢阳"？

参考答案："外泻壮火"，是指黄连、黄芩苦寒清热泻火，通过清除外感的热邪而泻心火。所谓"内坚真阴"，是指通过苦寒清泻消除火热邪气，则阴液不伤。坚阴不是补阴，而是保存、巩固阴液之意。"内护真阴而外捍亢阳"，是指阿胶、白芍滋阴补肾，通过扶正气而抵抗外感的温热阳邪。

## 案例八

陈某，女，46岁，2001年4月13日初诊。

患者诉尿频、尿急、尿痛，有时尿中带血反复发作近2年，经多方求治，症状只能缓解。近10天患者病情再次发作，持续不减，小便淋漓涩痛，尿后疼痛加重，尿中带血，血色淡红，伴心烦，五心发热，舌质红，苔薄黄，脉细数。

【独立诊断】病因为湿热、火、阴虚；病所在厥阴、少阴；病机乃阴虚火旺，热耗阴血。

【综合辨证】阴虚火旺。

【治法方药】法宜育阴清热，凉血止血；方选黄连阿胶汤加减。

黄连5g，黄芩6g，白芍20g，生地黄10g，白茅根10g，鸡子黄2枚。

【调护医嘱】调情志，慎饮食。

【疗效观察】服尽上方5剂后，患者病情明显好转，诸症消失，后改服知柏地黄丸巩固疗效，随访半年未发。

按：本例患者淋证反复发作2年，病程日久，损伤肾阴，阴津不足，下焦湿热未尽，阴虚则虚火扰络，余热久则灼伤阴络，膀胱气化失司，故尿频、尿急、尿痛、尿中带血，经久不愈。尿血淡红，五心烦热，舌红苔薄黄，脉细数，均为阴虚内热之象。治以养阴清热的黄连阿胶汤减鸡子黄加知母、生地黄、滑石、栀子、甘草，使阴生热去，膀胱气化正常而愈。

［姚宗英.黄连阿胶汤临证验案3则.上海中医药杂志，2005：39（12）：12.］

【经典温故】

《温病条辨·下焦篇》第11条："少阴温病，真阴欲竭，壮火复炽，心中烦，不得卧者，黄连阿胶汤主之。"

【问题讨论】

为什么说本证是邪多虚少证？

参考答案：本证病机是邪热下灼足少阴肾水，肾水将欲枯竭，水枯则心火旺，复加邪热上入于手少阴心经，使心火更加亢烈炎炽，且二者相互影响，形成恶性循环。文中所言"壮火"含义有二：一是指肾水亏，水不济火而致的心火亢盛；二是指邪火。二者同时并存，形成本证邪多虚少的证治，即所谓的"阴既亏而实邪正盛"。

## 案例九

罗某，女，38岁，1974年5月24日初诊。

患者有尿路感染病史，每逢劳累或食辛辣之物过多而发，近又尿频、尿急、尿痛，尿时灼热，并伴先寒后热、汗出热退、腰痛等症，体温高达41℃，家属甚为惊慌，曾在某附院注射庆大霉素并内服抗生素等治疗，体温不见下降，尿路刺激症状亦未明显缓解，住院治疗又苦于无床位，乃商治于余。今细询其症，尚有咳嗽喉干欲饮，切其脉弦数两寸浮。

【独立诊断】病因为湿、热；病所在太阴、太阳；病机乃卫气失宣，湿热下注。

【综合辨证】湿热内蕴，阻遏气机。

【治法方药】法宜清热利湿；方选杏仁汤加减。

杏仁10g，黄芩6g，连翘8g，滑石10g，桑叶10g，茯苓15g，白豆蔻6g，柴胡10g，秦艽10g。

【调护医嘱】清淡饮食。

【疗效观察】1剂寒热顿挫；2剂寒热消失，尿频尿急等症明显缓解；后去柴胡、秦艽，连服10余剂，诸症全消，化验正常而停药。

［伍炳彩.杏仁汤临床运用举隅.江西中医药，1987，（6）：26-29.］

【经典温故】

《温病条辨·上焦篇》第52条："舌白渴饮，咳嗽频仍，寒从背起，伏暑所致，名曰肺疟，杏仁汤主之。"

【问题讨论】

何为肺疟？

参考答案：疟疾发作时，恶寒由背部开始，舌苔白，口渴想喝水，并见频繁的咳嗽，这叫作"肺疟"。《素问·阴阳应象大论》说："夏伤于暑，秋必痎疟。"暑多兼湿，它应是感受疟邪，兼夹暑湿伏肺所导致的疟疾兼咳之证。因此，治疗用杏仁汤轻宣肺气，祛除暑湿。

## 案例十

黄某，女，59岁，2009年6月2日初诊。

患者述既往有尿路感染病史，发现蛋白尿已3年，尿蛋白在（＋）～（＋＋）之间。近1个月来患者乏力腰胀，大便时干时稀，有时尿频、尿急。尿常规检查：蛋白质（++），红细胞3～5个/HP，白细胞（+++）。舌暗红有细裂，苔薄黄略腻，脉弦滑。

【独立诊断】病因为湿、热；病所在少阴；病机为湿热蕴结，气机不利。

【综合辨证】湿热蕴结下焦。

【治法方药】法宜清化湿热，行血和中；方用三仁汤加减。

杏仁10g，白豆蔻10g（后下），薏苡仁30g，半夏10g，通草6g，竹叶10g，乌贼骨24g，茜草6g，当归20g，川芎20g，半边莲30g，白马骨30g，槐花15g。

【疗效观察】2009年7月7日二诊：患者仍感乏力，大便日行一二次，尚成形，偶有尿频急，偶感心悸。舌暗红，苔薄黄，脉沉弦滑。尿常规检查：蛋白质（+），红细胞1～3个/HP，白细胞（±）。证情好转，守方去半边莲，加丹参15g继服。

2009年9月8日三诊：患者述无明显不适，纳寐可，小便利，大便量较少，偶有胃脘胀。舌暗红有瘀斑，苔薄黄，脉沉弦滑。尿常规检查：蛋白质（+），红细胞2～3个/HP，白细胞（±）。证情进一步稳定，守上方去白马骨、槐花、丹参，加鸡血藤30g。另拟一方：桃仁10g，红花6g，生地黄10g，牡丹皮10g，泽泻10g，山药10g，土茯苓30g，山茱萸15g，白花蛇舌草30g，蒲公英30g。两方隔日交替服。

［付春梅，张光荣，徐友妹，等.皮持衡运用三仁汤为主辨治慢性肾病经验.中医杂志，2010，51（11）：973-975.］

【经典温故】

《温病条辨·上焦篇》第43条："头痛恶寒，身重疼痛，舌白不渴，脉弦细而濡，面色淡黄，胸闷不饥，午后身热，状若阴虚，病难速已，名曰湿温。汗之则神昏耳聋，甚则目瞑不欲言，下之则洞泄，润之则病深不解。长夏、深秋、冬日同法，三仁汤主之。"

【问题讨论】

三仁汤方如何体现了中医治疗学中的"湿热治肺"一大法则？

参考答案：在藏象学说中，肺为五脏六腑之华盖，主通调水道，为水之上源。依常理推断，湿热从肺论治当为医者临证惯用之法。然而，临证医者更为熟知的是脾居中焦，主运化水湿，湿热从中焦论治。"湿热病属阳明、太阴经者居多。"（《湿热论》）"治湿之法，古人云宜理脾清热利小便为上。"（《景岳全书》）很多时候，对应该从肺论治的湿热病证也每每从中焦论治。对三仁汤方从湿热弥漫三焦角度解读，也与治疗湿热不离中焦的理论认识有关。叶天士在临证实践中认识到"温邪上受，首先犯肺"（《温热论》），在《临证指南医案》中指出："暑热必夹湿，吸气而受，先伤于上。故仲景伤寒，先分六经；河间温热，须究三焦。大凡暑热伤气，湿著阻气。肺主一身周行之气，位高，为手太阴经。"华岫云在《临证指南医案》中总结叶氏治法："肺金清肃之气下降，膀胱之气化通调，自无湿火、湿热、暑湿诸证。"吴鞠通在研读叶天士著作的基础上，尽管指出湿温病"中焦病最多"，但明确提到湿温病有在上焦者，治疗"唯以三仁汤轻开上焦肺气，盖肺主一身之气，气化则湿亦化也"（《温病条辨》）。

# 第十九章　水　肿

## 案例一

覃某，女性，年约50余，因全身浮肿来院医治。患者于入院前3个月，初起眼睑浮肿，继即全身肿胀，按之有凹陷，体重由80余斤增至140余斤，行动困难，食欲不振，大便软，小便少，素无心悸气促及两脚浮肿史，经化验诊断为肾脏性水肿。脉沉小，初拟五苓散、济生肾气丸之类，连服多剂，毫无作用。

【独立诊断】病因为风、寒、水湿；病所在太阳、少阴；病机乃风寒湿闭表，肺气失宣，阳虚水湿内停。

【综合辨证】风寒湿闭表，肺气失宣，阳虚水湿内停。

【治法方药】法宜温阳散寒，宣肺解表，利水渗湿；方选麻黄附子甘草汤合五苓散合济生肾气丸加减。

麻黄二两，炙甘草二两，生附子一枚，白术十八株，猪苓十八株，茯苓十八株，泽泻一两六株，桂枝半两。

【调护医嘱】慎起居，适寒温，多饮水，禁生冷、肉面、黏滑、酒酪、五辛，药后汗出热退，中病即止。

【疗效观察】连服3剂，患者汗出至腿以下，顿觉全身舒适，但肿消失不著；继用五苓散及济生肾气丸多剂，功效大著，关门大开，小便清长，日夜10余次；2周后，全身水肿消失，体重减至80余斤，恢复原来体重，患者愉快出院。

按：此例肿从上起，渐至全身。盖腰以上属阳主表，肿从上起者，必因风寒水湿外袭，毛孔闭而肺气壅，上窍不通，水湿日盛，乃肿及全身。此时，若见肿治肿，不开上窍则下窍终不能通，肿无消日。所以本案初用五苓散、济生肾气丸不能奏效，后予麻黄附子甘草汤发汗启闭，上窍得通，再投前方，其应如响。

（湖南省中医药研究所.湖南中医医案选辑第一辑.长沙：湖南中医药研究所，1960：51.）

【经典温故】

《伤寒论》第302条："少阴病，得之二三日，麻黄附子甘草汤微发汗，以二三日无里证，故微发汗也。"

【问题讨论】

1.阴水、阳水的诊断意义是什么？

参考答案："阴水"乃病久体弱，脾肾阳气虚衰所致，属虚证之水肿；"阳水"因外邪侵袭，病程短，而属实证之水肿。

2.初拟五苓散、济生肾气丸之类，连服多剂，毫无作用，为什么？

参考答案：此例肿从上起，渐至全身。盖腰以上属阳主表，肿从上起者，必因风寒水湿外袭，毛孔闭而肺气壅，上窍不通，水湿日盛，乃肿及全身。此时，若见肿治肿，不开上窍则下窍终不能通，肿无消日。所以本案初用五苓散、济生肾气丸不能奏效，后予麻黄附子甘草汤发汗启闭，上窍得通，再投前方，其应如响。

## 案例二

魏某，男，59岁，城关水果店营业员，1963年7月初诊。

患者初病时，因头面及下肢午后浮肿，服西药治疗月余，未见疗效，改用中药治疗2月左右，仍未见效，病日增重，而来就诊。现症：全身除胸部及手心未肿之外，均浮肿，按之凹陷不起，小便短少，饮食不进，口虽渴但不饮，神倦体寒，着衣被而不暖，面色灰暗无华，舌苔黑而滑润，舌质红色娇艳，脉浮大无根。

【独立诊断】病因为水；病所在少阴；病机乃肾阳虚衰，水湿内停，阴盛阳浮。

【综合辨证】肾阳虚衰，水湿内停，阴盛阳浮。

【治法方药】法宜益火温阳，化气行水；方选真武汤加减。

炮附片二两（先煎50分钟，下同），白术八钱，白芍八钱，茯苓八钱，潞党参二两，肉桂二钱，炙甘草八钱，生姜一两（先熬出味）。水煎三次，头煎一次顿服，二、三煎不论次数，频频饮服，一日尽一剂。

【调护医嘱】慎起居，适寒温，禁生冷。

【疗效观察】上药连进3剂，浮肿已消退十之六七，查其苔已不黑，脉不浮而反沉，此乃虚焰渐衰，正气渐复之佳象。上方附子、党参、肉桂、生姜量减半，续服4剂而愈。

按：水气之病，与脾肾之关系甚为密切，若脾肾阳衰，则水液不能蒸化，而停聚不行，失制则泛滥成肿，故益火生土，温阳化水实为治阴水要法。本案病久不愈，且见神倦体寒、苔黑滑润、脉浮大无根等阴盛阳衰、土不制水之象，故治以真武汤回阳益火，化气消水。

[唐声荃，唐啸秋.真武汤的临床运用点滴经验.中医杂志，1965，（7）：39.]

【经典温故】

《伤寒论》第82条："太阳病发汗，汗出不解，其人仍发热，心下悸，头眩，身瞤动，振振欲擗地者，真武汤主之。"

《伤寒论》第316条："少阴病，二三日不已，至四五日，腹痛，小便不利，四肢沉重疼痛，自下利者，此为有水气。其人或咳，或小便利，或下利，或呕者，真武汤主之。"

【问题讨论】

1.真武汤中芍药的作用是什么？

参考答案：白芍为佐药，其义有四：一者利小便以行水气，《神农本草经》言其能"利小便"，《名医别录》亦谓其"去水气，利膀胱"；二者柔肝缓急以止腹痛；三者敛阴舒筋以解筋肉眴动；四者可防止附子燥热伤阴，以利于久服缓治。

2.真武汤与附子汤药物组成仅一味药之差，其证治有何不同？

参考答案：真武汤的药物组成为附子、白术、茯苓、生姜、芍药；附子汤的药物组成是附子、白术、茯苓、人参、芍药。两方的主治之证均为肾阳虚衰，水邪或寒湿停滞为患，两方中均有的药物为附子、白术、茯苓、芍药，此为二者之同。但真武汤证以少阴阳气不足，在里之水邪泛滥为主，症以腹痛、小便不利、四肢沉重疼痛、下利，或小便清长，或呕为主，治疗重在温阳化气行水，所以用生姜配附子温阳宣散水邪。附子汤证以少阴阳气不足，在外之寒湿留着于筋脉骨节肌肉，症以背恶寒、口中和、身体痛、骨节痛、手足寒为主，治疗重在温阳化湿、镇痛祛寒，所以用人参配附子，且附子用量倍于真武汤，其目的为温补元阳以扶正祛邪。

### 案例三

陈某，女，19岁，学生，1983年8月20日初诊。

患者紧张参加高考之后，自觉疲乏无力，一身困重，早起眼睑浮肿，不发热但觉诸身酸楚，尤其是腰酸不舒，小便灼烧不畅。尿常规：蛋白质（+++），红细胞（++），白细胞（+++），管型（+）。脉浮缓而软，舌苔白润。

【独立诊断】病因为风、湿、热；病所在太阴；病机乃风湿热郁闭太阴之表。

【综合辨证】风湿热郁闭太阴之表。

【治法方药】法宜祛风解表，清热利湿；方选麻黄连翘赤小豆汤加减。

麻黄10g，杏仁10g，连翘10g，桑白皮15g，赤小豆30g，滑石15g，生甘草5g，白茅根20g，益母草20g。每日1剂，分2次水煎服。嘱服5剂。

1983年8月26日二诊：服上药后，患者浮肿消退，全身轻爽，小便清长畅利，食纳正常，脉缓软，舌苔润滑薄腻。尿常规：蛋白质（++）。守原方加僵蚕10g、防风10g、藿香10g、佩叶10g，嘱服7剂。

1983年9月4日三诊：患者自觉症状消失，饮食、二便均正常，脉缓，舌润。尿常规：蛋白质（-）。遂改方：生黄芪15g，防己10g，茯苓皮15g，杏仁10g，桑皮15g，防风10g，赤小豆30g，白茅根20g，益母草15g。每日1剂，水煎分2次服，嘱服10剂，复查尿常规，再酌情停药与否。

【疗效观察】2个月以后，患者入学就读，告谓尿常规正常未见反复，遂停药。

按：急性肾炎属中医风水范畴，病机为表郁湿热，治当宣肺解表。俟表邪解，湿热除，病自愈。但临证时不能满足于临床症状消失，一定要尿常规结果全部阴转，仍须服药巩固。如无其他变故，可以用麻黄连翘赤小豆汤为基础，酌情加减，一方到底，无须易方。笔者验证多例，疗效确切。

（张光荣.陈瑞春学术经验集.北京：科学出版社，2015：279.）

【经典温故】

《伤寒论》第262条："伤寒瘀热在里，身必发黄，麻黄连轺赤小豆汤主之。"

【问题讨论】

1.麻黄连翘赤小豆汤的功效除了清热利湿外，还能解表散邪？

参考答案：正确。麻黄连翘赤小豆汤的药物组成是麻黄、连翘、杏仁、赤小豆、大枣、生梓白皮、生姜、甘草。方中麻黄、杏仁、生姜辛散表邪，故有解表散邪功效。

2.麻黄连翘赤小豆汤证的辨证要点是什么？

参考答案：麻黄连翘赤小豆汤证的辨证要点是湿邪郁热于表，发热，恶寒，无汗，身黄（目黄、身黄）如橘子色，小便不利而黄。

3.茵陈蒿汤与麻黄连翘赤小豆汤的功效是完全相同吗？

参考答案：不完全相同。茵陈蒿汤既有清热利湿退黄之功，又有通腑泻热之效，故茵陈蒿汤治疗偏于中下焦湿热；麻黄连翘赤小豆汤除了清热利湿之外，还有解表散邪功效，故本方治疗偏于上焦湿热。

## 案例四

刘某，女，35岁，因妊娠8个月，全身浮肿，咳嗽气逼，入省妇幼保健院，住院治疗已7天，曾服双氢克尿噻、利尿素，以及中药五皮饮加白术、当归、黄芪等剂，全身浮肿加剧，腹水增加，病情严重，正在考虑引产未决之际，经该院应邀会诊。诊得患者颜面及全身浮肿，恶风鼻衄，咳喘不已，呕逆不能食，大便尚通，小便短赤，舌苔白尖红，脉浮数有力。

【独立诊断】病因为风、水；病所在太阴；病机乃风水闭表郁热，气失宣降。

【综合辨证】风水夹里热，气失宣降。

【治法方药】法宜发汗利水，兼清里热；方选越婢加半夏汤加减。

净麻黄4.5g，生石膏12g，法半夏6g，生甘草3g，生姜4.5g，红枣4枚，杏仁9g。

【调护医嘱】注意保暖，避风寒。

【疗效观察】连服6剂，患者虽汗出不多，而尿量增加，输出量大于输入量，每天高达2900mL，全身浮肿消失，腹水亦除，体重由122斤减至92斤，心肺正常，咳喘见平，饮食睡眠均恢复正常。

按：本篇着眼在肿与喘，肿属于《金匮要略》"风水恶风，一身悉肿，脉浮，不渴"的风水证，喘属于《金匮要略》"咳而上气，其人喘"的肺胀证，其发展趋势，二者互为因果，可以由肿而致喘，亦可由喘而致肿。如《金匮要略·肺痿肺痈咳嗽上气病脉证治》说："上气喘而躁者，属肺胀，欲作风水，发汗则愈"，指出肺胀可演变为风水而浮肿，均宜发汗。本例为风水夹里热之证，肿喘并作，不同一般的皮肤水肿证，故以越婢汤发表清里，加半夏、杏仁降逆逐饮而取效。

［杨志一.医案札记.江西医药，1963，（9）：29.］

【经典温故】

《金匮要略·肺痿肺痈咳嗽上气病脉证治》第13条："咳而上气，此为肺胀，其人喘，目如脱状，脉浮大者，越婢加半夏汤主之。"

【问题讨论】

本案例患者除了水肿之外，也有明显的咳喘，在《金匮要略》中越婢加半夏汤和其他治疗咳喘的方子应如何鉴别使用？

参考答案：越婢加半夏汤病机为饮热互结，热甚于饮。辨证要点为喘咳，喘甚于咳，目如脱状，脉浮大。此外，还当有胸膈胀满、口渴喜冷饮、身形如肿等症。

射干麻黄汤病机为寒饮郁肺。辨证要点为咳而上气，喉中水鸡声。此外，还当有胸膈满闷、不能平卧、舌苔白腻或白滑、脉象浮紧或浮弦等症。

厚朴麻黄汤病机为饮热偏上，而近于表。辨证要点为咳喘，胸闷烦躁，但头汗出，倚息不能平卧，脉浮。此外，还有咽喉不利、痰声辘辘、苔滑等症。

小青龙加石膏汤病机为外寒里饮，饮郁化热，饮甚于热。辨证要点为咳而上气，烦躁而喘，咳喘并重，脉浮。此外，还有恶寒发热、无汗、痰多清稀等症。

## 案例五

陈某，男，25岁，缝纫业。上月至邻村探亲，归至途中，猝然大雨如注，衣履尽湿，归即浴身换衣，未介意也。3日后发热，恶寒，头痛，身痛，行动沉重。医与发散药，得微汗，表未尽解，即停药。未数日，竟全身浮肿，按之凹陷，久而始复，恶风身疼无汗。前医又与苏杏五皮饮，肿未轻减；改服五苓散，病如故。医邀吾会诊。

【独立诊断】病因为风寒、湿、热；病所在太阴；病机乃寒湿闭表郁热，气失宣发，水溢肌肤。

【综合辨证】外感寒湿，肺气失宣，郁热动水。

【治法方药】法宜发汗解表，清热燥湿；方选越婢加术汤加减。

麻黄45g，苍术12g，生姜皮9g，石膏10g，大枣9g，甘草9g。

【调护医嘱】卧床休息，厚覆取汗，避风寒。

【疗效观察】温服1剂，卧厚覆，汗出如洗，易衣数次，肿消大半。再剂汗仍大，身肿全消，竟此霍然。

按：详询病因及服药经过，认为风水停留肌腠所构成。虽前方有苏、桂之升发，但是不敌渗利药量大，一张一弛，效故不显。然则古人对风水之治法，有开鬼门及腰以上肿者宜发汗之阐说，而尤以《金匮要略》风水证治载述为详。本案患者证先由寒湿而起，皮肤之表未解，郁发水肿。诊脉浮紧，恶风无汗，身沉重，口舌干燥，有湿郁化热现象。此既非防己黄芪汤之虚证，亦非麻黄加术汤之表实证，乃一外寒湿而内郁热之越婢加术汤证，宜解表与清里同治，使寒湿与热均从汗解，其肿自消，所谓因势利导也。方中重用麻黄（45g），直解表邪；苍术（12g）燥湿；生姜皮（9g）走表行气，资助麻黄发散之力而大其用；石膏清理内热，并抑制麻黄之辛而合力疏表；大枣、甘草（各9g）和中扶正，调停其间。风水为寒湿郁热肤表之证，然非大量麻黄不能发大汗开闭结，肿之速消以此，经验屡效。若仅寻常外邪则又以小量微汗为宜，否则漏汗虚阳，是又不可不知者。

（赵守真.治验回忆录.北京：人民卫生出版社，1962：33.）

笔 记

【经典温故】

《金匮要略·水气病脉证并治》第5条："里水者，一身面目黄肿，其脉沉，小便不利，故令病水。假如小便自利，此亡津液，故令渴也。越婢加术汤主之。"

【问题讨论】

1.在什么情况下，风水、皮水禁用汗法？

参考答案：风水、皮水都可见脉浮，说明病位在表，治疗应因势利导，以发汗作为主要治疗方法。但《金匮要略·水气病脉证并治》提出风水、皮水有"渴而下利，小便数者，皆不可发汗"，因为口渴下利、小便数者为津液耗伤之象。津液已伤，复用汗法，可致津液枯竭，故曰"不可发汗"。又条文"里水者，一身面目黄肿，其脉沉，小便不利，故令病水。假如小便自利，此亡津液，故令渴也。越婢加术汤主之"，指出皮水夹有郁热时，可用越婢加术汤发汗散水、清解郁热。如果此时见有小便自利而渴，说明津液已伤，就不宜再用越婢加术汤发汗治疗，以免重伤阴液。

2.麻黄与石膏在水肿中是发汗还是利尿？

参考答案：麻黄，辛、微苦，温，归肺、膀胱经，具有发汗解表、宣肺平喘、利水消肿的功效。石膏，味甘、辛，性大寒，归肺、胃经。其功效，生用清热泻火，除烦止渴；煅用敛疮生肌，收湿，止血。麻黄与石膏在水肿中是发汗还是利尿，要在具体的方药及案例中才可确定。如在越婢汤方中以麻黄为君药，发汗解表，宣肺行水，因肺胃有热，故加石膏以清其热。在麻杏石甘汤中用麻黄为君，取其能宣肺而泄邪热，是"火郁发之"之义。但其性温，故配伍辛甘大寒之石膏为臣药，而且用量倍于麻黄，使宣肺而不助热，清肺而不留邪，肺气肃降有权，喘急可平，是相制为用，麻黄开宣肺气以平喘、开腠解表以散邪，石膏清泄肺热以生津、辛散解肌以透邪。二药一辛温，一辛寒，一以宣肺为主，一以清肺为主，且都能透邪于外，合用相反之中寓有相辅之意。故见麻黄在水肿中多兼发汗与利尿之功。

## 案例六

王某，女，41岁，营业员，1993年1月29日初诊。

患者常年久立，双下肢浮肿，尤以左腿为重，按之凹陷不起，两腿酸沉无力，小便频数量少，查尿常规（-），伴有自汗，短气，疲乏，带下量多，面色㿠白虚浮，神色萎靡，舌胖大，苔白润，脉浮无力。

【独立诊断】病因为风、水饮；病所在太阴；病机乃肺脾气虚，水饮内停。

【综合辨证】脾肺气虚，湿盛内渍。

【治法方药】法宜益气固表，补益脾肺，渗利水湿；方选防己黄芪汤加减。

黄芪30g，防己15g，白术20g，茯苓30g，炙甘草10g，生姜3片，大枣4枚。

【调护医嘱】慎起居，避风寒，注意休息，避免久立。

【疗效观察】服药14剂，患者下肢浮肿明显消退，气力有增；拟上方加党参10g，又进7剂，浮肿全消，亦不乏力，舌脉如常，病愈。

按：本案下肢浮肿伴见汗出、短气、身重、脉浮等症，显为风水表虚之候。由脾肺气虚，卫气不固，湿邪内渍所致。防己黄芪汤功专益气固表，补益脾肺，渗利水湿。刘老常用于治疗气虚夹湿，表虚不固之浮肿，甚为效验。脾虚湿盛者，加茯苓；水湿犯肺作喘，加麻黄；水气上冲者，加桂枝。

（陈明，刘燕华，李芳.刘渡舟临证验案精选.北京：学苑出版社，1996：112.）

【经典温故】

《金匮要略·痉湿暍病脉证治》第22条："风湿，脉浮，身重，汗出，恶风者，防己黄芪汤主之。"

【问题讨论】

防己黄芪汤的辨证要点是什么？

参考答案：本方是治疗风湿、风水属表虚证之常用方，临床应用以汗出恶风、小便不利、身体沉重、苔白脉浮为辨证要点。本方所治之风水或风湿，乃因表虚卫气不固，风湿之邪伤于肌表，水湿郁于肌腠所致。风性开泄，表虚不固，营阴外泄则汗出，卫外不密故恶风；湿性重浊，水湿郁于肌腠，则身体重着，或微有浮肿；内湿郁于肌肉、筋骨，则肢节疼痛。舌淡苔白脉浮，为风邪在表之象。风湿在表，当从汗解，表气不足，则又不可单行解表除湿，只宜益气固表与祛风行水并施。方中以防己、黄芪共为君药，防己祛风行水，黄芪益气固表，兼可利水，两者相合，祛风除湿而不伤正，益气固表而不恋邪，使风湿俱去，表虚得固；臣以白术补气健脾祛湿，既助防己祛湿行水之功，又增黄芪益气固表之力；佐入姜、枣调和营卫；甘草和中，兼可调和诸药，是为佐使之用。

## 案例七

肖某，女，48岁，退休女工，2000年9月5日初诊。

患者于1年前因甲亢而手术治疗，此后自觉疲乏，两眼眼胞、四肢浮肿，胸闷心慌气短，大便稀软，小便短少，食纳少，腹胀气滞，精神委顿，性淡淡已多时，面色黧黑，四肢皮肤变黑，血压偏低。$T_3$、$T_4$值降低，西医嘱服甲状腺素，已有半年多，病情未见好转，且疲惫，浮肿日见加重。脉微细弱，舌淡暗，苔薄白。

【独立诊断】病因为寒、水饮；病所在少阴、太阴；病机乃术后伤气，阳虚水停，外溢肌腠。

【综合辨证】术后伤气，心脾阳虚，水停外溢。

【治法方药】法宜益气健脾，温阳利水；方选防己黄芪汤合五苓散加减。

生黄芪20g，防己15g，茯苓20g，白术10g，猪苓10g，泽泻10g，桂枝10g，乌药10g，海桐皮15g。7剂，每日1剂，水煎温服。

【疗效观察】2000年9月13日二诊：服上方7剂后，患者自觉胸闷心慌好转，气短乏力有所缓和，特别明显是腹胀减轻，小便量增多，浮肿渐消，全身感觉轻松，脉仍细弱乏力，舌淡润，薄白苔。守原方加炒小茴香6g、赤小豆30g。嘱服10剂，每日1剂，水煎温服。

2000年9月25日三诊：服上方后，患者浮肿明显好转，腹胀近消（自谓那种怀小孩的感觉已消失，腹部轻松如常），大便成形，食纳增加。特别明显改善的是脸色自鼻向两边散开，由黑变白，手背黑色变淡，精神状态好转。舌苔淡润，脉缓更有力。守上方加杜仲10g、菟丝子10g、巴戟天10g、炙甘草6g。嘱每日1剂,文火久煎温服。

2000年10月10日四诊:前方服15剂后,患者诸症又渐减轻,精神振作,食纳正常,腹不胀,浮肿基本消退,唯两腿踝关节至下午有较明显浮肿,面色及手背部黑色又淡许多,且明亮有色泽,脉缓有力,舌质渐红润,薄白苔。治则大法不变,方药略有调整:生黄芪20g,防己15g,防风10g,白术10g,茯苓20g,桂枝10g,泽泻10g,猪苓10g,炙甘草10g,巴戟天10g,杜仲10g,菟丝子10g。每日1剂,久煎温服。

2000年10月31日五诊:患者复检,$T_3$、$T_4$正常,精神如常人,饮食正常,面色除两眼外角尚有少量黑色斑,其他部位光亮有泽,浮肿消尽,两手黑色退而温和,二便正常,睡眠安宁,脉缓有力,舌质淡红润,苔薄白。守原方加补骨脂10g、鹿角霜15g。每日1剂,久煎温服。

2000年11月16日六诊:前方服15剂后,患者自觉诸症悉平,饮食、二便、睡眠正常,浮肿消退未反复,肤色近于常人,脉缓有力,舌淡润,苔薄白。嘱其隔日服1剂,坚持服2个月,以资巩固。

按:本案患者因亢手术导致甲减,中医无甲减病名,但其所呈现的症状系一派脾肾阳虚水泛之症。第一印象,面色黑,黑色属肾,故其属肾虚水邪上患。其二,全身漫肿、眼睑虚浮是属脾虚水湿为患。从上两者确认其脾肾阳虚水邪上泛无疑,加上长期性冷淡、便溏,又是脾肾不足之征,故从始至终以脾肾之虚为主线,这一病机是持之有据的。然而,甲减为何是脾肾阳虚,水饮上泛证,这种关系如何沟通,尚待进一步探讨。与之相反,甲亢是阴虚阳亢,肝旺火热之征,又何缘为甲亢,此中机制也有待论证和揭示。

甲减的治疗,从脾从肾入手,临床是可以成立。因为其所表现的证候,水饮为患的水气病是无疑的,故从始至终用防己黄芪汤、五苓散、苓桂术甘汤三者合化,随后加补肾之杜仲、菟丝子、巴戟天、鹿角霜。本案以上述三方从始至终,药味变动不大,疗效逐日显示,从面色黑而逐步变淡有光泽,昭示病情日见好转,这一望诊推测病机证候变化,十分有临床价值。

在择药遣方方面有一个值得提出的问题是,为什么不用附子或用真武汤温阳利水?这应从水气病的病机、病位上着想,从药物性能来考虑。因为水气病以脾虚水饮泛滥,病位在脾与膀胱,脾虚不运,气化不行,故以防己黄芪汤、五苓散,在利水得到效应的基础上增加苓桂术甘汤和加补肾之品,即柔中寓刚的巴戟天、鹿角霜、杜仲、菟丝子,而不能用纯阳无阴的附子,避免燥化伤津。

甲减这个病中医的定位、定性还有待于进一步探讨,如何来规范治疗尚需广泛收集病例,从辨证的角度,搞清楚病性、病位、治法等,将可以弥补西医之不足。

(张光荣.陈瑞春学术经验集.北京:科学出版社,2015:359-360.)

【经典温故】

《金匮要略·痉湿暍病脉证治》第22条:"风湿,脉浮,身重,汗出,恶风者,防己黄芪汤主之。"

《伤寒论》第71条："太阳病，发汗后，大汗出，胃中干，烦躁不得眠，欲得饮水者，少少与饮之，令胃气和则愈。若脉浮，小便不利，微热，消渴者，五苓散主之。"

【问题讨论】

1.防己茯苓汤和防己黄芪汤应如何区别？

参考答案：

| | | 防己茯苓汤 | 防己黄芪汤 |
|---|---|---|---|
| 同 | | 均治水气在表，同用防己、黄芪、甘草三药 | |
| 异 | 证候 | 皮水阳郁证 | 风水表虚证 |
| | 组成 | 防己黄芪汤去白术加茯苓、桂枝 | 防己、黄芪、白术、甘草 |
| | 病情 | 肿势为重，祛除在表之水邪作用较强 | 脉浮、身重、汗出、恶风（重） |
| | 功效 | 通阳化气，表里分消 | 益气固表，化气利水 |

2.越婢加术汤、甘草麻黄汤、防己茯苓汤三方都可以治疗皮水，机制有何不同？

参考答案：越婢加术汤病机为水气内停，郁而化热。其常见证候为周身面目肿甚，小便不利，脉沉，自汗出，口渴，便干，舌边尖红等。本方功在发汗利水，清泄里热。

甘草麻黄汤适宜于脾肺失调，且无内热的皮水表实证。身肿，无汗，无内热，咳嗽，气喘，小便不利为其常见的选方指征。本方功在宣肺发汗利水以治之。

防己茯苓汤病机为脾肺气虚，水湿内停，阳气被遏。四肢浮肿，小便不利，兼见乏力、饮食不消等为其常见的选方指征。本方功在通阳化气，表里分消治之。

案例八

胡某，女，45岁，1990年9月12日初诊。

患者自诉患肾炎多年，晨起颜面肿，午后脚肿，现全身水肿半年余，但水肿不甚，纳食尚可，面色萎黄，精神一般，大便软，小便短少、色黄、无灼热、不浑浊，舌质淡红，苔薄白，脉细弦。尿常规：蛋白质（+++）。前医用发汗利尿等法治疗近3个月，水肿及蛋白尿均无好转。

【独立诊断】病因为湿、虚；病所在太阴；病机乃血虚湿聚水停。

【综合辨证】血虚湿停，湿聚水停。

【治法方药】法宜养血利湿，健脾行水；方用当归芍药散。

当归10g，白芍15g，川芎6g，泽泻10g，白术10g，茯苓10g。

【疗效观察】服药7剂，水肿略减，尿中蛋白质减为（++）；原方再服7剂，水肿又减，尿中蛋白质减为（+）；继服7剂，水肿全消，尿中蛋白质为阴性。为巩固疗效，嘱原方再服1个月，至今未复发。

按：本病辨证关键在于抓住脉细弦、面色萎黄，为血亏之象，大便软、水肿，为脾虚有湿之证，故用当归芍药散原方，效如桴鼓。

[伍建光.伍炳彩教授从肝论治水肿经验简介.新中医，2010，11（42）：141-142.]

【经典温故】

《金匮要略·妇女妊娠病脉证并治》第5条："妇人怀娠，腹中疠痛，当归芍药散主之。"

《金匮要略·妇女杂病脉证并治》第17条："妇人腹中诸疾痛，当归芍药散主之。"

【问题讨论】

本案例的辨证关键在于什么？

参考答案：本案例的辨证关键在于抓住脉细弦、面色萎黄，为血亏之象，大便软、水肿，为脾虚有湿之证，故用当归芍药散原方，效如桴鼓。

## 案例九

孙某，女，45岁，1998年4月15日初诊。

患者素有高血压病，体型肥胖，浮肿20余年，以下肢浮肿为重，大便秘结，腹胀，舌暗红，脉沉滑。从火郁水气不行论治，用大黄黄连泻心汤、黄连解毒汤合宣肺利水法处方：黄连10g，黄芩10g，栀子10g，黄柏10g，大黄5g，车前子16g，白术12g，紫菀10g，枳壳10g，杏仁10g。7剂。1998年4月22二诊：服药后患者浮肿有所减轻，但仍然周身浮肿，大便仍干结不通，汗出较多，口渴心烦，舌胖大暗红，苔厚腻，脉沉滑。

【独立诊断】病因为湿、热、浊；病所在阳明、太阴；病机乃湿热浊痹阻，浊气上蒙。

【综合辨证】湿热浊痹阻，浊邪上蒙。

【治法方药】法宜宣泄湿浊，通利二便；方选宣清导浊汤加减。

茯苓30g，猪苓20g，泽泻20g，白术12g，滑石16g，寒水石10g，蚕沙10g（包煎），大黄6g，生石膏12g，炒皂角子10g。

【调护医嘱】不宜肥甘厚味，宜以清淡饮食为主。

【疗效观察】1998年4月29日三诊：服药后患者浮肿大减，小便通利，大便通畅，每2日1次。腑气已通，改用桂苓甘露饮化裁善后，处方：猪苓20g，茯苓30g，泽泻20g，桂枝10g，白术10g，寒水石10g，滑石16g，生石膏18g。14剂。

（陈明，刘燕华，李芳.刘渡舟临证验案精选.北京：学苑出版社，1996：113.）

【经典温故】

《温病条辨·下焦篇》第55条："湿温久羁，三焦弥漫，神昏窍阻，少腹硬满，大便不下，宣清导浊汤主之。"

【问题讨论】

1.《温病条辨·下焦篇》第55条所指病位何在？

参考答案：以下焦大肠气分为主。原文虽曰"三焦弥漫"，但从主症"神昏窍阻，少腹硬满，大便不下"可以看出，一是秽浊上蒙清窍，一是湿阻大肠气痹。又从治疗重在宣通大肠之湿郁气痹来看，显然病位是在大肠气分。

2.试述湿温病如何治疗?

参考答案：本病的治疗，总以分解湿热，湿去热孤为原则。故对祛湿和清热要两者兼顾，合理使用。湿热之邪由外感受，始于卫表，稽留气分，然后化燥化火，入营动血。营血之治，法同温热类温病，以清营凉血为主。故分解湿热法，主要适合于本病卫气阶段，尤其是气分的治疗。初起卫气同病，湿邪偏盛者，宜芳香透表里之湿；气分阶段，病位以中焦脾胃为主，同时湿热之邪可弥漫三焦，故应治以宣上、畅中、渗下的三焦分解法。祛湿与清热的主次选定，可据湿热偏重的具体情况来辨别分析。若湿重热轻者，病变偏于太阴脾，以苦温芳化、燥湿运脾为主，辅以苦寒清热；热重湿轻者，病变偏于阳明胃，以清泄胃热为主，兼以苦温燥湿；湿热并重者，当辛开苦降、化湿清热并进。病程中出现动血则凉血止血，出现阳气衰脱则温阳益气。恢复期多为湿热余邪未净，分解湿热当宜轻宣芳化淡渗之法，涤除余邪。

# 第二十章　肾水病

案例一

丁某，女，13岁，学生，1996年11月14日初诊。

患者于4年前患肾盂肾炎，经中西药治疗，病情缓解，基本恢复正常。本次发病前，连续感冒多次，服抗感冒药后，病情得以控制，随即出现眼睑浮肿，且浮肿很快波及两下肢，精神疲乏，饮食减少，四肢无力，小便偏少，大便软，日一行，脉浮缓有力，舌质红苔薄白。尿常规检查：蛋白质（+++）。

【独立诊断】病因为湿；病所在太阴；病机乃湿邪留恋，脾肺气虚水停。

【综合辨证】湿邪留恋，肺脾气虚。

【治法方药】法宜益气行湿，利水固表；方选防己黄芪汤合玉屏风散加减。

生黄芪15g，防风10g，白术10g，茯苓皮15g，大腹皮10g，陈皮10g，海桐皮10g，防己10g，生薏苡仁15g，僵蚕10g，玉米须20g，墨旱莲15g，益母草15g，杏仁10g，桔梗10g，白茅根15g，紫苏叶6g。每日1剂，水煎分2次服。

1996年11月25日二诊：服前方10剂后，患者浮肿消退，眼睑及下肢基本消退，精神好转，食纳增加，二便正常，脉缓有力，舌苔薄白。守上方去杏仁、桔梗、紫苏叶、白茅根，加杜仲10g、菟丝子10g、川续断10g。每日1剂，水煎分2次服。

1996年12月12日三诊：服前方15剂后，尿常规蛋白质（±），患者自觉症状除感觉稍有疲劳外，其他诸症悉平，脉缓有力，舌苔薄白润。处方：生黄芪15g，白术10g，防风10g，茯苓15g，防己10g，生薏苡仁15g，僵蚕10g，玉米须20g，杜仲10g，菟丝子10g，墨旱莲10g，川续断10g，胡芦巴10g，枸杞子10g。每日1剂，水煎分2次服。另服杞菊地黄丸（浓缩），每日2次，每次6粒。

1997年1月5日四诊：服前方21剂，尿常规蛋白质呈阴性，患者自觉精神振奋，精力充沛，饮食、二便、睡眠均正常，脉缓有力，舌苔薄白。嘱其汤药按上方每日1剂，丸药如上法服用，每半月查尿常规一次。

【疗效观察】经治1年余，蛋白尿未见反复。服药超200余剂，服丸药若干瓶，病情稳定，未见反复。1997年2月月经初潮，发育良好。为防止再次复发，嘱其间断服上药，至1997年完全停药，病告痊愈。随访至1998年5月底，病未复发。

**按**：慢性肾盂肾炎在中医治疗过程中，仍应辨证施治。基本方可择防己黄芪汤，有表证加宣肺药，浮肿消退后加补肾药，但不宜峻温，可配合丸剂用杞菊地黄九。俟浮肿、蛋白尿完全消退后，仍坚持长期服药，少则半年，多则一年，巩固性治疗非常必要。

（张光荣.陈瑞春学术经验集.北京：科学出版社，2015：287.）

【经典温故】

《金匮要略·痉湿暍病脉证治》第22条："风湿，脉浮，身重，汗出，恶风者，防己黄芪汤主之。"

【问题讨论】

防己黄芪汤应如何辨证施用？

参考答案：本方所治风水或风湿，乃因表虚卫气不固，风湿之邪伤于肌表，水湿郁于肌腠所致。风性开泄，表虚不固，营阴外泄则汗出，卫外不密故恶风；湿性重浊，水湿郁于肌腠，则身体重着，或微有浮肿；内湿郁于肌肉、筋骨，则肢节疼痛。舌淡苔白脉浮，为风邪在表之象。风湿在表，当从汗解，表气不足，则又不可单行解表除湿，只宜益气固表与祛风行水并施。方中以防己、黄芪共为君药，防己祛风行水，黄芪益气固表，兼可利水，两者相合，祛风除湿而不伤正，益气固表而不恋邪，使风湿俱去，表虚得固；臣以白术补气健脾祛湿，既助防己祛湿行水之功，又增黄芪益气固表之力；佐入姜、枣调和营卫；甘草和中，兼可调和诸药，是为佐使之用。

## 案例二

王某，女，68岁，1994年12月3日初诊。

患者患慢性肾炎2年，常因感冒、劳累而发浮肿，腰痛反复发作，多方治疗，迁延不愈。近半月来浮肿加剧，以下肢为甚，小便不利，腰部酸冷，纳呆，腹胀，时有咽痒，咳嗽。视其面色晦暗不泽，舌质红，苔厚腻，切其脉滑略弦。尿常规：蛋白质（+++），红细胞20个/HP，白细胞少许。生化检查：BUN9.2mmol/L，Scr178μmmol/L，TC7.81mmol/L，Hb110g/L。

【独立诊断】病因为湿、热、毒；病所在少阳；病机乃湿热毒蕴结，气机不畅。

【综合辨证】湿热之毒壅滞三焦。

【治法方药】法宜通利三焦湿热毒；方选人参败毒散加减。

荆芥6g，防风6g，柴胡10g，前胡10g，羌活4g，独活4g，枳壳10g，桔梗10g，半枝莲10g，白花蛇舌草15g，生地榆15g，炒槐花12g，川芎6g，赤芍10g，茯苓30g。

【调护医嘱】避风寒，适当锻炼。

【疗效观察】服尽14剂，患者浮肿明显消退，小便量增多。尿常规：蛋白质（+），红细胞少许。药已中鹄，继以上方出入，大约又服30余剂，患者浮肿尽退，二便正常。尿常规：蛋白质（±）。生化检查：BUN4.9mmol/L，Scr85μmmol/L，TC4.2mmol/L，Hb110g/L。舌淡红，苔薄微腻，脉濡软无力。此大邪已退，正气不复之象。改用参苓白术散14剂善后，诸症皆愈。随访半年，未曾复发。

（陈明，刘燕华，李芳.刘渡舟临证验案精选.北京：学苑出版社，1996：110.）

【经典温故】

《温病条辨·中焦篇》第88条："暑湿风寒杂感，寒热迭作，表证正盛，里证复急，腹不和而滞下者，活人败毒散主之。"

【问题讨论】

如何理解喻氏所言逆流挽舟法？

参考答案：此证乃内伤水谷之酿湿，外受时令之风湿，中气本自不足之人，又气为湿伤，内外俱急。立方之法，以人参为君，坐镇中州，为督战之帅；以二活、二胡合川芎，从半表半里之际，领邪出外，喻氏所谓逆流挽舟者此也；以枳壳宣中焦之气，茯苓渗中焦之湿，以桔梗开肺与大肠之痹，甘草和合诸药，乃陷者举之之法。

## 案例三

简某，男，65岁，2009年5月9日初诊。

患者颜面、眼睑及下肢浮肿已3个月，检查发现肾功能异常。原有高血压病史7～8年。刻下：面目、下肢浮肿明显，前些天曾有呕吐，大便每日2次，初硬后软，并见形寒怕冷，夜尿多，舌淡红，苔黄腻中有裂，脉弦滑。检查：尿蛋白质（+）、隐血（+），血肌酐464.15μmol/L、尿素氮13.40mmol/L、尿酸431.9μmol/L。

【独立诊断】病因为湿热浊毒，阳虚；病所在太阴肺、少阴肾；病机乃湿盛伤阳，浊毒内蓄。

【综合辨证】脾肾阳虚，湿热浊毒内蓄。

【治法方药】法宜温阳泄浊，和营化湿；方选三仁汤加减。

杏仁10g，白豆蔻10g（后下），薏苡仁30g，半夏10g，通草6g。竹叶10g，乌贼骨24g，茜草6g，当归20g，川芎20g，肉苁蓉15g，巴戟天15g。加自制肾衰泄浊汤150mL，每日1次；复方丹参滴丸10粒，每日3次；三七粉1.5g冲服，每日2次。

【诊后观察】2009年6月3日二诊：患者面目不肿，下肢浮肿见减，乏力、心慌，纳寐可，怕冷，夜尿三四次，舌淡红略暗，苔薄黄根厚有裂，脉弦滑。检查：血肌酐376.4μmol/L，尿素氮11.35mmol/L，尿酸402.21μmol/L。证情好转，守原治疗方案，仅肉苁蓉改为30g，继服。

2009年6月30日三诊：患者面目、下肢均不肿，胃纳稍差，睡眠可，手脚发软，有时颤抖，夜尿三四次，大便成形，日两行，心中有时悸动，舌淡红略暗，苔薄黄，脉缓滑。检查：尿蛋白质（±）、隐血（+），血肌酐315.42μmol/L、尿素氮10.76mmol/L、尿酸416.07μmol/L。证情继续好转，仍守原方案加何首乌30g，继续治疗。

［傅春梅，张光荣，徐友妹，等.皮持衡运用三仁汤为主辨治慢性肾病经验.中医杂志，2010，51（11）：973-975.］

【经典温故】

《温病条辨·上焦篇》第43条："头痛恶寒，身重疼痛，舌白不渴，脉弦细而濡，面色淡黄，胸闷不饥，午后身热，状若阴虚，病难速已，名曰湿温。汗之则神昏耳聋，甚则目瞑不欲言，下之则洞泄，润之则病深不解。长夏、深秋、冬日同法，三仁汤主之。"

【问题讨论】

藿朴夏苓汤与三仁汤均为治疗湿温初起，邪遏卫气之方药，临床如何区别运用？

参考答案：藿朴夏苓汤与三仁汤均为治疗湿温初起，邪遏卫气之方药，临床如何区别运用，实为同中求异。两方均为芳香、苦温、淡渗合法，开上、运中、渗下兼备，均用于湿温初起，湿遏卫气之证。然藿朴夏苓汤方中有藿、豉，其泄卫透表力强，但朴、杏、夏、蔻量轻，故宣化里湿力逊，其重在宣化表湿，用于湿偏卫表，恶寒无汗，头身重痛显著者；三仁汤方中无藿、豉，其泄卫透表湿力逊，但朴、夏、杏、蔻量重，宣化里湿力强，且有滑石、竹叶泄热利湿，故重在宣化里湿，用于里湿蕴热，湿偏气分，胸腹痞闷，腹胀泛恶，尿短黄显著者。

## 案例四

帅某，女，12岁，1993年6月16日初诊。

患者5天前因感冒而致发烧咳嗽，继而出现颜面及四肢浮肿，曾服西药效果不显，始求中医治疗。症见：颜面及双下肢浮肿，伴咳嗽，咽痛，口干微渴，尿短赤少，舌质红，苔薄黄，脉弦浮。尿常规：蛋白质（+++），透明管型、颗粒管型少许。

【独立诊断】病因为风、热；病所在太阴；病机乃风热外袭，肺气不宣，水湿内停。

【综合辨证】风热外袭，肺气不宣，水湿内停。

【治法方药】法宜疏风散热，宣肺利水；方选桑菊饮加减。

桑叶9g，杏仁9g，桔梗9g，连翘9g，菊花9g，牛蒡子9g，泽泻9g，芦根12g，白茅根18g，薄荷3g。5剂，水煎服，每日1剂。

【调护医嘱】避风寒，适当运动，饮食清淡。

【疗效观察】服尽5剂，患者咳嗽、咽痛除，水肿消；再服7剂，尿中蛋白质及管型均无；后服香砂六君子汤以巩固疗效，追访至今，未见复发。

按：本案属风热犯肺，肺失宣降，水道不利，发为水肿。故以桑菊饮宣肺散邪而疏利开阖，加牛蒡子以解毒利咽；泽泻、白茅根利水消肿。其配伍精当，故效如桴鼓。

［熊晓刚.桑菊饮儿科新用举隅.陕西中医，1995，（8）：368.］

【经典温故】

《温病条辨·上焦篇》第6条："太阴温病，但咳，身不甚热，微渴者，辛凉轻剂桑菊饮主之。"

【问题讨论】

1.银翘散与桑菊饮这两个方剂都属于辛凉轻解的方剂，它们的区别在哪里？

参考答案：银翘散是通过疏风透热而解除表邪，所以它的主要作用是清解表热，退热的效果好。桑菊饮的主要作用是宣肺，通过宣肺而止咳，止咳的效果好。在临床上以发热、微恶风寒为主症者，选用银翘散；以咳为主症者，选用桑菊饮。

2.本案例如何体现肺主通调水道？

参考答案：肺通调水道的机制，主要依赖肺气的宣发和肃降。宣发，就是使水液布散到周身，特别是到皮毛，由汗孔排泄。肃降，就是使无用的水液下归于肾而输于膀胱，排出体外。由于肺有调节水液代谢的作用，因此有"肺主行水""肺为水之上源"的说法。如果肺在水液调节方面失于宣散，就会形成腠理闭塞而皮肤水肿、无汗等症状。故本案中外感风热之邪郁滞皮毛，肺主皮毛，而肺的宣发肃降功能失调，出现咳嗽；通调水道失利，则水液不布，出现水肿。

## 案例五

郑某，女，45岁，搬运工人，1979年6月23日初诊。

患者于1周前突发畏寒发热，肢体酸楚，继则出现腰痛，小便不利，面目浮肿，曾于某医院门诊就诊，尿常规示"蛋白质（+++），脓球（+），管型少许"，诊断为急性肾炎，注射青霉素及口服双氢克尿噻等效果不著，而转请中医治疗。现症：全身及面目均肿，按之凹陷，肾区有叩击痛，小便短少，伴畏风发热，体温37.8℃，肢体困倦，脘闷纳呆，大便溏，舌质淡红，苔腻微黄，脉濡。追查病因，据谓平时劳动中汗出，常有脱掉衣服，用冷湿毛巾擦拭的习惯。

【独立诊断】病因为风、湿、热；病所在太阴；病机乃风湿热郁表，水气泛滥。

【综合辨证】湿邪郁表，水气泛滥。

【治法方药】法宜清热化湿，利水消肿；方选三仁汤加减。

杏仁6g，白豆蔻6g（后下），桂枝6g，香薷9g，黄芩9g，川厚朴9g，泽泻9g，生薏苡仁12g，滑石15g，通草4.5g。2剂，水煎服，每日1剂。

【调护医嘱】避风寒，饮食宜清淡。

【疗效观察】1979年6月25日二诊：药后患者恶风除，热退，尿利，肿减，脘闷纳呆亦瘥，大便如常，但腰部仍痛。尿常规：蛋白质（++），脓球少许。舌苔已转薄，脉缓濡，体温37.1℃。表邪已解，但水湿尚甚。上方去香薷、桂枝、黄芩，加苍术、车前子各9g，以加强健脾燥湿利水。4剂，每日1剂。本方连进4剂后，浮肿基本消退，尿中蛋白质仅少许，诸症皆愈。

按：水肿一病，其病因多由水湿引起，特别是初起之时，每见有中焦湿困，气机不利，水邪泛滥。湿为阴邪，其性重浊黏腻，故不仅需要淡渗以利湿，而且更需芳香化浊、苦温燥湿予以配合。三仁汤苦辛芳香甘淡，既能宣畅气机化湿浊，而又能淡渗利尿以消肿，故对水肿初起水湿为患者用之有效。

［刘友樑.三仁汤的临床应用.黑龙江中医药，1998，（5）：2.］

【经典温故】

《温病条辨·上焦篇》第43条："头痛恶寒，身重疼痛，舌白不渴，脉弦细而濡，面色淡黄，胸闷不饥，午后身热，状若阴虚，病难速已，名曰湿温。汗之则神昏耳聋，甚则目瞑不欲言，下之则洞泄，润之则病深不解。长夏、深秋、冬日同法，三仁汤主之。"

【问题讨论】

吴鞠通在自注中说："唯有三仁汤轻开上焦肺气，盖肺主一身之气，气化则湿亦化也。"请由此阐述三仁汤的方剂特点。

参考答案：这个方剂的特点是用杏仁、滑石、通草这三味药相配伍以通利三焦水道。这个方剂体现了开上、畅中、渗下的原则。三仁汤中杏仁的用量达15g之多，突出体现了吴鞠通所说的"轻开上焦肺气"的观点。但是对湿温病初起卫气同病的证候来说，这个方剂辛宣芳化的宣表作用毕竟不足，临床使用时可以加藿香、白芷、紫苏叶等辛宣芳化药物。

# 第二十一章  不  寐

案例一

钱某，男，35岁，2005年1月25日初诊。

患者失眠，胸中憋闷，心悸，心慌，心慌则腿软，有时突然紧张如惊吓状，胃脘痞闷，腰酸胀，脉弦细滑数，舌偏红，苔黄白相兼略腻。

【独立诊断】病因为痰、湿、热；病所在少阴、少阳；病机乃痰湿郁热，痰热扰心。

【综合辨证】痰湿郁热，痰热互结，胃气失和。

【治法方药】法宜燥湿化痰；方选小陷胸合枳实汤合温胆汤加减。

清半夏15g，黄连8g，瓜蒌10g，枳实10g，陈皮10g，茯苓30g，竹茹3g，生姜8g，桂枝10g，炙甘草6g。7剂，每日1剂，水煎服。

【调护医嘱】畅情志，慎饮食。

【疗效观察】服尽上剂，胸闷、心悸等症消失，失眠减轻。二诊加红人参3g，7剂，失眠惊悸等症痊愈。

（张文选.温病方证与杂病辨治.北京：学苑出版社，2007：539.）

【经典温故】

《伤寒论》第138条："小结胸病，正在心下，按之则痛，脉浮滑者，小陷胸汤主之。"

【问题讨论】

1.痰热结胸证与阳明经、腑证如何鉴别？

参考答案：应从脉、症来鉴别。痰热结胸证病机为痰饮与火热互结，脉滑为痰的主脉，症状有心下痞硬，按之痛，心中烦热；而阳明经证热郁胸膈，胸膈位居上焦，属阳明之表，脉以浮为主，若热内陷胸膈，可有心中烦热、疼痛，而无痰热结胸证的心下痞硬痛；阳明腑证有热盛结未实、结实热不盛、结热两盛之分，单从脉象就可鉴别，热盛结未实的调胃承气汤证脉不洪大而沉，或兼滑，结实热不盛的小承气汤证脉沉实滑急，结热两盛的大承气汤证脉滑数而实，这是热势较盛，而痰热结胸的滑脉是痰为主而热不盛，故无数而实的脉象。

2.简述结胸证的证候类型。

参考答案：结胸证根据其寒热性质的不同，主要分为热实结胸与寒实结胸两大类，而热实结胸证则根据邪结范围的大小及邪结部位的高低之异，又分为大陷胸汤证、大陷胸丸证和小陷胸汤证三种证型。

## 案例二

吴某，女，35岁，农民，1978年6月21日初诊。

患者头昏失眠2月余，头昏厉害时伴视物旋转，但不呕吐，走路需人搀扶，胆小易惊，不敢过马路，失眠多梦，口渴不欲多饮。其夫为医师，曾用中药养阴安神、补气养血安神等方剂，治疗无效，又用西药镇静剂，亦无好转。某附院内科及神经科检查无异常发现，诊断为神经官能症。后就诊于余。诊时症如上述，小便黄短偶有热感，大便偏干，口稍黏，面隐红，舌红苔白，脉沉细弦，尺脉更沉。

【独立诊断】病因为湿、热；病所在少阴；病机为湿热伤阴，肾阴不能上济心火，以致心肾不交。

【综合辨证】下焦湿热伤阴，肾阴不能上济心火，以致心肾不交。

【治法方药】法宜清热利湿养阴安神；方选猪苓汤加减。

猪苓10g，云茯苓10g，滑石15g，泽泻10g，阿胶10g，夜交藤10g，酸枣仁10g。5剂。

【疗效观察】1978年6月27日二诊：服上方后，患者小便转长、转清，偶有灼热感，心悸、失眠、头昏均减轻，仍守原方再进5剂。以后患者曾来诊几次，因病情逐日好转，病因病位未变，故守原方不变，共服药25剂，诸症消失。

按：本例之所以辨证为下焦湿热伤阴而致心肾不交，因其脉沉细弦，是为阴血不足之脉，尺脉沉说明其阴血不足在下焦肾；小便灼热及口黏，乃是有湿热之象。综合来看，故属湿热伤阴可知。下焦肾阴不足，不能上济心火，所以心烦失眠。《伤寒论》云："少阴病，下利六七日，咳而呕渴，心烦不得眠者，猪苓汤主之。"故选用猪苓汤治疗，取得了较好的疗效。

［伍建光.伍炳彩教授从肝论治水肿经验简介.新中医，2010，（42）11：141-142.］

【经典温故】

《伤寒论》第223条："若脉浮发热，渴欲饮水，小便不利者，猪苓汤主之。"

【问题讨论】

1.猪苓汤证属里证，是否可见浮脉？

参考答案：猪苓汤证可有浮脉，浮脉可见于里热证候。

2.简述猪苓汤的配伍特点和功用。

参考答案：猪苓汤具有清热利水养阴的功效。方中用猪苓、茯苓、泽泻淡渗利水，加阿胶、滑石养阴清热利水，以利水见长而兼顾清热养阴，使利水而不伤阴，清热养阴而不碍利水。

3.猪苓汤证是否可见汗出一症？

参考答案：根据《伤寒论》第224条"阳明病，汗出多而渴者，不可与猪苓汤，以汗多胃中燥，猪苓汤复利其小便故也"，可知猪苓汤为利小便。若有汗出本为津液外泄，若再利其小便，使津液亏虚，故热迫津液而汗出，而不是湿热伤阴，不可用猪苓汤。

## 案例三

孙某，女，52岁，财务人员，1991年11月5日初诊。

患者因工作劳累，长期失眠，难以入睡，睡后容易惊醒，精神差，身体瘦弱，食纳少，大便成形，口渴不饮，血压正常，脉细弱，舌红少苔而润。

【独立诊断】病因为热；病所在少阴、厥阴；病机乃耗伤阴血，虚热内扰。

【综合辨证】劳伤心肝阴血，虚热内扰，心神不安。

【治法方药】法宜养心益阴，疏肝健脾安神；方选酸枣仁汤加味。

酸枣仁15g，知母10g，茯苓15g，川芎5g，炙甘草5g，女贞子10g，墨旱莲10g，柏子仁10g，浮小麦30g，珍珠母15g，灵磁石15g，炒谷芽15g，炒麦芽15g。7剂，每日1剂，水煎分2次服。

【疗效观察】1991年11月15日二诊：服前方7剂后，患者自觉失眠有明显好转，入睡后可延至早晨5～6点钟方醒，精神倍增，食纳加量，口不渴，脉细有力，舌淡红润。仍守原方再进，嘱每隔每日1剂，以资巩固。

1个月后相遇告之，服药10剂后停药，诸症消失，以调理休息为主，未再服药，继续观察。

按：妇女绝经后，有一段时期出现失眠，其病机多为肝血不足，血不能养心，心神不宁。这种病状不宜峻补，若补益不当，可助火化热，滋阴又可壅滞，故只能用补而不燥、滋而不腻、清滋而益补者。酸枣仁滋养肝血，养阴宁神，无任何弊端，稍事加减，治疗老年妇女停经之后的失眠，是最佳选择。

（张光荣.陈瑞春学术经验集.北京：科学出版社，2015：284-285.）

【经典温故】

《金匮要略·血痹虚劳病脉证并治》第17条："虚劳虚烦不得眠，酸枣仁汤主之。"

【问题讨论】

本证的辨证要点是什么？

参考答案：本证以长期失眠、难以入睡、睡后容易惊醒的心神不安，精神差、身体瘦弱、食纳少的气虚表现，大便成形、口渴不饮、血压正常、脉细弱、舌红少苔而润的阴血不足为辨证要点。

## 案例四

王某，女，49岁，退休工人，2001年9月10日初诊。

患者已进入更年期，月经乱，夜寐心烦，难以入睡，容易惊醒，食纳差，大便偏结。在月经前后，上述症状加重。舌红少苔，脉细弦。

【独立诊断】病因为热；病所在少阴；病机乃虚热内扰，神浮不藏。

【综合辨证】年老心肾阴虚，虚热内扰神浮。

【治法方药】法宜滋阴养心，解郁平肝；方选百合知母汤。

生地黄 15g，知母 10g，百合 20g，酸枣仁 15g，夜交藤 15g，合欢皮 15g，浮小麦 30g，绿萼梅 10g，女贞子 10g，墨旱莲 10g，红枣 3 枚。7 剂，每日 1 剂，水煎分 2 次服。

【疗效观察】2001 年 9 月 17 日二诊：服上药 7 剂后，患者睡眠明显好转，心烦已平，每晚能睡 7 小时，精神好，食纳好，二便调，舌淡润，脉细缓。嘱再服上药巩固，每日 1 剂，煎服法同前。

按：妇女更年期失眠，烦躁是常见症。究其病因是肝血不足，心无所养，故心烦不寐。百合知母地黄汤滋阴润燥，配合酸枣仁为滋养肝血，余药均为滋阴养心，解郁平肝。本方治疗更年期失眠之症，依理依法，与方与药都是协调一致，故屡试屡效。

（张光荣. 陈瑞春学术经验集. 北京：科学出版社，2015：286.）

【经典温故】

《金匮要略·百合狐惑阴阳毒病证治》第 2 条："百合病发汗后者，百合知母汤主之。"

【问题讨论】

百合知母汤如何辨证施用？其配伍特点是什么？

参考答案：百合知母汤由百合、知母组成；功效为补虚清热，养阴润燥；主治百合病误汗后，津液受伤，虚热加重，心烦口渴者。本方证以心肺阴虚内热，百脉失和，虚热加重为主要病机的病证。临床表现在百合病本证（百合地黄汤证）的基础上，症见神志恍惚不定，头昏目眩，心悸失眠，坐卧不宁，如寒无寒，如热无热，欲食不食，欲眠不眠，若有所思，行动异常，口苦而干，小便短赤，舌红少苔，脉微数，可用本方治之。该方现代常用于治疗百合病、失眠、乳腺病及长期低热等情况。配伍特点：百合甘寒清润而不腻，知母甘寒降火而不燥，百合偏于补，知母偏于泻，二药配伍，一润一清，一补一泻，共奏润肺清热、宁心安神之功。

## 案例五

孙某，男，20 岁，学生，1991 年 7 月 10 日初诊。

患者半年前患失眠，经某医用归脾汤加味治愈。2 个月前，患者复习迎考致前症复萌，服用归脾汤 20 余剂，天王补心丹数粒，竟无寸功，又选用西药安眠酮、安定、利眠宁虽获片刻寐睡之功，但停药即发，近半月来，彻夜难眠。症见：头重身困，胸闷，不思饮食，泛恶欲呕，苔白腻，脉濡缓。

【独立诊断】病因为湿、热；病所在太阴；病机乃思虑伤脾，湿热壅滞气机。

【综合辨证】劳伤心脾，湿阻气机，心神失养。

【治法方药】法宜芳香化湿，宣畅气机；方选三仁汤加减。

杏仁 10g，薏苡仁 10g，藿香 10g，佩兰 10g，滑石 10g（包煎），白豆蔻 5g（杵后下），远志 5g，九节菖蒲 6g，半夏 6g，川厚朴 6g，通草 6g。每日 1 剂，水煎服。

【调护医嘱】畅情志，饮食有节。

【疗效观察】服药 3 剂后，患者白腻苔已化，头重身困亦瘥，每夜可寐 5～6

小时，唯头晕乏力，多梦，纳少神疲，动则心慌。此乃湿邪已化，心脾两虚昭然，改投归脾汤加藿香、九节菖蒲，服用10剂后，失眠已愈，诸症皆平，随访至今未复发。

按：此例缘于潜心攻读，思虑过度，劳伤心脾复加当今湿邪乘虚侵入，上蒙清窍，困遏中焦，故失眠加剧。湿邪为患，理应多睡，何故反致失眠加剧？殊不知心神赖心血滋养，心血源于脾气所生，脾气本已亏虚，复加湿邪相困，健运无权，血液生化乏源，心神无以得养，诸症蜂起。故先予三仁汤轻宣化湿治其标，使湿邪化，中焦恢复健运。二诊心脾两虚明，故用归脾汤益气健脾，养血安神治其本，加藿香、九节菖蒲芳香化湿，醒胃健脾治其标，标本同治，故获效甚捷。

［张洪俊.三仁汤的临床新用.陕西中医，1995，（10）：469.］

【经典温故】

《温病条辨·上焦篇》第43条："头痛恶寒，身重疼痛，舌白不渴，脉弦细而濡，面色淡黄，胸闷不饥，午后身热，状若阴虚，病难速已，名曰湿温。汗之则神昏耳聋，甚则目瞑不欲言，下之则洞泄，润之则病深不解。长夏、深秋、冬日同法，三仁汤主之。"

【问题讨论】

本案中患者因复习思虑过度，劳伤心脾而致失眠，为何用三仁汤？

参考答案：此例缘于潜心攻读，思虑过度，劳伤心脾复加当今湿邪乘虚侵入，上蒙清窍，困遏中焦，故失眠加剧。湿邪为患，理应多睡，何故反致失眠加剧？殊不知心神赖心血滋养，心血源于脾气所生，脾气本已亏虚，复加湿邪相困，健运无权，血液生化乏源，心神无以得养，诸症蜂起。故先予三仁汤轻宣化湿治其标，使湿邪化，中焦恢复健运。二诊心脾两虚明，故用归脾汤益气健脾，养血安神治其本，加藿香、九节菖蒲芳香化湿，醒胃健脾治其标，标本同治，故获效甚捷。

## 案例六

徐某，女，25岁，1988年8月17日初诊。

患者素体阳盛，2个月前足月顺产一子，产后即用人参、鸡汤进补，日常以鱼虾、猪蹄等佐餐，自觉胃脘饱满，纳呆，睡卧不宁，时寐时醒。查阅病历，曾用疏肝解郁、养心安神药及西药谷维素、利眠宁、安定等治，均未应手。刻诊：睡卧不安，入寐艰难，每夜仅睡2小时左右，头昏头重，恶心欲呕，脘腹胀满，纳呆，溲黄，舌红，苔黄腻，脉弦滑。

【独立诊断】病因为湿、热；病所在阳明、少阴；病机乃湿阻中焦，热扰心神。

【综合辨证】积湿蕴热，湿热中阻，胃中不和。

【治法方药】法宜清利湿热；方选以甘露消毒丹加减。

黄芩10g，连翘10g，川贝母10g，姜半夏10g，藿香10g，川厚朴10g，川黄连3g，通草3g，白豆蔻3g，滑石15g，枳壳6g，炒鸡内金6g，甘草梢6g。

【调护医嘱】少食油荤，以清淡饮食为主。

【疗效观察】服用5剂后，不寐好转，诸症减轻。药已中病，原方随证增投，调治2周，睡眠正常，诸症悉除。随访1年，病未再发。

按：《黄帝内经》云，"胃不和则卧不安"。本案不寐显系产后过食肥美之品，积湿蕴热，湿热中阻，胃中不和而发病。故用甘露消毒丹化裁，清化湿热，涤浊和胃，俾热清湿化，伏其所主，邪祛而卧自安。

[金涛.甘露消毒丹临床新用.甘肃中医，1995，（4）：28.]

【问题讨论】

甘露消毒丹证和王氏连朴饮证有何不同？

参考答案：王氏连朴饮证的特点是湿热郁阻中焦脾胃；甘露消毒丹证的特点是湿热以中焦为中心弥漫三焦，而且蕴郁成毒，有咽喉红、肿、热、痛。二者治疗虽然都用辛开苦降法，但是甘露消毒丹中的药物作用范围更广，既有芳香化湿辟秽，又有寒凉清热解毒，作用于上、中、下三焦。

## 案例七

孙某，女，58岁，心烦甚，恶与人言，每晚服4片安定，只能睡2～4小时，头痛，健忘，已半载有余。脉沉而躁数，寸脉盛，舌红，唇暗红。

【独立诊断】病因为郁、热；病所在少阴；病机乃郁热扰心。

【综合辨证】郁热扰心，心神不宁。

【治法方药】法宜宣泻心经郁热；方选升降散加减。

僵蚕9g，蝉蜕4g，姜黄6g，大黄3g，豆豉10g，焦栀子8g，连翘10g，生甘草6g。

【调护医嘱】畅情志，适当锻炼。

【疗效观察】6剂后患者已可不服安定睡5～6小时，心烦大减。上方去大黄，加柏子仁15g，麦冬9g，丹参15g。8剂，症除，患者脉已不躁数，嘱服天王补心丹善后。随访一载余，睡眠正常。

按：心经热盛而心烦失眠者，必先清心火，火除心神自安。若心火盛而脉沉躁数者，属心经郁火，故清心火时，必加宣泄透热之品。若火未清而骤予炒酸枣仁等通补安神之品，则火热更加郁伏难愈。

[田淑霄.升降散治郁热体会.中医杂志，1991，（9）：18.]

【经典温故】

《伤寒瘟疫条辨》："温病亦杂气中之一也，表里三焦大热，其证治不可名状者，此方（升降散）主之。"

【问题讨论】

1.用僵蚕、蝉蜕有何意义？

参考答案：升降散以僵蚕为君，辛咸性平，气味俱薄，轻浮而升，善能升清散火，祛风除湿，清热解郁，为阳中之阳。蝉蜕为臣，甘咸性寒，升浮宣透，可清热解表，宣毒透达，为阳中之阴。二药皆升而不霸，无助热化燥、逼汗伤阴之弊。

温病的本质是郁热。"火郁发之"，务使郁伏于里之热邪透达于外而解，这就是治温病三字诀中的"透"。僵蚕、蝉蜕，二药皆升浮宣透，故可透达郁热。温病初起之表证，皆是热郁阳遏不达所致，故温病初起，僵蚕、蝉蜕即可用之。若热邪深陷气分乃至血分，其热邪闭郁的程度更重，虽已无表证，亦当透达郁热。僵蚕、蝉蜕功在疏透郁热，非为表证之专设。

2.温病初起，表证未解，何以遽用大黄，不虑其引邪入里乎？

参考答案：温病初起之表证，实乃里之郁热使然，与伤寒邪客肌表不同，虽有表证，实无表邪，只有里热清，表证始解。其邪本不在表而在里，也就不存在什么引邪入里的问题。

### 案例八

刘某，女，22岁，学生，2008年4月6日初诊。

患者2个月前进补大剂量阿胶，致口舌糜烂，心烦口渴喜冷饮，彻夜难眠，大便干结难解，数日一行，进中、西药治疗数十日效逊，每晚服安定2片亦无法入睡，极度亢奋，近日又增小便短赤，涓滴不畅，服用抗生素治疗数日无效。舌质红，苔薄黄而干，脉弦长实大，左尺尤甚。

【独立诊断】病因为热；病所在阳明、太阳；病机乃阳明积热，热灼津液。

【综合辨证】阳明热结，小肠热盛。

【治法方药】法宜通腑泻热，清泻火腑；方选导赤承气汤加减。

生大黄10g（后下），生地黄15g，赤芍10g，芒硝6g（冲服），黄连6g，黄柏10g，云木通6g，淡竹叶10g。3剂，每日1剂，水煎服。

【调护医嘱】避风寒，慎起居，保持良好的生活习惯。

【疗效观察】服药2剂，患者大便得通，亢奋有所抑制，夜间能有睡意，口舌糜烂减；服药3剂，二便畅利，已能入睡；去芒硝再进3剂，诸症若失，后用沙参麦冬汤加减调治数日而愈。

（陈宝国.中医经典方证案例研究.南昌：江西科学技术出版社，2012：139-140.）

【经典温故】

《温病条辨·中焦篇》第17条："阳明温病，下之不通，其证有五……左尺牢坚，小便赤痛，时烦渴甚，导赤承气汤主之……"

【问题讨论】

1.本方既然言导赤承气，但能否用导赤散加大黄、芒硝、黄连、黄柏？

参考答案：认识有二。一是不能用。其根据一是本条自注云"以导赤去淡通之阳药"，二是根据《温病条辨·中焦篇》第30条"温病小便不利者，淡渗不可与也，忌五苓、八正辈"，意为导赤散属淡渗通利之剂，于温病小便不利中忌用，否则易伤津耗液。二是能用。其理由亦有二。理由一：《温病条辨·中焦篇》第30条主要是论述温热病的小便不利，忌用五苓、八正等淡渗法，是针对温热病热灼津伤，无作尿之源而言的。因温热病小便不利，是热炽与津伤的结果，倘不以清邪热，养津液为治，反用五苓、八正类淡渗通利之剂，必重劫津液，益助燥热，促其阴竭液涸自焚而毙。故温热病小便不利禁用淡渗。而湿热病则不然（尤其是湿偏重者），其小便不利是由湿阻气机，三焦水道不行，膀胱气化不利所致，治必分利湿热，宣畅气机。淡渗利尿之法，就是分利湿热，宣畅气机的重要方法，所谓"治湿不利小便，非其治也"，所以湿热病淡渗不唯不忌，尤为势在必须。分析本证之"小便短赤，涓滴不畅"，并不是单纯由于津伤无作尿之源引起，乃是由于小肠热结，下灼膀胱，热壅膀胱则气化不利，水湿不行，故治在泻火滋阴的同时，佐以清利之品是完全可以的。理由二：导赤散方并不是淡渗通利之剂，而是清热利尿之方。方中木通苦寒，入心、肺、膀胱、小肠经，泻火利尿。生地黄甘苦寒，入心、肝、肾经，清热凉血滋阴。竹叶辛淡微寒，入心、小肠经，清心除烦。竹叶虽微有淡味，但其"利尿而不伤阴，泻火而不伐胃"（《医宗金鉴》语）。甘草梢甘平，行十二经，取其清热解毒，直达茎中。诸药合用，清心养阴，导赤利尿，对本证非常适用，可谓"利尿不伤阴，泻火不伐胃"，因而认为导赤承气汤可直接用导赤散加大黄、芒硝、黄连、黄柏，不但名符，而且效著。

2.如何理解吴鞠通在自注中所说的导赤承气汤之"二肠同治法"？

参考答案：二肠同治就是指大、小肠同治。因为小肠为火腑，在五行中与赤色相应，所以导赤就是导小肠的热下行。导赤，是清泻火腑小肠，承气，是通利阳明大肠，所以合称导赤承气汤，属二肠同治法。

## 案例九

徐某，女，58岁，1979年8月25日初诊。

患者体素虚弱，因家务操劳，且中年丧偶，心多抑郁，自1979年年初开始，彻夜转辗反侧，心烦不寐，刚入寐忽又惊醒，且腰脊酸楚，头晕耳鸣而健忘，经服中药宁心安神数十剂和西药未效。症见体瘦神清，面赤唇干，舌红而略绛，口气秽臭，胃纳欠佳，脉尺虚细涩，寸关略大。

【独立诊断】病因为热；病所在少阴；病机乃阴血不足，虚热上扰。

【综合辨证】阴血不足，虚热扰神。

【治法方药】法宜滋阴降火，交通心肾；方选大定风珠加减。

白芍10g，阿胶10g（烊化），龟甲10g，生地黄15g，火麻仁10g，五味子5g，生牡蛎30g，麦冬10g，炙甘草5g，鸡子黄2枚（冲），鳖甲10g。

【调护医嘱】避风寒，慎起居，保持良好的生活习惯。

【疗效观察】服药6剂见效，10剂告愈。追访3年，未见复发。

按：患者尺虚细涩，因尺为肾部，脉见细涩，且腰脊酸楚，肾虚无疑；寸关略大，为阴弱阳浮之象，因火性炎上，虚热扰神，故见面赤唇干舌绛、心烦不寐诸症，有阳不入阴之象，致使升者复升，降者复降，治以大定风珠，育阴潜阳，交通心肾，故而取效。

[张季高，张宇，张云.大定风珠的临床新用.中医杂志，1983，（6）：33.]

【经典温故】

《温病条辨·下焦篇》第16条："热邪久羁，吸烁真阴，或因误表，或因妄攻，神倦瘛疭，脉气虚弱，舌绛苔少，时时欲脱者，大定风珠主之。"

【问题讨论】

本案如何用大定风珠治疗失眠?

参考答案:《景岳全书·不寐》曰"真阴精血之不足,阴阳不交,而神有不安其宅也",故认为失眠多由肾阴亏虚,精血不足,虚阳浮越所致。《医贯》认为:"人生之阴只供三十之受用,可见阳常有余,阴常不足。"这些论述都说明了年迈之人,阴精大多不足。阴液是生命活动的物质基础,阴液充沛,则筋骨柔和,肌肉丰盛,脏腑安,神魂守。若阴血不足,髓海空虚,虚阳浮越则原神不能守,心神失养而不寐。故以大定风珠加味治之,取其滋阴养液,填补欲竭之真阴,潜镇上越之浮阳之功而使神安。

## 案例十

张某,女,45岁,反复失眠半年余,每晚仅能睡2～3小时左右,心烦多梦,躁扰不安,头晕胸闷,纳差,食后嗳气频,时觉恶心欲呕,口苦口干,咽喉干燥疼痛,大便干结,小便黄。查体见咽部红肿,口腔内有一溃疡(自诉食辛辣之物极易发咽痛及口腔溃疡),舌质红,苔黄厚。

【独立诊断】病因为湿、热、痰;病所在太阴、少阴;病机乃痰湿蕴结,痰热上扰。

【综合辨证】湿痰热上扰,心火偏亢,心神不安。

【治法方药】法宜清化痰热;方选银翘马勃散合温胆汤加减。

金银花10g,连翘12g,马勃10g,牛蒡子10g,射干10g,茯苓10g,半夏10g,陈皮10g,枳壳10g,竹茹10g,酸枣仁10g,夜交藤15g,甘草6g。

【调护医嘱】慎起居,少食辛辣刺激性食物,保持良好的生活习惯。

【疗效观察】前后服药20余剂,患者失眠改善,每晚可眠5小时左右,现仍坚持治疗。

按:不寐即失眠,是临床常见顽症之一,病程长,病因复杂,预后多不理想。本案患者据其症,病因既有心火偏亢,心神不安,又有胃气不和,痰热上扰。所施银翘马勃散,伍师认为其主入手少阴心经,可清心火,利咽除湿,其君药连翘,主入心经,《本草纲目》谓可泻心火,除脾胃湿热,泻心经客热。而温胆汤,乃理气化痰和胃之名方。二方合用,辅以酸枣仁、夜交藤,可清心火,除痰热,理气和胃安神,故可见效若是。

[夏鑫华.伍炳彩运用银翘马勃散经验.江西中医药,2003(10):5-6.]

【经典温故】

《温病条辨·上焦篇》第45条:"湿温喉阻咽痛,银翘马勃散主之。"

【问题讨论】

1.本案例的临床辨证思路是什么?

参考答案:据其症,病因既有心火偏亢,心神不安,又有胃气不和,痰热上扰。故用银翘马勃散,主入手少阴心经,可清心火,利咽除湿(其君药连翘主入心经,《本草纲目》谓可泻心火,除脾胃湿热,泻心经客热);而温胆汤,乃理气化痰和胃之名方。二方合用，辅以酸枣仁、夜交藤，可清心火，除痰热，理气和胃安神。

2.为什么湿温病以脾胃为病变中心？

参考答案：湿温病以脾胃为病变中心，这是由其病因决定的。湿热病邪，湿热相合，以湿为体，热蕴于内，湿热胶结。湿为土气，脾胃属土。湿热病邪侵入，多从口鼻而入。胃为水谷之海，通于口，主受纳水谷；脾为湿土之脏，主运化水湿。湿热偏盛季节，脾胃运化功能亦受其影响而呆滞，若再饮食不节，恣食生冷，或劳倦过度，或脾胃素虚，运化功能更易受损，导致湿邪内困，则"同类相召"，外感湿热病邪乘机侵袭，内外相合而发为湿温。湿热病邪侵入后，较易侵犯脾胃，致脾胃为其所困，脾胃受伤，俗称"湿困脾胃"。脾胃受伤，则运化失健，造成水湿不化，而停蓄于内，脾虚生湿。而水湿内停与外感之湿热相合，又加重脾胃湿困。如此，互为因果，逐渐加重，出现一系列脾胃证候。

## 案例十一

李某，女，40岁，2006年3月21日初诊。

患者长期失眠，每夜1～2点即醒，醒则不能入睡，烦躁易怒；自觉颈部风池、大椎穴附近如同火燎，呼呼发烧；两腿酸沉，时麻痹，时僵硬，须要用力蹬直腿让人捶打方适；口干，大便干；舌尖边红赤，苔黄白相兼而薄，脉沉细滑略数。从颈部发热辨为太少合病的柴胡桂枝汤证，从便秘、烦躁辨为郁火内炽的栀子大黄汤证。处方：柴胡20g，黄芩10g，清半夏10g，生姜8g，炙甘草6g，红参3g，大枣4枚，桂枝10g，生白芍10g，生栀子10g，枳实10，酒大黄6g。3剂。

2006年3月25日二诊：服药当晚患者睡眠颇佳，全身轻松，心情舒畅；但从第2剂后又反复如初，失眠，烦躁。舌红偏赤，苔薄白，脉沉细滑略数。继续用上方3剂。

2006年3月28日三诊：服药无效，患者仍失眠，眼干涩，口干不欲饮，心烦急躁，夜间小腿酸麻，夜尿频，尿不尽，脉沉细弦、关滑，舌红赤，苔黄薄干。改用竹叶石膏汤合酸枣仁汤法，3剂。

药后效果不明显，后又改用十味温胆汤法，3剂，也无效。

2006年4月11日五诊：诸症同前，诊尺部皮肤热，脉沉细弦滑，舌红赤，苔薄中心偏黄。

【独立诊断】病因为热、痰；病所在太阴、少阴；病机乃痰热上扰，热伤阴血，肺金燥郁。

【综合辨证】心肾不交，痰热上扰。

【治法方药】法宜养心滋肾，清化痰热；方选连梅汤合黄连阿胶汤合当归贝母苦参丸加减。

乌梅6g，黄连6g，黄芩10g，麦冬15g，生地黄15g，生白芍10g，阿胶珠12g，当归12g，浙贝母10g，苦参10g。3剂。

【调护医嘱】避风寒，慎起居，保持良好的生活习惯。

【疗效观察】2006年4月15日六诊：从服药当天开始未再失眠，尿频大减，小腿麻痹难受、颈部如火烧感消失，大便通畅，眼睛不再干涩，自觉皮肤湿润，全身轻松。继续用上方3剂，再未失眠而诸症告愈。

（张文选.温病方证与杂病辨治.北京：学苑出版社，2007：386.）

【问题讨论】

连梅汤与黄连阿胶汤这两个方剂都治心肾不交，都有泻南补北的作用，它们有何区别？

参考答案：黄连阿胶汤中以黄芩从黄连，以白芍从阿胶，再用鸡子黄补脾以交通心肾。方中清心泻火与补肾滋阴的比例各占一半，就是吴鞠通所说的"取一刚以御外侮，一柔以护内主"，泻南与补北均等，说明证候是虚实并重。连梅汤用一味黄连泻壮火，而用乌梅、麦冬、生地黄、阿胶四味药滋阴，可见它是偏于滋肾水的方剂，说明其证候是虚中夹实，以虚为主。连梅汤这个方剂中以乌梅配黄连酸苦泄热，以乌梅配麦冬、生地黄酸甘敛津，非常突出地体现了叶天士总结张凤逵治疗暑病经验所说的"暑病首用辛凉，继用甘寒，再用酸泄酸敛"这一治疗原则。

## 案例十二

冯某，女，37岁，工人，1997年3月4日初诊。

患者自诉，睡眠不佳，恶寒怕冷，腹痛，白带偏多，月经血块多，血量偏多，色正，经期准，每于经前10天夜寐更差，精神紧张，服安眠药后才能入睡，已近一年；口不干，饮食、二便均正常，全身怕冷明显，并有头皮痒，脱发明显；脉细弱，尺脉沉，舌质淡红，苔薄白腻。

【独立诊断】病因为风、寒、湿、热、瘀；病所在少阳、少阴；病机乃风寒流连半表半里，湿热下注，热扰心包。

【综合辨证】风寒流连少阳半表半里，湿热下注，热扰心包。

【治法方药】法宜祛风散寒，淡渗利湿，养心安神；方选柴胡桂枝汤合酸枣仁汤合甘麦大枣汤加减。

柴胡10g，法半夏10g，黄芩10g，党参15g，炙甘草5g，桂枝10g，白芍10g，酸枣仁15g，知母10g，川芎5g，茯苓15g，浮小麦30g，郁金10g，合欢皮10g，生姜3片，大枣3枚。7剂，每日1剂，水煎分2次服，并配合服金刚藤糖浆。

【疗效观察】1997年3月11日二诊：服上药后，患者诸症显著减轻，腹痛止，白带减少，睡眠转好，已无紧张情绪，恶寒怕冷明显减轻，舌质淡红，苔净，脉缓偏弱。前方有效，继守上方再进。

1997年3月18日三诊：服前方7剂，患者适值月经来潮，夜安静，已不腹痛，大便偏稀，仍有轻微怕冷，舌质偏淡，苔薄中心偏厚腻，脉仍缓偏弱。察其月经来潮，紧张之症较往常有好转，亦未有新的症状，姑从原方再进3剂，酌情再议。

1997年3月25日四诊：患者月经如期干净，停药几天，仍感轻微怕冷，睡眠稍差，大便成形，全身轻微疲倦，白带不多，舌质如常，苔薄白，脉细缓。守方加生黄芪15g、白术10g、防风10g，服10剂，遂停药，一切如常人，经前紧张之症完全缓解，五月下旬因白带偏多来诊，以当归芍药散加味7剂，白带减少如常人，停药。

按：值得提出的是，经前期紧张征，有肝郁气滞、心脾气虚、阴血不足、肝旺火郁等多种证候，临证中务必辨证分析，因证择药，药证合拍方可取效。如果笼统地以镇静通治，是达不到预期疗效的。

（张光荣.陈瑞春学术经验集.北京：科学出版社，2015：340.）

【经典温故】

《伤寒论》第146条："伤寒六七日，发热，微恶寒，支节烦疼，微呕，心下支结，外证未去者，柴胡桂枝汤主之。"

【问题讨论】

本案例如何辨证？

参考答案：本案例主要表现为夜寐不宁，恶寒怕冷，故用柴胡桂枝汤调和营卫，透达肌表，使之营卫和表里充，恶寒怕风随之缓解。夜寐不宁，精神紧张，是肝阴不足，肝郁化火，瘀热扰心。方中有柴胡汤加郁金、合欢皮以解郁，木能调达，虚烦则止；川芎、桂枝活血化瘀；合甘麦大枣汤补益心脾，配酸枣仁汤滋养肝血，肝得养魂自宁，其梦寐紧张之症自然缓解。前后三诊未易方，病情得以遏制，最后在上方基础上加玉屏风散补气疏风，在柴胡桂枝汤意中寓有补中益气，方药虽繁，机制专一，故尔可谓药证合机，收效甚捷。

# 第二十二章　心　悸

## 案例一

宋某，男，35岁。患者的职业是教师，常常伏案工作至深夜，耗气伤神。忽一日突发心悸，严重时心神难定，坐立不安。舌质淡，苔白，脉缓而弦，按之无力。

【独立诊断】病因为虚；病所在少阴；病机乃心阳不足，心神不宁。

【综合辨证】过用心神，心阳不足，心神不宁。

【治法方药】法宜温补心阳，潜镇安神；方选桂枝甘草龙骨牡蛎汤。

桂枝9g，炙甘草9g，龙骨12g，牡蛎12g。3剂。

【疗效观察】嘱其夜晚减少工作以养心神，果然药尽而安。

按：宋君的病证起于过劳多虑，过劳则伤气，多虑则伤神，所以，养生之法务在起居有常，劳逸相得。桂枝甘草龙骨牡蛎汤，是张仲景用来治疗因误用烧针，损伤心阳所引起的烦躁证。方中用桂枝、甘草温补心阳，龙骨、牡蛎安神定志。尤其值得一提的是，桂枝、甘草二味药物，辛甘合化为阳，是张仲景用来治疗各种原因所引起心阳虚损，不能固护于上出现心悸、胸闷等症的基本药物，临证之时，不可不知。

（刘渡舟.经方临证指南.天津：天津科学技术出版社，1993：29.）

【经典温故】

《伤寒论》第118条："火逆下之，因烧针烦躁者，桂枝甘草龙骨牡蛎汤主之。"

【问题讨论】

桂枝甘草龙骨牡蛎汤与桂枝甘草汤如何鉴别？

参考答案：桂枝甘草汤以汗出太过伤心气致心气虚，桂枝甘草龙骨牡蛎汤以火劫发汗致心气虚，故兼有心气涣散不收，较桂枝甘草汤心气虚更甚，加龙骨、牡蛎重镇潜敛，安神定悸。

## 案例二

任某，男，32岁，工人，1993年8月25日初诊。

患者1个月前因感冒出现恶寒发热，经诊治用药后大汗淋漓，热退病愈。随后患者即见胸部经常汗出，初不介意，后渐感神疲乏力，继作心悸不宁，急于求医。

诊时唯胸部汗出淋漓遍及两胁，无发热恶寒，伴有心悸不宁，入夜尤甚，口干思饮，舌红，少苔，脉沉细。心电图：窦性心律，心电图正常。

【独立诊断】病因为热；病所在少阴；病机乃汗伤心阳，心阴内亏。

【综合辨证】过汗损伤心阳，心阴内亏。

【治法方药】法宜温补心阳，益气生津敛汗；方选桂枝甘草汤合生脉散加减。

桂枝10g，炙甘草10g，太子参30g，黄芪30g，麦冬15g，五味子15g，玉竹15g。3剂。

【疗效观察】二诊：药后患者胸汗明显减少，心悸稍平，纳增神佳；守方再进3剂，诸症悉除；继用原方进退，调治1周而康复。

按：桂枝甘草汤见《伤寒论》第64条："发汗过多，其人叉手自冒心，心下悸，欲得按者，桂枝甘草汤主之。"本例亦由于过汗损伤心阳，内亏心阴所致，其临床表现不尽相同，但病机均为过汗损伤心阳。故治用桂枝甘草汤温通心阳，合生脉散益气生津，加黄芪扶正固卫敛汗，玉竹养胃滋阴。全方辛甘并用，温润兼施，使心阳恢复，心阴得养，阴阳调和，病即告愈。

〔苏晋梅，陈晓峰，原培稼.仲景方临证治验.长治医学学院学报，1996，10（2）：175.〕

【经典温故】

《伤寒论》第64条："发汗过多，其人叉手自冒心，心下悸，欲得按者，桂枝甘草汤主之。"

【问题讨论】

1.本病的辨证要点是什么？

参考答案：以心悸或胸闷，汗出或胃中悸动，舌质淡，苔薄白，脉虚无力为辨证要点。

2.桂枝甘草汤证的病机及辨证要点是什么？

参考答案：桂枝甘草汤证的病机是心阳不足，心失所养；其辨证要点是心下悸，欲得按。

## 案例三

靳某，女，33岁，农民，1993年3月2日初诊。

半年前患者感冒发热后，经常出现心悸、心烦、胸闷，每于精神紧张及过劳时加重，经某医院检查诊断为心律不齐，查心电图偶见室性早搏，呈二、三联律，用西药治疗好转。近日因劳累上述症状加重，求治于余。现症见：心悸胸闷，心烦易怒，夜寐不安，周身乏力，面色少华，舌红少苔，脉细，时结代。

【独立诊断】病因为热；病所在少阴；病机乃心阴虚损，血不养心。

【综合辨证】心阴虚损，血不养心。

【治法方药】法宜滋养心阴，补益心血；方选炙甘草汤加减。

炙甘草20g，生地黄30g，麦冬30g，阿胶15g（烊化），火麻仁10g，白芍10g，当归10g，桂枝5g，夜交藤30g，五味子15g。

【疗效观察】服药5剂后，诸症均减，夜寐亦安。继服5剂，诸症消失，复查心电图已正常。

按：炙甘草汤见《伤寒论》177条："伤寒，脉结代，心动悸，炙甘草汤主之。"纵观仲景《伤寒论》113方，用甘草者多达70方，而本方更以炙甘草为名，重用炙甘草为君，有其深奥之处。本例属心阴虚损，血不养心而致心律失常，故用炙甘草益心气，利血脉，生地黄、麦冬、阿胶、火麻仁补心血、养心阴以充血脉，桂枝少量以通心阳，助血行，去原方之人参、生姜、大枣，加当归、白芍补血生血，夜交藤、五味子养血安神，变为以补阴为主的方剂，用之临床甚验。

[苏晋梅，陈晓峰，原培稼.仲景方临证治验.长治医学院学报，1996，10（2）：175.]

【经典温故】

《伤寒论》第177条："伤寒，脉结代，心动悸，炙甘草汤主之。"

【问题讨论】

1.现代临床多用炙甘草汤治疗心律不齐，理论依据在哪？

参考答案：脉结代一症，脉按之来缓，时一止复来者而中有还者反动，名曰结，阴也；脉来动而中止，不能自还，因而复动者，名曰代，阳也。其可与现代临床中的心律不齐相符。

2.炙甘草汤又名"复脉汤"，对后世《温病条辨》中各类加减复脉汤有何指导意义？

参考答案：本方有补血滋阴、益气通阳的功效，重在通阳；因温病后期，热灼阴伤，故用炙甘草汤去益气温阳之参、枣、桂、姜，加养血敛阴之白芍，故全方重在滋液敛阴而复脉，它与炙甘草汤同一"复脉"中而有温凉通敛之异。

## 案例四

陈某，女，16岁，学生，1965年8月20日初诊。

患者自中考之后，经常心慌心悸，胸闷气短，夜寐不深，精神疲惫，饮食偏少。二便正常。心电图提示：窦性心律不齐。脉缓无力、间歇，舌淡润，苔薄白。

【独立诊断】病因为虚；病所在少阴；病机乃心气亏虚，心神不宁。

【综合辨证】思虑过度，心气亏虚，心神不宁。

【治法方药】法宜益气养心；方选炙甘草汤加减。

炙甘草10g，桂枝10g，党参15g，阿胶15g（烊化），生地黄10g，麦冬10g，火麻仁15g，生黄芪15g，生姜3片，大枣3枚。每日1剂，加米酒为引入煎。

1965年8月29日二诊：服前方7剂后，患者心慌悸动、胸闷气短明显改善，精神好转，睡眠安静，脉缓有力，偶有间歇，舌淡润，苔薄白。守原方加柏子仁10g，每日1剂，煎服法同上。

【疗效观察】前方继服10剂，患者在9月份入学体检时心电图正常，学业完成走上工作岗位，以至婚配生育均未发现心脏有何变故。直至20世纪90年代发现血压高来诊，告之当时早搏恐入学体检难以过关，服上述药方后，心电图正常，且结婚、生小孩均未发现心慌早搏。

按：炙甘草汤治早搏已成规律，其疗效也是确切的，有的效率很高。但据临床实践看，应严密掌握"阴阳两虚"这个病机。如偏于阴虚者，舌质偏红，苔少或黄，表明阴虚有内热，决不可用。服之又见夜寐烦躁、口燥咽干等燥象，应立即停药，改用其他方药。

本案早搏，从脉缓无力、舌淡润、苔薄白而论，应是阳虚气虚显露，故用阴阳并补的炙甘草汤，并加黄芪补气，使其早搏得平，并且疗效相当稳固。笔者认为，患者年龄不大，且无器质性病变，其窦性心律可能因学习紧张，一时之气虚不足，故未更方而愈。从临床经验看，冠心病、肺心病以及心肌炎等出现早搏者，必须辨明心之"阴阳两虚"才能应用炙甘草汤，不然，将适得其反。

（张光荣.陈瑞春学术经验集.北京：科学出版社，2015：287.）

【经典温故】

《伤寒论》第177条："伤寒，脉结代，心动悸，炙甘草汤主之。"

【问题讨论】

简述炙甘草汤证的证候、病机及方药组成。

参考答案：其证候是脉结代，心动悸。病机是心阴阳两虚。方药组成是甘草、生姜、人参、生地黄、桂枝、阿胶、麦门冬、火麻仁、大枣。

## 案例五

黄某，女，50岁，干部，1971年4月20日初诊。

患者确诊为风湿性心脏病，并多次住院治疗，未能控制症状，邀余诊治。症见心慌心悸，动则气喘，不能平卧，口唇发绀，头眩欲呕，恶寒怕冷，四肢不温。血压低（98/65mmHg），心脏听诊有吹风样杂音。脉缓弱，舌质淡，苔白润。

【独立诊断】病因为寒、饮；病所在少阴；病机乃阳虚水饮内停。

【综合辨证】阳虚水饮内停。

【治法方药】法宜温阳化气利水；方选真武汤加减。

制附子10g，茯苓20g，白术15g，白芍10g，生黄芪20g，防己15g，桂枝10g，炙甘草6g，生姜3片，党参15g。每日1剂，水煎1小时分2次温服。

1971年5月15日二诊：上药服10剂，患者自觉症状消失，能上街买菜操持家务，饮食、睡眠二便均正常，脉缓有力，舌红淡润。嘱其隔日服上药1剂，坚持数月，以巩固疗效。

【疗效观察】后因工作调动，半年后又以苓桂术甘汤加党参、黄芪、附子，继续服用。有时隔日服1剂，服1～2个月后停药。后又坚持服上药，如此间断服药。2年后，笔者出差至其新单位，邀余往诊。察其体态丰满，形神兼备，告知服上药共150余剂，自第一次服中药后，已停用一切西药。诊其脉缓而有力，察其舌红淡润。询其饮食、二便、睡眠皆正常。嘱其不更方，继续间断服上药，以资巩固。

按：本例风心病，前后共治疗近4年之久。患者自服中药后，停服西药。中药以真武汤合苓桂术甘汤加党参、黄芪，药病合拍，扭转病势，俟其心衰得以纠正，浮肿消退后，竟用苓桂术甘汤加党参、黄芪、附子，前后4年，服药数百剂，病情得以平稳控制。尽管肺肾不足，心脾阳虚之证日趋危急，多次住院，但参芪真武合苓桂术甘汤的益气温阳利水、补益肺肾、温养心脾的整体调治，基本上能控制病情，使患者体质得以恢复，抗病能力增强，收到较好的治疗效果。

（张光荣.陈瑞春学术经验集.北京：科学出版社，2015：300.）

【经典温故】

《伤寒论》第67条："伤寒，若吐、若下后，心下逆满，气上冲胸，起则头眩，脉沉紧，发汗则动经，身为振振摇者，茯苓桂枝白术甘草汤主之。"

《伤寒论》第316条："少阴病，二三日不已，至四五日，腹痛，小便不利，四肢沉重疼痛，自下利者，此为有水气。其人或咳，或小便利，或下利，或呕者，真武汤主之。"

【问题讨论】

1.简述真武汤证的证候、病机及方药。

参考答案：真武汤证的证候是心下悸，头眩，身瞤动，振振欲擗地或全身水肿，小便不利，有时可见发热。其病机是少阴阳虚，水气泛滥。方药组成是茯苓、芍药、生姜、白术、附子。

2.牡蛎泽泻散证与真武汤证应如何鉴别？

参考答案：牡蛎泽泻散证与真武汤证，在主症上均有肢体浮肿、小便不利，病机上都有水湿停聚，治法上都应利水消肿。不同的是：牡蛎泽泻散证主证突出腰以下肿，膝胫足跗皆肿，大腹肿满；病机为湿热壅滞，气化不行，水湿之邪凝聚于下，属实证；治法为逐水清热，软坚散结；药用牡蛎、泽泻、葶苈子、蜀漆、商陆根、海藻、瓜蒌根等逐水清热。真武汤证主证除肢体浮肿、小便不利外，尚有水湿泛滥于全身之证，如咳、心下悸等；病机为阳虚水泛，属虚证；治疗以附子、白术、茯苓、白芍、生姜等温阳利水。两者一虚一实，不可不鉴。

## 案例六

张某，男，42岁，干部，1984年4月10日初诊。

患者因出差10多天而旅途劳累，回家后两天即感诸身不适，继之恶寒发热，身痛，头痛，四肢酸痛，食纳差，体温38.9℃，遂用西药治疗（药物不详），病情缓解，但自觉胸闷、心慌，体温波动在37.5℃～38.5℃之间，继续西药治疗。1周后，患者热退，食纳恢复，心慌加重，精神疲乏，饮食尚可，二便正常，睡眠梦多，口干不多饮，脉浮弦偏数，间歇（3～5或7～8次停跳一次），舌淡红，薄白苔微黄。心电图提示：心肌炎。

【独立诊断】病因为湿、热；病所在少阴；病机乃气阴两虚，兼有湿热。

【综合辨证】少阴气阴两虚，兼有湿热。

【治法方药】法宜益气养阴，清热除湿，佐以安神；方选桂枝甘草汤加味。

生黄芪15g，太子参15g，桂枝10g，炙甘草10g，瓜蒌皮10g，北沙参15g，丹参20g，苦参10g，生龙骨15g，生牡蛎15g，浮小麦30g。7剂，每日1剂，水煎服。

1984年4月18日二诊：服前方7剂后，患者胸闷减轻，精神好转，心慌减轻，间歇脉已缓解，1～2分钟停一次，睡眠更实，饮食、二便均正常，脉缓稍弦不数，舌淡红，苔薄白。守前方加味：生黄芪15g，太子参15g，桂枝10g，炙甘草10g，瓜蒌皮10g，丹参20g，橘络10g，生龙骨15g，生牡蛎15g，浮小麦30g，苦参10g。7剂，每日1剂，水煎服。

1984年4月28日三诊：患者服上药7剂后，患者自觉症消失，精神倍增，胸闷已失，心慌基本控制，一天之内有1～2次，并不严重，睡眠安静，食纳正常，二便无异。复查心电图正常。处方：生黄芪15g，太子参15g，桂枝10g，炙甘草10g，丹参20g，苦参10g，橘络10g，浮小麦30g。每日1剂，水煎服。嘱服10剂后停药观察。

【疗效观察】3个月后，患者告知，停药后，病未复发。1年后随访，自停药后，未复发病，且身体比原来更健壮。

按：本病多发于青壮年，大多数是在感冒后出现心律不齐，心电图可提示心肌炎。从其病的因果关系看，先有感冒，后有心肌炎，所以称病毒性心肌炎，心电图只能提示早搏，应结合现病史来诊断。中医没有心肌炎之说，而这种心慌、间歇脉所呈现的症状为气阴两虚，兼有湿热。患者多数有胸闷、心慌、精神疲惫、夜寐不宁、口渴不多饮、脉浮弦偏数等症。故借桂枝甘草汤通阳，配人参、黄芪益气，加丹参活血，沙参养阴，用苦参清血分湿热，稍加龙骨、牡蛎镇静，浮小麦养心。药虽平淡，但取效甚捷，如无其他并发症，可以一方治愈。值得提出的是，方中四参（沙参、太子参、丹参、苦参）是主治气阴虚兼湿热毒的心悸动良药，特别是苦参内服治心悸有独特之处。笔者体会，在众多的气分药中，用一味清血分湿热的药，又配合桂枝、丹参，可达到入血分、清湿热的良效。笔者在临床上用此方法治疗多例心肌炎病，疗效都是理想的。

（张光荣.陈瑞春学术经验集.北京：科学出版社，2015：300.）

【经典温故】

《伤寒论》第64条："发汗过多，其人叉手自冒心，心下悸，欲得按者，桂枝甘草汤主之。"

《伤寒论》第118条："火逆下之，因烧针烦躁者，桂枝甘草龙骨牡蛎汤主之。"

【问题讨论】

1.桂枝甘草龙骨牡蛎汤证的"心下悸"和柴胡加龙骨牡蛎汤证中的"胸满烦惊"有何不同？

参考答案：桂枝甘草龙骨牡蛎汤证的"心下悸"是由于发汗过多，汗伤心气所致；柴胡加龙骨牡蛎汤证中的"胸满烦惊"是由于太阳伤寒误下后，寒热不解，陷入厥阴经而致。故两症同属太阳伤寒误治或治太过所致。

2.桂枝甘草龙骨牡蛎汤证的辨证要点是什么？

参考答案：辨证要点要紧扣病机——心阳不足，心神浮越。其辨证要点是心下悸，欲得按，烦躁，气短自汗，畏寒肢冷，舌淡，苔白，脉迟无力。

## 案例七

王某，男，65岁，退休干部，1995年4月18日初诊。

患者经多方确诊为冠心病，阵发性早搏，胸闷，偶尔心前区痛引肩背，有时夜间亦有早搏发生，劳累亦可增加早搏。其他情况尚可，饮食、二便属正常。脉缓稍弦，舌苔薄白。

【独立诊断】病因为寒；病所在少阴；病机乃心阳不足，胸阳不布。

【综合辨证】心阳不足，胸阳不布。

【治法方药】法宜益气温阳；方选桂枝甘草汤加味。

桂枝10g，炙甘草15g，生黄芪20g，生晒参15g，远志10g，郁金10g，柏子仁10g，橘络10g，丹参15g，生龙骨15g，生牡蛎15g。嘱服15剂，每日1剂，水煎分2次温服。

1995年5月8日二诊：服前方后，患者早搏发作减少，胸闷亦有减轻，其他未见不适，舌苔白润，脉缓有间歇。守原方嘱服15剂，以资巩固。

【疗效观察】本案先后服用上方3次，早搏基本稳定，除劳累后、气候、感冒时等对病情有影响外，一般均少有发作，已历数年，健康如常。2000年春见面，老人体态丰满，语音洪亮，步履稳健。

按：本例冠心病从治疗开始，病情逐步稳定，一直用前方加减，先后数年，未更方药，每次服半个月，早搏基本控制，并未用其他药物。桂枝甘草汤药味精练，功效专一，温通心阳温而不燥，配合人参、黄芪益气，故而能起到益气温阳的良好效果。本方人参、黄芪、桂枝、甘草四味药，与《博爱心鉴》的参桂保元汤相合，彼则用肉桂温肾阳，此则以桂枝通心阳，各建其功，同中有异。

（张光荣.陈瑞春学术经验集.北京：科学出版社，2015：301.）

【经典温故】

《伤寒论》第64条："发汗过多，其人叉手自冒心，心下悸，欲得按者，桂枝甘草汤主之。"

《伤寒论》第118条："火逆下之，因烧针烦躁者，桂枝甘草龙骨牡蛎汤主之。"

【问题讨论】

简述心阳虚的类型、治法及代表方药。

参考答案：①心阳虚心悸证：发汗过多，其人叉手冒心，心下悸，欲得按者。其治法是温通心阳。方用桂枝甘草汤（桂枝、炙甘草）。

②心阳虚烦躁证：火逆下之，因烧针烦躁者。其治法是温通心阳，潜镇安神。方药为桂枝甘草龙骨牡蛎汤（桂枝、炙甘草、龙骨、牡蛎）。

③心阳虚惊狂证：惊狂，卧起不安者。其治法是温通心阳，潜镇按神，兼以涤痰。方药为桂枝去芍药加蜀漆牡蛎龙骨救逆汤（桂枝、炙甘草、生姜、大枣、牡蛎、蜀漆、龙骨）。

④心阳虚奔豚证：气从少腹上冲心。其治法是温通心阳，平冲降逆。方药为桂

枝加桂汤（桂枝、芍药、生姜、炙甘草、大枣）。

⑤心阳虚欲作奔豚证：其人心下悸，欲作奔豚。其治法是温通心阳，化气利水。方药为茯苓桂枝甘草大枣汤（茯苓、桂枝、炙甘草、大枣）。

## 案例八

郑某，女，43岁，患病毒性心肌炎4年，多次住院经中西药治疗，症状时缓时急，终未获愈。因病久厌于药治，遂停药在家休息。就诊时面色萎黄，心悸气短，胸闷乏力，头晕目眩，终日嗜睡，记忆锐减，稍事活动，诸症加剧，舌淡，苔白薄腻，有齿痕，脉象迟缓无力，时兼结代。查其心率缓慢，55次/分，心电图伴室性早搏，心功能测定心脏每分钟搏血量5.30L，每搏血量60mL，明显减少。胸片示心脏扩大，肝在肋下2.5cm，伴下肢浮肿。

【独立诊断】病因为虚、湿；病所在少阴、太阴；病机乃心脾两虚，湿邪内停。

【综合辨证】气血两虚，湿邪内生。

【治法方药】法宜补气养血，健脾化湿；方选薯蓣丸。

【疗效观察】患者连续服药4个月，临床症状大部分消失，并可从事一般家务劳动，心功能由Ⅲ级恢复到Ⅰ级，心率增至78次/分，无早搏，超声心动图测定心功能每分钟搏血量7.40L，每搏血量96mL，明显提高。复查胸片，心脏较前缩小。肝在肋下1.5cm，肢肿消退。后又间断服药百日，诸症消除，追访2年，症状未发。

按：薯蓣丸一方，近人很少用以治疗虚劳诸不足之证候，盖因本方组成，非纯为补药，而兼用祛邪之品。而本方之妙，正在于寓祛邪于补正药中，使邪不伤正，则正气易于恢复。由该案可知，不论有无外邪，只要是虚劳诸不足，易感外邪者，皆可以薯蓣丸治之而效果满意。据王延周等的报道，用薯蓣丸治疗各种心脏病所致的心功能减退69例，收到预期效果。本方不但有利于心功能的恢复，而且对整个机体的免疫能力也大有裨益。

［邵桂珍，王延周.薯蓣丸治疗心功能减退疗效分析.中医杂志，1992，（1）：35.］

【经典温故】

《金匮要略·血痹虚劳病脉证并治》第16条："虚劳诸不足，风气百疾，薯蓣丸方主之。"

【问题讨论】

1.请对薯蓣丸方意进行解析。

参考答案：虚劳病气血阴阳俱虚，抵抗力弱，外邪容易侵入人体致病，对于因虚劳而感受外邪，治疗时既不能单纯地补虚，亦不能单纯地祛邪，而应扶正兼以祛邪，寓祛邪于扶正之中，薯蓣丸即为此证而设。方中重用薯蓣，补脾胃，益肝肾，通补三焦；白术、人参、茯苓、干姜、大豆黄卷、大枣、甘草、神曲益气调中；当归、川芎、芍药、干地黄、麦冬、阿胶养血滋阴；柴胡、桂枝、防风祛风散邪；杏仁、桔梗、白蔹理气开郁。诸药合用，健脾益气，滋阴养血，兼有疏风散邪、理气开郁之功，以达到扶正祛邪的目的。薯蓣丸组方体现了治疗气血阴阳俱虚的虚劳，以建立中气为主的理念，也是仲景治疗虚劳病的特色。

2.本方与黄芪建中汤所主的虚劳有何异同？

参考答案：薯蓣丸即由山药、麦冬、当归、阿胶、地黄、炙甘草、党参、白术、茯苓、白蔹、大豆黄卷各二两，防风、杏仁、神曲、桔梗、干姜各五钱，大枣、熬膏三两，蜜为丸，每服三钱，日二服；功效为调理脾胃，益气和营。用于气血两虚，脾肺不足所致之虚劳、胃脘痛、痹病、闭经、月经不调。黄芪建中汤由黄芪、桂枝、白芍、生姜、甘草、大枣、饴糖组成；功效为温中补虚，缓急止痛；主治中焦虚寒之虚劳里急证；症见腹中时时拘急疼痛，喜温喜按，少气懒言，或心中悸动，虚烦不宁，劳则愈甚，面色无华，或伴神疲乏力，肢体酸软，手足烦热，咽干口燥，舌淡苔白，脉细弦。

## 案例九

李某，女，25岁，工人，1995年3月12日初诊。

患者2周前因受凉出现咳嗽，咽痛，口服"感冒清片"和"麦迪霉素片"后咽痛消失，咳嗽明显减轻，2天前出现胸闷、心悸、口干乏力。查体：体温37℃，心率120次/分，双肺呼吸音清晰，心界不扩大，心率120次/分，律齐，无杂音。舌质红，苔薄黄，脉细数。检查：CK 220U/L，谷草转氨酶40U/L。心电图示：窦性心动过速。

【独立诊断】病因为风、热；病所在太阴、少阴；病机乃风热闭肺，邪热扰心。

【综合辨证】风热闭肺，邪热扰心。

【治法方药】法宜清热解毒，滋阴安神；方选银翘散加减。

金银花15g，连翘15g，牛蒡子10g，桔梗10g，芦根10g，板蓝根20g，生地黄25g，酸枣仁10g，当归10g，黄芩10g，荆芥10g，薄荷6g。7剂，每日1剂，水煎服。辅以大剂量维生素C静脉滴注。

【调护医嘱】避风寒，避免剧烈运动。

【疗效观察】治疗7天后，患者心悸、胸闷消失，仅感乏力，纳差。继用原方10剂后，患者症状、体征全部消失，复查心电图、CK均恢复正常，判为临床治愈。

按：病毒性心肌炎多为病毒感染后发病，早期是由于感冒或肠道病毒直接侵犯心肌所致，后期是病毒在心肌内持续存在及免疫失调损害心肌。中医学认为本病是由于体质素虚，复感温热之邪，耗伤气阴，致心失所养，心脉不畅。其病位在心，但常与肺脏有密切关系，证候特点是虚实相兼。通过临床观察，刘氏体会到以银翘散为主治疗病毒性心肌炎疗效满意。临证加减：咽痛明显者加板蓝根20g；心悸明显者加黄芪15g、炙甘草10g；胸闷、气短兼ST-T改变者加当归10～25g；热象明显者加黄芩10g。

[刘芳.银翘散治疗病毒性心肌炎52例.湖南中医杂志，1997，（4）：30.]

【经典温故】

《温病条辨·上焦篇》第4条："太阴风温、温热、温疫、冬温，初起恶风寒者，桂枝汤主之；但热不恶寒而渴者，辛凉平剂银翘散主之。温毒、暑温、湿温、温疟，不在此例。"

【问题讨论】

风温病卫外失司证与伤寒的太阳中风证如何鉴别?

参考答案:太阳中风是以风邪为主又夹寒邪,风温病的病因是以热邪为主而又夹风邪。太阳中风汗出的机制是卫强营弱。就是说,因为体表卫分的风邪强,使腠理开泄,进而鼓动津液外泄而为汗。由于汗出而使营阴受损,营气削弱,正气不足,而致脉浮缓。由于是外感风寒,所以患者的舌边尖不红,也不口渴。而风热邪气侵袭肺卫,则是风热邪气鼓动津液外泄而为汗。由于热邪鼓动血行,损伤津液,所以脉浮数,舌边尖红,口渴。

## 案例十

李某,女,22岁,1983年12月8日初诊。

患者于2周前患有感冒,经口服速效伤风片等药病情好转。近2天来自觉胸闷心悸,口干喜饮,头昏乏力,纳差,小便黄,舌质红,苔薄,脉弦数。心电图示左束支传导阻滞、部分T波低平,诊断为病毒性心肌炎。

【独立诊断】病因为火、热;病所在少阴;病机乃心热盛。

【综合辨证】心火亢盛。

【治法方药】法宜清心泻火;方选导赤散加减。

生地黄15g,木通6g,甘草梢6g,竹叶10g,丹参15g,麦冬12g,川芎6g,陈皮6g,酸枣仁10g,远志8g,黄连3g。

【调护医嘱】畅情志,饮食起居有节。

【疗效观察】服4剂,患者胸闷除,唯心悸头昏,动则尤甚;原方去木通,加磁石20g(先煎),继服5剂,诸症悉除,心电图亦正常。

[张宗如.以导赤散为基本方加减治疗病毒性心肌炎64例.浙江中医杂志,1987,(10):439.]

【经典温故】

《小儿药证直诀·卷下·诸方》:"导赤散,治小儿心热。视其睡,口中气温,或合面睡,及上窜咬牙,皆心热也,心气热则心胸亦热,欲言不能,而有就冷之意,故合面睡。"

【问题讨论】

本案中是如何体现心病从小肠诊治的?

参考答案:心与小肠在生理功能上紧密联系,在病理状况下相互影响。经络的联系,构成了脏腑阴阳表里两经的相互络属关系。在病理状态下,若心火下移于小肠,熏蒸水液,可现小便黄赤,或尿血、尿道灼热疼痛等小便赤、灼、痛的病理现象。反之,小肠有热,亦可循经上炎于心,可出现心烦、心悸、欠眠。此案例中患者的主诉是心悸,治则用导赤散清心利尿,使热从小便出。

## 案例十一

苏某,男,51岁,1992年9月21日初诊。

患者高血压病多年，常服复方降压胶丸等可缓解。近因感冒发热后，患者出现心悸、胸闷、气短，动则更甚，伴见口干，肢冷，时汗出，面色苍白，舌淡紫，苔薄白，脉细代。胸透示：心脏向左下扩大。心电图示：频发房早，窦性心律过缓。心率48次/分，心律不齐，两肺底少许啰音，血脂正常，血压160/85mmHg。诊断为心脏病。

【独立诊断】病因为血瘀；病所在少阴；病机乃气阴不足，兼有血瘀。

【综合辨证】气阴不足，兼有血瘀。

【治法方药】法宜益气养阴活血；方选生脉散加减。

红参20g，麦冬15g，五味子10g，丹参15g，炙甘草10g。每日1剂，水煎服。

【调护医嘱】畅情志，饮食起居有节。

【疗效观察】连服4剂后，患者肢转温，汗止，心悸胸闷，气短均减。按原方略加减共服15剂后，胸透示：心脏扩大消失。心电图：窦性心律，大致正常。血压138/85mmHg，心率65次/分，3个月后随访正常。

按：气阴两虚之候，经用生脉饮治之，疗效较好。若肢冷汗出较甚，阳气有伤，可加炮附子以温阳助火，固表止汗。

［郑天辉，叶明镇.加味生脉饮临床应用举隅.福建中医药，1996，（2）：16.］

【经典温故】

《温病条辨·上焦篇》第26条："手太阴暑温，或经发汗，或未发汗，而汗不止，烦渴而喘，脉洪大有力者，白虎汤主之；脉洪大而芤者，白虎加人参汤主之；身重者，湿也，白虎加苍术汤主之；汗多脉散大，喘喝欲脱者，生脉散主之。"

【问题讨论】

白虎汤、白虎加人参汤、生脉散这三个方剂都能治疗大汗与喘，三者有什么区别？

参考答案：白虎汤证、白虎加人参汤证、生脉散证是气分证过程中，由邪气盛而正气不衰的气分实证向正气不足、功能衰退的气分虚证逐步发展的过程。白虎汤证的大汗出是里热蒸腾迫津外渗，所以是蒸蒸热汗。喘，是因为肺胃热炽，热邪迫肺，肺气上逆，所以喘急鼻煽。白虎汤证是里实热证，所以治疗要泻热保津。白虎加人参汤证是实中夹虚证，以肺胃热炽为主，又有津、气两伤，它的汗出与喘是由热与虚两方面造成的，所以治疗既要泻热，又要兼补气生津。生脉散证的汗出与喘是津、气欲脱的表现，汗多但不热，喘息而无力，所以治疗要补气生津，敛阴固脱。这三个证候，病机不同，所以组方用药也不一样，在临床中一定要注意鉴别。可以说，白虎汤纯属清气法，白虎加人参汤是清气法与补法相结合，生脉散则纯属补法。

## 案例十二

陈某，男，65岁，1998年3月11日初诊。

患者素有冠心病，曾发心肌梗死，经住院救治痊愈出院。近来患者心悸不宁，夜间早搏频发，自觉大便干，舌尖红，苔少，脉结代。

【独立诊断】病因为热；病所在少阴；病机乃心阴亏虚，心失所养。

【综合辨证】真阴耗损。

【治法方药】法宜滋阴益气复脉；方选加减复脉汤加减。

炙甘草12g，生地黄20g，火麻仁12g，麦冬20g，阿胶10g（烊化），白芍12g。7剂。

【调护医嘱】畅情志，起居有节。

【疗效观察】1998年3月18日二诊：患者心悸减轻，口干，大便干，舌尖红，脉大而结。继续用上方化裁：炙甘草15g，生地黄25g，火麻仁15g，麦冬30g，阿胶10g（烊化），白芍12g，生龙骨30g，生牡蛎30g。7剂。

1998年3月25日三诊：患者心悸明显减轻，口干渴也减，诸症平稳，大便通利，舌红，脉结代。守法治疗：麦冬30g，生地黄30g，玄参30g，火麻仁15g，炙甘草14g，生龙骨30g，生牡蛎30g，白芍12g，阿胶10g（烊化）。7剂。

1998年4月1日四诊：患者心悸、早搏进一步减轻，自觉平稳，舌红，脉沉。继用上法，处方：炙甘草14g，党参14g，麦冬30g，生地黄30g，白芍12g，火麻仁16g，阿胶10g（烊化），沙参20g，玉竹20g。7剂。

1998年4月8日五诊：患者偶有早搏，有时失眠，大便偏干，小便通利，舌暗红，苔白，脉结代。用前法少佐通阳益心气药，处方：生地黄30g，麦冬30g，桂枝3g，酸枣仁30g，白芍20g，人参3g，阿胶10g（烊化），炙甘草12g。7剂。

后以加减复脉汤为基础，或加人参扶阳，或间用归脾汤，坚持治至1998年5月6日，早搏消失，心悸不再发作，继续用简化加减复脉汤巩固疗效。

（陈明，刘燕华，李芳.刘渡舟临证验案精选.北京：学苑出版社，1996：34.）

【经典温故】

《温病条辨·下焦篇》第1条："风温、温热、温疫、温毒、冬温，邪在阳明久羁，或已下，或未下，身热面赤，口干舌燥，甚则齿黑唇裂，脉沉实者，仍可下之；脉虚大，手足心热甚于手足背者，加减复脉汤主之。"

【问题论讨】

加减复脉汤与炙甘草汤所治之心动悸有何不同？

参考答案：《伤寒论》第177条谓："伤寒脉结代，心动悸，炙甘草汤主之。"其由伤寒汗、吐、下或失血后，或杂病阴血不足，阳气不振所致。因炙甘草用量大，有益气补心、缓急定悸之功，故方名为炙甘草汤；又因有复脉之效，而名复脉汤。《温病条辨》加减复脉汤是在《伤寒论》炙甘草汤的基础上去参、桂、姜、枣、酒，加入白芍而成。吴鞠通曰："去参、桂、姜、枣之补阳，加白芍收三阴之阴，故云加减复脉汤。"在仲景当日，治伤于寒者之结代，自有取于参、桂、姜、枣，复脉中之阳。今治伤于温者之阳亢阴竭，不得再补其阳也，故吴氏改变炙甘草汤温阳复脉为养阴复脉。

## 案例十三

刘某，女，12岁，1990年5月15日初诊。

患者自当年2月初因患感冒，咽痛，咳嗽，发热38.5℃～39℃，经治疗后，高热已降，低热不退，2周后出现心悸、气短、易汗出。某医院心电图检查：心动过速，心律不齐，室性早搏。其以"病毒性心肌炎"住院治疗2月余，疗效不显，转请赵老医治。刻诊：面色㿠白，咳嗽有痰，胸闷心悸，心烦急躁，寐不安，纳差，小便黄赤，大便偏干，体温37.5℃，心率120次/分，舌质红，苔薄黄腻。

【独立诊断】病因为痰、热；病所在少阳；病机乃痰热阻滞，气机不畅。

【综合辨证】痰热郁阻，三焦气机不畅。

【治法方药】法宜宣气机，畅三焦，清热化痰；方选防风通圣散加减。

荆芥6g，防风6g，麻黄4g，薄荷2g（后下），金银花10g，连翘10g，炒栀子6g，黄芩6g，桔梗10g，大黄1g，前胡6g，生石膏30g（先煎），滑石10g，生甘草10g。7剂，每日1剂，水煎服。

【调护医嘱】嘱其忌食辛辣、鱼腥海味，饮食宜清淡。

【疗效观察】1990年5月22日二诊：服药3剂，患者症状减轻，7剂服完咳平痰止，大便通畅，心率100次/分，体温36.5℃，仍烦急眠差，再以上方去麻黄，加白芍10g、川芎10g、竹茹6g，7剂，水煎服。

1990年5月29日三诊：服上方后，患者精神转佳，寐安，心率80次/分，除偶有心悸外，余症皆去。又以此方加减服药30余剂，患者食欲较好，面色红润，二便正常，心电图示大致正常，体重增加，病获痊愈。

（李刘坤.赵绍琴医案实录.北京：人民军医出版社，2015.）

【经典温故】

《黄帝素问宣明论方·卷三》防风通圣散："风热怫郁……风气壅滞，筋脉拘倦，肢体焦萎，头目昏眩，腰脊强痛，耳鸣鼻塞，口苦舌干，咽嗌不利，胸膈痞闷，咳呕喘满，涕唾稠粘，肠胃燥热结，便溺淋闭；或夜卧寝汗，咬牙睡语，筋惕惊悸；或肠胃怫郁结，水液不能浸润于周身，而但为小便多出者；或湿热内郁，而时有汗泄者；或因亡液而成燥，淋闭者；或因肠胃燥郁，水液不能宣行于外，反以停湿而泄；或燥湿往来，而时结时泄者；或表之，阳中正气与邪热相合，并入于里，阳极似阴而战，烦渴者……或虚气久不已者……或风热走注，疼痛麻痹者；或肾水真阴衰虚，心火邪热暴甚而僵仆，或卒中久不语，或一切暴喑而不语，语不出声，或暗风痫者，或洗头风，或破伤，或中风诸潮搐，并小儿诸疳积热，或惊风积热，伤寒疫疠而能辨者；或热甚怫结而反出不快者，或热黑陷将死；或大人、小儿风热疮疥及久不愈者，或头生屑，遍身黑黧，紫白斑驳，或面鼻生紫赤风刺瘾疹，俗呼为肺风者，或成风疠，世传为大风疾者；或肠风痔漏……及伤寒未发汗，头项身体疼痛者，并两感诸证。兼治产后血液损虚，以致阴气衰残，阳气郁甚，为诸热证，腹满涩痛，烦渴喘闷，诸妄惊狂，或热极生风而热燥郁，舌强口噤，筋惕肉瞤，一切风热燥证，郁而恶物不下，腹满撮痛而昏者。兼消除大小疮及恶毒，兼治堕马打扑伤损疼痛，或因而热结，大小便涩滞不通，或腰腹急痛，腹满喘闷者。"

【问题讨论】

防风通圣散的组方特点及临床辨证要点是什么？

参考答案：本方荆芥、防风、薄荷、麻黄发越透散，四味药与泻火通腑之石膏、黄芩、栀子、连翘、芒硝、大黄，养血活血之当归、川芎、白芍，去湿利尿之白术、滑石、甘草相合，可形成发散郁火，松动六腑郁结，活血透发血分热毒的特殊功效，能够治疗风、火、湿、食之毒郁结所致的水肿、小便不利、大便不通、斑疹不能透发、五官诸窍不利等证。此方证要点：心烦急躁，便秘尿阻，口舌生疮，皮肤斑疹。

## 案例十四

洪某，男，25岁，2005年12月13日初诊。

患者素嗜饮酒，11月中旬某夜与朋友聚会时喝酒甚多，回家睡后突然心慌、浑身发抖，当即去某医院急诊，检查心电图正常，予以对症治疗。从医院回家途中因临车窗受风而背部发冷，随即胃脘冷痛，次日去某医院做胃镜检查，诊断为"浅表性胃炎"，未做特殊治疗。至今患者心慌，浑身发抖，背凉，自觉浑身往外冒冷风，脑后尤甚，胃脘冷痛，无食欲。脉软滑，舌淡红胖，苔白厚腻，满布舌面。

【独立诊断】病因为寒、湿；病所在少阳、太阳；病机乃寒湿郁阻，上中焦气机不畅。

【综合辨证】寒湿郁阻，上中焦气机不畅。

【治法方药】法宜温燥寒湿；方选厚朴草果汤合葛根汤加减。

厚朴12g，杏仁10g，草果4g，清半夏12g，茯苓15g，陈皮12g，藿香10g，生姜8g，炙麻黄12g，葛根15g，桂枝10g，生白芍10g，炙甘草6g。6剂。

【调护医嘱】畅情志，饮食起居有节。

【疗效观察】2005年12月20日二诊：患者胃脘冷痛、背冷、发抖、浑身与脑后冒冷风等症顿消，现仅腹部微微发凉，足心凉，手心出汗，口中无味，饭后呃逆。舌尖转红，苔转黄略厚，脉右关滑大，左软弱。寒湿渐去，伏热外透。上方去炙麻黄、葛根、桂枝、生白芍、生姜、炙甘草，加生石膏30g、黄连6g。4剂后，诸症痊愈。

（张文选.温病方证与杂病辨治.北京：学苑出版社，2007：621.）

【经典温故】

《温病条辨·中焦篇》第85条："舌白脘闷，寒起四末，渴喜热饮，湿蕴之故，名曰湿疟，厚朴草果汤主之。"

【问题讨论】

如何理解"湿疟"？

参考答案：厚朴草果汤方是从《临证指南医案》"疟门"第十七案整理而来。疟由湿郁，湿阻气滞，治必苦辛通降。湿疟是先因脾伤，阴湿内聚，后又感受疟邪，或疟邪先伏，又感湿邪而发病。虽病以疟名，但临床上不可拘泥于"寒起四末，身热不扬"，"舌苔白腻，脘部痞闷，渴喜热饮"就是阴湿之邪郁阻中焦太阴之证。

## 案例十五

陈某，女，65岁，1998年3月18日初诊。

患者曾患急性心肌梗死，经住院救治痊愈出院，但近来出现心律不齐，早搏夜间频繁，睡眠差，口干，舌红赤，少苔，脉沉结。

【独立诊断】病因为热；病所在少阴；病机乃阴液亏虚，虚热内扰。

【综合辨证】阴液亏虚，虚热内扰。

【治法方药】法宜养阴益心；方选增液汤加减。

玄参15g，麦冬20g，生地黄25g，炙甘草15g，生龙骨30g（先煎），生牡蛎30g（先煎）。7剂。

【调护医嘱】畅情志，饮食起居有节。

【疗效观察】1998年3月25日二诊：患者心悸减轻，效不更方，继续用增液汤加减：玄参30g，麦冬30g，生地黄30g，火麻仁15g，炙甘草15g，生龙骨30g（先煎），生牡蛎30g（先煎）。7剂。

1998年4月2日三诊：患者大便通畅，口干减轻，心悸明显减轻，继续用增液汤与三甲复脉汤、炙甘草汤更替调治。

（张文选.温病方证与杂病辨治.北京：学苑出版社，2007：316.）

【经典温故】

《温病条辨·中焦篇》第15条："下后数日，热不退，或退不尽，口燥咽干，舌苔干黑，或金黄色，脉沉而有力者，护胃承气汤微和之；脉沉而弱者，增液汤主之。"

【问题讨论】

1."阳明温病，下之不通"，表明其有可下之症，但为什么会下之不通呢？

参考答案：原文归纳出共有五种情况，但归纳起来不外乎两大类：阳明热结兼他经实热证，阳明热结兼正气亏损证。五种情况中，此处以阳明热结，阴液亏损证治为例讨论。阳明温病已用攻下之法，若大便仍不通，此乃津液不足，吴鞠通称为"无水舟停"，治之应以增液润肠通便。若增液润肠仍不下者，是属燥结较甚，而呈虚实夹杂之证，治之应以增液承气汤一面增水行舟，一面荡涤肠胃热结，攻补兼施。

"下之不通"，非纯实证也。比如载重抛锚之船，遇干涸之河，只开动机器或拉纤，并不能使船行走。"间服增液，再不下者"，非纯虚证也。比如抛锚之船，遇干涸之河，只进行增水行舟而不开动机器，亦无法行走。因本证属虚实夹杂，治之应以攻补兼施，"增水"与"拉纤"同时并进，增液承气汤甚为对证。

2.仲景的桂枝甘草汤加龙骨、牡蛎治疗心悸与叶氏增液汤治疗心悸有何区别？

参考答案：桂枝甘草汤加龙骨、牡蛎，张仲景用以治疗因误治而致阴阳离决的阳浮于上，阴陷于下的烦躁证。桂枝、甘草能助心阳，龙骨、牡蛎潜阳止烦躁。但本案心悸，却宗叶氏之法，用增液汤加火麻仁、炙甘草、生龙骨、生牡蛎，取加减复脉汤、救逆汤意在滋心阴，治心悸。本案中患者乃因心阴亏虚，内生虚热而出现烦躁之心悸。

# 第二十三章 痹 病

案例一

韩某，男，37岁，患关节疼痛已有数年，周身关节酸楚疼痛，尤其以两膝关节为甚，屈伸不利，行走困难，每逢天气阴雨疼痛加剧，舌质淡嫩而胖，脉弦迟，大便反而干燥难解。

【独立诊断】病因为寒、湿；病所在太阴；病机乃寒湿困阻太阴表里，脾虚不能健运，湿邪痹阻关节。

【综合辨证】寒湿邪气外着内困，脾虚不能健运。

【治法方药】法宜健脾益阴，利水通阳；方选桂枝附子汤去桂加白术汤。

附子15g，白术15g，生姜10g，炙甘草6g，大枣12枚。6剂。

【疗效观察】服药后，患者周身发痒，如虫行皮中状，两膝关节出汗而黏凉，大便由难转易；改用肾著汤，服2剂后，下股疼痛止；最后用丸药调理，逐渐平安。

按：桂枝附子去桂加白术汤是桂枝附子汤的变方。桂枝附子汤即桂枝汤去芍药加附子，它与桂枝去桂枝加白术汤不同的是，桂枝附子汤重用桂枝、附子，意在温经散寒除湿，专治风寒湿三气困阻肌表，郁遏阳气的"身体疼烦，不能自转侧"证。如果湿邪内困脾气，脾不健运，津液不能还于胃中而反大便硬，则去桂枝而加白术以健脾运湿。因为桂枝走表，与附子合用能耗散津液，而白术与附子合用，则既能行皮内而逐水气，又能健脾气而行津液。这些细微的机制，正是仲景用药配方精妙之处。本案所治，形象地再现了仲景方药的无比正确性。服药后周身如虫行皮中状而痒，即《伤寒论》所谓的"其人身如痹"，这是正气得药力资助，与邪气相争，湿气欲出之象。服药完毕两膝汗黏冷，反映了寒湿邪气由皮内而出，邪退正复，其病向愈。

（刘渡舟.经方临证指南.天津：天津科学技术出版社，1993：134.）

【经典温故】

《伤寒论》第174条："伤寒八九日，风湿相抟，身体疼烦，不能自转侧，不呕、不渴、脉浮虚而涩者，桂枝附子汤主之。若其人大便硬，小便自利者，去桂加白术汤主之。"

【问题讨论】

本病应如何辨证论治?

参考答案：周身关节酸楚疼痛，屈伸不利，阴雨天加重，但无恶风寒的表证，故可知以湿邪痹阻为主，伴有大便反干燥难解的脾津虚便难，湿困太阴之里，法宜健脾益阴，利水通阳。

## 案例二

周某，女，43岁，1985年6月12日初诊。

患者患风湿性关节炎多年，四肢关节疼痛甚剧，半年来两肩胛部位疼痛尤为剧烈，常欲令人用拳猛击方稍舒。天气渐热，而患者畏寒殊甚，两手冰冷。察其舌苔白腻，脉象沉细。

【独立诊断】病因为风、寒、湿、瘀；病所在少阴、厥阴；病机乃风寒湿痹阻经脉，经脉不利，兼气血不足。

【综合辨证】风寒湿瘀痹阻经脉，经脉不利，兼气血不足。

【治法方药】法宜温经活血，祛风化湿；方选甘草附子汤加味。

炙甘草5g，炮附子12g，炒白术12g，全当归12g，炒白芍12g，桂枝9g，片姜黄9g，细辛3g，粉防己15g，生姜3片。7剂。

【疗效观察】尽剂后，所患已十去其八，自觉浑身温暖，两肩胛疼痛已大减，已不需以拳叩击，舌淡，苔薄腻，脉转缓。用原方加茯苓12g、生薏苡仁15g，嘱续服7剂。

按：本案前医以往所用药，皆活血通络及止痛之品，但畏附子不敢用。沈济苍教授告知此病活血定痛之药固不可少，但寒湿凝滞经络，非温经散寒不能开，必须与桂枝、附子同用，始克有济。其并谓此病原非一朝一夕，今后可用此方加减，继续服用，观察一段时间，以巩固疗效。

（熊曼琪.伤寒论.北京：人民卫生出版社，2005：424.）

【经典温故】

《伤寒论》第175条："风湿相抟，骨节疼烦，掣痛不得屈伸，近之则痛剧，汗出短气，小便不利，恶风不欲去衣，或身微肿者，甘草附子汤主之。"

【问题讨论】

1.本病的辨证要点是什么？

参考答案：表有风湿痹阻的关节疼痛；天气渐热，而患者畏寒殊甚，两手冰冷，察其舌苔白腻，脉象沉细，一派气血不足有湿之象。

2.桂枝附子汤、白术附子汤、甘草附子汤三方有何异同点？

参考答案：桂枝附子汤、白术附子汤、甘草附子汤三方相同点：①在病机上同属风湿袭表，表阳已虚。②在症状方面，都有发热、身重、身体疼痛等症。③治疗时皆以温经助阳，祛风除湿为法。三者不同之处在于：①在病机方面，桂枝附子汤证为风湿俱盛，表阳已虚；白术附子汤证虽表阳已虚，但风邪已去，湿邪独盛；甘草附子汤则为风湿俱盛而表里阳气皆虚。②在症状方面，桂枝附子汤证多见风邪偏盛之症状；白术附子汤证则多见湿邪偏盛之症状；甘草附子汤证不但身体疼痛剧烈，又有汗出恶风、短气浮肿、小便不利等里阳已虚的表现。③在治则方面，三者虽然都能温经助阳，但桂枝附子汤意在温助表阳，祛风除湿；白术附子汤旨在祛除湿邪，扶助表阳；甘草附子汤在祛风除湿之外，又能温助表里之阳。④在用药方面，三方明显不同。桂枝附子汤以桂枝、附子相伍，助表阳而散风湿；白术附子汤中白术、附子相合，走皮中而逐水湿；甘草附子汤以白术、桂枝、甘草并用，祛风除湿之中，又能扶助表里之阳气。

### 案例三

朱某，男，55岁，因外感风寒，出现头项强直、疼痛已2天，伴肢节疼痛，恶寒，无汗，口不渴，舌苔白，脉数有力。

【独立诊断】病因为风寒；病所在太阳；病机乃风寒郁闭太阳营卫，经输不利。

【综合辨证】风寒郁闭太阳营卫，经输不利。

【治法方药】法宜发汗解肌，通利经脉；方选葛根汤。

葛根15g，麻黄10g，桂枝10g，生姜10g，白芍10g，大枣10枚，炙甘草6g。

【疗效观察】服药后，患者始觉后背发热，继而布达全身，汗出，2剂愈。

（刘渡舟.经方临证指南.天津：天津科学技术出版社，1993：21.）

【经典温故】

《伤寒论》第31条："太阳病，项背强几几，无汗，恶风，葛根汤主之。"

【问题讨论】

1.本病的辨证要点是什么？

参考答案：本病的辨证要点是表有寒风闭表而恶寒发热、无汗，兼有经脉不利的颈项强痛。

2.太阳经输证即是葛根汤证？

参考答案：不正确。太阳经输证，表现为项背强几几，既可出现于葛根汤证，也可出现于桂枝加葛根汤证。

### 案例四

常某，女，19岁，教师，1963年12月20日初诊。

患者自述患冻疮，历年发作，此次因感冒风寒，通身不适，肢体寒凉，手足麻痹，两手背冻疮红肿瘙痒，又适值经水临期，并伴有腰胀痛，腹痛不舒，脉微细，舌质淡红，苔薄白而润。

【独立诊断】病因为风、寒；病所在厥阴；病机乃血虚经寒，寒凝血滞。

【综合辨证】血虚经寒，寒凝血滞。

【治法方药】法宜养血温经散寒通滞；方选当归四逆汤加味。

当归10g，桂枝10g，细辛3g，通草5g，炙甘草5g，白芍10g，柴胡10g，台乌药10g，生姜3片，大枣5枚。每日2剂，水煎服。

【疗效观察】患者服2剂见效，厥寒已罢，手足回温，冻疮好转尤著，痛经亦随之而平，脉缓有力，舌色红润；仍宗前法，继进5剂而痊愈，当年未发冻疮。

按：本案冻疮属血虚经寒，寒凝血滞所致，又伴经临腹痛，故以温经散寒，兼佐疏肝顺气，用当归四逆汤加味，取得速效。笔者用本方加味治冻疮多例，在手足开始瘙痒时服药，疗效均快捷，如已成疮破溃，则疗效不佳。此外，用当归四逆汤合四妙勇安汤治脱疽（脉管炎）亦有一定的疗效，但也要抓住时机，在肢端麻木尚未变色之时用上述方药，有缓解和治愈的可能。

（张光荣.陈瑞春学术经验集.北京：科学出版社，2015：273.）

【经典温故】

《伤寒论》第351条："手足厥寒，脉细欲绝者，当归四逆汤主之。"

【问题讨论】

当归四逆汤证、当归四逆加吴茱萸生姜汤证的辨证要点是什么？两方证的病机、治法及方药是什么？

参考答案：当归四逆汤证的辨证要点是血虚的同时又有寒凝经脉，见手足厥寒，脉细欲绝。病机是营血不足，寒凝经脉。治法为养血通脉，温经散寒。方用当归四逆汤。方中当归补肝养血行血，桂枝温经通阳，芍药和营养血，细辛温散血中之寒邪，通草通行血脉，大枣、甘草益脾养营。诸药相合，有散寒邪、养血脉、通阳气的功效。当归四逆加吴茱萸生姜汤证的辨证要点是在营血不足，寒凝经脉的基础上，兼有反复胃痛、发则呕逆吐涎等与肝胃有关的沉寒痼疾。病机是血虚寒凝，兼有肝胃陈寒。方用当归四逆加吴茱萸生姜汤。用当归四逆汤养血通脉、温经散寒，加吴茱萸、生姜暖肝泄浊通阳，以走厥阴经脏，散其久滞陈寒，并用清酒扶助药力，增强温通血脉之功，以驱在内之久寒。

## 案例五

吴某，女，45岁，菜场营业员，1974年10月20日初诊。

患者突然发现右手下冷水后疼痛刺骨，渐次发展至不能涉水，右手皮肤温度明显低于左手，不涉水亦感怕冷。诊时所见，患者面部青淡，未见贫血面容，全身情况尚好，月经正常，二便尚可，舌淡红润，左脉缓偏细，右手无脉肘部腋窝仍能触及搏动，其他无变化。以往也未发现无脉。

【独立诊断】病因为寒；病所在厥阴；病机乃血虚经寒，寒凝经脉。

【综合辨证】血虚经寒，寒凝经脉。

【治法方药】法宜养血温经，散寒通滞；方选当归四逆汤。

当归15g，白芍10g，桂枝10g，细辛3g，通草5g，炙甘草5g，生姜3片，大枣5枚。5剂，每日1剂，水煎服。

【疗效观察】服上药2剂后，患者自己摸到右手有脉搏动，且觉温度回升，下水的疼痛感减轻；服完5剂后来诊，脉息缓而有力，与左手对比无明显差异，遂拟参芪四物汤加桂枝、细辛，嘱服10剂巩固；半年后来诊，脉息正常，未见无脉现象。

按：病理性的无脉症，临床偶能见到，多是血虚经寒，加之外寒侵袭，暂时无脉，一般用当归四逆汤能取得预期疗效。但脉复之后，适当调补气血，并禁止涉水也是必要的。本案无脉还应从脉伏来理解。

（张光荣.陈瑞春学术经验集.北京：科学出版社，2015：274.）

【经典温故】

《伤寒论》第351条："手足厥寒，脉细欲绝者，当归四逆汤主之。"

【问题讨论】

虚寒凝厥的病机是什么？

参考答案：为血虚寒凝，气血运行不畅，阴阳气不相顺接，可手足厥寒与脉细欲绝并见，还可见有头晕、面色苍白等血虚之症状，以及因血虚寒凝的部位不同而出现的相应的临床表现，如四肢关节疼痛，或身疼腰痛、脘腹冷痛、月经后期、量少色淡等，治疗用当归四逆汤养血通脉、温经散寒。

## 案例六

李某，男，45岁，农民，1965年3月4日初诊。

患者逐步发现每于立冬之后鼻尖部位青紫，渐次发黑，不痛不痒，严重时口唇亦发现青紫，两手指亦有轻微青紫，其他未见异常。其乌黑的鼻尖部，须待次年四五月才逐渐消失。脉细微，舌淡红而润。

【独立诊断】病因为寒；病所在经脉；病机乃寒凝经脉，气滞血瘀。

【综合辨证】寒凝经脉，气滞血瘀。

【治法方药】法宜养血温经散寒通滞；方选当归四逆汤。

当归10g，桂枝10g，白芍10g，细辛3g，通草6g，炙甘草5g，生姜3片，大枣3枚。每日1剂，水煎温服。

【疗效观察】患者诊后未见复诊，次年来诊告谓，前方服25剂后停药，未见反复。

按：本病诊断属中医学"寒厥"，即血虚寒凝，但其表现并非四肢寒厥，而是鼻尖乌黑。因此，其与西医的"雷诺病"未必完全合拍。但通过辨证论治，用温经散寒的当归四逆汤取效，从血虚经寒作解，是符合病机的。

（张光荣.陈瑞春学术经验集.北京：科学出版社，2015：275.）

【经典温故】

《伤寒论》第351条："手足厥寒，脉细欲绝者，当归四逆汤主之。"

【问题讨论】

本案例患者并非"手足厥寒"，而是鼻尖乌黑，为何服用当归四逆汤有效？

参考答案：本案患者虽立冬之后鼻尖乌黑，但辨证是血虚经寒，故与当归四逆汤证病机相同。

## 案例七

甘某，男，5岁，1986年3月6日初诊。

患儿在当地医院治疗近2个月，最近在某医院住院治疗，经各种检查确诊为风湿性关节炎。就诊所见症状：全身消瘦，呈慢性病征，语声低微，食纳差，小便黄，大便稀，低热，体温37.3℃～37.5℃，夜间出汗，两膝肿大，扪之灼手，触之疼痛呻吟，腓肠肌消瘦，两脚内外踝关节肿大，不能站立，脚着地即呻吟啼哭。脉浮虚细数，90～100次/分，舌质红，苔薄黄白腻。两次住院所用均为肠溶阿司匹林，注射青霉素。

【独立诊断】病因为风、湿、热；病所在太阴、少阴；病机乃风湿热痹阻经脉，气血不足。

【综合辨证】风湿热痹阻经脉，气血不足。

【治法方药】法宜先祛风胜湿，清热利湿；方选芍药甘草汤合四妙散加味。

赤芍6g，白芍6g，炙甘草6g，黄柏5g，苍术5g，生薏苡仁10g，牛膝6g，防风6g，秦艽5g，独活5g，海桐皮10g，豨莶草6g，伸筋藤10g，忍冬藤10g，地龙5g。每日1剂，水煎分2次稍凉服。

【疗效观察】1986年3月14日二诊：服前方7剂后，患儿脚膝疼痛明显好转，局部红肿灼手仍未减，但能在地上扶着凳子跛行，痛苦呻吟减少。低烧亦趋消失，体温在正常范围，夜间出汗少。食纳增加，苔腻减轻。患儿已出院在家调治。

综观药证相符，取得初步疗效，因患儿长期为风湿所困，加之营养失衡，故拟增强调补脾胃、养血活血之举。守上方加当归6g、山药10g、白扁豆6g、炒谷芽6g、炒麦芽6g。每日1剂，水煎稍温服。

1986年3月30日三诊：患儿服前方15剂后，食纳明显增加，全身情况有所改善，面色红润，语言活泼，低热退清，二便正常，两踝节红肿痛基本缓解，膝关节肿大稍减，局部灼热减轻，走路能跛行拐跳。脉缓有力，80次/分，舌苔稍腻，舌质红润。病情已有较好的改善，应增加补气活血养血，遂改方如下：生黄芪10g，当归6g，赤芍6g，白芍6g，炙甘草5g，秦艽6g，防风6g，川芎3g，制何首乌10g，黄柏5g，苍术5g，生薏苡仁10g，牛膝6g，独活5g，桑寄生10g，海桐皮10g，豨莶草6g，地龙5g，鸡血藤10g。每日1剂，水煎分2次服。

1986年5月25日四诊：服上药20剂，患儿已能单独行走，唯走路跛行摇摆不稳，且顽皮乱跑摔跤。两膝关节尚有浮肿，原来如鹤膝状，已有较大好转，腿、肘肌肉亦更丰满，全身情况继续好转，饮食、二便正常，舌淡红，苔薄润，脉缓有力。守原方加伸筋藤10g、千年健10g，每日1剂。

1986年4月29日五诊：因春耕农忙，未能及时复诊。服上药20剂，患儿情况良好，步履较前端正，除有轻度跛行，未见异常。两膝关节肿亦有进一步好转，仅外形有轻微浮肿，触摸不痛。小孩好动，随大人在田野玩耍，饮食、二便、睡眠皆正常。脉缓有力，舌苔薄白润。守3月30日方加桑枝10g，每日1剂。

1986年6月25日六诊：患儿服前方20剂后，全身情况明显好转，生长发育如同龄小孩，特别活跃好动，喜欢讲话。两膝关节恢复如常，腿肘丰满，踝关节正常，两下肢浮肿消失，皮肤温差如常，饮食、二便、睡眠皆正常。脉缓有力，舌淡红，苔薄白润。拟改补气养血、柔筋健骨之法，方拟三痹汤加减：生黄芪10g，当归6g，熟地黄10g，白芍6g，川芎3g，独活5g，秦艽6g，防风5g，桑白皮10g，牛膝6g，党参10g，菟丝子6g，补骨脂6g，续断6g，桑寄生10g。每日1剂，水煎分2次服。

随访：患儿服上药40余剂停药，一切功能恢复如常，发育良好，关节炎已得到根治。此后1987年、1988年两年家长均传信告谓，患儿病情稳定，已是小学三年级学生，成绩优良。

按：小儿患风湿性关节炎，是笔者接诊的第一例。该患儿经两家医院的检查和治疗，用青霉素、阿司匹林，治疗时间长达近半年，病情未见好转，且发展更趋严重。两膝肿痛如鹤膝，中医称鹤膝风（结核性关节炎），多为痰湿流注。风湿热痹亦可类似鹤膝风，此患儿尚属首例。其治疗经过：首用芍药甘草汤合四妙散加味，活血定痛，清利湿热，收到了预期效果。二诊增加养血助脾药，对补益脾胃起到了应有的作用。三诊则仿三痹汤益气活血，兼顾清利湿热，服用近2个月，症状明显改善，扫清了外围。四诊以扶正为务，撤去清热燥湿药，转而补气养血、柔筋健骨，取得了巩固治疗的效果。此间有三点值得提出的是：一，清湿热祛风寒，务必做到彻底，所谓"除邪务尽"，不能留寇，用清利湿热药必须用到一定的火候方可撤退。二，全面整体调整机体，补益气血，平调脾胃至关重要。患儿始则食纳差，脾胃受阻，故要注意调理脾胃，既不可峻补，又不可滋腻，使脾胃功能得以恢复，气血功能有转机即可。三，巩固治疗阶段，补益气血、滋养肝肾是治本之图，一则取其治病，二则取其健体，但用药不能偏颇，以平补为是。

（张光荣.陈瑞春学术经验集.北京：科学出版社，2015：355.）

【经典温故】

《伤寒论》第29条："伤寒脉浮，自汗出，小便数，心烦，微恶寒，脚挛急，反与桂枝汤欲攻其表，此误也。得之便厥，咽中干，烦躁，吐逆者，作甘草干姜汤与之，以复其阳。若厥愈足温者，更作芍药甘草汤与之，其脚即伸；若胃气不和，谵语者，少与调胃承气汤；若重发汗，复加烧针者，四逆汤主之。"

【问题讨论】

1.本案的辨证要点是什么？

参考答案：从患儿的风湿性关节炎痛者在膝关节，其次是踝关节，属于鹤膝风类之症，实因风寒湿痹，非痰湿流注，姑从祛风胜湿、清利湿热入手治疗。本案患者全身消瘦，呈慢性病征，语声低微，食纳差，小便黄，大便稀，中焦脾胃营偏虚，低热，体温37.3℃～37.5℃，夜间出汗，此阴弱者汗自出，阳浮者热自发而两膝肿大，扪之灼手，触之疼痛呻吟，故以芍药甘草汤为主方养阴和营，柔筋止痛。

2.少阴病分为哪两大证型？其治则与代表方剂分别是什么？

参考答案：少阴病主要分为少阴寒化证与少阴热化证两大证型。少阴寒化证治宜回阳救逆，以四逆汤类方为代表方剂；少阴热化证治宜育阴清热，以黄连阿胶汤为代表方剂。

## 案例八

姚某，女，16岁，学生，1999年12月2日初诊。

患者是一名师范在校生，早晨要集体出操锻炼。因时届严冬，患者无法坚持，每于早晨出操，口唇发紫，脸色发白，四肢冷痛透心，逐渐发展为全身寒冷，难以坚持正常上课。月经前腹痛，白带偏多。就诊时症见：面色青黄，唇口发白，四肢逆冷，脉细如丝，舌体淡润，舌边有齿印，薄白苔。

【独立诊断】病因为寒；病所在厥阴；病机乃血虚经寒，血行不畅。

【综合辨证】血虚寒凝，血行不畅，痹阻关节。

【治法方药】法宜养血温经散寒；方选当归四逆汤。

桂枝10g、白芍10g、细辛3g、通草5g、炙甘草5g、当归10g、生姜3片、大枣3枚。每日1剂，水煎温服。并嘱其用当归15g、生姜50g、羊肉250g、炖汤佐食，隔日服1次。

【疗效观察】1999年12月10日二诊：患者服上药7剂，食用当归生姜羊肉汤3次，口唇发绀、四肢怕冷、全身虚寒之症状明显好转。脉仍细无力，舌淡白润。拟在前方中加生黄芪15g，合当归补血汤意。每日1剂，煎水温服。并坚持每星期吃2～3次当归生姜羊肉汤。

1999年12月26日三诊：按上述每日1剂药，共进15剂，2～3天一次当归生姜羊肉汤，经20多天的治疗，患者病情有明显好转，面色更红润，口唇淡红，四肢冷减轻，触摸之有温感，精神状况明显好转，食纳增加，二便正常，脉缓有力，舌质淡红，苔薄润。

此后，患者每隔日服上药1剂，共服60多剂，当归生姜羊肉汤亦长期间服用；后又交叉服用中药和当归生姜羊肉汤，一日药，一日食，如此治疗一个冬天；春节后来诉，患者已基本恢复正常，脸色红润，四肢温暖，月经正常，无经前腹痛，食纳、睡眠、二便皆正常，遂停药；2001年元月因其他病来诊，告知原来怕冷的病痊愈。

按：雷诺病临床的四肢清冷、口唇发绀在中医归于血虚经寒，属伤寒厥阴虚寒之证，当归四逆汤功能温经通络。又结合《金匮要略》当归生姜羊肉汤，同为温经祛寒，以药食结合，功用同出一辙，血虚经寒之证用之得以温通，其病自愈。临床凡是冻疮、痛经、脉管炎类疾病，均可借之温通血络而取效。

（张光荣.陈瑞春学术经验集.北京：科学出版社，2015：361.）

【经典温故】

《伤寒论》第351条："手足厥寒，脉细欲绝者，当归四逆汤主之。"

【问题讨论】

当归四逆汤与当归生姜羊肉汤同为治疗血虚寒凝，临床如何鉴别使用？

参考答案：当归四逆汤治疗血虚寒凝在经脉表证，以寒凝为主，养血之药仅为当归。当归生姜羊肉汤治疗血虚寒凝病在里，主要表现为腹痛，喜温喜按，以养血为主，当归和羊肉均为养血之药。

## 案例九

朱某，女，27岁，2009年4月30日初诊。

主诉：肩酸间发半年，加剧并伴颈肩痛半月余。

现病史：患者于半年前开始，因带2岁小孩，睡眠时常枕两臂，胳膊时常露出被外，间发两臂酸，近月来发作频繁，并半月来又继现颈肩酸痛，腰酸膝酸痛。月经周期正常，但上环后经量偏多（增加1倍左右），经期伴有腰酸，平时稍劳易疲，偏怕冷。面色略暗黄，口唇淡红。舌稍青红、苔白，脉右寸略浮，左尺沉细。

【独立诊断】病因为风、湿；病所为太阳、阳明、厥阴；病机为产后血虚，风湿痹阻经脉，经脉不利。

【综合辨证】产后血虚，风湿痹阻经脉，以太阳、阳明经为主。

【治法方药】法宜疏风胜湿，养血柔筋；方选桂枝加葛根汤加减。

秦艽15g，葛根15g，羌活10g，白芍10g，当归10g，川芎10g，黄芩6g，茵陈15g，佩兰15g。7剂。

【疗效观察】2009年5月10日二诊：服上剂后，患者肩酸颈肩痛减半，腰酸显减，仍膝关节受凉易酸，眠稍差，白带偶夹血丝，易有身乏力感，晨起口甜，追诉居住环境阴潮。舌体略胖，质淡红偏暗，脉偏细软，两寸微浮，左关尺较沉。此为太阳风湿见退，而太阴也兼受湿。守方去秦艽加防己15g、藿香15g、茯苓15g兼治脾经表湿，14剂。

2009年5月27日三诊：服上剂后，患者诸痛大减，但膝关节仍偶作痛，仍腰酸，略疲劳乏力，四肢凉。风湿减退，正虚未复，改用当归芍药散加秦艽、薏苡仁、防己、独活之类，从肝脾顾木，服14剂而愈。

按：本案为产后之人，风湿乘血气未复之际，入犯太阳、阳明经脉之表，故治疗必分标本先后，先与桂枝加葛根汤加减治其两阳之表邪，后与当归芍药散加减固其两阴之里虚。

（此为刘英锋治验。）

【经典温故】

《伤寒论》第14条："太阳病，项背强几几，反汗出恶风者，桂枝加葛根汤主之。"

《金匮要略·血痹虚劳病脉证并治》第1条："问曰：血痹病从何得之？师曰：夫尊荣人，骨弱肌肤盛，重因疲劳汗出，卧不时动摇，加被微风，遂得之。但以脉自微涩，在寸口、关上小紧，宜针引阳气，令脉和，紧去则愈。"

【问题讨论】

1.简述葛根汤证的证候、病机、治法及方药。

参考答案：葛根汤证的主证：项背强几几、无汗恶风。病机：太阳伤寒兼经输不利。治法：辛温解表，升津舒筋。方用葛根汤，药用葛根、麻黄、桂枝、芍药、甘草、生姜、大枣。

2.葛根汤证与桂枝加葛根汤证应如何辨证？

参考答案：葛根汤、桂枝加葛根汤证的辨证要点为汗出与否。表虚有汗兼项背强几几者为桂枝加葛根汤证；表实无汗兼项前强几几者为葛根汤证。葛根汤组成为桂枝汤加葛根、麻黄，而桂枝加葛根汤组成为桂枝汤加葛根。

## 案例十

吴某，女，74岁，2007年12月1日初诊。

主诉：周身关节疼痛半年余。

现病史：患者近半年来周身关节疼痛，屈伸不利，晨起尤为明显，活动后减轻，起初是下肢关节疼痛，后及全身，曾经寻医诊治，症状间有好转，但停药又易复作。患者平素一向怕冷怕风，纳可，眠差，梦多（常服安定），口干，饮水多，口苦，二便平，舌质暗红，苔薄白干，脉浮弦急，阳浮尺部沉细。既往有高血糖、脂溢性皮炎、胆结石病史。

【独立诊断】病因为风、湿、热；病所在厥阴；病机为肝经血亏，风湿乘虚痹阻其筋脉之表。

【综合辨证】素体血亏，风湿热乘虚痹阻其筋脉之表。

【治法方药】法宜祛风行湿，通经解表，兼养血柔筋；方选秦艽四物汤合柴胡桂枝汤加减。

秦艽15g，当归15g，桑枝15g，蚕沙10g，薏苡仁15g，酸木瓜15g，何首乌10g，白芍15g，川芎6g，柴胡10g，黄芩10g，桂枝6g，炙甘草6g。7剂，每日1剂，水煎服。

【疗效观察】2007年12月20日二诊：服上剂后，患者诸症减轻，下肢活动转较自如，但仍偶有阵发性怕冷，关节疼痛处有灼热感，双下肢对称性皮疹（牛皮癣）略有复发，舌质暗红，苔薄白，脉弦紧稍滑，寸旺关稍沉细滑。此为助正托邪，经脉转畅之际，营分湿热也渐彰显。守方加丹参15g、赤小豆15g，加强入营行湿，再进7剂。

2007年12月27日三诊：服上剂后，患者肢体活动更加自如，足落地时已无疼痛，手关节支撑用力时疼痛也微，唯晨起仍有手指自觉胀僵微热，略有口干、口苦，近日晨起时觉身热出汗，舌质仍暗，苔淡黄，脉弦滑寸旺。此乃血亏筋痹见好转，营分湿热还须尽除，以秦艽四物汤加清营分湿热之品（秦艽15g，桑枝15g，赤芍10g，蚕沙15g，豨莶草10g，海桐皮10g，赤小豆20g，连翘10g，丹参15g，杏仁10g，薏仁15g）巩固治疗，7剂善后。

半年后患者因皮疹就诊时告知，肢节痛一直未明显复发。

（此为刘英锋治验。）

【经典温故】

《伤寒论》第146条："伤寒六七日，发热，微恶寒，支节烦疼，微呕，心下支结，外证未去者，柴胡桂枝汤主之。"

《伤寒论》第50条："脉浮紧者，法当身疼痛，宜以汗解之。假令尺中迟者，不可发汗。何以知然？以荣气不足，血少故也。"

【问题讨论】

1.本案例的病机为什么？

参考答案：中医五脏内藏，外应五体，六淫外犯，五体先受。厥阴肝经，外应为筋，风湿筋痹，多系于肝，然痹在体外，未舍于其脏，病仍在表，但正气本虚，而邪能留恋不去或去而复受，势必转慢性缠绵之疾。此例即为肝经血亏，风湿乘虚痹阻其筋脉之表，治在祛风行湿于外，配以养血柔筋于内，所谓祛邪必与助正，解表也需托里。凡三阴之表证，治法大多类此。

2.简述柴胡桂枝汤的组方、治法特点。

参考答案：其主要适应证为少阳兼表寒的证候。其组方特点是取小柴胡汤、桂枝汤各用半量，合剂而成，故治法上有太少表里双解而予以轻剂的特点。

## 案例十一

王某，男，15岁，患右踝、右膝关节红肿疼痛已半年之久，严重影响活动，伴右脚底抽掣，右肩关节疼痛，大便素来干结，小便黄赤，口干喜饮，舌质红，苔黄腻，脉滑数。ESR50mm/h。

【独立诊断】病因为湿、热；病所在阳明；病机乃湿热痹阻经络。

【综合辨证】湿热阻滞经络。

【治法方药】法宜清暑利湿，宣通经络；方选加减木防己汤加减。

木防己15g，桂枝10g，杏仁10g，滑石15g（包煎），通草10g，苍术10g，蚕沙10g，生石膏30g（先煎），薏苡仁30g，海桐皮12g。每日1剂，水煎服。

【调护医嘱】饮食清淡，适当锻炼。

【疗效观察】上方加减服30余剂后，患者关节疼痛明显减轻，ESR25mm/h；上方又加赤小豆12g、金银花12g，再服60余剂，疼痛消失，活动自如，ESR3mm/h，从此病愈。

（张文选.温病方证与杂病辨治.北京：学苑出版社，2007：594.）

【经典温故】

《温病条辨·中焦篇》第68条："暑湿痹者，加减木防己汤主之。"

【问题讨论】

木防己汤治疗湿热痹的机制是什么？

参考答案：湿热痹是由于外感热邪，与湿相并；或素体阳盛有余，感受外邪，易从热化；或因风寒湿痹，积久不解，郁遏阳气，化而为热；或在治疗之中，过服温热药等，都可以导致湿热痹的发生。木防己汤，方中取辛温之桂枝，辛凉之木防己、石膏，开表里之痹；"痹证总以宣气为主"，加杏仁宣气通痹；滑石、通草清热利湿；薏苡仁利水渗湿除痹，滑利关节；海桐皮、姜黄活血通络而止痛。全方共奏清热利湿、行气活络、通痹止痛之功。需要注意的是，因湿邪为阴邪，其性黏滞重浊，与热相合，蕴蒸不化，胶着难解，往往缠绵难愈，病程较长，在治疗中不能操之过急。

## 案例十二

曹某，男，55岁，患坐骨神经痛，右臀下至大腿后与委中穴处剧痛拘急，不能步履，注射杜冷丁及普鲁卡因穴位封闭法皆不得效。舌绛苔腻，脉弦大。视其白睛带黄，询知小便黄短。辨为湿热痹。

【独立诊断】病因为湿、热；病所在少阴；病机乃湿热阻滞经络。

【综合辨证】湿热阻滞经络。

【治法方药】法宜清热利湿，缓急止痛；方选加减木防己汤合芍药甘草汤加减。

木防己12g，海桐皮12g，生石膏30g（先煎），薏苡仁30g，桂枝10g，杏仁10g，滑石18g（包煎），木瓜10g，通草10g，片姜黄10g，龙胆10g。每日1剂，水煎服。

【调护医嘱】保持心情舒畅，注意休息。

【疗效观察】服6剂，患者痛减其半，改用：苍术10g，黄柏10g，木瓜10g，龙胆10g，木通10g，柴胡10g，黄芩10g，知母10g，槟榔10g，当归10g，白芍10g，防己10g，车前子10g，泽泻10g。每日1剂，6剂而痛止。

（张文选.温病方证与杂病辨治.北京：学苑出版社，2007：594.）

【经典温故】

《温病条辨·中焦篇》第68条："暑湿痹者，加减木防己汤主之。"

【问题讨论】

加减木防己汤是吴鞠通在仲景的木防己汤基础上发展而来，那么两者有何区别？

参考答案：木防己汤方出自《金匮要略·痰饮咳嗽病脉证并治》第24条，用于治疗痰饮病。加减木防己汤方载于《温病条辨·中焦篇》第68条，原方见于《临证指南医案》"痹门"杜案。叶天士以木防己汤方为基本方，通过灵活化裁，取法辛苦宣通，治疗痹病，而吴鞠通则将叶氏医案的处方具体化为方剂。这样，木防己汤方就不再仅仅局限于治疗痰饮病，而是切合于湿病的临床辨治，体现了痰、饮、水、湿同源，治疗湿病不应滥用汗法，而应采取"宣上""畅中""渗下"，从三焦分解湿邪的思路。

## 案例十三

叶某，男，42岁，因银屑病关节痛于2012年8月5日入院。患者因长期处在空调环境之中工作、生活，导致一年四季很少出汗，目前症见：全身皮肤散在多处红色皮损，上面覆盖白色鳞屑，皮肤干燥，肘关节、膝关节疼痛剧烈，脘痞纳呆，大便黏腻，解之不畅，小便黄，舌苔浊腻，脉濡滑。

【独立诊断】病因为暑、湿；病所在太阴；病机乃暑湿闭阻，气机不畅。

【综合辨证】寒邪外束，暑湿内蕴。

【治法方药】法宜散寒解表清暑；方选新加香薷饮。

香薷15g，金银花12g，连翘12g，白扁豆15g，厚朴9g。3剂。

【调护医嘱】嘱患者尽量避免使用空调，如果使用空调则必须将温度调至28℃以上，且避免直接吹到身体上，尽量活动增加出汗的机会。

【疗效观察】二诊：经过药物及起居调理后患者症状明显缓解，全身皮肤散在多处红色皮损及白色鳞屑减轻，皮肤干燥减轻，肘关节、膝关节疼痛明显缓解，脘痞、纳呆、大便黏腻、解之不畅均减轻，小便黄，舌苔略浊腻，脉弦滑。效不更方，守方续进7剂。

三诊：药后患者全身皮肤散在少量红色皮损，上覆盖白色鳞屑程度较轻，其余诸症均愈，舌淡红，苔薄白，脉偏滑。嘱其避风寒，饮食清淡，尽量活动多出汗。

[张运萍，林家坤.新加香薷饮医案6则.中国中医药现代远程教育，2014，12（23）：132-133.]

【经典温故】

《温病条辨·上焦篇》第24条："手太阴暑温，如上条证，但汗不出者，新加香薷饮主之。"

【问题讨论】

本案是如何辨证用新加香薷饮的？

参考答案：本案辨证为寒邪外束，暑湿内蕴。寒邪外束则见皮肤干燥，肘关节、膝关节疼痛剧烈。患者就诊时间为8月份，正值暑热之际，暑当汗出勿止，然患者喜吹空调，而致汗出较少，暑热不得外出，暑多夹湿，故暑湿闭阻于内。暑湿内蕴则见脘痞纳呆，大便黏腻，解之不畅，小便黄，舌苔浊腻，脉濡滑。故予以新加香薷饮解表清暑。

## 案例十四

马某，男，27岁，2005年9月17日初诊。

患者不明原因疲倦不堪，嗜睡，浑身肌肉酸痛、沉重，全身憋闷难受，心烦急躁，晨起口苦、口干，牙龈出血。曾请几位中医诊治，所用处方有归脾汤、补中益气汤、补肾方等，越治越重。诊脉滑大弦数有力，视舌边尖红赤，苔薄黄。

【独立诊断】病因为火、湿；病所在少阳；病机乃气机不畅，火热内郁。

【综合辨证】三焦火郁，气机不畅。

【治法方药】法宜清解郁火；方选三黄石膏汤加减。

黄芩10g，黄连6g，黄柏10g，生栀子10g，淡豆豉10g，生石膏30g（先煎），知母12g，炙甘草6g，生麻黄10g。6剂，每日1剂。

【调护医嘱】适当运动，清淡饮食。

【疗效观察】此方服1剂，患者自觉周身霍然通畅，胀闷难受大减；服6剂，诸症痊愈。

（张文选.温病方证与杂病辨治.北京：学苑出版社，2007：95.）

【问题讨论】

同为三焦火郁，湿热内阻，三黄石膏汤与甘露消毒丹如何鉴别？

参考答案：三黄石膏汤是伤寒表证未解，里热已炽，可致表里三焦俱热，故方用麻黄、豆豉发汗以解表邪，黄芩、黄连、黄柏、栀子通泻三焦火热，乃表里双解之方。甘露消毒丹是邪在气分，热重于湿证。方中重用滑石、茵陈、黄芩，其中滑石利水渗湿，清热解暑，两擅其功；茵陈善清利湿热而退黄；黄芩清热燥湿，泻火解毒。

## 案例十五

孙某，女，63岁，2007年7月28日初诊。

患者于7天前晚上双上肢肘以下突然出现酸胀疼痛，手足心汗多，胸不闷，口稍苦、不干不黏，纳尚可，太阳穴稍胀，二便平，舌质淡红，苔稍厚微黄，脉滑略弦。

【独立诊断】病因为湿、热；病所在太阴；病机为湿热痹阻经脉。

【综合辨证】湿热痹阻太阴经脉。

【治法方药】法宜行湿清热，通痹利节；方选中焦宣痹汤加减。

汉防己10g，薏苡仁15g，蚕沙10g，杏仁10g，连翘5g，赤小豆15g，法半夏10g，滑石10g（包煎），忍冬藤15g，露蜂房10g，皂角刺10g，木瓜10g，赤芍10g。7剂，每日1剂。

【调护医嘱】适当锻炼，保暖，避免下水湿之地。

【疗效观察】2007年8月8日二诊：服上剂后，患者双肘及前臂疼痛消失，仍有酸胀并发痒，痒由四肢向上蔓延趋势，手汗减，太阳穴稍胀偶有，略伴咳嗽，咽也痒而微咳，夜间口苦，有鼻塞，胃脘有灼热感。诊治对路，病势退而未尽，守上方加荆芥10g（后下）、栀子6g、白通草5g，以兼祛外风、内清郁热，再进7剂而愈。

（此为刘英锋治验。）

【经典温故】

《温病条辨·中焦篇》第65条："湿聚热蒸，蕴于经络，寒战热炽，骨骱烦疼，舌色灰滞，面目痿黄，病名湿痹，宣痹汤主之。"

【问题讨论】

本案例的辨治思路是什么？

参考答案：本案湿热痹病，痛在肢节，病属脾经之表。太阴主湿，外合四肢，湿合热而为风所携，流行四末，可病"热痹"。《温病条辨》中焦篇第65条"湿聚热蒸，蕴于经络，寒战热炽，骨骱烦疼，舌色灰滞，面目痿黄，病名湿痹，宣痹汤主之"，实为此证而设。可见脾经有表证，无论在经典文献还是在临床事实上，都是具有充分依据的。

## 案例十六

邓某，男，48岁，1996年6月10日初诊。

患者自诉多饮、多食、多尿1年多，伴手足麻木半年。1994年8月其在单位医院检查血糖17mmol/L，经服用消渴丸后多饮、多食、多尿等症明显改善。自1995年10月以来患者出现手足发麻、疼痛，无灼热感，并伴有腰痛，神疲乏力，血压不高，饮食已控制，大便色黑，时干时稀，尿稍黄，舌质红，舌尖尤甚，苔薄黄，后半部稍腻，脉细略数。

【独立诊断】病因为湿；病所在太阴；病机乃湿阻气机，血脉不畅，营气不行。

【综合辨证】血虚脉痹，营行不畅。

【治法方药】法宜益气行营，活血通痹；方选黄芪桂枝五物汤加味。

生黄芪20g，桂枝10g，赤芍10g，白芍10g，牛膝10g，桑寄生15g，桑枝20g，秦艽10g，姜黄10g，炙甘草5g，生姜3片，大枣3枚。每日1剂，水煎分2次服。

【疗效观察】1996年6月18日二诊：服上药7剂后，患者肢体麻木疼痛减轻，握力增大，腰痛，晨起活动后可缓解，时觉胸部闷痛，时感饥饿，食后头昏沉欲睡，小便每日 5～6 次，量减，面色虚胖淡黄，舌尖仍红苔少，脉细稍急，寸部沉弱。血糖 15.7mmol/L。守原方加鸡血藤 15g、络石藤 15g，每日 1 剂，水煎分 2 次服。并嘱其自服消渴丸。

1996 年 6 月 25 日三诊：服上方 7 剂后，患者前症减轻，但身痒，易饥，大便呈糊状，舌红而滑润。血糖 8.1mmol/L。仍守前法，汤药、丸剂并进。

1996 年 7 月 5 日四诊：服前方 7 剂后，患者善饥消食明显减轻，但又复见肢体麻木痛而乏力，面色淡黄浮肿，舌质偏红，苔薄白润，脉细偏弦数。处方：生黄芪 30g，山药 30g，苍术 10g，玄参 10g。同时服消渴丸合六味地黄丸。

1996 年 7 月 23 日五诊：按前法治疗半月，患者饥饿感明显减轻，头晕、肢体麻木等症亦随之而减，舌边尖红，少苔，脉虚软无力。处方：生黄芪 20g，山药 30g，苍术 10g，玄参 15g，牛膝 15g，木瓜 10g，桑寄生 20g，络石藤 15g。每日 1 剂，水煎分 2 次服。

1996 年 7 月 30 日六诊：服前药后，患者四肢关节及小腿胀痛减，但踝关节仍痛，饥饿感较前稍增，小便多泡沫，并见上浮油膜，舌尖略红，苔薄白，脉虚缓乏力。守上方增强其固肾摄精之力，加芡实 20g、菟丝子 10g，每日 1 剂，水煎分 2 次服。

1996 年 8 月 9 日七诊：服前方后，患者血糖稳定在 7.5～8mmol/L 之间，精神较好，食纳量不多，肢体麻木减轻，小便油膜状已消失，但仍多泡沫，舌尖略红，苔薄润少苔，脉虚软乏力。处方：生黄芪 20g，山药 30g，苍术 10g，玄参 15g，太子参 20g，五味子 6g，麦冬 15g，牛膝 15g，木瓜 10g，桑寄生 15g。每日 1 剂，水煎分 2 次服。

1996 年 9 月 13 日八诊：服前方 24 剂，患者诸症悉减，手稍有麻木，食纳如常人，早晨起床后小便多泡，其他为清淡尿液，舌转嫩而不红，脉缓而软。守上方加乌梅 15g、赤芍 10g、丹参 15g，每日 1 剂，水煎分 2 次服。

1996 年 10 月 4 日九诊：服前方 10 剂后，患者除稍有饥饿感外，其他症状均消失，但劳累后可出现小便浮油状物，夜寐尚安，舌淡润，苔薄白滑，脉缓有力。守 9 月 13 日方加芡实 15g、益智仁 10g，每日 1 剂，水煎分 2 次服。

1996 年 10 月 22 日十诊：服前方 7 剂后停药，患者未见任何不适，自觉精神、食欲、二便、睡眠皆属正常，舌质淡红，苔薄润，脉缓有力。处方：生黄芪 20g，山药 30g，苍术 10g，玄参 15g，太子参 20g，五味子 6g，麦冬 15g，牛膝 15g，木瓜 10g，桑寄生 15g，乌梅 15g，丹参 15g，赤芍 10g，芡实 15g，益智仁 10g。每日 1 剂，水煎分 2 次服。另服杞菊地黄丸。

上方服 10 剂后患者停药，单服六味地黄丸，血糖稳定在 7.5～8mmol/L 之间，能坚持正常上班。

1997 年 12 月 10 日患者面遇告知，病情稳定，未见反复，停药后一直服六味地黄丸。

1998 年随访，患者神经炎肢体麻木未加重，病情稳定，生活如常。

（张光荣.陈瑞春学术经验集.北京：科学出版社，2015：354-355.）

【经典温故】

《金匮要略·血痹虚劳病脉证并治》第2条："血痹，阴阳俱微，寸口关上微，尺中小紧，外证身体不仁，如风痹状，黄芪桂枝五物汤主之。"

【问题讨论】

本案的辨证要点是什么？

参考答案：本例糖尿病患者已延日久，而伴发神经炎。首先用桂枝汤加味，调和营卫，益气通络，使血脉流畅，肢体麻木缓解。继而又出现善饥，血糖又升高，小便亦偏多的糖尿病症状明显，此时用施今墨老的两个对药——黄芪配山药，玄参配苍术，服用之后血糖一直保持下降直至稳定。尔后视其肺肾不足，又增加生脉散、芡实、益智仁以补益之。应用此方后，病情基本稳定，坚持半年有余，并达到巩固疗效的目的。

糖尿病是一个难治症，用中药治疗可取得一定的疗效。如是初期渴饮、消食俱甚，用生津清热、养胃敛阴控制后，用施老的两个对药巩固颇有临床疗效。施老在患者渴饮特甚，舌苔白，实为津不化气，气不布精时用的生黄芪配山药，玄参配苍术，疗效特别明显。笔者体会其中用苍术的高明处，实在微妙。因为苍术有燥湿运脾之功，又配玄参滋肾水，如此搭配控制口渴实在是上工之良策，临床屡屡见效。

# 第二十四章 汗 证

案例一

符某，女，68岁，医生，1997年9月20日初诊。

患者自汗半月余，询其病史，因感冒服板蓝根、感冒灵等中西医成药甚多，继之汗出不止，自早间进餐之后即全身汗出如洗，怕冷畏风，穿着甚多，卧床覆被以热水袋敷之，则身暖汗出较少。起床进食，饮水后汗又徐徐而出。全身肌肤湿润，精神疲惫，饮食尚可，二便正常，睡眠安静，脉缓而弱，舌淡润。

【独立诊断】病因为寒；病所在太阳、少阴；病机乃误汗伤阳，阳虚不固。

【综合辨证】误汗伤阳，少阴阳虚导致太阳卫表不固。

【治法方药】法宜温阳固表；方选玉屏风散合桂枝汤。

生黄芪15g，防风10g，白术10g，桂枝10g，白芍10g，炙甘草5g，生姜3片，大枣3枚。嘱服5剂，以观动态。

1997年9月25日二诊：患者告谓，服前方1剂，汗出有所缓解，但服第2、3剂后汗出如前，且有增无减。患者虚馁少气，神志疲惫，用热水袋放于腰腹部方觉舒服，汗亦减少。脉虚无力，舌淡薄润。同时出示前医处方，与第一诊方相似，并用麻黄根之类无效，遂处以桂枝加附子汤：桂枝10g，制附子10g（先煎），白芍10g，生姜3片，大枣3枚，炙甘草5g。嘱文火久煎，分3次温服。

【疗效观察】1997年9月26日患者告谓：服上药1剂，汗出止，身体舒适，病告痊愈。

（张光荣.陈瑞春学术经验集.北京：科学出版社，2015：292.）

【经典温故】

《伤寒论》第2条："太阳病，发热，汗出，恶风，脉缓者，名为中风。"

《伤寒论》第42条："太阳病，外证未解，脉浮弱者，当以汗解，宜桂枝汤。"

【问题讨论】

1.为何本案患者无《伤寒论》"发汗遂漏不止，其人恶风，小便难，四肢微急，难以屈伸者，桂枝加附子汤主之"中"小便难"一症？

参考答案："小便难"一症是由于阳虚漏汗而致营阴虚少，有阳虚膀胱气化无力，而致小便难。而本案患者饮食尚可，中焦营阴尚有生化之源。

2.患者漏汗形成的机制是什么？

参考答案：本案自汗原由服辛凉解表药过剂，酿成汗出伤阳，故动则汗出，得温则减。前医用桂枝汤加玉屏散、麻黄根之属，从益气解表，调和营卫，理应收效，但药后非但汗出不止，且有愈出愈多之势。笔者接诊，第一次仍步前医后尘，只考虑调和营卫，益气解表，还是从表论治，故而未效。因为桂枝汤调和营卫，属表虚自汗，玉屏散益气解表，寓有疏风外出之机，两方合用仍不失治表，所以无效。回顾《伤寒论》"发汗遂漏不止，其人恶风，小便难，四肢微急，难以屈伸者，桂枝加附子汤主之"的经旨，对照患者除无"小便难"一症，其他汗后阳虚之症状俱全，而且从字里行间看出了前用桂枝汤合玉屏风散之从表论治，忽视阳虚于里的病机，其汗出（实际是汗漏）不止的症结在于阳虚，故以桂枝加附子汤。1剂显效。这一例自汗的治愈，提示临床医者在辨证中有很多值得深思的问题，也说明医道之难，毫厘不可差的深意。

## 案例二

储某，女，60岁，退休干部，1999年8月30日初诊。

患者出汗已近10年，即自绝经后出汗甚多，白天汗出胜过常人，晚间亦汗出身冷，一医者谓其属更年期综合征、植物神经功能紊乱，中西药均用过很多（西药不详），如玉屏风散、凤凰衣、生龙骨、生牡蛎及浮小麦等不计其数，未能取效。就诊时，患者头颈、胸背、四肢等全身性汗出如水淋漓不止，一早换3次衣服，每天少不了换衣十多次，患者形容，整天像泡在水中似的。头眩耳鸣，面色苍白，精神疲惫，夜间身冷恶寒，须穿羽绒服，盖棉被，饮食正常，大便成形，小便少，脉浮缓而弱，舌苔薄白。血常规正常，血压正常，B超肝胆无异常，心电图、胸片均正常。先后给予桂枝汤合玉屏风散、三仁汤加味效果均不明显。

【独立诊断】病因为水；病所在太阳；病机为卫表不固，膀胱气化失司。

【综合辨证】太阳表里同病，卫表偏虚，水气内停，膀胱气化不利。

【治法方药】法宜益气固表，气化膀胱，通利水气；方选五苓散加味。

白术10g，泽泻10g，猪苓10g，茯苓20g，桂枝10g，生黄芪15g，防风10g，浮小麦30g。7剂，每日1剂，并嘱其温覆将息。

1999年9月10日二诊：患者谓当天服第1剂后小便特多，溺后全身温暖，汗随之而止，全身清爽，精神舒畅，耳鸣减轻，摸之肌肤温和，全身清爽无汗。脉缓有力，舌淡红润。嘱再进前方7剂。

1999年9月20日三诊：患者告谓，汗出已止，精神倍增，食纳正常，二便无异，脉缓有力，舌苔白润。嘱再服5剂，以资巩固。

【疗效观察】2000年2月来诊，随访漏汗之病，未再复发，已完全治愈。

按：本例漏汗病延十多年，以更年期综合征、植物神经功能紊乱对症治疗，中西药并进，未见显效，近3年间尤其夏令出汗以至于难以正常生活。接诊后仍以常法玉屏风散类未效，三仁汤略有寸功，因而悟及，此病属水气病，水饮聚散无常，郁遏卫阳，故身寒汗出溺短，以五苓散化气利水，得小便快利而敷布正常，营卫和则汗自止。以五苓散治漏汗，实属罕见，真乃奇案，非熟悉《伤寒论》，是不可为也。或问五苓散为什么能治漏汗？答曰：五苓散之治漏汗，首先应明确病机。因为水气病是水与气之失衡，水无以下泄，气不能化水，故从肌肤溢出；患者越出汗越身冷，是汗出伤阳耗气之咎。故屡用补气固表的玉屏风散、桂枝汤调和营卫均无效。这就表明漏汗的病机是水气所为。其次，五苓散为什么能止汗？方中白术、茯苓补脾，泽泻、猪苓利水，且泽泻有泽上达下之功，用桂枝辛温透散，营卫和则汗自止。以上就是本案为什么用常法无效，而用五苓散有功的道理所在。

（张光荣.陈瑞春学术经验集.北京：科学出版社，2015：293.）

【经典温故】

《伤寒论》第71条："太阳病，发汗后，大汗出，胃中干，烦躁不得眠，欲得饮水者，少少与饮之，令胃气和则愈。若脉浮，小便不利，微热，消渴者，五苓散主之。"

《伤寒论》第73条："伤寒，汗出而渴者，五苓散主之。不渴者，茯苓甘草汤主之。"

【问题讨论】

1.本案患者的小便不利与桂枝附子汤证的"小便难"如何鉴别？

参考答案：五苓散所治之漏汗，是膀胱气化不利而致水气病，气不化水下泄，以致水气（津）敷布失常，而汗多、尿少；桂枝加附子汤证是汗后卫阳虚，不得固摄以致漏汗，因津液表失太过，膀胱化源匮乏，故小便难。二者鉴别在于舌苔是否滑腻。

2.猪苓汤证和五苓散证在主证、病机、治法、方药等方面有什么异同？

参考答案：猪苓汤证和五苓散证均可见发热、脉浮、口渴、小便不利、下利、呕等症；病机均有气化失司，水气内停；治法均取利水为主；方药中均有茯苓、猪苓、泽泻。猪苓汤证为里有热，并兼伤阴，故口渴欲饮较为突出，并伴有心烦不得眠，舌红苔黄或少苔。方药中用滑石、阿胶以增加清热养阴利水作用。五苓散证为寒证，可伴有表邪未解，故口渴不欲多饮，甚则水入则吐，可伴有恶寒，舌淡或淡红，苔白腻或薄白腻。方药中用白术、桂枝，以取通阳利水，兼散表邪之功效。

## 案例三

黄某，女，50岁，1998年7月29日初诊。

患者日间多汗，动则更甚，伴阵发性烘热，随之汗出浸衣，日发数次，腰腹胀满，口干欲饮，饮食尚可，二便正常，舌红，苔黄腻，脉弦滑微数。

【独立诊断】病因为湿热；病所在太阴；病机乃热盛湿滞，气机不畅。

【综合辨证】湿热郁遏，气机不畅。

【治法方药】法宜化湿透热，宣畅气机；方选三仁汤加减。

白豆蔻10g（后下），杏仁10g，薏苡仁12g，竹叶12g，厚朴10g，通草12g，滑石12g（包煎），法半夏10g，甘草6g。3剂，每日1剂，水煎，早、晚分服。

【调护医嘱】注意避风寒，汗后立即更衣，适当运动。

【疗效观察】1998年8月1日二诊：患者药后热气下行，汗出减少，口不干，腰腹仍胀满，苔转淡黄腻。此为湿热下移，气机不畅，继清热利湿行滞，上方加枳实10g、苍术10g，加强燥湿行气化滞之功。

1998年8月4日三诊：患者热平汗止，腹胀已消，饮食、二便正常，舌红，苔薄黄微腻，系余热未清，去厚朴、枳实，再进3剂，病告痊愈。

按：临床上自汗多因营卫不和、肺气不足所致，治疗以益气固表为多。本案为湿热郁遏，均为热迫津外泄致汗，故用三仁汤清利湿热，宣畅气机而取效。

[刘咏，潘明义.三仁汤治汗举隅.河南中医，1999，（4）：63.]

【问题讨论】

1.本案例如何辨治？

参考答案：临床上自汗多因营卫不和、肺气不足所致，治疗以益气固表为多。本案阵发性烘热汗出、苔黄腻，为湿热郁遏，为热迫津外泄致汗，故用三仁汤清利湿热，宣畅气机而取效。

2.汗出的病因病机？

参考答案：

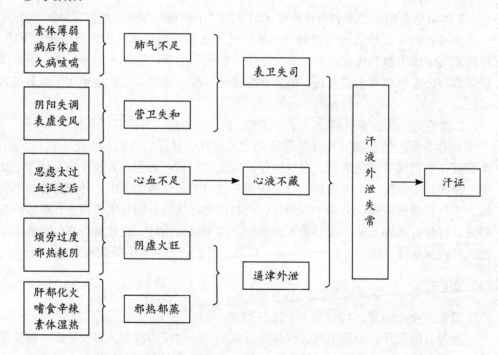

## 案例四

陈某，男，52岁，2014年11月15日初诊。

患者上半身汗出量多10余年。上半身汗出，汗流浃背，头汗出明显，手足心不汗出，形体较肥胖，不恶风寒，口不渴，心烦口苦，腰酸痛，纳可，食后无不适，消谷易饥，控制饮食，夜寐差，凌晨2～3点醒，醒后不易入睡，大便日1～2次，质稀，有挂厕，小便少，舌体胖大，质红，边有齿痕，苔薄黄腻，脉濡细。三酰甘油偏高。

【独立诊断】病因为湿、热；病所在阳明；病机为热盛湿滞。

【综合辨证】阳明湿热内蕴。

【治法方药】法宜清利阳明湿热；方选甘露消毒丹加味。

白豆蔻6g（后下），藿香10g（后下），茵陈10g，滑石10g（包煎），通草6g，石菖蒲5g，黄芩10g，连翘10g，浙贝母10g，射干10g，薄荷5g，红曲6g。7剂，每日1剂，水煎服。

【疗效观察】2014年11月22日二诊：患者仍自汗出，神疲乏力，口中黏，小便增多，大便成形，纳可，夜寐尚可，舌红，苔薄白，脉弦滑。处方：白豆蔻6g，藿香10g，茵陈10g，滑石10g，通草6g，石菖蒲5g，黄芩10g，红曲6g，薏苡仁10g，桑叶10g，车前草10g，栀子5g。14剂，每日1剂，水煎服。

2014年12月6日三诊：患者仍在热环境中头汗出，手足心汗出，身无汗，精神状态较前改善，声音较前响，夜寐每夜醒4～5次，大便已成形，小便次数增多，不畅，舌胖大，边有齿印，苔薄黄稍腻，脉滑。处方：黄芪10g，白术10g，陈皮10g，苍术10g，升麻10g，红曲6g，山楂10g，藿香10g，厚朴10g，法半夏10g，栀子10g，夜交藤15g，茯苓15g。7剂，每日1剂，水煎服。

2014年12月13日四诊：患者汗出较前减少，手心潮湿，腹不胀，无饥饿感，体重稍有增加，夜寐仍易醒4～5次，大便黏滞，有解不尽感，小便次数增多，舌胖大，边有齿印，苔黄腻，脉滑。处方：通草5g，滑石10g，车前草10g，萹蓄10g，瞿麦10g，栀子10g，红曲6g，黄芪10g，防风10g，茯苓10g，荷叶10g，山楂10g。7剂，每日1剂，水煎服。

（此为蒋小敏治验。）

【经典温故】

《温热经纬·卷五·方论·甘露消毒丹》："此治湿温时疫之主方也。六元正纪，五运分步，每年春分后十三日交二运。徵，火旺，天乃渐温。芒种后十日交三运。宫，土旺，地乃渐湿。温湿蒸腾，更加烈日之暑，烁石流金，人在气交之中，口鼻吸受其气，留而不去，乃成湿温疫疠之病，而为发热倦怠，胸闷腹胀，肢酸咽肿，斑疹身黄，颐肿口渴，溺赤便秘，吐泻疟痢，淋浊疮疡等证。但看病人舌苔淡白，或厚腻，或干黄者，是暑湿热疫之邪尚在气分，悉以此丹治之立效，并主水土不服诸病。"

【问题讨论】

本案例临床上如何辨治？

参考答案：《医学正传·汗证》："各脏皆能令人出汗，独心与脾胃主湿热，乃总司耳。"阳明湿热，体表卫气郁遏，湿热熏蒸，里热上腾，迫津从身体上部汗出，大便质稀挂厕，小便少，舌体胖大，质红，边有齿痕，苔薄黄腻，脉濡细，符合阳明湿热并重证。治疗从清利阳明气分湿热着手，取得满意疗效。

## 案例五

甘某，女，43岁，干部，2000年9月8日初诊。

患者因哮喘住院治疗1月余，曾用抗生素控制感染（药物不详），以及中药（熟附子15g，生黄芪25g，桂枝10g，白芍10g，炙甘草10g，淫羊藿10g，肉桂6g，生麻黄10g，瓜蒌皮20g，薤白10g，枳实10g，厚朴10g，干姜10g，细辛3g，当归10g，川芎10g，法半夏10g，红参10g）数剂治疗，未见好转。就诊时所见：汗出如洗，恶风怕冷（当时炎夏，身穿两件毛衣，羊毛裤），惊慌胸闷，喘息气粗，时而用喷雾止喘，面色暗黑，四肢清冷，口渴不饮，烦躁，不敢进空调房，大便稀软，小便短黄，舌苔滑润，薄白微黄苔，脉濡软。

【独立诊断】病因为湿、热；病所在阳明；病机乃湿热阻滞，气机不畅。

【综合辨证】湿热阻滞气机，闭阻气分。

【治法方药】法宜清热利湿解表；方选甘露消毒丹加味。

白豆蔻5g（后下），藿香10g（后下），射干10g，连翘10g，薄荷10g，川贝母10g（打碎），石菖蒲6g，黄芩10g，滑石15g（包煎），木通6g，防风10g，生黄芪15g，茵陈15g。每日1剂，水煎分2次服。

【疗效观察】患者服上方3剂后，汗出明显减轻，小便量多；继续服用至21剂后，汗出身冷基本缓解，哮喘亦减轻，饮食睡眠均正常。

2000年9月30日二诊：患者自述服前方后汗出已完全控制，唯全身恶寒、四肢清冷仍较明显，衣服较常人多一件羊毛衫，饮食尚可，大便正常，小便较少，哮喘未发，稍有白痰，上楼有轻微气粗，舌苔薄润，脉缓而弱。拟用五苓散合玉屏风散：白术10g，泽泻10g，猪苓10g，茯苓20g，桂枝10g，生黄芪15g，防风10g。每日1剂，水煎分2次服。

2000年10月15日三诊：患者服上药15剂，自觉较前身体更轻松，精神好转，接近常人的衣着，小便量明显增多，食纳更香，大便成形，睡寐安静，哮喘未发，稍有稀痰，面色清亮，舌苔薄白润，脉缓有力。拟改用苓桂术甘汤合二陈汤、玉屏风散：茯苓20g，桂枝10g，白术10g，炙甘草6g，陈皮10g，法半夏10g，生黄芪15g，防风10g。每日1剂，水煎分2次服。

2000年10月25日四诊：服前方7剂后，患者身体温煦如常人，只穿薄毛衣一件，不怕冷，不出汗，饮食、二便睡眠均正常，虽经两次寒潮袭击并未引发哮喘，呼吸平稳，步履如常，面色光泽有神，舌淡，苔薄润，脉缓有力。拟改用六君子汤加杜仲、菟丝子、仙茅、淫羊藿，调补脾肾巩固疗效。

按：用甘露消毒丹后，现出水饮的端倪，本案服用甘露消毒丹后，汗出减退，恶寒怕冷好转，证明甘露毒丹起到了透热于上、渗利于下的效果。因为宣上、运中、渗下，使得气机转化，水邪得以分消。从证候的转化看，水饮证端倪已经明朗可察，故纳入水饮证的正规治疗。自从用甘露消毒丹后，恶寒减，汗出止，提示病机为湿邪所遏，水饮为患，因而第二方衔接五苓散加味，药后小便增加，全身恶寒进一步减轻，服药半个月，病情已趋平稳。在此基础上运用苓桂术甘汤合二陈汤加味，前后是呼应的：前者五苓化气利水，偏于攻逐水湿；后者苓桂术甘温阳利水，偏于健运脾胃，寓利水于补脾之中。两易其方有深浅层次之不同，此中奥义必须从病理、药理全面体察，方可得其三昧。

从肺脾肾着眼，实为治水饮病的原则，乃治病必求其本也。本案终用六君子汤加二仙及杜仲、菟丝子之属，补益肺脾，固护肾阳，所选温肾药均为温而不燥、柔中寓刚之品，对其肺气肿、肺心病起到了良好的巩固治疗作用。

（张光荣.陈瑞春学术经验集.北京：科学出版社，2015：293.）

【经典温故】

《医效秘传》："邪从口鼻皮毛而入，病从湿化者，发热目黄，胸满，丹疹，泄泻。当察其舌色，或淡白，或舌心干焦者，湿邪犹在气分，用甘露消毒丹治之。"

《温热经纬·卷五·方论·甘露消毒丹》："此治湿温时疫之主方也。六元正纪，五运分步，每年春分后十三日交二运。徵，火旺，天乃渐温。芒种后十日交三运。宫，土旺，地乃渐湿。温湿蒸腾，更加烈日之暑，烁石流金，人在气交之中，口鼻吸受其气，留而不去，乃成湿温疫疠之病，而为发热倦怠，胸闷腹胀，肢酸咽肿，斑疹身黄，颐肿口渴，溺赤便秘，吐泻疟痢，淋浊疮疡等证。但看病人舌苔淡白，或厚腻，或干黄者，是暑湿热疫之邪尚在气分，悉以此丹治之立效，并主水土不服诸病。"

【问题讨论】

1.本案漏汗治疗以平淡轻巧而显效，临床如何辨治？

参考答案：治病有先后，患者因哮喘而住院治疗，前医只辨病，不辨证，先治疗哮喘。而观察患者临床表现——汗出、恶风怕冷、烦躁、小便短，结合舌脉象可知表有湿邪痹阻，湿邪郁久化热，治疗当先治表。用甘露消毒丹透散湿热，表解后，再治疗里饮引起的哮喘，饮祛除后，再佐以扶正补脾肺肾之药。

2.本案例中患者汗出、怕冷，一派寒象，为何用清热利湿之甘露消毒丹？

参考答案：前医之大方，可谓集温补之大成，多达17味药，可以拼成数个方，这种大杂烩的复方，所以无效且越发汗出如洗，动辄气喘，全身怕冷，证候奇重，应归结于不辨证只辨病。从当时的病机证候分析，因为时值夏暑，湿遏热伏，患者素体脾肾不足，肺气虚弱，为湿邪所困，故体重而行动不便，透散湿热不可为。其妙就在于将前医峻温峻补、大辛大发的阵势转为轻灵透散的甘露消毒丹的湿热两清，3剂即汗出递减，身寒减轻。

## 案例六

李某，男，59岁，2006年2月16日初诊。

患者连续盗汗不止20余天。今年春节前后，患者因饮食不慎，多食辛辣而复发咽炎，咽中如物梗堵，随后出现每夜盗汗不止，以胸颈以上为甚，汗臭味甚重，汗后即醒，烦躁不易入睡，伴有口苦。追溯有慢性咽炎3年，平时觉咽中有异物感，偶有咽痛。既往有慢性胃肠炎史，发则胃脘隐痛不适。现纳食尚可，二便尚平。舌略暗青，苔白满布；脉缓稍弦滑，右寸沉；咽红，可见滤泡。

【独立诊断】病因为热、湿；病所在阳明；病机为湿热蕴结，酿生痰湿。

【综合辨证】阳明热积，合湿而触发中上。

【治法方药】法宜清热化湿，化痰利咽；方选甘露消毒丹合上焦宣痹汤加减。

藿香10g（后下），茵陈10g（后下），连翘10g，黄芩10g，浙贝母10g，白豆蔻6g（后下），薄荷8g，通草6g，射干10g，枇杷叶10g，郁金15g，茯苓15g，马勃5g（包煎）。7剂，每日1剂，水煎服。

【调护医嘱】饮食清淡。

【疗效观察】2006年3月16日二诊：服上药7剂后，患者盗汗显减，间有夜盗汗不作之时，但停药后盗汗又易反复。现患者口苦已微，咽中仍微梗微痛，时有黏痰。舌转暗红，苔白厚减、略粗；脉弦缓；咽有血丝、滤泡。此湿热见退而未尽除，仍守上方，加蒲公英15g以加重清热解毒之力，调治月余盗汗未作而告愈。

（此为刘英锋治验。）

【经典温故】

《随息居重订霍乱论》："治暑湿霍乱，时感痧邪，及触冒秽恶不正之气，身热倦怠，胀闷肢酸，颐肿咽痛，身黄口渴，疟痢淋浊，泄泻疮疡，水土不服诸病。但看病患舌苔淡白，或厚腻，或干黄者，疫邪尚在气分，悉以此丹主之。凡医临证，亦当准此化裁，自可十全为上。"

《温病条辨·上焦篇》第46条："太阴湿温，气分痹郁而哕者，宣痹汤主之。"

【问题讨论】

盗汗多喜从阴虚论治，本案例是如何辨治的？

参考答案：世人治盗汗喜从阴虚立论，岂不知《伤寒论》本有"三阳合病……目合则汗（盗汗之别称）"的明句，而三阳之中，阳明主阖，病主多汗，阳明热得湿遏，则汗出不彻，也呈盗汗，临床特别值得注意与鉴别！一般而言，阳明盗汗因属汗出不彻，常以头项局部汗出为主，湿热秽浊则汗味也重，湿热缠绵，其发止也不似阴虚盗汗有明显的醒后即止的界限。另外，阴虚盗汗必以阴液亏少为前提，而湿热盗汗则必由湿浊在其中，若验之于舌，舌质尖红虽可似同，而苔之干少与厚腻可一目了然。而在此案中，还可从其咽梗有痰，到胃脘隐痛不适，尤其是因于饮食诱发等佐症加以辨别。临床有不少类似情况，只要稍加留心，是不难发现的，且其中至少半数以上是可用甘露消毒丹加减取效的。

# 第二十五章 痿 病

案例一

蔡某，女，53岁，退休工人，2000年9月25日初诊。

患者逐渐发现左下肢肿胀重，由膝至肘上进行性加重。患者左下肢从臀部以下肿大，开始只知下肢沉重乏力，由踝而上，在脚踝腓肠肌处明显有静脉曲张疙瘩，随着浮肿而加重，屈曲的静脉逐渐内隐，肿势上行，皮肤按之随即隆起，感觉酸胀乏力，行走不便，一只脚沉重一只脚轻松，很不协调，左脚比右脚大2.9cm（患者自己测量的），遂来求治。询问后知其为磨工，长期站立。生育两胎，月经停止。未发现相关病史。饮食、睡眠正常。尿常规未检出蛋白质和白细胞。血压、心电图正常。脉缓有力，舌质淡，苔薄白而润。根据所述病证、病史以及职业等因素综合分析，本病应是静脉曲张。西医检查：左下肢静脉回流障碍，血栓形成。西医建议其手术治疗。患者惧于手术，要求中药治疗。

【独立诊断】病因为湿、热；病所在太阴；病机乃脾虚有湿，湿热下注，痹阻血脉。

【综合辨证】脾虚复受湿热，下注痹阻血脉。

【治法方药】法宜益气健脾，除湿通络；方选黄芪防己汤合四妙散加味。

生黄芪15g，汉防己15g，茯苓15g，桂枝10g，牛膝15g，木瓜15g，络石藤15g，赤芍15g，白芍15g，炙甘草5g，苍术10g，黄柏10g，生薏苡仁15g，蚕沙15g，海桐皮15g。每日1剂，水煎分2次温服。

【疗效观察】2000年10月9日二诊：患者服上药15剂，自述服药后脚肚子（即腓肠肌部位）有蚁行感觉，很舒服，浮肿有所消退，精神略见好转，饮食正常，其他无不良反应。舌苔薄润，脉缓有力。守原方加蚕沙20g，每日1剂，水煎分2次温服。

2000年11月5日三诊：服上药25剂，患者自觉左脚沉重感去之七八，浮肿明显消退，膝以下柔软，看不到屈曲的静脉，行走较前更协调。其他如饮食、二便、睡眠皆正常，舌淡润，苔薄白，脉缓有力。根据效不更方的原则，仍守前方再进。

2000年12月10日四诊：服上药30剂，患者自述左脚浮肿消退，两脚大小一致，无任何不适，脉舌如常。嘱再服前方加桑枝15g、桑寄生20g，每日1剂，水煎分2次温服，以资巩固疗效。

按：下肢静脉曲张是外科疾病，按常理应当手术治疗，因患者惧于手术，要求用中药试治，这也是一种尝试。视其漫肿从臀部至脚底均匀肿大，可以排除其他炎性肿块，且无色块脓肿之虑。故从气虚脾湿困阻的病机着眼，以黄芪防己汤加味，补虚健脾利水，加络石藤、桑枝合芍药甘草汤与四妙散，取其清利湿热，通络柔筋，抑或还有化瘀滞，加木瓜、蚕沙既可柔筋，亦可祛风胜湿。诸药合并，补益气虚，祛除湿浊，消散瘀滞。经治后，浮肿消尽，两脚大小相对称，左脚屈曲之静脉已消。2002年4月10日追访，病未复发，左下肢光滑柔软，无任何痕迹。

　　这一收获，外病内治，从中医的病机、治则看是能解释清楚的。如前所述补益气虚，祛除湿浊，消散瘀滞起到了应有的疗效。不过，这只是个案，不具有普遍性，如有同样的病例，不妨一试。

　　（张光荣.陈瑞春学术经验集.北京：科学出版社，2015：293.）

　　【经典温故】

　　《金匮要略·痉湿暍病脉证治》第22条："风湿，脉浮，身重，汗出，恶风者，防己黄芪汤主之。"

　　【问题讨论】

　　在临床上肿有几种常见病因？

　　参考答案：肿需要分清气、水、湿、痰、瘀、热。本案例视其漫肿从臀部至脚底均匀肿大，可以排除其他炎性肿块，且无色块脓肿之虑。故从气虚脾湿困阻的病机着眼，以黄芪防己汤加味。

## 案例二

　　成某，五十四岁，腰间酸软，两腿无力，不能跪拜，间有腰痛，六脉洪大而滑，前医无非补阴，故日重一日。

　　【独立诊断】病因为湿、热；病所在太阴、阳明；病机乃脾胃湿聚热蒸，经脉肌肉痹阻。

　　【综合辨证】脾胃湿聚热蒸，痹阻经络肌肉。

　　【治法方药】法宜清热利湿；方选中焦宣痹汤加减。

　　生石膏四两，杏仁四钱，晚蚕沙三钱，防己四钱，海桐皮二钱，飞滑石一两，萆薢五钱，生薏苡仁八钱，桑枝五钱，茯苓皮五钱，白通草二钱。煮三碗，分三次服。

　　【疗效观察】共服九十余贴，病重时自加石膏一倍，后用二妙散收功。

　　（吴鞠通.吴鞠通医案.北京：中国中医药出版社，1998：126.）

　　【经典温故】

　　《温病条辨·中焦篇》第65条："湿聚热蒸，蕴于经络，寒战热炽，骨骱烦疼，舌色灰滞，面目痿黄，病名湿痹，宣痹汤主之。"

　　【问题讨论】

　　为何治痿独取阳明？

　　参考答案：阳明即足阳明胃经，"治痿独取阳明"是强调脾胃在治疗痿病中的作用。由于"胃为水谷之海"、气血生化之源，"阳明多气多血"，脾主运化，胃主受纳，脾胃将饮食水谷化生为水谷精微，并借心肺之气将水谷精微布散全身，润泽肌肤、滑利关节、充养筋脉。"食气入胃，浊气归心，淫精于脉……饮入于胃，游溢精气，上输于脾，脾气散精，上归于肺"，指出筋脉、肌肉、四肢、百骸皆赖五脏精气以充养，而五脏精气津液皆源于脾胃。因此，脾胃亏虚，气血不足，则宗筋失养，纵缓不收，而见肌肉、关节痿弱不用。正如高世栻所说："阳明者胃也，受盛水谷，故为五脏六腑之海。皮、肉、筋、脉、骨，皆资水谷之精，故阳明主润宗筋……痿则机关不利，筋骨不和，皆由阳明不能濡润，所以治痿独取阳明也。"

## 案例三

王某，男，62岁，退休。

该患者2008年8月23日早晨由家人架托前来中医门诊治疗。患者双下肢不能站立及行走，左上肢不能抬举，诊脉时由旁人和自己右手相助才将左手抬上桌。患者面赤身热，唇干口燥，言语迟缓，便秘尿黄，手足心热，饮食欠佳，舌中略黑，脉虚大。

【独立诊断】病因为热；病所在少阴、厥阴；病机乃阴血耗损，筋脉失养。

【综合辨证】肝肾内热，阴血两虚，筋脉失养。

【治法方药】法宜滋阴复脉，健脾通络；方选加减复脉汤加减。

生地黄20g，白芍15g，麦冬15g，丹参15g，当归15g，白芍15g，黄芪15g，党参30g，桂枝10g，女贞子6g，阿胶10g（烊化）。每日1剂，水煎分2次服。

【调护医嘱】对肢体进行适当的康复锻炼，清淡饮食。

【疗效观察】经服用3剂后，患者大便通畅；再续用上方5剂，同时配合理疗，患者恢复较快，能自己步行前来诊治，并自述左手臂能抬起，但感到疼痛，查舌淡略胖，苔白，饮食少，脉弱。

［曾恒香.试述加减复脉汤在临床上的运用.广东医学，2002，（S1）：184.］

【经典温故】

《温病条辨·下焦篇》第1～8条。

第1条："风温、温热、温疫、温毒、冬温，邪在阳明久羁，或已下，或未下，身热面赤，口干舌燥，甚则齿黑唇裂，脉沉实者，仍可下之；脉虚大，手足心热甚于手足背者，加减复脉汤主之。"

第2条："温病误表，津液被劫，心中震震，舌强神昏，宜复脉法复其津液，舌上津回则生；汗自出，中无所主者，救逆汤主之。"

第3条："温病耳聋，病系少阴，与柴胡汤者必死，六七日以后，宜复脉辈复其精。"

第4条："劳倦内伤，复感温病，六七日以外不解者，宜复脉法。"

第5条："温病已汗而不得汗，已下而热不退，六七日以外，脉尚躁盛者，重与复脉汤。"

第6条："温病误用升散，脉结代，甚则脉两至者，重与复脉，虽有他证，后治之。"

第7条："汗下后，口燥咽干，神倦欲眠，舌赤苔老，与复脉汤。"

第8条："热邪深入，或在少阴，或在厥阴，均宜复脉。"

【问题讨论】

肝肾阴虚证为什么均可使用复脉汤？

参考答案：肾阴耗损证，治宜以滋养真阴为主，主用复脉汤复其精。但《温病条辨·下焦篇》第8条云"热邪深入，或在少阴，或在厥阴，均宜复脉"，即明确指出了下焦肝肾阴亏的治疗方法。因肝藏血，肾藏精，肝肾乙癸同源，精血同源，故病位无论偏于肝还是偏于肾，治疗方法均同。正如《温病条辨·下焦篇》第8条自注中所说："盖少阴藏精，厥阴必待少阴精足而后能生。二经均可主以复脉者，乙癸同源也。"

# 第二十六章 黄 疸

案例一

叶某，男，40岁，工人，1982年5月6日初诊。

患者既往有肝炎病史，近因工作劳累后，自感四肢疲倦，食纳减少，腹胀气滞，大便稀软，自服神曲茶等腹胀减轻，随之诸身不适，恶寒身倦，恶心厌油，小便短黄，巩膜黄染，舌苔薄白微黄而腻，脉浮弦软。检查：尿三胆（即尿胆红素、尿胆原、尿胆素）强阳性，谷丙转氨酶215U/L。

【独立诊断】病因为湿、热；病所在太阴；病机乃湿热阻滞太阴之表里。

【综合辨证】湿热阻滞太阴之表里。

【治法方药】法宜先解表除湿清热；方选麻黄连翘赤小豆汤加味。

麻黄10g，连翘10g，桑白皮15g，郁金10g，法半夏10g，炒谷芽15g，炒麦芽15g，厚朴10g，茵陈20g，赤小豆30g，芦根15g。5剂，每日1剂，水煎分2次服。

【疗效观察】1982年5月11日二诊：服前方后，患者精神较前好转，巩膜黄染稍退，身形倦怠减，食欲增进，恶心止，小便仍黄，舌苔薄黄而白微腻，脉弦缓有力。守方减麻黄为6g，加生薏苡仁15g，嘱继服10剂，以后再酌。

1982年5月25日三诊：服药后患者精神好转，食纳恢复到病前状态，巩膜黄染消退，尿三胆阴性，小便清长，舌苔薄润，脉缓不弦紧。谷丙转氨酶109U/L。拟以疏肝健脾法巩固，方以小柴胡汤加减：柴胡10g，党参10g，法半夏10g，黄芩10g，茵陈15g，藿香10g，佩兰10g，郁金10g，炒谷芽10g，炒麦芽10g，六一散20g。10剂，每日1剂，水煎分2次服，并嘱饮食清淡，忌辛辣油腻。

1982年6月10日四诊：患者告谓，无任何不适，饮食、睡眠均正常，大便稀软，小便清长，脉缓有力，舌淡红而润。嘱其再进前方10剂，隔日煎1剂，分2次服。

1982年6月25日复查肝功能已正常，无其他不适症状，临床痊愈。随访半年，未见反复。

按：急性黄疸性肝炎，中医称"急黄"，治以清利湿热为主。初期着眼宣透，使邪有出路。本案未用任何西药，初则用麻黄连翘赤小豆汤解表宣肺，清热利湿，使之湿热分消，表邪外达，用药近1个月，除邪务尽。继之用小柴胡汤加味，以疏肝健脾，芳化醒胃。不用壅补腻滞之品，使患者湿热清，脾胃健，纳食好，充分发挥中焦的职能，使患者逐步康复。

（张光荣.陈瑞春学术经验集.北京：科学出版社，2015：280.）

【经典温故】

《伤寒论》第262条："伤寒瘀热在里，身必发黄，麻黄连轺赤小豆汤主之。"

【问题讨论】

1.如何区别茵陈蒿汤证、栀子柏皮汤证与麻黄连翘赤小豆汤证的异同？

参考答案：茵陈蒿汤——泻热利湿——发热，身黄，小便不利，无汗，或头部微汗出，腹微满，渴饮水浆，大便不畅或秘结——偏里实。

麻黄连翘赤小豆汤——散热利湿——身黄，发热，无汗，身痒，小便不利，或可见恶寒、身疼、脉浮——偏表实。

栀子柏皮汤——清热利湿——发热，身黄，小便不利，无汗，或见口渴，心烦懊恼——外无表，里无实，热重于湿。

2.茵陈蒿汤与麻黄连翘赤小豆汤的功效完全相同吗？

参考答案：不完全相同。茵陈蒿汤具有清热利湿退黄的功效，麻黄连翘赤小豆汤除了清热利湿之外，还有解表散邪的功效。

## 案例二

刘某，男，出生15天。

患儿出生后4天即现身目发黄，经用葡萄糖粉口服，并进中药（处方不详）无效，黄疸有加深之势。症见：面目及身发黄，发热，体温达38.2℃，烦躁，啼哭，吸乳迟钝，大便秘结，小便短黄，舌质红，苔黄粗，指纹青紫而粗。

【独立诊断】病因为湿、热；病所在阳明；病机乃湿热蕴结阳明，热伤津液。

【综合辨证】湿热蕴结阳明。

【治法方药】法宜清热利湿，解毒退黄；方选茵陈蒿汤加味。

绵茵陈6g，川黄柏3g，炒栀子3g，大黄3g，连翘5g，金银花6g，炒枳壳2g。诸药入煎，少量多次分服。

【疗效观察】3剂后患儿大便下黑粪，小便量增，身黄减退；守原方继进3剂，临床痊愈。

按：新生儿在1个月之内发生的黄疸称胎黄。钱仲阳说："有初生而身黄者，胎疸也。"胎黄一般都是由母体移热所致。巢元方说："小儿在胎，其母脏气有热，熏蒸于胎，至生下儿，体皆黄，谓之胎疸也。"前人所说的胎黄，应当包括生理性的胎黄。黄疸因于湿热交蒸，婴儿得之，除体质娇嫩的特点外，与成人黄疸别无不同，所以仍取茵陈蒿汤合栀子柏皮汤治疗，加入金银花、连翘以助茵陈透散和解毒，稍佐枳壳取其行气，协大黄以泻热。药少力专，无毒副作用，疗效快捷。

（张光荣.陈瑞春学术经验集.北京：科学出版社，2015：281.）

【经典温故】

《伤寒论》第236条："阳明病，发热汗出者，此为热越，不能发黄也；但头汗出，身无汗，剂颈而还，小便不利，渴引水浆者，此为瘀热在里，身必发黄，茵陈蒿汤主之。"

《伤寒论》第260条："伤寒七八日，身黄如橘子色，小便不利，腹微满者，茵陈蒿汤主之。"

【问题讨论】

《伤寒论》中治疗湿热发黄有哪几首主要方剂？如何鉴别？

参考答案：治疗湿热发黄的主要方剂有茵陈蒿汤、栀子柏皮汤、麻黄连翘赤小豆汤。姚荷生教授认为：阳明病发热，一般身热无汗（而）但头汗出剂颈而还，或被火后额上微汗出，小便不利，身黄如橘子色，初起无汗而心中懊恼者，可予麻黄连翘赤小豆汤之类合栀子柏皮汤。口苦咽干，渴引水浆，微喘，腹微满者，茵陈蒿汤主之。阳明为两阳合明，本燥而标阳，燥热偏亢，本以从中见太阴之湿化为其常态。不过，湿化太过则热为湿遏，在肌表本以多汗为常者，一反而为水势不易下趋而小便难于畅利，湿热郁蒸变，血液化浊，身目为黄，湿而偏热，仍不失其黄明如橘子色罢了。阳明主膺胸，湿热内蕴之轻者，滞于膈间而为心中懊恼，栀子柏皮汤即可清透；重者阻于肠胃，渴而腹满，即使由感寒转化而来，亦会首先妨碍食欲，非茵陈蒿汤芳烈苦泄不足达到表里分解之功了。

## 案例三

赵某，男，25岁，医生，1999年10月10日初诊。

患者近日身感不适，诸身酸胀，食纳不馨，精神疲惫，大便稀软，口淡乏味。后又淋雨一次，上述症状日见加重，患者并未介意，自以为感冒，服复方感冒灵两天，症状未见减轻，两眼巩膜发黄，小便深黄，查肝功能：谷丙转氨酶800U/L，谷草转氨酶600U/L，胆红素浓度90mg/dL。现症：消化道症状明显加重，食纳减，口淡乏味，脘腹痞满，皮肤黄染，舌苔白微黄而腻，脉缓稍弦。

【独立诊断】病因为湿、热；病所在太阴、少阳；病机乃湿热阻滞，脾胃失和。

【综合辨证】湿热阻滞太阴之表里，涉及中焦焦膜，脾胃失和。

【治法方药】法宜解表除湿，清热和中；方选小柴胡汤合平胃散加味。

柴胡10g，党参15g，法半夏10g，黄芩10g，苍术6g，厚朴10g，陈皮10g，藿香10g，郁金10g，茵陈20g，炙甘草5g，炒谷芽15g，炒麦芽15g，青皮10g。每日1剂，水煎服。

【疗效观察】1999年10月17日二诊：上药服7剂，复查肝功能：谷丙转氨酶600U/L，谷草转氨酶400U/L，胆红素浓度70mg/dL。患者自觉症状明显减轻，食纳增加，疲乏减轻，舌苔白润微腻，脉缓稍弦。守上方加白花蛇舌草15g、白马骨15g，仍每日1剂，以药代茶，多次分服。

1999年10月24日三诊：服上方7剂后，复查肝功能：谷丙转氨酶400U/L，谷草转氨酶200U/L，胆红素浓度40mg/dL。患者巩膜黄退，皮肤黄染消退大半，食纳明显恢复，厌油好转，精神好转，大便成形，小便黄减轻，舌苔薄白腻，脉缓稍弦。嘱守上方再进。

1999年11月11日四诊：服上药15剂，复查肝功能：谷丙转氨酶60U/L，谷草转氨酶正常，胆红素浓度10mg/dL。患者自觉症状消失，食纳正常，大便正常，小便稍黄量多，脉缓，舌淡润。继服上方20剂。

1999年12月5日五诊：复查肝功能示各项指标均正常，患者自觉症状消失，食纳完全恢复，二便正常，临床痊愈。以柴芍六君子汤加味：柴胡10g，党参15g，白术10g，白芍10g，茯苓15g，法半夏10g，陈皮10g，炒谷芽10g，炒麦芽10g，郁金10g。10剂，每日1剂，水煎服，以资巩固。

按：急性黄疸性肝炎，病在肝胆波及脾胃，湿偏重者，大便溏软，应当疏肝利胆中佐以化湿。本案自始至终以小柴胡汤合平胃散加味，辨证思路明确，遣方用药法度严谨，化裁合理，使病势得到尽快遏制，且一方到底，未见反复。

时下，对于用中药治疗急性黄疸型肝炎，大多医生、患者都可能心存疑虑。其实，湿热发黄，用中药清热利湿，疏肝利胆，健运脾胃，疗效非常快。本案服药不多，疗效显著，且追访未见反复，究其原因，一是年轻体壮，一是疾病单纯无并发症。与之相反，身体瘦弱，病变夹杂，在治疗上难度确实要大，但从临床实践看，只要辨证准确，用药对证，能做到未雨绸缪，先安未受邪之地，仍可获得较好的疗效。

（张光荣.陈瑞春学术经验集.北京：科学出版社，2015：309.）

【经典温故】

《伤寒论》第96条："伤寒五六日，中风，往来寒热，胸胁苦满，嘿嘿不欲饮食，心烦喜呕，或胸中烦而不呕，或渴，或腹中痛，或胁下痞硬，或心下悸，小便不利，或不渴，身有微热，或咳者，小柴胡汤主之。"

【问题讨论】

1.简述阳微结证取用小柴胡汤的治疗机制。

参考答案：因本证为邪气半在里半在外，以致阳气郁结，枢机不利，故宜用小柴胡汤和解枢机，宣通阳气，这样既能透达在外之表邪，又能清解在里之郁热，还能疏利在中之气机，可使郁结之热势得以宣泄，则表里之邪随之分解，胃肠之气随之调畅，大便不通者也能随其气机之升降，得屎而自解。

2.试述小柴胡证为何有较多的或然症？其各自的机制如何？

参考答案：少阳包括手足两经，络属胆与三焦，而少阳之位，又在表里之间，故邪犯少阳，不仅会引起胆火内郁，同时也会累及三焦上下、表里内外，加之邪正交争，互有胜负，故少阳病势常可兼现三焦不利，内外失和，以及虚实相兼等多端变化，因此柴胡证可以兼现多种或然之症。如邪郁胸胁，未犯胃腑，则胸中烦而不呕；邪热伤津则口渴；少阳胆腑气郁较甚，经气郁结较重则胁下痞硬；邪犯少阳，三焦不利，气化失职，水气内停，水停心下则心下悸；水停下焦则小便不利；表邪未解，津液未伤则不渴，身有微热；寒饮犯肺，肺气上逆则咳。

案例四

刘某，女，32岁，1990年8月3日初诊。

患者因身、目、尿俱黄1周，按"急性黄疸性肝炎"收住院。其曾因发热咽痛在门诊按"上呼吸道感染"治疗，未效。入院时患者发热，肢倦，身、尿、目俱黄，咽痛烦渴，胸闷腹胀，小便短黄，纳差厌油腻，便溏。查体：体温38.3℃，全身皮肤及巩膜中度黄染，腹肌轻度紧张，右上腹压痛及反跳痛均阳性，肝肋下1.5cm，质软，触痛阳性，舌苔白厚微黄，脉滑数。检查：胆红素浓度41mg/dL，血清麝香草酚浊度试验6U/L，硫酸锌浊度试验4U/L，转氨酶200U/L，凡登白试验呈双向反应阳性，乙型肝炎表面抗原阳性。B超：弥漫性肝损害，胆囊炎性改变。西医诊断为病毒性肝炎急性黄疸型，乙型肝炎表面抗原阳性。

【独立诊断】病因为湿、热、浊；病所在阳明、少阳；病机乃湿热蕴结，气机不畅。

【综合辨证】湿热阻滞于阳明少阳经。

【治法方药】法宜清利湿热，化浊退黄；方选甘露消毒丹加减。

茵陈30g，滑石30g（包煎），黄芩15g，连翘15g，木通15g，射干15g，白豆蔻9g（后下），石菖蒲9g，藿香9g，薄荷9g，贝母9g。

【调护医嘱】饮食清淡，注意休息。

【疗效观察】2剂后患者体温正常，食纳精神转佳，腹胀减轻；续上方5剂，黄疸明显减退，恶心消失，唯见便溏，身困，续上方去滑石，加茯苓、猪苓各15g；续服6剂，黄疸消失；继用上方，去贝母、射干，加大腹皮15g；再坚持服7剂，症状体征均消失，肝功能检查正常，病愈出院；随访1年，肝功能检查4次均正常。

按：湿热浊毒熏蒸肝胆，胆汁不循常道致发身黄，脉证所见，湿热并重，用甘露消毒丹有良效。

［解新科，王静.夏令时方甘露消毒丹临床应用.陕西中医学院学报，1996，（2）：21-22.］

【经典温故】

《温热经纬·卷五·方论·甘露消毒丹》："此治湿温时疫之主方也。六元正纪，五运分步，每年春分后十三日交二运。徵，火旺，天乃渐温。芒种后十日交三运。宫，土旺，地乃渐湿。温湿蒸腾，更加烈日之暑，烁石流金，人在气交之中，口鼻吸受其气，留而不去，乃成湿温疫疠之病，而为发热倦怠，胸闷腹胀，肢酸咽肿，斑疹身黄，颐肿口渴，溺赤便秘，吐泻疟痢，淋浊疮疡等证。但看病人舌苔淡白，或厚腻，或干黄者，是暑湿热疫之邪尚在气分，悉以此丹治之立效，并主水土不服诸病。"

【问题讨论】

甘露消毒丹的临床辨证要点是什么？

参考答案：湿温是在长夏初秋雨湿较盛的季节，此时湿蕴热蒸，人处此气交之中，口鼻吸受其气，留而不去而形成。其临床表现复杂，据王氏所述，可概括其辨证要点，即：具有湿热内蕴，壅盛成毒的表现，如高热、咽红肿痛，或颐肿，或黄疸等；具有热重湿轻的临床见证，如口渴或口苦、心烦尿赤、舌红、苔黄腻、脉濡数等；具有湿热充斥，弥漫上、中、下三焦的见证，如上焦的胸闷、咽肿或颐肿，中焦的腹胀呕恶、身倦肢酸，下焦的溺赤或便秘等。临床上只要是具备以上辨证要点的各种病证，皆可应用本方治疗。

### 案例五

杨某，女，39岁，1991年6月初诊。

患者2个月前以急性黄疸型肝炎、急性肝昏迷入院，经过综合性抢救，黄疸反加深，昏迷加重，延余治疗。刻诊：高热心烦，体温39℃左右，神昏谵语，面色鲞黑，呼多吸少，口渴饮冷，全身、巩膜黄如栀子色，小便黄如浓茶，大便干燥出血，鼻衄，干呕吐血，舌红、苔黄，唇燥裂，脉弦而濡数有力。

【独立诊断】病因为湿、热、毒；病所在少阳、厥阴；病机乃湿热疫毒之火充斥内外，热毒内盛。

【综合辨证】湿热疫毒之火充斥内外，气血两燔。

【治法方药】法宜清热利湿，泻火解毒；方选清瘟败毒饮合茵陈蒿汤加减。

茵陈200g，生石膏300g（先煎），水牛角50g，板蓝根50g，芒硝30g，青蒿30g，黄芩30g，炒栀子30g，牡丹皮30g，连翘30g，知母30g，赤芍30g，大黄20g，黄连20g，桔梗20g，淡竹叶20g，甘草10g。水煎频服，另送安宫牛黄丸3粒（一日量）。

【疗效观察】2剂后神清热退，大小便正常；再服5剂，诸症悉平；守方续服半月，转危为安，复以茵陈理中汤和五苓散善后；半年后复查，一切正常。

［夏先福.清瘟败毒饮的临床运用.浙江中医杂志，1993，（12）：563-564.］

【经典温故】

《疫病篇·清瘟败毒饮方论》："凡一切火热，表里俱盛，狂燥烦心，口干咽痛，大热干呕，错语不眠，吐血衄血，热盛发斑，不论始终，以此（清瘟败毒饮）为主方。"

【问题讨论】

请谈谈案中重用石膏的依据。为何1剂药中如此大量的石膏？

参考答案：此案肝经火热，燔灼气血，上蒙神明，致神识昏迷。用清瘟败毒饮重用生石膏以清胃火，令十二经之火皆降，合茵陈蒿汤并重用茵陈以清泻肝热治其本。生石膏如此大量应用，一因此案患者的病势重而症急，需用猛剂，二因张锡纯经验应用石膏达260～300g。重用生石膏时应注意使用方法，石膏磨碎，先少量加入熬药，后渐渐加量，一日可多次频服。此300g乃一日之总量，非一次之量。

### 案例六

刘君之子，年12岁，缘于暑天浴水捕鱼，上蒸下褥，即感寒热，继而身黄、目黄、溲黄俱现，黄而鲜明，如橘子色，胸腹痞满，按之灼手，神烦口渴，渴不欲饮，恶心脘痞，便秘，舌边尖红欠津，苔黄腻，脉沉弦而数。检查：胆红素浓度52mg/dL，转氨酶350U/L。

【独立诊断】病因为湿、热；病所在阳明；病机乃湿热蕴结，阻滞气机。

【综合辨证】湿热蕴结于里。

【治法方药】法宜清热利湿退黄；方选杏仁石膏汤加减。

杏仁12g，生石膏30g（先煎），炒栀子12g，黄柏10g，半夏5g，生姜汁10mL（另兑），茵陈30g，连翘12g，赤小豆15g。

【调护医嘱】饮食清淡，不宜久居潮湿之地。

【疗效观察】药服10剂后，黄疸明显消退，寒热诸症均罢；后佐以和胃之品，共服30余剂，诸症悉愈，肝功能亦恢复正常。

（张文选.温病方证与杂病辨治.北京：学苑出版社，2007：581.）

【经典温故】

《温病条辨·中焦篇》第72条："黄疸脉沉，中痞恶心，便结溺赤，病属三焦里证，杏仁石膏汤主之。"

【问题讨论】

"三焦里证"之里指气分，还是血分，还是气血俱有？

参考答案：气血俱有，以气分为主，故治疗以杏仁、石膏为君药，治气分为主，佐以连翘、赤小豆等入血分以清透血分之湿热。此外，姚荷生老先生认为茵陈、栀子也可入营或血分。

## 案例七

郭某，女，45岁，体质肥胖，酷嗜肥甘，夏月乘凉，又喝冰镇啤酒，未几而睡，及至天明，则觉周身酸疼，发热，恶心欲吐，服羚翘解毒丸，病不愈，而心中懊侬殊甚，小便黄赤而短，脘腹痞满，闻食味即欲吐，乃延余诊治。诊其脉弦而略滑，舌苔白腻而厚，视其目之白晴已有黄色。

【独立诊断】病因为湿、热；病所在阳明；病机乃湿热蕴结，闭阻气机。

【综合辨证】湿热蕴结于里，湿重于热。

【治法方药】法宜清利湿热，宣畅气机；方选二金汤加减。

海金沙12g，鸡内金10g，厚朴6g，猪苓10g，通草10g，泽泻10g，茯苓12g，茵陈蒿30g，滑石12g（包煎），冬瓜皮10g，藿香6g（后下），佩兰6g（后下）。

【调护医嘱】不宜贪凉，饮食宜清淡。

【疗效观察】药未购回，而患者黄疸已现。共赞余之先见，乃亟前药与服，凡5剂而黄疸病愈。余对其家人曰："仲景云：'阳明病，无汗，小便不利，心中懊侬者，身必发黄。'今患者，心中懊侬为甚，其眼中黄色已见，恐即将发为黄疸。"然湿邪太重，治当有别。

（张文选.温病方证与杂病辨治.北京：学苑出版社，2007：588.）

【经典温故】

《温病条辨·中焦篇》第70条："夏秋疸病，湿热气蒸，外干时令，内蕴水谷，必以宣通气分为要。失治则为肿胀，由黄疸而肿胀者，苦辛淡法，二金汤主之。"

【问题讨论】

二金汤与杏仁石膏汤治疗黄疸如何区别应用？

参考答案：杏仁石膏汤主治黄疸，症见脉沉、中痞恶心、便结尿赤，其病机乃湿热蕴结三焦，里热偏盛，热重于湿，气血分俱病；而二金汤主治黄疸而肿胀者，症见黄疸、身肿、脘腹痞满、恶闻食嗅，其病机乃湿热气蒸，水谷内蕴，湿重于热，病在气分。

# 第二十七章　腰　痛

案例一

冯某，男，54岁，患腰部冷痛，如坐水中，饮食少思，大便稀溏，舌苔白，脉濡缓。

【独立诊断】病因为寒、湿；病所在太阴；病机乃寒湿困脾，肌失温煦。

【综合辨证】脾不胜寒湿，肌失温煦。

【治法方药】法宜温中散寒，健脾燥湿；方选甘姜苓术汤。

干姜6g，甘草3g，茯苓10g，白术10g。5剂，每日1剂，水煎服，并配合温灸治疗。

【疗效观察】服5剂，并配合温灸治疗，患者食欲好转，大便成条；仍用原方加党参12g，再服5剂，腰痛亦止。

（谭日强.金匮要略浅述.北京：人民卫生出版社，2006：191.）

【经典温故】

《金匮要略·五脏风寒积聚病脉证并治》第16条："肾著之病，其人身体重，腰中冷，如坐水中，形如水状，反不渴，小便自利，饮食如故，病属下焦，身劳汗出，衣里冷湿，久久得之，腰以下冷痛，腹重如带五千钱，甘姜苓术汤主之。"

【问题讨论】

为什么说肾著汤是治在脾而非治在肾？

参考答案：肾著其病位不在肾而在肾之外府腰部，病变实质是寒湿客于腰部肌肉，而未至肾脏。脾主肌肉，司运化水湿，故用暖土胜湿法，补脾阳，健脾运以祛湿，使寒去湿化，则诸证自解。对此《金匮要略心典》明确指出，肾著"其病不在肾之中脏，而在肾之外府。故其治法，不在温肾以散寒，而在燠土以胜水。"

案例二

迟某，男，50岁，其病为腰腿、两足酸痛，恶寒怕冷，行路则觉两腿发沉。切其脉沉缓无力，视其舌硕大，苔则白滑。

【独立诊断】病因为寒、湿；病所在太阴；病机乃脾阳不运，寒湿痹阻，气血滞行。

【综合辨证】脾阳不运，寒湿痹阻，气血滞行。

【治法方药】法宜温中散寒，健脾祛湿；方选甘姜苓术汤加减。

茯苓30g，白术15g，干姜14g，炙甘草10g。

【疗效观察】此方服至12剂，则两足变热，恶寒怕冷与行路酸沉、疼痛之症皆愈。

（陈明，刘燕华，李芳.刘渡舟临证验案精选.北京：学苑出版社，1996：145.）

【经典温故】

《金匮要略·五脏风寒积聚病脉证并治》第16条："肾著之病，其人身体重，腰中冷，如坐水中，形如水状，反不渴，小便自利，饮食如故，病属下焦，身劳汗出，衣里冷湿，久久得之，腰以下冷痛，腹重如带五千钱，甘姜苓术汤主之。"

【问题讨论】

为何会出现腰腿、两足酸痛？

参考答案：此为肌肉为寒湿所犯。脾主四肢肌肉，腰部也有肌肉。湿甚则酸，寒甚则痛。

## 案例三

胡某，女，26岁，小学教师，1970年7月5日初诊。

患者因年初生小孩后，自觉腰痛不适，重痛并存，逐渐加剧，腰痛怕冷，虽盛夏腰部仍应垫棉絮，不能下冷水，经久治不愈。患者曾做多次小便培养，化验多次，以及摄片均未发现异常。其所服中药诸如补血养血、固肾温肾之类。诊察所见：腰痛难以俯仰，面色苍白，精神困倦，四肢清冷，食纳少，白带多而清稀如水，有时流至大腿，舌苔，淡白润，脉缓而弱。

【独立诊断】病因为产后寒湿；病所在太阴、少阴；病机乃脾肾气虚，寒湿痹着下焦。

【综合辨证】脾肾气虚，寒湿痹着。

【治法方药】法宜温脾散寒除湿；方选肾著汤加味。

干姜10g，白术15g，茯苓20g，炙甘草10g，芡实20g，山药20g，续断10g，菟丝子10g。5剂，每日1剂，水煎服。

【疗效观察】1970年7月10日二诊：服上药后，患者腰痛渐缓，重痛减轻，白带明显减少，食纳增加，精神好转，舌淡白润，脉缓而软。继服上方加炒薏苡仁30g，每日1剂，水煎服。

1970年7月25日三诊：患者服上方10剂后，腰痛如失，白带少许，食纳增加，精神好转，舌淡润，脉缓有力。处方：炙黄芪15g，白术10g，党参15g，当归10g，茯苓15g，远志10g，酸枣仁12g，广木香10g，菟丝子10g，枸杞子10g，龙眼肉15g，炙甘草5g，生姜3片，大枣3枚。嘱加米酒入煎，服10剂以资巩固。

后随访2年，前症未复发。

按：寒湿腰痛，特点以重痛为主，女性伴白带增多，显属脾虚，用干姜苓术汤（即肾著汤）能取显效。如腰冷痛，可加巴戟天、淫羊藿温肾壮阳，或加牛膝、枸杞子、桑寄生以滋养肝肾；如腰冷痛，四肢逆冷，加附子、肉桂以温肾散寒；白带多而清稀者，加芡实、山药、薏苡仁收涩止带；若白带稠黏且多，则应加萆薢以分清别浊。其终以养血归脾，佐以固肾从本论治。

（张光荣.陈瑞春学术经验集.北京：科学出版社，2015：365.）

【经典温故】

《金匮要略·五脏风寒积聚病脉证并治》第16条："肾著之病，其人身体重，腰中冷，如坐水中，形如水状，反不渴，小便自利，饮食如故，病属下焦，身劳汗出，衣里冷湿，久久得之，腰以下冷痛，腹重如带五千钱，甘姜苓术汤主之。"

【问题讨论】

临床上对于腰痛辨证有何需要注意的？

参考答案：寒湿腰痛，特点以重痛为主，女性伴白带增多，显属脾虚，用干姜苓术汤（即肾著汤）能取显效。如腰冷痛，可加巴戟天、淫羊藿温肾壮阳，或加牛膝、枸杞子、桑寄生以滋养肝肾；如腰冷痛，四肢逆冷，加附子、肉桂以温肾散寒；白带多而清稀者，加芡实、山药、薏苡仁收涩止带；若白带稠黏且多，则应加萆薢以分清别浊。其终以养血归脾，佐以固肾从本论治。

## 案例四

涂某，男，40岁，干部，1992年7月3日初诊。

患者缘于3个月前因外伤后腰痛，遂请伤科医治，用活血化瘀药，诸如当归、桃仁、丹参、田七之类，未见好转；继之住某中医院，医以肾虚论治，服用补肾的阴阳之品，用六味地黄丸加巴戟、杜仲、枸杞子、续断之类，服用1个多月，病情并未改善；尔后转入我院针灸，取肾俞、委中、八髎等穴，针后加灸，内服壮腰治肾药，经治月余，仍未显效。现症：腰痛很有规律，每天午后2时开始，至午夜12时左右慢慢缓解；局部怕冷，酸楚不适，重痛绵绵，遇阴雨气候上述症状加重；形体偏胖，腹微胀，大便偏稀软，脉缓两寸有力，尺脉沉，舌苔白润，舌体大有齿印。

【独立诊断】病因为寒、湿；病所在太阴、少阴；病机乃伤后受湿，脾虚及肾，下虚湿困。

【综合辨证】脾虚及肾，湿困下焦。

【治法方药】法宜健脾燥湿；方选肾著汤加味。

干姜10g，白术15g，茯苓20g，炙甘草10g，牛膝10g，乌药10g。嘱服5剂，以观动静。

【疗效观察】患者服2剂，午后冷痛感减轻，且痛胀一阵后基本缓解，不至于痛至午夜。服完5剂后，患者谓腰部无任何不适，不冷不酸，一切如常，遂出院。数月后追访病未复发。

（张光荣.陈瑞春学术经验集.北京：科学出版社，2015：365.）

【经典温故】

《金匮要略·五脏风寒积聚病脉证并治》第16条："肾著之病，其人身体重，腰中冷，如坐水中，形如水状，反不渴，小便自利，饮食如故，病属下焦，身劳汗出，衣里冷湿，久久得之，腰以下冷痛，腹重如带五千钱，甘姜苓术汤主之。"

【问题讨论】

本案的辨证要点是什么?

参考答案:本案腰痛,病延数月,辗转多次,始则活血化瘀无效,继之用壮腰补肾,均未显效,终以温脾燥湿取效,可见辨证之细微处不可粗疏:一,察其证候特点,以午后至午夜痛甚酸楚,应是寒湿属阴困脾。二,体形偏胖,长期大便偏稀,是为脾虚湿胜之咎,故尔从湿寒困脾求治。著肾汤重在健脾燥湿,方中以甘草干姜汤温脾,又加白术、茯苓,亦为健脾渗湿之品。加牛膝作引经药用,加乌药稍顺其气,二药均属配角,不是主将。缘何前2个多月用药未效?一则活血化瘀,能通经活络,不敌寒湿,一则壮肾健腰,虽是从腰论治,但亦未触及寒湿,且以六味地黄丸为基本方偏于滋阴,虽参合枸杞子、巴戟天之属,仍未能温脾燥湿,所以看似成方成法,实是隔靴搔痒,未中肯綮。因而,以肾著汤单刀直入,健脾湿燥,病药合拍,起此沉疴,可见"辨证论治"并非空谈,落到临床实处,是看得见、摸得着的。

## 案例五

张某,女,42岁,工人,1990年6月13日初诊。

患者长期腰痛,少腹两侧痛胀,月经前疼痛更甚,有时遇阴寒潮湿,腰部疼痛欲断,不能起卧,白带偏多,月经正常但经前多有腰痛少腹胀。妇科检查正常,B超示子宫、附件正常,白带涂片正常,拟诊为盆腔炎。脉缓弦滑,舌苔薄白润,舌体胖大。

【独立诊断】病因为湿;病所在厥阴、太阴;病机乃体虚受湿,困阻下焦,肝脾气血不足。

【综合辨证】肝脾气血不足,水湿困阻下焦。

【治法方药】法宜温阳健脾利水;方选当归芍药散加味。

当归10g,白芍15g,白术10g,茯苓15g,泽泻10g,川芎6g,杜仲10g,菟丝子10g,乌药10g。每日1剂,水煎温服。并嘱用膝胸卧位,配合治疗。

【疗效观察】1990年6月21日二诊:服上方7剂,患者自觉腰痛明显好转,腰腹部温暖轻松,白带亦减少,脉缓稍弦,舌薄白润。守方加鹿角霜15g,每日1剂,水煎温服。

上方进10剂后,患者腰痛症状消失,经前腹痛、白带均明显减轻,遂停药,观察半年亦未见反复。

(张光荣.陈瑞春学术经验集.北京:科学出版社,2015:365.)

【经典温故】

《金匮要略·妇人杂病脉证并治》第17条:"妇人腹中诸疾痛,当归芍药散主之。"

【问题讨论】

当归芍药散治疗腹痛的辨证要点是什么?

参考答案:当归芍药散为《金匮要略》方,治妇人诸腹痛。陆渊雷解释,本方可治妇人附件炎、盆腔炎、子宫后倾等所引起的腹痛,证之临床确实如此,凡妇人经前腹痛、小腹坠胀、白带多，以及子宫肌瘤等，均可以本方加减治疗。本案盆腔炎服7剂明显减轻症状，加入补肾药疗效更好。

当归芍药散为补脾活血行水之方，其治白带，加入渗利的萆薢、收涩的芡实，增强其补脾渗湿之功，疗效优于完带汤。

## 案例六

王某，女，37岁，1999年6月24日初诊。

患者腰痛5年余，膝酸困，小腹凉，尤以月经前为甚，有时经前腹泻，遇经前泄泻则小腹更凉，曾服中药，未效，睡眠不佳，畏冷风，舌淡红，苔薄白。

【独立诊断】病因为寒、湿；病所在少阴；病机乃阳虚湿盛，下焦失固。

【综合辨证】寒湿伤阳。

【治法方药】法宜温阳化湿；方选安肾汤加减。

桑寄生10g，胡芦巴10g，补骨脂10g，续断10g，桃仁10g，杏仁10g，小茴香6g，乌药6g，川楝子10g，茯苓10g，山药15g，杜仲10g，桂枝10g，白芍10g，炙甘草6g。7剂。

【调护医嘱】避风寒，调情志。

【疗效观察】1999年7月8日二诊：服尽7剂，患者腰痛大为减轻，恶冷风消失，睡眠转佳，仅腰部左侧微痛，牵连左腿不舒，腹中不适如欲腹泻样，但未腹泻，血压偏低，头眩，心悸，舌淡红，苔白，脉虚弦。此为肾著汤证与苓桂术甘汤证，改用此两方合安肾丸化裁，处方：茯苓12g，白术10g，干姜12g，桂枝10g，炙甘草6g，红参10g，杜仲10g，续断10g，补骨脂10g，小茴香6g。7剂。

药后患者腰痛止，腹凉、头眩、心悸诸症亦消。

按：常以吴瑭安肾汤为基础，并遵照叶氏奇经论治手法，每以鹿角片或鹿角霜或鹿角胶代替鹿茸，用小茴香代替大茴香，气虚者加红参，血虚者加当归等，治疗寒湿伤阳所致的男子阳痿、早泄、精少不育，女子带下、不孕、月经不调等病证，效果较佳。

（张文选.温病方证与杂病辨治.北京：学苑出版社，2007：677.）

【经典温故】

《温病条辨·下焦篇》第44条："湿久，脾阳消乏，肾阳亦惫者，安肾汤主之。"

【问题讨论】

1.肝肾与奇经有何关系？

参考答案：叶天士认为奇经隶属于肝肾，肝肾内藏精血，充盈之时灌注而入奇经。如果肝肾虚损，精血耗乏，必然累及奇经受损，所谓"下元之损，必累八脉"，"肝血肾精受戕，致奇经八脉中乏运用之力"，所以此案例中妇人腰痛、膝酸困，尤以月经前为甚，此乃寒湿伤阳，肾阳不足，累及奇经，而致本病。

2.安肾汤的配伍特点是什么？

参考答案：凡肾阳惫者，必补督脉，故以鹿茸为君，附子补肾中真阳；但以茯苓、白术渗湿而补脾阳，釜底增薪法，安肾者，以肾阳为体，体立而用安也。

# 第二十八章 郁 证

案例一

欧某，男，35岁，教师，1995年2月10日初诊。

患者自觉咽喉部右侧有一蚕豆大肿块，触之活动，按之稍胀不痛，经查甲状腺相关激素均正常，诊断为甲状腺囊肿，其他未见明显不适，饮食、二便无异，睡眠尚好，唯自己感到有肿物存在，精神紧张，脉弦缓，舌苔薄白淡润。

【独立诊断】病因为痰、瘀；病所在厥阴、少阳；病机乃肝郁气滞，痰瘀瘤结。

【综合辨证】肝郁气滞，痰瘀瘤结。

【治法方药】法宜疏肝理气，化痰软坚；方选四逆散加味。

柴胡10g，赤芍10g，枳壳10g，浙贝母10g，郁金10g，夏枯草15g，猫爪草15g，生牡蛎15g，橘核15g（打碎），炙甘草5g。每日1剂，嘱服7剂。

【疗效观察】1995年2月18日二诊：患者自述服上药后肿物明显缩小，与前相比已缩小大半，十分欣喜。脉仍弦缓，舌薄白润。守前方加天花粉15g。带药20剂，嘱其隔日进1剂，以渐消渐散，缓慢图功。

因患者在外地工作，据家人告知，服药后肿块逐渐消散，未再服药，临床痊愈。

按：甲状腺囊肿属于"瘿瘤"一类，究其病因是肝郁气滞，痰瘀瘤结，治疗应疏肝理气，化痰软坚，使之渐消渐散。本案以四逆散加郁金、橘核疏肝理气，加浙贝母化痰散结，加夏枯草、生牡蛎、猫爪草、天花粉软坚散结。服药宜缓慢调治，不能求速效，欲速则不达。以上诸药看似平淡，但其祛邪而不伤正，无任何副作用。笔者不用山慈菇之类有毒药，而取平淡缓慢消散，屡屡取效，有效病例者甚多。

（张光荣.陈瑞春学术经验集.北京：科学出版社，2015：357.）

【经典温故】

《伤寒论》第318条："少阴病，四逆，其人或咳，或悸，或小便不利，或腹中痛，或泄利下重者，四逆散主之。"

【问题讨论】

四逆散证"四逆"的机制是什么？"四逆"的性质是寒厥还是热厥？

参考答案：四逆散证"四逆"的机制为气郁致厥，阳郁于里，不能通达四末。

"四逆"的性质为可以寒热兼夹，不能断为寒或热，其产生的寒象实为阳气内郁不能通达四末所致，病性寒热要根据患者具体病情而定。

案例二

李某，女，25岁，会计师。

患者2个月前因工作差错，精神压力很大，自觉心烦，坐卧不安，辗转反侧，精神极度不宁，心中热燥，闷乱不宁，欲吐不出，胃嘈杂不适，难以明其所苦，近1周来常静坐一隅，独自伤心，回避亲友，反应迟钝，主动言语明显减少，数问不答或少答，应答迟缓，并拒绝进食。某精神病院诊断为抑郁证，给予阿米替林150m，效果不佳，出现口干而苦、不欲饮水、便秘、震颤等症，舌红，苔黄，脉弦数。

【独立诊断】病因为郁、风、热；病所在厥阴；病机乃肝郁脾虚，热邪内扰。

【综合辨证】邪郁胸膈，郁而化热。

【治法方药】法宜宣透解郁，清热除烦；方选栀子豉汤加减。

栀子10g，豆豉20g，杏仁6g，黄芩10g，瓜蒌皮10g，枳实9g，郁金15g，远志10g，炒枣仁20g，麦冬10g，五味子6g。

【调护医嘱】保持心情舒畅。

【疗效观察】以上方加减调治而愈。

［张宇，艾芳.栀子豉汤在精神科疾病中的应用.长春中医药大学学报，2010，26（2）：207.］

【经典温故】

《温病条辨·上焦篇》第13条："太阴病，得之二三日，舌微黄，寸脉盛，心烦懊忱，起卧不安，欲呕不得呕，无中焦证，栀子豉汤主之。"

【问题讨论】

《伤寒论》中的栀子豉汤与温病学中的栀子豉汤证治有何不同？

参考答案：温病中的栀子豉汤证，其证治与《伤寒论》第78条证治完全相同，只是病机来路不同：《伤寒论》第78条为汗、吐、下后，有形之邪已去，而余邪留扰胸膈；《温病条辨·上焦篇》第13条为邪由肺卫，初传胸膈气分，热郁胸膈。此外，本证在温病中尚有气分证经下后，气分高热已解，余邪郁于胸膈所致者，如《温病条辨·中焦篇》第18条"下后虚烦不眠，心中懊忱甚至反复颠倒，栀子豉汤主之。若少气者，加甘草；若呕者，加姜汁"即是。

案例三

刘某，女，47岁，近2个月来时觉胸闷不舒，胸中似有物堵塞，气短乏力，心烦不寐，自觉咽喉有痰，梗阻不适（素有慢性咽喉炎）。胸透及心电图检查未见异常。舌质偏红，苔淡黄根厚，脉弦滑。

【独立诊断】病因为湿、热、痰；病所在太阴；病机乃痰湿阻滞，肺气不宣，渐愈化热。

【综合辨证】痰湿阻滞，肺气不宣，郁而化热。

【治法方药】法宜清化湿热；方选银翘马勃散合茯苓杏仁甘草汤加减。

金银花10g，连翘10g，马勃10g，牛蒡子6g，射干10g，茯苓10g，杏仁10g，甘草6g，郁金10g，枇杷叶10g。

【调护医嘱】注意精神调摄，保持心情愉快，适当运动，增强体质，作息有序，养成良好生活习惯。

【疗效观察】服药5剂，患者胸闷减轻，胸中堵塞感消除，咽喉痰阻感较前减轻，唯稍觉胸痛、疲乏。守方加丹参10g、太子参15g，继服7剂而愈，近期随访无复发。

按：胸部乃心、肺寄居之所，故胸闷一症多与心、肺二脏气机不畅有关。而导致气机不畅的原因，历来认为以湿、痰、饮、瘀邪为多。此例患者，观其症状，乃痰湿阻滞，肺气不宣，渐愈化热而致，用银翘马勃散一可清痰郁之热，二可祛除咽部之湿，使门户开阖正常，肺气升降有序；茯苓杏仁甘草汤宣肺化痰除饮，乃治胸痹气短之常用方；郁金、枇杷叶行气化痰；后合丹参、太子参可补气活血解郁。诸药合用，效如桴鼓。

[夏鑫华.伍炳彩运用银翘马勃散经验.江西中医药，2003，（10）：5-6.]

【经典温故】

《温病条辨·上焦篇》第46条："湿温喉阻咽痛，银翘马勃散主之。"

【问题讨论】

本案例如何辨治？

参考答案：胸部乃心、肺寄居之所，故胸闷一症多与心、肺二脏气机不畅有关。而导致气机不畅的原因，历来认为以湿、痰、饮、瘀邪为多。此例患者，观其症状，乃痰湿阻滞，肺气不宣，渐愈化热而致，用银翘马勃散一可清痰郁之热，二可祛除咽部之湿，使门户开阖正常，肺气升降有序；茯苓杏仁甘草汤宣肺化痰除饮，乃治胸痹气短之常用方；郁金、枇杷叶行气化痰；后合丹参、太子参可补气活血解郁。诸药合用，效如桴鼓。

# 第二十九章 震 颤

案例

李某，女，43岁，有风湿性心脏病5年，近日来头目眩晕，肢体颤动，站立不稳，心悸不宁，神乱少寐，舌红少苔，脉沉取弦细，举之则大而无力。

【独立诊断】病因为风；病所在厥阴；病机乃阴血不足，生风内扰。

【综合辨证】阴虚风动。

【治法方药】法宜滋阴息风潜阳；方选三甲复脉汤加减。

炙甘草12g，党参12g，桂枝6g，大枣7枚，生地黄30g，麦冬18g，白芍18g，火麻仁18g，阿胶10g（烊化），龟甲18g（先煎），鳖甲18g（先煎），牡蛎30g（先煎）。

【调护医嘱】避风寒，慎起居，保持良好的生活习惯。

【疗效观察】患者服药1剂则能安卧，肢颤止，眩晕减轻，能自行步走，但纳谷不香而脘闷，方中加米醋一大盅，又服3剂而症消。

（刘渡舟.经方临证指南.北京：人民卫生出版社，2013：210.）

【经典温故】

《温病条辨·下焦篇》第14条："下焦温病，热深厥甚，脉细促，心中憺憺大动，甚则心中痛者，三甲复脉汤主之。"

【问题讨论】

1.三甲复脉汤的适应证是什么？

参考答案：三甲复脉汤的适应证，是在二甲复脉汤证的基础上，又出现"心中憺憺大动，甚则心中痛"的症状，这是心阴大亏的表现。之所以加生龟甲，是因为龟甲味甘性平，不仅能滋补肝肾，潜阳镇摄，还能补血养心，镇心安神，这是牡蛎和鳖甲所不具备的作用。

2.如何理解《温病条辨·下焦篇》第14条原文中的"热深厥甚"？

"热深厥甚"本意为热邪深入于里，闭遏阳气不能外达，故身虽见发热，但四肢仍厥冷。热邪越炽，入里越深，阳郁益其甚，故厥冷越剧，有呈正比关系之趋势。据此，"热深厥甚"乃是邪热炽盛而厥的一个病机概括，是对实热证之热厥而言。若据此理解，此处用"热深厥甚"来概括本证的病机是不恰当的，混淆了虚实概念。那么应当怎样理解呢？此热厥的病机又是什么呢？结合《温病条辨·下焦篇》第14条下面所论，其热厥病机为"日久邪杀阴亏而厥"，由于少阴真阴亏损，阴亏于下，阳浮于上，因而见阴阳之气不相顺接，故而为厥。综上所述，此"热深厥深"可理解为：热邪深入越剧，灼伤肝肾之阴越甚，阴亏越甚，则其厥越剧。

# 第三十章　眩　晕

案例一

王某，女，56岁，1987年7月28日初诊。

患者20余日前始觉头晕，视物旋转，逐渐加重，在某西医院诊为梅尼埃病，用西药效不显，转请中医治疗。刻诊：头晕目眩，视物旋转，如坐舟车，泛恶欲呕，头昏且重，肢体酸痛，脘痞不饥，舌淡，苔白腻，脉细濡。

【独立诊断】病因为湿；病所在阳明；病机乃湿邪蒙蔽，困阻清阳。

【综合辨证】上蒙清窍，清阳不展。

【治法方药】法宜芳香化湿，分消三焦；方选三仁汤加减。

杏仁6g，佩兰6g，枳壳6g，厚朴6g，白豆蔻4g，藿香9g，半夏9g，云茯苓12g，薏苡仁15g，滑石15g，通草3g。

【调护医嘱】忌食肥甘厚味之品。

【疗效观察】服方3剂，眩晕大减，续服5剂而痊愈。

［毛以林.三仁汤临床新用.陕西中医，1999，（2）：91.］

【经典温故】

《温病条辨·上焦篇》第43条："头痛恶寒，身重疼痛，舌白不渴，脉弦细而濡，面色淡黄，胸闷不饥，午后身热，状若阴虚，病难速已，名曰湿温。汗之则神昏耳聋，甚则目瞑不欲言，下之则洞泄，润之则病深不解。长夏、深秋、冬日同法，三仁汤主之。"

【问题讨论】

1.湿邪蒙蔽和痰邪上扰的眩晕有什么不同？

参考答案：湿与痰同为阴邪，湿聚为痰。"湿"无明显形质可见而呈"汽态"，弥漫性大，以肢体闷重酸困、头重如裹等为主要表现；"痰"的质地稠浊而黏，常呈半凝固乳胶状态，流动性小，如痰蒙清窍，则以头晕目眩为主要表现。此处，患者头晕目眩，头昏且重，肢体酸痛，苔腻，脉濡均为湿邪之像。

2.眩，多与风、火、痰、虚有关，为何此案例辨治为湿？

参考答案：前人治眩，多从风、火、痰、虚入手，然于临床，不可拘泥，总须辨证施治。观此案病发长夏，湿气司令，以致湿浊之邪浸淫肌体，弥漫三焦。湿阻清阳，蒙蔽清窍则头晕目眩；困于肌表则肢体酸痛；内阻中焦则脘痞不饥。故用三仁汤加藿香、佩兰芳香化湿，增加枳壳疏利气机，使湿邪从三焦而解，不治眩则眩自瘥。

## 案例二

郑某，男，56岁。患者身材魁梧，但却常常头晕欲扑，耳鸣如蝉，心悸不安，心烦而夜不安寐，时或鼻衄，舌红少苔，脉沉弦有力，偶有结代。

【独立诊断】病因为风；病所在厥阴；病机乃素体阴虚，虚风内动。

【综合辨证】素体阴虚，阴虚风动。

【治法方药】法宜滋阴息风潜阳；方选三甲复脉汤。

龟甲18g（先煎），牡蛎18g（先煎），鳖甲18g（先煎），生地黄18g，麦冬18g，白芍18g，麻仁12g，阿胶10g（烊化），炙甘草12g。每日1剂，水煎服。

【调护医嘱】不宜食用辛辣香燥之品。

【疗效观察】服2剂后患者心神安宁而思睡，头晕耳鸣等症大为减轻，又以大定风珠4剂而安。

（刘渡舟.经方临证指南.北京：人民卫生出版社，2013：210.）

【经典温故】

《温病条辨·下焦篇》第14条："下焦温病，热深厥甚，脉细促，心中憺憺大动，甚则心中痛者，三甲复脉汤主之。"

【问题讨论】

虚风内动与实风内动如何鉴别？

参考答案：实风内动多见于病的初中期；热极生风，实证；症见手足抽搐有力，甚则角弓反张，伴高热、肢厥、神昏、头痛、渴饮、苔燥、脉弦动而数等；治宜清热凉肝息风。虚风内动多见于病的后期；阴虚风动，虚证；症见手足蠕动或瘈疭无力，伴有齿焦唇裂、咽干舌燥、神倦脉虚、舌绛少苔；治疗以滋阴潜阳息风。

## 案例三

胡某，男，23岁，2005年4月14日初诊。

患者近半年觉头昏沉，注意力难集中，反应迟缓，时觉颜面、后背发热，无汗出，头顶有压迫感；近三四个月易感冒，感则头昏沉加重，时有鼻塞、流清涕、眼胀；素体易上火，稍食热性食物则易鼻衄；大便可，小便黄；舌略红，苔白粗满布，中后淡黄；脉缓，略细，左略弦；咽偏红，有血丝。

【独立诊断】病因为湿、热；病所在阳明；病机为清阳困阻。

【综合辨证】阳明湿热上蒙清窍。

【治法方药】法宜芳香宣湿，淡苦泻热；方选甘露消毒丹加减。

茵陈15g，滑石15g，藿香10g，石菖蒲10g，连翘10g，黄芩10g，浙贝母10g，薄荷6g，白豆蔻6g。7剂，每日1剂，水煎服。

【调护医嘱】适当锻炼，减少接触潮湿之地。

【疗效观察】2005年4月21日二诊：服药7剂后，患者头昏沉明显好转，停药后略有反复。现症：颜面、后背发热大减，近感冒少作，鼻衄未作，仍有头昏沉，伴有颈项拘急，遇冷加重，舌略红，苔薄黄满布，脉偏缓，无力，两寸不足。此热退湿减未尽，经络仍有阻滞。故守上方，加秦艽15g、葛根15g、蔓荆子10g逐经络之表湿以善后。

按：湿滞阳明，循经上犯清窍，加之素体阳热偏盛，湿热相合，热为湿困，故在头昏沉同时伴有颜面的烘热、眼胀、易鼻衄等一派阳明经湿热偏上的症状，单纯清热必加剧湿邪的缠绵留恋，头昏沉反会加重。而此时用甘露消毒丹无论是从病因、病机还是从病位上无疑是最贴切的，故疗效立竿见影。

（此为刘英锋治验。）

【经典温故】

《随息居重订霍乱论》："治暑湿霍乱，时感痧邪，及触冒秽恶不正之气，身热倦怠，胀闷肢酸，颐肿咽痛，身黄口渴，疟痢淋浊，泄泻疮疡，水土不服诸病。但看病患舌苔淡白，或厚腻，或干黄者，疫邪尚在气分，悉以此丹主之。凡医临证，亦当准此化裁，自可十全为上。"

《温热经纬·卷五·方论·甘露消毒丹》："此治湿温时疫之主方也。六元正纪，五运分步，每年春分后十三日交二运。徵，火旺，天乃渐温。芒种后十日交三运。宫，土旺，地乃渐湿。温湿蒸腾，更加烈日之暑，烁石流金，人在气交之中，口鼻吸受其气，留而不去，乃成湿温疫疠之病，而为发热倦怠，胸闷腹胀，肢酸咽肿，斑疹身黄，颐肿口渴，溺赤便秘，吐泻疟痢，淋浊疮疡等证。但看病人舌苔淡白，或厚腻，或干黄者，是暑湿热疫之邪尚在气分，悉以此丹治之立效，并主水土不服诸病。"

【问题讨论】

甘露消毒丹所治是湿重还是热重？

参考答案：一般教科书中均把本证与湿热中阻，湿热酿痰，蒙蔽心包证归入"湿热并重"证型，其实它们仍属于"热重于湿"或"湿重于热"之证型，湿温辨治以"湿重于热"和"热重于湿"两类为妥。理由是：湿温乃湿热合邪为病，湿为阴邪，热为阳邪，很难设想二者是等量混合；发病后的临床表现未必湿、热各半；外邪伤人必随人身之阳气而变，湿重、热重与"内六淫"密切相关，阳盛之体，病偏阳明者，多表现为"热重于湿"，阴盛之体，病偏太阴者，多表现为"湿重于热"；王氏连朴饮、甘露消毒丹、菖蒲郁金汤三方均清热药重于化湿药，故甘露消毒丹实为热重湿轻证。

## 案例四

全某，女，41岁，2009年4月5日初诊。

患者患眩晕症2年余，不能下楼4个月，曾经某医院检查，诊断为眩晕症、椎-基底动脉供血不足、2型糖尿病，经住院治疗，眩晕好转，血糖稳定出院。1周后患者又出现眩晕伴耳鸣，手心热，口干，大便干燥，舌绛，无苔，脉弦细数。

【独立诊断】病因为风、火；病所在厥阴、少阴；病机乃肝肾阴虚，化火生风，耗伤阴血。

【综合辨证】肝肾阴虚，肝阳上亢，化火生风。

【治法方药】法宜滋阴息风，育阴潜阳；方选大定风珠方加味。

麦冬、生白芍、生地黄、炙鳖甲、龟甲、生牡蛎、甘草、五味子、阿胶、鸡子黄、麻仁、熟地黄、柴胡、磁石。

【调护医嘱】慎起居，保持良好的生活习惯。

【疗效观察】7剂后患者眩晕好转，余症亦减；略为加减共服28剂，眩晕平息，可料理家务；继续治疗3个月后复如常人。

按：肾阴下亏之眩晕，症见头晕目眩、耳鸣心烦、腰膝酸软、记忆力减退、大便偏干、舌红或绛红、脉细或细数，多系肾水不足，木少滋荣。阴虚则火旺，火旺则生风，眩晕乃作。这类证型多见于外感热病误汗、误下之后，真阴不足，木少滋养，肝风内动，或部分糖尿病患者属肝肾阴虚者，致肝阳上亢，化风致晕。其治以滋液育阴、柔肝息风，用大定风珠。

[张佩霞，劳建和.劳建和治疗眩晕症的经验.浙江中医杂志，2011，46（1）：15.]

【问题讨论】

与三甲复脉汤相比，大定风珠的剂量调整有何意义？

参考答案：大定风珠中除鸡子黄、五味子之外的药物虽然与三甲复脉汤相同，但是剂量不同，方中的火麻仁由9g减为6g，麦冬由15g增为18g，炙甘草由18g减为12g，生牡蛎由15g减为12g，生鳖甲由24g减为12g，生龟甲由30g减为12g，在此基础上再加鸡子黄2枚、五味子6g。为什么在剂量上这样调整呢？三甲复脉汤中阿胶、牡蛎、鳖甲、龟甲都是动物药，属血肉有情之品，除了牡蛎之外，都是作用极强的滋补药，也称为填补药，具有"填阴塞隙"的作用。但是这些药物性质"浓浊"，它们不仅浓浊黏腻，而且腥味难咽。这些药物填补的作用虽然强，但是副作用也大。在已经出现胃气衰败倾向的情况下再用这类药，患者无法消化吸收，很可能因其腥浊而把药吐出来，呕吐就更消耗胃气，反而促进患者死亡。所以吴鞠通对三甲复脉汤采取了能少用一味药就尽量少用一味，不得不加药物就减少药物用量的做法，以把副作用减到最小的程度。大定风珠的药物中血肉有情之品最多，但药量却最小，这就是加药减量做法的体现。

# 第三十一章 中 风

案例一

于某，男，1998年7月15日初诊。

患者中风近2个月，仍然舌蹇语言不利，吐字艰难，右侧肢体活动不灵便，右脚痉挛，伴有干咳，饮食、二便尚可，舌红赤，苔白腻，脉弦滑。

【独立诊断】病因为热、痰；病所在厥阴；病机乃热入心包，痰热蒙窍。

【综合辨证】热入心包，痰热蒙窍。

【治法方药】法宜清热凉血；方选清宫汤加减。

水牛角20g（先煎），连翘10g，莲子心3g，竹叶10g，玄参15g，麦冬15g，丹参10g，栀子10g，郁金10g，竹沥3匙，钩藤15g，羚羊角粉1.8g（分冲）。7剂。局方至宝丹4丸，每日1丸。

【调护医嘱】避风寒，慎起居。

【疗效观察】1998年7月22日二诊：服上药后患者舌灵活，语言较前改善，吐字较前清楚，想咳嗽但咳不出，右腿有如绷带缠裹样沉紧感，舌红赤，苔黄厚。上方去至宝丹、钩藤、羚羊角粉，加川贝母10g、天竺黄10g。7剂。

1998年7月29日三诊：语言障碍继续改善，咽喉刺激症状消失，咳嗽止。二诊方去川贝母，加黄连6g、石菖蒲10g，继续治疗。

后以此方与黄连解毒汤、三黄泻心汤交替使用，先后治疗2个月，语言障碍治愈，右侧肢体功能基本恢复。

（张文选.温病方证与杂病辨治.北京：学苑出版社，2007：236.）

【经典温故】

《温病条辨·上焦篇》第16条："太阴温病，不可发汗……汗出过多者，必神昏谵语……神昏谵语者，清宫汤主之。牛黄丸、紫雪丹、局方至宝丹亦主之。"

【问题讨论】

1.中风中经络与中脏腑之间怎么鉴别？

参考答案：中风有中经络、中脏腑之分，而神志障碍的有无是其划分的标准。无昏仆而仅见半身不遂，口舌歪斜，言语不利者为中经络，本案例即为中经络。突然昏仆，不省人事，或神志恍惚，昏蒙而伴见半身不遂、口舌歪斜者为中脏腑。中经络者病位浅，病情相对较轻，中脏腑者病位深，病情较重。中脏腑者，如神志渐渐清醒，半身不遂、口舌歪斜等症状未再加重或有恢复者，病由中脏腑向中经络转化，病势为顺。若见中经络者逐渐出现神志迷蒙或昏愦不知，为向中脏腑转化，病势为逆。

2.为什么会有"热"与"痰"？

参考答案：因为热闭心包证，无论是逆传还是顺传而来，都是由热势猖獗所致，邪热较轻者，多不致发生此等危重之证。而邪热内陷，最易煎熬津液成痰。倘平素痰盛之人，尤易与热为伍，此即叶氏所谓"或平素心虚有痰，外热一陷，里络就闭"之意。所以，以"热"与"痰"内闭作为热闭心包的基本病理。

## 案例二

刘某，女，63岁，工人，1999年10月3日初诊。

1个月前，患者因生气后，左半身不遂，左手肿胀，舌强言涩。患者有高血压病5年余。发病后曾在当地医院就诊，确诊为脑梗死，经治疗病情有所改善。现症：右侧半身不遂，上下肢疼痛，左手肿胀，言语迟涩，神疲乏力，急躁易怒，头晕目眩，大便干结，舌体偏瘦小，舌质红绛偏暗，舌苔薄少津，脉沉细微弦。查体：血压120/80mmHg，右上肢肌力3级，手指可抓取粗大物品。右下肢肌力4级，跛行。右侧肢体肌张力增高，右巴宾斯基征阳性。9月2日外院头部CT示：右侧基底节区梗死灶。

【独立诊断】病因为郁、热、风；病所在厥阴、少阴；病机乃肝郁化火，肝肾阴虚，虚风内扰。

【综合辨证】肝郁化火，耗伤肝肾之阴，虚风内扰。

【治法方药】法宜滋补肝肾，养阴息风，活血通络；方选大定风珠加减。

生地黄15g，杭白芍15g，杭麦冬10g，阿胶10g（烊化），鸡子黄1枚，生牡蛎25g（先煎），炙鳖甲10g（先煎），炙龟甲10g（先煎），牡丹皮10g，火麻仁15g，黄芪15g，地龙15g，当归15g，桃仁10g，炙甘草5g。每日1剂，水煎服。

【调护医嘱】慎起居，保持良好的生活习惯。

【疗效观察】连服4周，患者右侧肢体活动能力明显改善，右手已能使用筷子吃饭，头晕目眩症状基本消失。守上方去生牡蛎、炙鳖甲、炙龟甲，继续服用1个月，患者行走自如，右手已能写字。

[吴海运.大定风珠临证新用举隅.江西中医药，2008，39（12）：28.]

【经典温故】

《温病条辨·下焦篇》第16条："热邪久羁，吸烁真阴，或因误表，或因妄攻，神倦瘈疭，脉气虚弱，舌绛苔少，时时欲脱者，大定风珠主之。"

【问题讨论】

何谓"热厥三等"？

参考答案：《温病条辨·上焦篇》第17条自注云："再热厥之中，亦有三等：有邪在络居多，而阳明证少者，则从芳香（如热闭心包——开窍醒神，芳香凉开）……有邪搏阳明，阳明太实，上冲心包，神迷肢厥，甚则通体皆厥，当从下法……有日久邪杀阴亏而厥者，则从育阴潜阳法，本论载入下焦篇。"故"热厥三等"实为三焦厥证，即上焦热闭心包热厥证，治用芳香醒神开窍法，中焦阳明腑实热厥证，治用通腑泻热法，下焦肝肾阴亏热厥证，治用滋养肝肾法。

## 案例三

李某，男，65岁，2014年3月24日初诊。

患者半年前因脑梗死住院治疗，现留有右侧肢体活动不利，上肢端物不稳，下肢行走不利，右侧肢体肌张力高，言语不清晰，口干口苦口黏，食欲一般，夜寐欠安梦多，大便偏干，小便正常，舌质暗红，苔黄腻。其形体较前消瘦，面色黄滞。

【独立诊断】病因为痰、瘀；病所在厥阴肝；病机乃痰瘀互结，阻滞经络。

【综合辨证】痰瘀阻络，经脉不利。

【治法方药】法宜行气活血化痰；方用三甲散加减。

鳖甲15g（先煎），龟甲15g（先煎），牡蛎15g（先煎），茵陈15g，僵蚕10g，白芍15g，当归10g，桃仁8g，郁金10g，远志10g，菖蒲8g，蝉蜕8g。7剂，每日1剂，水煎服。

（此为陈宝国治验。）

【经典温故】

《湿热病篇》第34条："湿热证，七八日，口不渴，声不出，与饮食亦不却，默默不语，神识昏迷，进辛开凉泄，芳香逐秽，俱不效，此邪入厥阴，主客浑受，宜仿吴又可三甲散，醉地鳖虫、醋炒鳖甲、土炒穿山甲、生僵蚕、柴胡、桃仁泥等味。"

【问题讨论】

1.本案例临床上如何辨治？

参考答案：三甲散为吴又可方，薛生白曾借用于治疗"邪入厥阴，主客浑受"。主，指人体营血。客，为病邪。主客浑受，指久病正虚，湿热之邪与人身营血相混，形成络脉瘀阻之病证。而本病案中患者肢体活动不利，为病在筋脉，肝主筋，筋主利关节。患者言语不清晰，心开窍于舌，温病中心包代心受邪。故其病在手厥阴心包经和足厥阴肝经。患者口黏，舌质暗，苔黄腻，肢体活动不利，为湿热之邪瘀阻筋脉之象，故方用三甲散破滞破瘀。

2.厥阴血分湿热证之用药有何特点？

参考答案：厥阴血分湿热证之治疗用药从此案可受启发，以醉土鳖虫、醋炒鳖甲、土炒穿山甲等善于走窜之虫类药物，醋炒或酒醉乃以引药入肝经，尤其妙在柴胡直接引其他血分药物入肝经，又透血分湿热邪外达气分而解。

3."主客浑受"与"主客交"的渊源是什么？

参考答案："主客浑受"系薛生白在吴又可《温疫论·主客交》的启发下，通过对湿热病七八日未瘥，湿郁化热，余邪未尽，深入营血之证分析后得出的结论。"主客交"一词，出自吴又可《温疫论》，原指素有他疾致正气虚衰，复感疫邪，不得外解，疫邪留滞于血脉所成之病证。"主客交"中的"主"系指人体正气营血，久病正虚，营血必伤；"客"指客邪，此指疫邪；"交"为交合、交结之谓。可见"主客交"实指久病正虚，复感疫邪而不解，留于经脉，与营血相互交结，阻塞气机所形成的一种顽固性慢性疾患。"主客浑受"的"主"指人体营血，"客"指湿热之邪，"主客浑受"乃指湿热郁留于血脉，交浑不解，从而形成的一种脉络凝瘀、气血呆滞的病理状态。治疗方法当行气活血，化瘀通络。

### 案例四

刘某，男，70岁，退休干部，1996年7月8日初诊。

患者50岁左右时因车祸外伤颅骨骨折，经手术后逐渐恢复智力。其既往有酗酒史。近1年来患者记忆力、定向力和思维能力下降，加重2～3个月，行走时步态不稳，双膝关节疼痛，右踝关节以下微肿，口角歪斜，左鼻唇沟变浅，语言不利，口黏口苦不饮水，食纳尚可，二便如常，舌淡红，苔薄白黄腻，脉弦缓。

【独立诊断】病因为痰、瘀；病所在少阳、厥阴；病机乃阻滞络脉。

【综合辨证】痰瘀血阻滞，经脉不畅。

【治法方药】法宜化痰清热，通经活络；方选黄连温胆汤加味。

黄连3g，枳壳10g，竹茹15g，陈皮10g，法半夏10g，茯苓15g，炙甘草5g，郁金10g，菖蒲10g，远志10g，地龙10g，僵蚕10g。每日1剂，水煎服。因其血压偏高，另行服降压药。

【疗效观察】1996年7月15日二诊：服前方后，患者口黏口苦减轻，语言变清晰，步态转稳，唯右腿内侧有牵拉痛，右手指麻木，舌淡红，苔黄白腻，脉弦缓。拟守前方加牛膝15g、桑枝15g、络石藤15g、木瓜10g、蚕沙15g，每日1剂，水煎服。

1996年8月2日三诊：服前方19剂后，患者精神较前好转，语言清晰，说话吐词更有力，行步更正，饮食、睡眠尚可，自觉右下肢症状仍无改善，舌淡红，苔薄微黄腻，脉弦软。头颅CT示：右额叶脑组织软化，中上脑室轻度扩大，脑池、脑沟、脑裂轻度增宽，左额骨缺损及颞骨骨折手术后改变。处方：黄连3g，竹茹15g，枳壳10g，陈皮10g，法半夏10g，茯苓15g，炙甘草5g，郁金10g，菖蒲10g，远志10g，地龙10g，僵蚕10g，牛膝15g，桑枝15g，络石藤15g，生薏苡仁15g。每日1剂，水煎服。

服上方24剂后，患者右下肢症状明显减轻，面色红润，精神好转，记忆力增强，语言叙述流畅，行走较前轻松灵活，但两足欠温，腰膝酸软乏力，夜尿多，大便软，食纳尚可，脉较前流畅，两尺偏沉，舌淡润苔薄。血压135/75mmHg。拟从肝肾滋补求治，处方：熟地黄15g，山茱萸10g，五味子5g，茯苓15g，肉苁蓉10g，巴戟天10g，杜仲10g，怀牛膝15g，当归10g，白芍10g，白术10g，山药15g，生晒参15g，生黄芪20g。嘱浓煎，每日1剂。

至1996年10月22日为止，患者共服上方30余剂，各症均消失，精神好，食欲好，行步正，睡眠充足，每日早、晚户外活动，特别值得一提的是性功能恢复良好，故停药观察。

（张光荣.陈瑞春学术经验集.北京：科学出版社，2015：364-365.）

【经典温故】

《三因极一病证方论》卷九："治大病后虚烦不得眠，此胆寒故也，此药主之。又治惊悸。"

《三因极一病证方论》卷十："治心胆虚怯，触事易惊，或梦寐不祥，或异象惑，遂致心惊胆慑，气郁生涎，涎与气搏，变生诸证，或短气悸乏，或复自汗，四肢浮肿，饮食无味，心虚烦闷，坐卧不安。"

《医方集解·和解之剂》："此足少阳、阳明药也。橘、半、生姜之辛温，以之导痰止呕，即以之温胆；枳实破滞；茯苓渗湿；甘草和中；竹茹开胃土之郁，清肺金之燥，凉肺金即所以平肝木也。如是则不寒不燥而胆常温矣。"

【问题讨论】

本案例临床上如何辨治？

参考答案：患者有脑外伤史，加之年逾七旬，出现脑萎缩是情理之常。其出现语言不利、行步不正，实为痰浊阻滞，长期酗酒酿成湿热痰浊阻滞，故以温胆汤加味，经一段清胆和胃、通络祛痰治疗，症状得以改观；续之以益气养阴补肾调治数月，全身情况又得以改善，肾气得充，故性功能亦增强。笔者以为脑萎缩，补肾是重要一着，肾生髓得以充养，全身情况方有转机。然其用药，仍应以"阴中求阳"为好，不宜用附子、桂枝之峻温，以左归饮为基础加用巴戟天、杜仲乃至仙茅、淫羊藿之属，温而不燥，是为良策，对老年性脑萎缩有一定的疗效。在补肾生髓的原则指导下，随证因体之不同，择用补而不燥，滋而不腻，兼之调理脾胃的药物，临床可收较好的功效。

# 第三十二章 胸 痹

案例一

于某，女，33岁，2005年1月4日初诊。

患者胸骨部位疼痛，自觉咽喉至剑突痛不可耐，胸骨对应的背部也疼痛不舒，咽喉不利，胸闷，胃脘痞闷，月经量少，3天即完，脉沉细弦，舌尖偏红，苔白略腻。

【独立诊断】病因为痰、湿、热；病所在少阳；病机乃痰湿阻滞中上焦。

【综合辨证】痰湿阻滞中上焦。

【治法方药】法宜燥湿化痰，宣通心阳；方选小陷胸加枳实汤合枳实薤白桂枝汤。

法半夏15g，黄连5g，瓜蒌15g，枳实10g，薤白10g，桂枝8g，生姜8g。6剂。

【调护医嘱】畅情志，饮食起居有节。

【疗效观察】服尽6剂，胸痛等症愈。

（张文选.温病方证与杂病辨治.北京：学苑出版社，2007：539.）

【经典温故】

《温病条辨·中焦篇》第38条："脉洪滑，面赤身热，头晕，不恶寒，但恶热，舌上黄苔滑，渴欲凉饮，饮不解渴，得水则呕，按之胸下痛，小便短，大便闭者，阳明暑温，水结在胸也，小陷胸加枳实汤主之。"

【问题讨论】

本案中的小陷胸汤证是怎么由《伤寒论》中的小陷胸汤证发展而来的？

参考答案：《伤寒论》小陷胸汤证的特点是"正在心下，按之则痛，脉浮滑"；叶桂比《伤寒论》增加"脘痞证"；其《温热论》另载"脘按之痛，或自痛，或痞胀，当用苦泄"，"必验之于舌，或黄或浊，可与小陷胸汤或泻心汤，随证治之"，即又增加了脘"自痛"、舌苔"或黄或浊"二证。综合叶桂的原文可见，加味小陷胸汤证的特点是脘痞，心下按之痛，或自痛，苔黄或浊，脉浮滑等，这是对《伤寒论》小陷胸汤证的发展；另叶桂把小陷胸汤证与泻心汤证归属为同一类证比较而论之，这则是对《伤寒论》方证分类的创新之处。

案例二

王某，女，62岁。

患者因反复胸闷痛19天，加重3天为主诉由急诊科收住入院。症见：胸闷、胸痛持续不减，神疲乏力，痰黄质稠，饮食呆滞，大便秘结。查其面色少华，语音低微，口气臭秽，舌质暗淡，苔中根部黄腻，脉细迟。心电图提示：急性下壁、正后壁心肌梗死。中医初辨为气阴两虚，痰热内蕴，方投生脉散与温胆汤、小陷胸汤化裁交替口服，西药对症治疗。连进9剂后，胸痛、咯痰略减，然胸闷、纳呆、口气臭秽、神疲、大便艰难诸症仍存。

【独立诊断】病因为湿、热、痰；病所在太阴、少阴；病机乃湿热痰蕴结，痹阻胸膈，气机不畅。

【综合辨证】湿蕴化热，痹阻胸膈。

【治法方药】法宜清利湿热，宣畅气机；方选三仁汤加减。

生薏苡仁30g，白豆蔻10g，厚朴10g，通草10g，滑石10g，半夏10g，竹茹10g，枳壳10g，当归20g。

【调护医嘱】畅情志，饮食起居有节。

【疗效观察】上方服用4剂后，患者即觉精神转佳，饮食增进，胸闷、神疲、痰黄质稠等症大减；前方加减继进9剂后，诸症俱除，面色转华，黄腻苔退尽，迟脉转平，能够简单料理日常生活，复查心电图已转为慢性稳定性心肌梗死；复以归脾汤3剂，调理气血，病瘥出院。

按：急性心肌梗死属于中医学"胸痹"之重症。其病机不外阴阳气血亏虚，痰浊、阴寒、血瘀阻络等本虚标实两个方面。本案脉证所现，为湿浊痹阻，心血瘀滞，故治以三仁汤宣化湿浊，畅气机而愈。

[廖晓岚.三仁汤内科运用举隅.云南中医学院学报，1992，（1）：12.]

【经典温故】

《温病条辨·上焦篇》第43条："头痛恶寒，身重疼痛，舌白不渴，脉弦细而濡，面色淡黄，胸闷不饥，午后身热，状若阴虚，病难速已，名曰湿温。汗之则神昏耳聋，甚则目瞑不欲言，下之则洞泄，润之则病深不解。长夏、深秋、冬日同法，三仁汤主之。"

【问题讨论】

本案的辨证要点是什么？

参考答案：本案例中患者胸闷、胸痛持续不减，神疲乏力，痰黄质稠，饮食呆滞，大便秘结。首辨为气阴两虚，痰热内蕴，用药后，胸痛、咯痰略减，然胸闷、纳呆、口气臭秽、神疲、大便艰难诸症仍存，可见痰热不重，此乃湿热所致。湿邪侵犯人体，常表现为四肢困重、脘腹痞满、胸闷。湿为阴邪，其性重浊，阴邪易伤阳气，使人困倦、乏力，肢体酸困沉重，头重如裹。如果湿浊阻滞气机，则胸闷、腹胀、脘痞。故此案关键在于辨清痰与湿，故改投三仁汤宣化湿浊，疏畅气机。

## 案例三

张某，男，72岁。

患者因心前区持续疼痛3小时入院，经心电图等检查，诊断为心肌梗死，经西医治疗后病情仍不稳定，遂求中医就诊。现症：胸痛，并伴有腹部胀满，口干，大便不通，舌暗紫，苔黄厚腻，脉结代。

【独立诊断】病因为热、瘀血；病所在阳明、厥阴；病机乃阴血耗伤，瘀热阻滞脉道。

【综合辨证】阳明热结，阴液亏损，兼瘀血内阻证。

【治法方药】法宜养阴通腑，活血通脉；方选增液承气汤加减。

玄参15g，生地黄15g，麦冬15g，大黄6g（后下），芒硝10g（冲服），莪术15g，赤芍12g，桃仁12g，瓜蒌15g，枳实15g，薤白15g。

【调护医嘱】畅情志，饮食起居有节。

【疗效观察】服药1剂，患者大便略通；服药3剂，大便通，胸痛腹胀好转，病情趋于平稳；大便通后，用血府逐瘀汤加减而治愈。

按：心肌梗死属中医学《金匮要略》"真心痛"范畴，其病机为"阳微阴弦"，本虚标实，故中医治疗宜扶正祛邪，并根据不同证型予以灵活运用。本例患者祛邪要首先确保大便通畅，西医治疗也强调要使大便通畅以免使患者大便时过度用力而诱发心衰或心律失常，又考虑到患者年龄因素，故本例予增液承气汤加活血祛瘀药以使大便通畅，心脉流通，疗效显著。

［寇文平，刘卓志，徐建瑞.运用心得.贵阳中医学院学报，2008，30（2）：44.］

【经典温故】

《温病条辨·中焦篇》第17条："阳明温病，下之不通，其证有五：应下失下，正虚不能运药，不运药者死，新加黄龙汤主之。喘促不宁，痰涎壅滞，右寸实大，肺气不降者，宣白承气汤主之。左尺牢坚，小便赤痛，时烦渴甚，导赤承气汤主之。邪闭心包，神昏舌短，内窍不通，饮不解渴者，牛黄承气汤主之。津液不足，无水舟停者，间服增液，再不下者，增液承气汤主之。"

【问题讨论】

1.增液汤与增液承气汤二方，临床运用指征如何区别？

参考答案：二方相同临床症状为均有大便秘结，但有热型、腹症、脉象三方面可供鉴别。增液汤证为纯虚证也，故其热型为发热不甚，低热或不热，腹症不显著或腹无所苦，脉沉细无力；增液承气汤证为虚实夹杂证，有阳明腑实证，故其热型为高热或潮热，腹症有腹胀满硬痛，脉沉细有力。

2.吴鞠通为何称这种治法为"一腑中气血合治法"？

参考答案：一腑，是指大肠腑，增液汤是用来滋阴的，阴与血同类，所以用增液汤滋阴而补阴血；承气汤是用来攻下的，攻下就可以通气机。因为这个方剂有滋阴血、通气机的作用，所以称为"气血合治"法。

# 第三十三章 血 证

案例一

小儿因有反复上感经历而后遗平时鼻塞鼻痒而衄血，局部望诊有鼻甲肥厚，属中医五官科病鼻窒鼻衄范畴。

周某，男，5岁，2011年10月22日初诊。

主诉：慢性鼻炎伴鼻衄2年。

现病史：患儿间发夜半鼻塞鼻痒，出汗多，常流鼻血，一年可发2～3次，夜寐多转折翻身、磨牙、食欲好，但腹部时胀痛，大便偏干结，小便黄，口干，汗出多，3岁前易发烧。扁桃体Ⅱ度肿大，鼻甲肥厚。舌象：淡红，红点多，苔薄白。脉象：右关稍旺，左寸微浮。

【独立诊断】病因为风、热、痰；病所在阳明；病机为风热痰阻滞，壅阻气分。

【综合辨证】阳明风热，夹滞夹痰，表里相兼。

【治法方药】法宜外疏风热，内消积滞；方选薄槟散（姚氏验方）合银翘马勃散。

中药颗粒剂：薄荷、枳壳、炒山楂、槟榔、金银花、连翘、马勃、射干、浙贝母、僵蚕，各1小包，合为1剂，温水化服，分两服，开7剂。

【疗效观察】2011年11月2日二诊：服药后患儿鼻痒鼻塞均有好转，夜间磨牙消失，鼻衄、腹痛未作，大便仍干结，舌质淡红，红点减，苔薄白，脉脉沉略滑。病势减而未尽。继与上方法，以陈皮、炒麦芽、炒谷芽代枳壳、槟榔，缓消滞热。10剂。

2011年11月12日三诊：服上药后，患儿诸症近平，时有肛门痒，扁桃体Ⅱ度肿大，常喜清嗓，觉咽中有痰。舌淡红，红点退，苔薄白，脉左略弦动。此为痰滞郁热之机未除，给予银翘马勃散加玄参、浙贝母等清痰热之品，中药颗粒剂8剂，病尽愈。

（此为刘英锋治验。）

【经典温故】

《伤寒论》第227条："脉浮发热，口干鼻燥，能食者则衄。"

【问题讨论】

1.本案例如何辨证？

参考答案：六经为病，太阳主表，亦乎有里，阳明主里，亦乎有表，然太阳里病多兼其表，而阳明表病亦多及其里。小儿外感，风热夹滞，即是其阳明为病，表里相兼的好发类型。吾师姚荷生家传验方（薄荷、枳壳、炒山楂、槟榔）特为此证而设，价廉效验累用不爽，值得推广。本例即是外受风热，内夹滞热，表里相兼而病显于头面阳明经窍之鼻疾，故取此方取效。

2.本病案可否使用葛根芩连汤？

参考答案：可以本案属阳明风热化火，亦可使用葛根芩连汤加减。

## 案例二

王某，女，32岁，2005年9月12日初诊。

患者尿血2年余，屡治无效。其曾到某医院诊治，经多项检查未能确诊，尿常规红细胞（++），求余诊治。诊见：面色无华，精神萎靡，小便色淡红伴有灼热感，兼有低热，干咳，口干喜饮但不多饮，舌质红，苔薄黄略干，脉细数。

【独立诊断】病因为燥、热；病所在太阴；病机乃燥热耗伤血络。

【综合辨证】肺燥伤阴，虚热动血。

【治法方药】法宜养阴润肺，清热止血；方选清燥救肺汤加减。

生晒参10g，苦杏仁10g，炒地榆10g，桑叶10g，枇杷叶10g，麦冬10g，生石膏15g，阿胶15g（烊化），生地黄12g，生甘草6g。5剂，每日1剂，水煎服。

【调护医嘱】嘱忌食辛辣刺激、肥甘厚腻及各种补品。

【疗效观察】二诊：患者小便灼热感明显减轻，尿常规红细胞（+），面色转红润，精神佳，咳嗽止，唯低热，稍口干。药已奏效，守方再进7剂。

半月后患者来院告知，复检尿常规正常。随访2年未复发。

［郭一民，曾伟刚，郭建生.清燥救肺汤新用.新中医，2006，38（2）：68.］

【经典温故】

《温病条辨·上焦篇》第58条："诸气膹郁，诸痿喘呕之因于燥者，喻氏清燥救肺汤主之。"

【问题讨论】

清燥救肺汤与桑杏汤如何区别使用？

参考答案：桑杏汤病机为燥袭肺卫（卫分证），干咳，恶风寒，有肺卫表证，病轻，病程短，属单纯燥热；清燥救肺汤病机为燥伤肺气（气分证），干咳，不恶寒，无肺卫表证，病重，病程较长，为燥热甚且气阴两伤。

## 案例三

丁某，女，58岁，教师。

患者有高血压病史10年，近2年来常感头晕、心烦、鼻咽干燥，时有鼻衄发生。诊见舌质红，苔白，脉弦数。

【独立诊断】病因为火、热；病所在阳明；病机乃热炽阳明，热伤血络。

【综合辨证】热炽阳明，热伤血络。

【治法方药】法宜清气凉营；方选玉女煎加减。

生石膏30g，知母12g，玄参12g，细生地黄18g，麦冬18g，生地黄炭10g，炒黄芩12g，焦栀子8g，白茅根10g，青皮8g。7剂。

【调护医嘱】嘱忌食辛辣刺激、肥甘厚腻及各种补品。

【疗效观察】用药7剂，患者诸症渐减轻；其后随症加减共用药12剂，不仅鼻衄再未复发，其他全身症状也随之而减轻。

［赵祥庆，李爱英．"玉女煎"加减治疗鼻衄78例体会.甘肃中医，1993，6（2）：21.］

【经典温故】

《温病条辨·上焦篇》第10条："太阴温病，气血两燔者，玉女煎去牛膝加元参汤主之。"

【问题讨论】

加减玉女煎的治疗重点是气分还是营分？

参考答案：由于营分的热邪是由气分窜入，所以治疗重点仍在气分，通过清气给热邪找出路，气分热势降低，营分热邪自然向气分外达。

因为本证气分与营分的症状俱在，所以属于"气营两燔"证。因为上焦温热病气营两燔证的热邪多由手太阴肺的气分传入手少阴心的营分，热自太阴而来，所以吴鞠通在本条中称其为"太阴温病"，但是吴氏把这个证候称为"气血两燔"却需要斟酌。因为吴氏所用的方剂是玉女煎加减，这个方剂虽然既可以清泄气分高热，又有凉营养阴之功，但凉血散血的作用毕竟不足，所以从以方测证的角度来看，应当称其为气营两燔，吴氏的说法可以理解为以血统营。

## 案例四

徐某，男，47岁。

患者反复牙龈出血1年余，曾服西药未见显效，每因上夜班或劳累而复发，牙龈无红肿，纳食一般，大便干结每2～3日一次，小便正常，舌质红，苔薄而少，脉细而微数。

【独立诊断】病因为火、热；病所在阳明、少阴；病机乃阳明热炽，肾阴不足，火热灼伤血络。

【综合辨证】阳明热炽，肾阴不足，虚火上炎。

【治法方药】法宜养阴降火；方选玉女煎加减。

鲜生地黄30g，生石膏20g，知母9g，麦冬10g，怀牛膝10g，黄柏10g，天花粉10g，仙鹤草10g，藕节炭10g，茜草炭10g，生甘草3g。5剂。

【调护医嘱】注意休息，不宜食用香燥之品。

【疗效观察】服5剂病情控制，续服10余剂痊愈。

［陈雪芬.玉女煎的临床运用.中医研究，1997，（3）：48-49.］

【经典温故】

《温病条辨·上焦篇》第10条："太阴温病，气血两燔者，玉女煎去牛膝加元参汤主之。"

【问题讨论】

本案中的玉女煎与清胃散如何鉴别？

参考答案：清胃散与玉女煎同治胃热牙痛。但清胃散重在清胃火，兼用凉血散瘀之品；主治胃有积热上攻齿龈之证；以牙痛牵引头脑，面颊发热，其齿恶热喜冷，或牙宣出血，或口中热臭，口舌干燥，舌红苔黄，脉数为特点。玉女煎清胃热，滋肾阴；主治胃热阴伤之牙痛，牙龈出血，烦热干渴，舌红苔黄且干者。前方重在清胃泻火，后方则清火滋水。

## 案例五

张某，男，12岁，2008年11月19日初诊。

患者自2007年12月开始，常上午吐鲜血，持续3个月余，治疗后好转（具体药物不详）。现其病又复发，每日上午吐鲜血3～5mL，持续1周，曾用羚羊角粉治疗，效果不显。现症：口吐鲜血，吐血前无恶心及咽喉刺痒，血中无胃内容物，夜间身热，口干，情绪烦躁，舌暗红绛，少苔，脉弦细。查胃镜及喉镜未见出血点，大便常规示隐血阴性。西医诊断为食管出血待查。患者平素情绪急躁，情绪压抑。

【独立诊断】病因为火、热；病所在阳明、少阴；病机乃营分血热，耗伤血络。

【综合辨证】热伤营阴，营热伤络。

【治法方药】法宜清热养阴，凉血止血；方选清营汤加减。

生地黄10g，玄参10g，麦冬10g，黄连10g，连翘10g，金银花10g，竹茹10g，知母10g，百合10g，制何首乌10g，石斛10g，赤芍8g，牡丹皮8g，白茅根15g，藕节炭10g，仙鹤草12g，侧柏叶炭10g，棕榈炭10g，白及10g，阿胶10g（烊化），鸡内金10g，生石膏20g，桂枝3g，桑椹10g。每日1剂，水煎取汁300mL，分早、晚2次服。

【调护医嘱】饮食清淡，不宜食醇酒辛辣。

【疗效观察】患者服药3剂，此间吐鲜血1次，精神好转，夜间身热减轻。原方加大止血药的剂量，改为藕节炭12g、侧柏叶炭12g、棕榈炭12g、白及12g，加炒栀子8g。服3剂，患者吐血已止，精神好转，偶觉夜间全身烘热。在第2方的基础上加大滋阴药的剂量，改为麦冬12g、百合12g、知母12g、石斛12g，去竹茹，加竹叶10g、银柴胡8g、地骨皮8g。又服7剂，此间患者未吐血，无夜间身热，舌色转淡红，虑已无大碍，即停药，随访6个月未复发。

［童向斌，种永慧.清营汤妙用1则.河北中医，2009，31（10）：1507.］

【经典温故】

《温病条辨·上焦篇》第15条："太阴温病，寸脉大，舌绛而干，法当渴，今反不渴者，热在营中也，清营汤去黄连主之。"

《温病条辨·上焦篇》第30条："脉虚夜寐不安，烦渴舌赤，时有谵语，目常开不闭，或喜闭不开，暑入手厥阴也。手厥阴暑温，清营汤主之；舌白滑者，不可与也。"

《温病条辨·中焦篇》第20条："阳明温病，舌黄燥，肉色绛，不渴者，邪在血分，清营汤主之。若滑者，不可与也，当于湿温中求之。"

【问题讨论】

清营汤是否去黄连及其意义是什么？

参考答案：《温病条辨·上焦篇》第15条是"今反不渴"，第30条是"烦渴"。烦渴是热盛伤津，胃津不足，故渴而欲饮水自救尚未致蒸腾营阴。而不渴是热蒸营阴，血中津液上腾。二者相比，"不渴"比"烦渴"津伤更甚。黄连苦燥，防其伤阴，故第15条去之。第30条渴甚，乃热伤胃津，故用之以清胃热。吴氏以渴与不渴来定黄连之用否，非只一药之弃取，实则以此判断营阴耗伤之轻重耳。

其实，吴氏去黄连是遵叶氏"撤去气药"而出发的。《温热论》第4条："前言辛凉散风，甘淡驱湿，若病仍不解，是渐欲入营也……即撤去气药……"从理论与临床来看，本证以不去黄连为妥。其理由是"撤去气药"并不是指去黄连，也并不是指卫气分药不能用（清营汤即是佐证），而是指卫气分药不能单纯使用；所谓黄连苦燥，是指单用或重用苦寒药言之。实际上心营热炽阴伤证并不都禁用黄连，如《温病条辨·下焦篇》第11条之黄连阿胶汤、第36条之连梅汤，且黄连直入心经，通过泻心火来养营阴，因此去黄连不妥。已故名医金寿山教授认为，舌红绛无苔者，去黄连，若舌红绛有黄腻苔或湿热病热入营血者，必用黄连，供参考。

我们认为，清营汤中可不去黄连，因黄连入心经，正好苦寒清泄心营邪热，对热炽营中自然适宜，反之，若单纯是营阴不足的虚证，则不可用黄连。

## 案例六

夏某，女，46岁，1979年4月4日入院。

患者1979年3月25日突然高热，体温39.8 ℃，3月26日起便血色紫，每日4～5次，共3日，继则口腔黏膜、牙龈、鼻窍出血，经骨穿等检查确诊为急性早幼粒细胞性白血病。患者近有低热，畏寒，不思饮食，面色苍白，腹部不适，胸骨处略有压痛，上肢、少腹、臀部均见散在性出血及瘀斑，全身浅表淋巴结末触及，鼻窍、口腔黏膜、牙龈可见血迹瘀点，咽部充血明显，扁桃体肿大，大便色黑有光泽，舌尖红绛、质干，苔黄腻灰色。血常规检查：Hb47g/L，白细胞过少无法分类，凝血酶原时间为正常人的69%。

【独立诊断】病因为热（火）；病所在厥阴；病机乃热入营血伤及血络，血溢脉外。

【综合辨证】热入营血，络破血溢。

【治法方药】法宜清营热，安血络，佐育阴生津；方选犀角地黄汤加减。

广犀角6g（先煎），牡丹皮8g，赤芍10g，茜草炭10g，生地黄30g，玄参12g，鲜石斛12g（另煎）。

【调护医嘱】不宜剧烈运动，卧床休息。

【疗效观察】3剂后患者鼻衄止，牙血仍见，有血痂，能进少量半流质，大便干结，舌尖红，苔中灰，前方加仙鹤草、猪殃殃、全瓜蒌；又4剂，瘀斑逐渐好转；加减服至22剂后，出血情况完全控制，食欲好转开始进行化疗，配合补益气血之剂。1979年9月26日血常规：Hb85g/L，WBC4.75×10^9/L，幼稚白细胞及有核红细胞未见，PLT126×10^9/L。症状缓解而出院。

按：中医学认为本病因病致虚，邪毒内陷，虚实夹杂，治疗主以攻补兼施。综观本案为邪热扰动营血，故治疗以犀角地黄汤清热解毒，凉血止血散瘀，邪去热退，为化疗创造了条件。

（陈明，郭秀丽.温病名方验案说评.北京：学苑出版社，2001：355.）

【经典温故】

《湿热病篇》第33条："湿热证，上下失血或汗血，毒邪深入营分，走窜欲泄，宜大剂犀角、生地、赤芍、丹皮、连翘、紫草、茜根、银花等味。"

【问题讨论】

本案中的犀角地黄汤与清营汤有何区别？

参考答案：本方与清营汤均以水牛角、生地黄为主，以治热入营血证。但清营汤是在清热凉血中伍以金银花、连翘等轻清宣透之品，寓有"透热转气"之意，适用于邪初入营尚未动血之证；本方配伍赤芍、牡丹皮泻热散瘀，寓有"凉血散血"之意，用治热入血分而见耗血、动血之证。临床需要相互鉴别。

## 案例七

徐某，女，16岁，1982年9月26日入院。

4天来，患者自觉劳累后疲乏头晕，今晨解暗红色糊状血便3次，全身泛布出血点与乌青块，口吐粉红色液体，齿龈有渗血，咽峡充血，头昏，面色苍黄，肝位于剑突下4cm。血常规检查：Hb11.2g/L，RBC0.36×10^12/L，WBC0.87×10^9/L，PLT10×10^9/L，出血时间10分以上，凝血时间2分。诊断为血小板减少性紫癜。9月29日会诊：鼻衄，牙龈渗血，左眼球结膜下出血，大便色黑有光泽，皮肤有较多紫色出血点，注射孔有溢血，旁有大片紫癜，舌质淡，尖绛，脉虚数。

【独立诊断】病因为热；病所在厥阴；病机乃热迫血外溢。

【综合辨证】热入营血，迫血妄行，成为大衄重证。

【治法方药】法宜清热凉血，泻火解毒；方选犀角地黄汤加减。

广犀角8g（先煎），生地黄30g，仙鹤草30g，白茅根30g，牡丹皮6g，川黄连3g，赤芍10g，焦栀子10g，侧柏叶炭10g。

【调护医嘱】注意休息，不宜剧烈运动。

【疗效观察】2剂后PLT升至300×10^9/L，齿鼻出血已止，体温正常，自觉有发热感，汗出，舌质淡白，脉数。前方广犀角改为水牛角，去侧柏叶炭、川黄连，加陈棕炭、党参继续调治。

按：本例体质素虚，邪热迫血妄行，来势猛，发病急，故用犀角地黄汤加味先治其标，待出血情况好转后，再参入补气止涩之品以图本，在治疗过程中曾配合氢化可的松、输液、输血等，有相辅相成之功。

（陈明，郭秀丽.温病名方验案说评.北京：学苑出版社，2001：355.）

【经典温故】

《湿热病篇》第33条："湿热证，上下失血或汗血，毒邪深入营分，走窜欲泄，宜大剂犀角、生地、赤芍、丹皮、连翘、紫草、茜根、银花等味。"

【问题讨论】

犀角地黄汤原方生地黄用到了30g，吴鞠通说它的作用是"去积聚而补阴"，如何理解？

参考答案："去积聚"是指去血的积聚，也就是活血。干地黄不是活血药，它为什么能"去积聚"呢？是因为它能"补阴"，通过补阴而稀释血液，使血脉中积聚的瘀血消散。可见大剂量的干地黄是作为散血药使用的。吴鞠通所说的"地黄去积聚而补阴"这句话有语病，应该说地黄是通过补阴而去积聚，而不是通过去积聚而补阴。

## 案例八

孙某，男，20岁，1992年1月8日初诊。

患者患低热、鼻衄已有4年之久，累服中、西药治疗无效。患者每于午后寒热往来，其特征是：先是恶寒、头痛，继之发热，体温徘徊在37.5℃～38℃，随之则鼻衄不止，衄后则头痛，发热随之减轻。面色萎黄，形体消瘦，纳差，口苦，二便尚可，舌边红，苔白腻，脉弦细。

【独立诊断】病因为热；病所在少阳；病机乃少阴郁热内伏，热邪迫血动营。

【综合辨证】少阳郁热内伏，迫营动血。

【治法方药】法宜和解少阳邪热，清火凉血止衄；方选犀角地黄汤合小柴胡汤。

【调护医嘱】不宜剧烈运动，卧床休息。

【疗效观察】服7剂，寒热不发，鼻衄亦止，唯口苦、脉弦仍存，又与小柴胡汤加白芍、牡丹皮而愈。

按：本案取小柴胡汤之主药柴胡、黄芩，直入少阳，既能清解少阳经中之邪热，又运转肝胆脏腑气机，使少阳气郁得达，火郁得发，俾郁开气活，而使枢机和利为目的。合犀角地黄汤清营凉血止衄，其方歌曰："犀角地黄芍药丹，血热妄行火邪干，斑黄阳毒均堪治，或益柴芩乃伐肝。"刘老用犀角地黄汤与小柴胡汤接轨，深得古人之法。

（陈明，刘燕华，李芳.刘渡舟临证验案精选.北京：学苑出版社，1996：12.）

【经典温故】

《湿热病篇》第33条："湿热证，上下失血或汗血，毒邪深入营分，走窜欲泄，宜大剂犀角、生地、赤芍、丹皮、连翘、紫草、茜根、银花等味。"

【问题讨论】

本案鼻衄为血证之一，当用入血分的犀角地黄汤，为何加上小柴胡汤？

参考答案：本案为少阳枢机不利，气郁化热，动犯营血之证。《临证指南医案》指出："血行清道，从鼻而出，古名曰衄……有烦冗曲运，耗及木火之营，肝脏厥阴化火风上灼者。"综观本案脉证，寒热往来、头痛、脉弦细，为邪在半表半里，少阳枢机不利之证。《伤寒论》所谓"伤寒，脉弦细，头痛发热者，属少阳"也。舌红、鼻衄，为郁热动血之象。衄后因热随血去，郁热得舒，故头痛、发热为之减轻。治疗本证在清热凉血的同时，又当疏解少阳经之郁热为治病求本之计。

### 案例九

刘某，男，3岁，因患原发性血小板减少性紫癜，于1993年3月住某院治疗，经用激素月余，效果不佳，遂出院就诊于赵师。初诊时PLT30×10⁹/L，全身散在瘀斑，双下肢尤多，有融合成片之势，伴见夜寐不安，小溲黄赤，大便下结，面色苍白而唇红且干。察其舌红起刺，诊其脉象弦滑。

【独立诊断】病因为热；病所在少阴；病机乃热郁血络。

【综合辨证】血分郁热。

【治法方药】法宜清热凉血化瘀；方选升降散加减。

蝉蜕6g，片姜黄6g，大黄1g，小蓟10g，僵蚕10g，炒槐花10g，白茅根10g。

【调护医嘱】不宜剧烈运动，卧床休息。

【疗效观察】二诊：服药7剂后，患儿紫癜渐消，未出新的瘀斑，PLT升至80×10⁹/L。原方继续进7剂，PLT上升至150×10⁹/L。后依上方加减治疗3个月，全身瘀斑消失，PLT保持在（100～260）×10⁹/L之间，可谓临床痊愈。

[彭建中.赵绍琴运用升降散治疗血液病的经验.浙江中医杂志，1994，（8）：338.]

【经典温故】

《伤寒瘟疫条辨》："温病亦杂气中之一也，表里三焦大热，其证治不可名状者，此方（升降散）主之。"

【问题讨论】

本案例是如何辨证的？

参考答案：血小板减少性紫癜，临床表现为全身皮肤瘀点瘀斑，黏膜及内脏出血，常反复发作。因其出血倾向伴见血虚症状较明显，临床常辨为虚证出血，属气不摄血、脾不统血或气血双亏。而本病虽可表现出一些血虚征象，但究其病机，乃血分郁热，热迫血妄行则出血，热与血结则成瘀，故多见脉数舌红。其治疗不可温补，只宜凉血化瘀，可用升降散加凉血化瘀之品。

### 案例十

陈某，男，31岁，1999年6月10日初诊。

患者为刘老的亲戚，曾患痛风，经刘老治愈。该患者3天前突然出现过敏性紫癜，诊时见全身皮肤红斑密布，下肢尤甚。尿常规提示有蛋白质与红细胞。舌红，苔厚腻，黄白相兼，脉弦略数。

【独立诊断】病因为风、湿、热；病所在阳明；病机乃风湿热痹阻，血脉郁阻。

【综合辨证】风湿热毒郁阻血分络脉。

【治法方药】法宜疏风通利，清热凉血；方选荆防败毒散加减。

荆芥6g，防风6g，柴胡10g，前胡10g，羌活4g，独活4g，枳壳10g，桔梗10g，川芎6g，茯苓30g，紫花地丁10g，半枝莲10g，紫河车15g，生地榆15g，槐花12g，茜草10g，赤芍10g，牡丹皮10g，玄参10g，水牛角20g，芦根30g，白茅根30g。7剂。

【调护医嘱】饮食清淡，不宜肥甘厚味、醇酒辛辣。

【疗效观察】服药后皮肤紫癜全消。尿常规：蛋白质（－），红细胞少许。继用上方化裁14剂告愈。

（张文选.温病方证与杂病辨治.北京：学苑出版社，2007：31.）

【经典温故】

《温病条辨·中焦篇》第88条："暑湿风寒杂感，寒热迭作，表证正盛，里证复急，腹不和而滞下者，活人败毒散主之。"

【问题讨论】

荆防败毒散与人参败毒散的异同是什么？

参考答案：荆防败毒散与人参败毒散均能祛风散寒除湿，均可用于外感风寒湿之证。但荆防败毒散较之少人参、生姜、薄荷，而多荆芥、防风，故荆防败毒散祛风散寒除湿力较强而无扶正之功，多用于感受风寒湿邪而正气不虚；人参败毒散则适用于正气不足而感受风寒夹湿者。方中羌活、独活两药有发散风寒止痛的作用；柴胡、前胡发散风寒退热，可散风邪于头面；桔梗、前胡宣肺化痰；枳实、茯苓化痰行气消滞；荆芥、防风、川芎等药加强祛风。此方合理紧凑，能散寒祛风祛邪。

## 案例十一

高某，男，40岁，因体检发现尿隐血（＋＋＋）、尿蛋白质（＋）、血压165/100mmHg，B超提示左肾结构欠规则，膀胱镜正常，结核排除，肾小球过滤率（GFR）降低，西医认为"肾小球肾炎"可能性大，给予激素及潘生丁等西药，兼服中药，然血尿始终不消，病经一年有余。请刘老会诊时，尿隐血（＋＋＋），尿蛋白质（±），伴心烦不寐，口干，五心烦热，腰痛，下肢痿软无力，小便频数，量少色黄。视其舌红绛而苔薄黄，切其脉细数搏急。

【独立诊断】病因为热；病所在少阴；病机乃阴虚有热，虚火上炎心肾不交。

【综合辨证】阴虚有热，虚火上炎，心肾不交。

【治法方药】法宜滋阴泻火，养血止血；方选黄连阿胶汤加减。

黄连10g，黄芩6g，阿胶12g（烊化），白芍15g，鸡子黄2枚、当归15g，生地黄15g。

【调护医嘱】勿食辛辣肥腻之食品。

【疗效观察】上方服7剂，尿隐血（＋＋），心烦、不寐均减，仍有多梦，小便黄赤，带有泡沫颇多，舌质仍红，脉来弦滑。此反映了药虽对证，尚未全面控制病情，因阴中伏火不能速解也。继用上方加减出入，约1个月余诸恙悉退，随访已无复发。

（张文选.温病方证与杂病辨治.北京：学苑出版社，2007：355.）

【经典温故】

《温病条辨·下焦篇》第11条："少阴温病，真阴欲竭，壮火复炽，心中烦，不得卧者，黄连阿胶汤主之。"

【问题讨论】

少阴阴虚与阳虚均可见"但欲寐"症，如何区别？

参考答案：少阴阴虚与阳虚证均可见"但欲寐"，即《温病条辨·下焦篇》第7条之"神倦欲眠"，指精神困倦，萎靡不振，昏昏欲睡，为心肾气液大亏，心失所养所致。《伤寒论》中少阴病之"但欲寐"，为心肾阳虚证，伴有脉沉细、形寒怕冷等症；温病中之"但欲寐"为心肾阴虚证，伴有低热颧红、手足心热甚于手足背、咽干舌燥、齿焦唇裂、舌质干绛少苔、脉虚大或结代或细数无力等症。二者有阳虚与阴虚之别，必须注意辨别。

## 案例十二

周某，男，59岁，因血尿3天，于2013年8月就诊。刻下症见：尿血鲜红，无尿频、尿急、尿痛，尿无明显灼热感，无腰痛，无腹痛，大便正常，寐平，纳平，略感疲劳，舌淡红，苔浊腻，脉濡滑。

【独立诊断】病因为暑、湿；病所在太阳；病机乃暑湿内蕴，气机壅滞，涉及血分，灼伤血络。

【综合辨证】暑湿蕴结，损伤络脉。

【治法方药】法宜解表清暑，凉血止血；方选新加香薷饮加减。

香薷15g，金银花12g，连翘12g，白扁豆15g，厚朴9g，白茅根3g。4剂。

【调护医嘱】不宜剧烈运动，卧床休息。

【疗效观察】二诊：肉眼血尿消失，守方4剂。

三诊：诸症均消失，舌淡红，苔薄白略腻，脉偏滑。化验尿常规正常。拟与生脉饮加减以益气养阴善后。

［张运萍，林家坤.新加香薷饮医案6则.中国中医药现代远程教育，2014，12（23）：132-133.］

【经典温故】

《温病条辨·上焦篇》第24条："手太阴暑温，如上条证，但汗不出者，新加香薷饮主之。"

【问题讨论】

血尿与血淋、石淋均会有尿血的症状，临床如何鉴别？

参考答案：①与血淋相鉴别：血淋与尿血均可见血随尿出，以小便时痛与不痛为其鉴别要点，不痛者为尿血，痛（滴沥刺痛）者为血淋。②与石淋相鉴别：两者均有血随尿出。但石淋尿中时有沙石夹杂，小便涩滞不畅，时有小便中断，或伴腰腹绞痛等症，若沙石从小便排出则痛止，此与尿血不同。

## 案例十三

李某，女，17岁，2005年3月14日初诊。

**主诉：**四肢散在性瘀点、瘀斑并见，常鼻衄1个半月。

**现病史：**患者1个月前曾在某省级医院检查，PLT4.6×10⁹/L，凝血时间4.5分钟，出血时间4分钟。骨髓检查示特发性血小板减少性紫癜。给予泼尼松、达那唑、氨肽素治疗2周，血小板转至正常，鼻衄止，皮肤瘀斑消失。但伴随激素撤减至停药15天后，上症复发，转中医院治疗。刻诊：四肢皮肤仍有紫斑，颜色鲜红与紫暗并见，晨起鼻衄，每次约5mL左右，伴面红、口干、口苦、尿黄、大便结，2～3天一次，月经提前，量多色鲜红，舌苔黄少津，脉弦细数。查PLT4.0×10⁹/L。

**【独立诊断】**病因为热；病所在阳明；病机乃阳明热炽，热伤血络。

**【综合辨证】**热伤血络，血热阴伤。

**【治法方药】**法宜清热凉血，养阴止血；方选犀角地黄汤加减。

水牛角30g（先煎），生地黄15g，赤芍15g，牡丹皮10g，茯苓10g，阿胶10g（烊化），麦冬15g，仙鹤草15g，墨旱莲15g，熟大黄8g。7剂，每日1剂，水煎服。

**【调护医嘱】**避免剧烈运动，避免损伤身体。

**【疗效观察】**二诊：患者鼻衄止，大便畅通，未增新瘀斑、瘀点，查PLT7.8×10⁹/L。原方熟大黄改用6g。

服14剂后，患者查PLT升至10.2×10⁹/L，病情向愈。原方减去熟大黄，改用藿香梗10g、火麻仁15g。

经调治1月余，再次复查PLT升至11.6×10⁹/L，后嘱其长期服用知柏地黄丸善后。

1年后随访，病症未再复发。

[陈大舜.古方今用验案存真（一）.湖南中医药大学学报，2010，30（3）：51.]

**【经典温故】**

《湿热病篇》第33条："湿热证，上下失血或汗血，毒邪深入营分，走窜欲泄，宜大剂犀角、生地、赤芍、丹皮、连翘、紫草、茜根、银花等味。"

**【问题讨论】**

犀角地黄汤中用赤芍还是白芍？

参考答案：犀角地黄汤最早出自《备急千金要方》，书中使用的是芍药，未指出是赤芍还是白芍，治温病内蓄血证。而《温病条辨》中用的是白芍。本证到底该如何使用？一般认为：瘀多用赤芍，出血多、阴血伤用白芍。从本证临床来看，既有瘀血，又有出血，故赤、白二芍同用最好。

## 案例十四

马某，男，47岁，教师，1986年2月5日初诊。

患者患肺结核已7年，经常咯血，右胸部隐痛，咳喘痰稠，前胸部窒闷不畅，经常低热不退（37.5℃～38℃），胸透示：右肺上有空洞阴影，呈浸润型结核。近2

个月患者咯血次数增，甚则每天2～3次；上周突然大咯血，约600mL，经住某医院抢救无效，邀来老会诊。刻诊：面色苍白，咯血不止，舌绛尖赤，脉细无力，病势重危，奄奄一息。

【独立诊断】病因为燥、热；病所在太阴；病机乃久病体虚，阴虚燥热，灼伤血络。

【综合辨证】久病体虚，阴虚燥热，灼伤血络。

【治法方药】法宜清热养阴，益气摄血；方选独参汤合清燥救肺汤加减。

先予白人参15g煎汤徐徐服下，即予清燥救肺汤加减：生石膏30g，白人参15g，桑叶9g，麦冬30g，胡麻仁9g，杏仁9g，炙枇杷叶12g，阿胶15g（烊化），仙鹤草30g，生侧柏叶12g，生荆芥12g，花蕊石9g（研细分3次用汤药冲服），生赤地榆9g。

【调护医嘱】避风热燥邪等外感，少食辛辣肥甘助火之品，保持情志舒畅。

【疗效观察】服药后半小时左右，咯血止住大半；隔2小时续服第二次，咯血全止。

二诊：患者舌绛转润，病情稳定，低热不退，续用上方加减：生石膏30g，白人参15g，桑叶9g，麦冬15g，胡麻仁9g，杏仁9g，炙枇杷叶9g，阿胶12g（烊化），仙鹤草30g，怀山药15g，青蒿9g，鳖甲15g（先煎），白豆蔻3g。

三诊：服6剂后患者低热退，咳减，痰已变清，胸痛喘均止。胸片复查：右肺上部仍呈浸润型肺结核，伴空洞阴影。处以"保肺散"加减（即北沙参15g，茯苓9g，百合15g，玉竹12g，胡麻仁9g，炙紫菀9g，炙百部12g，桔梗9g，薄荷6g，甘草3g）。上药胡麻仁炒香，余药烘干，共研细末加蜂蜜合丸，每丸9g，早、晚各服1丸。

半年后复查：空洞愈合，结核病灶消失，肺部仅有钙化点。随访7年，身体健康。

按：案中所用"保肺散"，系李聪甫医师治肺结核之经验方，来老在此基础上加生地黄15g，熟地黄15g，阿胶珠12g（烊化），麦冬15g，桑叶9g，炮甲珠9g，治肺结核多例屡获良效。其实此仍不外清燥救肺汤之汤意，可见清燥救肺汤抗结核有肯定疗效。

［曹东，来圣丽，来圣祥.来春茂运用清燥救肺汤治疗肺系病变68例.云南中医中药杂志，1995，（2）：18.］

【经典温故】

《温病条辨·上焦篇》第58条："诸气膹郁，诸痿喘呕之因于燥者，喻氏清燥救肺汤主之。"

【问题讨论】

1.咯血与吐血如何鉴别？

参考答案：咯血前有胸闷、喉痒等感觉，经咳嗽而出。其血由肺或气道而来，或纯红鲜血，间夹涎沫，或痰血相兼，痰中带血。患者有慢性咳嗽、喘证或肺痨等肺系疾患的病史。吐血前多有恶心、胃脘不适、头晕等先兆。其血从胃或食管而来，随呕吐而出，常夹有食物残渣等胃内容物，血多呈紫红色、紫暗色，也可呈鲜红色，大便常色黑或呈暗红色。

2.如何理解原文中的膹郁?

参考答案：膹郁——膹，呼吸迫促；郁，胸中满闷，痞塞。《素问·至真要大论》云"诸气膹郁，皆属于肺"，"诸痿喘呕，皆属于上"，指出了喘、咳、胸闷、痿等与肺的关系。若因燥热伤肺而致上述诸症者，应予清燥救肺汤治疗。

# 第三十四章 消 渴

案例一

谢某，女，52岁，退休女工，2001年4月15日。

患者自述口渴饮水，日夜喝水若干次，饮不解渴，但无消谷善饥、消瘦的表现，某医院以一般肺胃热证治疗。笔者接诊，其诉口渴饮水，白天较多，夜间2～3次，每次约150～200mL，小便偏多，但不是饮一泻一，口苦而干，大便偏干，舌质偏红，少苔，脉细弦偏软。

【独立诊断】病因为热；病所在阳明；病机乃素体阴虚，内生燥热。

【综合辨证】心肺阴虚，燥热内生。

【治法方药】法宜养阴清肺；方选百合地黄汤加减。

生地黄20g，百合30g，知母10g，南沙参15g，北沙参15g，麦冬10g，石斛15g，天花粉15g，乌梅15g，连翘10g，竹叶10g。7剂，每日1剂，水煎服，并嘱其做血糖测定。

【疗效观察】2001年4月22日二诊：服上药7剂后，患者口渴明显减轻，饮水量减少，口苦减轻，自觉人很舒适，舌红减，大便更软，脉缓弦减。血糖餐前7.5mmol/L，餐后12.5mmol/L，确定为糖尿病。处方：①守上方继续服用，每日1剂。②增服消渴丸，每日3次。③六味地黄丸，每日3次（暂不用其他降糖药，观察半个月）。

2001年5月8日三诊：前方服15剂后（消渴丸、六味地黄丸亦同时服半个月），患者口渴已基本缓解，饮水量与平时同等，口不苦，精神舒适，饮食控制半饱，不饥饿，亦无须加副食，小便清，大便正常，夜寐安静，脉缓稍弦，舌淡润。复查血糖，餐前6.4mmol/L，餐后10.6mmol/L。从其口渴的主症看，病情已基本控制，且血糖亦得以降低，故处方稍事更改如下：生地黄20g，知母10g，百合30g，南沙参15g，北沙参15g，麦冬10g，石斛15g。每日1剂，水煎服。消渴丸、六味地黄丸继续按量服用，继续巩固治疗。

1个月后，复查血糖已基本正常，餐前6.1mmol/L，餐后10.3mmol/L。其口渴已消失，食量均正常，脉缓，舌淡润。嘱其中药煎剂每隔日服1剂，丸药每日照原量服，再巩固用药3个月。

（张光荣.陈瑞春学术经验集.北京：科学出版社，2015：285-286.）

【经典温故】

《金匮要略·百合狐惑阴阳毒病证治》第5条："百合病不经吐、下、发汗，病形如初者，百合地黄汤主之。"

【问题讨论】

本案的辨证要点是什么？

参考答案：百合知母地黄汤，合两方为一方，用其治疗肺胃阴虚，着实是一个良方。百合清肺热，性味平淡；知母除虚热虚烦，滋而不腻；生地黄滋阴清热，味薄不滞。全方三味滋阴清热药，不偏不腻，不伤脾胃。适当伍佐他药，治疗肺胃阴虚口渴，或治阴虚燥热口渴，或治肺胃实热口渴，都可随机运用。

本案口渴多时，在服用上方一星期时，口渴明显减轻，取得滋燥润肺胃之功，加沙参等益胃之药，两者相得益彰，故而很快控制口渴。当查出血糖偏高，其渴是因血糖升高而致，但药仍不变，只是加重滋阴清热之六味地黄丸和含小量降糖药的消渴丸，疗效又得以提高和巩固，直至血糖基本正常，仍不变易其方，且嘱其以此为巩固善后之方。临床观察多例均获满意的疗效。其中有的口渴者，并未查出血糖升高，用本方按前法加减治疗，亦能取得速效。由此可见，百合知母地黄汤，其主治阴虚口渴之证，不论其血糖升高与否，均可随证运用。《金匮要略》主方，完全是来源于实践，绝非空谈，值得效仿和再实践再提高。

## 案例二

李某，男，52岁，患糖尿病，口渴多饮，饮水后复渴，有饮水不能解渴之感。尿糖阳性，血糖超出正常范围。其人渴而能饮，但食物并不为多，大便亦不秘结。问其小便则黄赤而利，然同饮入之水量比则少。脉来软大，舌红无苔。

【独立诊断】病因为热；病所在太阴、阳明；病机乃肺胃热盛，耗气伤阴。

【综合辨证】肺胃热盛而气阴两伤。

【治法方药】法宜清肺胃之热，滋气阴之虚；方选白虎人参汤加减。

生石膏40g，知母10g，炙甘草6g，粳米一大撮，人参10g，天花粉10g。

【调护医嘱】饮食控制，不宜食用肥甘厚味之品，适当锻炼。

【疗效观察】此方共服5剂，则口渴大减，体力与精神均有好转，化验血糖、尿糖均减轻。转方用沙参12g，玉竹12g，麦冬30g，天花粉10g，太子参15g，甘草6g，知母6g。服10余剂，病情明显好转，后以丸药巩固疗效。

（张文选.温病方证与杂病辨治.北京：学苑出版社，2007：102.）

【经典温故】

《温病条辨·上焦篇》第8条："太阴温病，脉浮大而芤，汗大出微喘，甚至鼻孔扇者，白虎加人参汤主之。若脉散大者，急用之，倍人参。"

《温病条辨·上焦篇》第22条："形似伤寒，但右脉洪大而数，左脉反小于右，口渴甚，面赤，汗大出者，名曰暑温，在手太阴，白虎汤主之；脉芤甚者，白虎加人参汤主之。"

《温病条辨·上焦篇》第26条："手太阴暑温，或已经发汗，或未发汗，而汗出不止，烦渴而喘，脉洪大有力者，白虎汤主之；脉洪大而芤者，白虎加人参主之；身重者，湿也，白虎加苍术汤主之；汗多脉散大，喘喝欲脱者，生脉散主之。"

【问题讨论】

1.本案中患者热盛津伤，舌红无苔，可见阴津伤重，是否需要加生脉散？

参考答案：不需要。生脉散补气生津，敛阴固脱，纯属补法。本病乃实中夹虚证，以肺胃热炽为主，又有气津两伤，予白虎加人参汤泻热保津，补气生津。若加入生脉散，补药太多，不符合本病之病机，难免助长其邪气致实邪难去。

2.白虎汤，白虎加人参汤，王氏清暑益气汤的功用及适应证有何不同？

参考答案：白虎汤功效清热生津，适用暑入阳明之壮热多汗、口渴心烦、面赤气粗、苔黄燥、脉洪大等。若背微恶寒者为兼有汗多伤气的表现，可加人参则为白虎加人参汤，具有清气泻热、益气生津的作用，适用于暑入阳明，暑热仍盛，但津气已伤者。王氏清暑益气汤适用于津气两伤之身热心烦，肢倦神疲，口渴自汗，气短而促，小溲色黄，脉虚无力者。三方之中白虎汤功专清气泻热，兼以生津为阳明气分热盛之代表方；白虎加人参汤则清气泻热兼以益气生津，适用于阳明气分邪热仍盛，但津气已伤者；而王氏清暑益气汤适用于暑热未解而津气已伤者，与白虎加人参汤相比，本方清热益气作用较逊而生津之力较优。

## 案例三

李某，男，45岁，教师，1995年10月5日初诊。

患者患糖尿病2年，口渴喜饮，久服六味地黄丸、玉泉丸等药，毫无效果，靠西药优降糖维持，病情时轻时重，特求治于尚师。刻诊：仍口渴喜饮，但饮后胃脘发胀。察患者形体肥胖，问其饮食，答曰喜食肥厚之物。小便短赤，大便不调，烦躁易怒，时有烘热汗出。最近一周查血糖210mmol/L，尿糖（++）。视其舌苔白腻，切其脉濡而数。

【独立诊断】病因为湿、热；病所在太阴；病机乃湿热阻滞，气机不畅。

【综合辨证】湿热郁遏，水津不布。

【治法方药】法宜芳香化湿，宣畅气机；方选三仁汤加减。

杏仁10g，白豆蔻15g，生薏苡仁15g，半夏12g，厚朴10g，滑石15g，通草6g，淡竹叶6g，藿香10g，佩兰10g，茯苓20g，陈皮10g，白术10g，栀子10g。

【调护医嘱】嘱忌食辛辣刺激、肥甘厚腻及各种补品。

【疗效观察】服7剂，患者口渴大减，舌苔好转；又以上方加减，共服20余剂，自觉症状消失，血糖控制在正常范围，尿糖（-）；后以健脾祛湿之剂调理善后病愈。

按：消渴以阴虚燥热者为多，然本案口渴兼有胃脘发胀、苔腻、脉濡，又形体肥胖，择食肥甘之物，则必有湿邪作祟。脾被湿困，运化不及，津不上润于口，故口渴。湿邪内留，故饮后胃脘发胀。《素问·奇病论》曰："此肥美之所发也，此人必数食甘美多肥也。肥者令人内热，甘者令人中满，故其气上溢，转为消渴。"其治疗不能落"滋阴润燥"之窠臼，否则"润之则病深不解"，而应遵《黄帝内经》

"治之以兰，除陈气"之大法，用三仁汤以除湿浊之"陈气"，并加藿香、佩兰以芳香悦脾，陈皮、茯苓、白术以健脾祛湿，栀子清热利湿。诸药共伍，则使湿去而脾运，气行而津布，方证相对，故获佳效。

［崔应珉，陈明.尚炽昌运用三仁汤的经验.黑龙江中医药，1998，（5）：1.］

【经典温故】

《温病条辨·上焦篇》第43条："头痛恶寒，身重疼痛，舌白不渴，脉弦细而濡，面色淡黄，胸闷不饥，午后身热，状若阴虚，病难速已，名曰湿温。汗之则神昏耳聋，甚则目瞑不欲言，下之则洞泄，润之则病深不解。长夏、深秋、冬日同法，三仁汤主之。"

【问题讨论】

本案中湿热困中的三仁汤与健脾除湿的七味白术散如何鉴别使用？

参考答案：七味白术散出自钱乙的《小儿药证直诀》，全方补、运、升、降为一体，补而不滞，治脾胃虚弱、津虚内热证，患者通常有较为明显的脾虚症状，如食欲差、呕吐泄泻、面色萎黄等；三仁汤证为湿邪弥漫三焦，并非有虚的成分在，临床上因湿热困脾出现的身困重乏力，要与脾虚的乏力相鉴别。

## 案例四

杨某，女，52岁，消瘦，乏力，烦渴引饮，消谷善饥，小溲频多，视力减退，苦红苔少，脉滑数。检查尿糖（+++），空腹血糖6.8mmol/L。

【独立诊断】病因为燥、热；病所在阳明；病机乃燥热内盛，津液耗损。

【综合辨证】燥热内盛，津液耗损。

【治法方药】法宜养阴清热；方选青蒿鳖甲汤合六味地黄丸加减。

生地黄30g，知母10g，青蒿10g，鳖甲10g，牡丹皮10g，地骨皮15g，石膏30g，黄柏10g，怀山药30g。

【调护医嘱】适当锻炼，控制饮食。

【疗效观察】服药治疗3个月，患者症状明显改善，尿糖呈阴性，空腹血糖5.2mmol/L，继续以知柏地黄丸善后。

［景庆.青蒿鳖甲汤验案6则.南京中医药大学学报，1997，（4）：235.］

【经典温故】

《温病条辨·下焦篇》第12条："夜热早凉，热退无汗，热自阴来者，青蒿鳖甲汤主之。"

【问题讨论】

1.消渴的三消辨证体系及要点是什么？

参考答案：上消：渴而多饮，口干舌燥，舌苔薄黄，小便频数，脉虚浮或虚滑，重按无力，属热盛伤阴。治则：清热，生津，益气。方用人参白虎汤加减。其要点是口渴，多饮。

中消：消谷善饥，苔黄口臭，脉滑，重按无力，大便秘结，系胃热伤阴所致。治则：清热，养阴，生津。方用调胃承气汤、玉女煎等加减。其要点是消谷善饥。

下消：小便频数且量多，或如膏油，并见头晕目眩，腰膝酸软，梦遗滑精，盗汗，脉细数，舌质红，少苔等。治则：滋补肾阴。方用六味地黄丸加减。其要点是小便频数且量多。

2.《温病条辨》中有2个青蒿鳖甲汤，其组成与功用有何不同？

参考答案：《温病条辨》中载有2个青蒿鳖甲汤，一个是下焦篇第12条，即本条是也。另一个是中焦篇第83条："脉左弦，暮热早凉，汗解渴饮，少阳疟偏于热重者，青蒿鳖甲汤主之。"两方的药物组成、功用、主治均有不同，应注意区别使用。

下焦篇第12条为病在厥阴，阴虚余热留伏，在阴分、血分，在里，症为热退无汗，口干不欲饮，故用地黄凉血滋阴清热。中焦篇第83条为病在少阳，少阳热重津伤，病在阳分、气分，在表，症为热退有汗，口干欲饮，故去地黄之凉血，加桑叶、天花粉清少阳气分邪热而生津止渴。

# 第三十五章　皮肤病

案例一

吴某，女，66岁，退休工人，2000年10月23日初诊。

患者于当年2月开始，晚间就寝后，全身出现风疹，皮肤如苦瓜皮样，奇痒，疹色稍红，皮肤表面有灼热感，次日起床后瘙痒渐减，包块渐消，白天不发，时有口干口苦，二便正常，食纳尚可，夜寐不香，舌质略红，苔薄黄，脉浮弦数。既往有支气管扩张病史。

【独立诊断】病因为风；病所在太阴、少阳；病机乃风邪恋表，营卫不调。

【综合辨证】风邪恋表，营卫不调。

【治法方药】法宜祛风解表，调和营卫；方选柴胡桂枝汤加味。

柴胡10g，桂枝10g，党参15g，白芍15g，法半夏10g，黄芩10g，防风10g，秦艽10g，路路通15g，炙甘草5g，生姜3片，大枣3枚。每日1剂，水煎2次分服。

【疗效观察】2000年11月6日二诊：服上药7剂后，患者瘙痒明显减轻。从服第1剂后风疹发病次数即有减少，皮肤较柔软细腻，睡眠亦好，饮食正常，二便无异，舌质淡红，苔薄润，脉仍浮弦偏数。守上方再进，每日1剂。

2000年11月22日三诊：服前方14剂，患者风疹明显好转，病势比原来减轻十之八九，但不能终止不发，且近日晚间睡后两下肢有时抽筋，脚肘酸胀难受，脉舌正常。守上方加晚蚕沙15g，每日1剂，分2次煎服。

2000年12月6日四诊：服上药后患者风疹能迅速控制，停药又反复，但病势大为减轻，脚抽筋已完全好转，未再发作，舌淡润，脉缓有力。拟守原方再进10剂，以资巩固。

（张光荣.陈瑞春学术经验集.北京：科学出版社，2015：296.）

【经典温故】

《伤寒论》第146条："伤寒六七日，发热，微恶寒，支节烦疼，微呕，心下支结，外证未去者，柴胡桂枝汤主之。"

【问题讨论】

1.本案例为何用柴胡桂枝汤治荨麻疹？

参考答案：荨麻疹临床常见有血热生风、血虚生风、脾虚生风等多种。血热生风以凉血疏风，脾虚生风以补脾疏风，血虚生风以养血疏风，这是常法。用柴胡桂枝汤治荨麻疹似乎是常中之变，其实不然，因为柴胡桂枝汤的组方之意在于可以调和表里，调和寒热，调和营卫，调和气血，调和脾胃，用本方治疗风疹，外可以疏散在表之风，内可以调和营卫气血，说它有攘外安内之功，并非夸张。

2.本案例如何辨证？

参考答案：本案为老年女性，气血之虚是其内因，因气血不足，营卫不充，在表之护卫功能差，容易招致外风侵袭，故屡屡发生风疹。皮肤如苦瓜状并奇痒是脾虚生风，用柴胡外透于表，有引而越之的意思，用桂枝调和营卫，有充实脾胃于内的作用，稍加风药如防风、秦艽、路路通，是疏风引邪外达。中途出现脚抽筋更是血亏的明证，加晚蚕沙柔筋缓急，配合芍药甘草汤，起到了立竿见影之效。

## 案例二

小儿因发烧使用抗生素，而继发面部红疹，小便隐血，属中医外科学药疹范畴。

彭某，女，8岁2个月，2013年2月1日初诊。

主诉：小便隐血，颜面部红疹5月余。

现病史：患儿于2012年5月不慎手臂受伤，当时使用红霉素眼药膏，未出现异常反应。患儿于2012年7月时因发热在医院使用抗生素后出现困倦，身上肌肉不痛，下肢浮肿，紫癜，不痒，颜色红，后转至儿童医院住院使用激素治疗，各项指标基本正常，但仍有小便隐血。现症：小便隐血，面部有红色湿疹，不痒，无肌肉酸痛，无腹泻呕吐，眼睑略干红，手心稍热，口稍干，两扁桃体略红肿，舌尖略红，红点多，苔白略腻，脉两寸微浮，右关略旺。

既往史：平时身体较好，无湿疹病史，无过敏性鼻炎史，饮食无不良嗜好。

【独立诊断】病因为湿、热；病所在阳明；病机为素有阳明湿热内蕴，卫壅营热。

【综合辨证】素有阳明湿热内蕴，因药引动而外发，卫壅营热。

【治法方药】法宜辛香外透风湿，苦淡内清湿热；方选麻黄连翘赤小豆汤加减。

麻黄4g，连翘8g，赤小豆10g，杏仁6g，白豆蔻4g（后下），藿香叶6g（后下），茵陈10g，白茅根10g，甘草3g。3剂。

【疗效观察】二诊：2个月后，其亲戚来看病时，告知服药后面部红疹渐愈，尿常规检查也转正常。

按：麻黄连翘赤小豆汤出自《伤寒论》阳明病篇，本为阳明风寒束表，内郁湿热发黄而设，后世将其变通治疗表郁湿热的痒疹。此案根据疹发于面，无多内症，辨从阳明湿热郁表而以本方论治，使近半年不解的小便隐血于数剂之间尽除。

（此为刘英锋治验。）

【经典温故】

《伤寒论》第262条："伤寒瘀热在里，身必发黄，麻黄连轺赤小豆汤主之。"

【问题讨论】

1.本案例为何可用麻黄连翘赤小豆汤治疗？

参考答案：凡皮肤瘙痒，症见脉浮、苔腻者，皆可考虑使用本方。

2.湿热发黄与寒湿发黄有什么区别？

参考答案：湿热发黄与寒湿发黄均有目黄、身黄、小便黄等，但湿热发黄表现为黄色鲜明，为热实证，症见发热、口渴、腹满、便秘、舌红苔黄腻、脉滑数或弦滑数等；寒湿发黄表现为黄色晦暗，为虚寒证，症见腹满时减、大便溏薄、舌淡苔白腻、脉迟弱等。两者均以湿邪内蕴为病机关键，利湿祛邪为首要。湿热发黄可辅以清热泻实；寒湿发黄可辅以温中散寒。并均可兼用疏肝利胆，以提高疗效。

## 案例三

陶某，男，14岁，2008年2月6日初诊。

患者颈项、前腹、腰部外发斑片状红疹4年余，一直外涂皮质激素类软膏，内服中药清热解毒类药及多种维生素、抗过敏类药等无效，外用药一停即较用药前红疹更重，因而不想再外用皮质激素类药。其曾在上海、北京等地皮肤病医院诊为副银屑病，除外用皮质激素类药治疗外，无特殊药物治疗。刻诊：颈项、腰部皮疹散发，腹部皮疹密集，呈斑片状，鲜红，不痒，不流水，大便偏干，尿黄，舌质鲜红，苔薄黄，脉浮细数。

【独立诊断】病因为风、热；病所在太阴；病机乃风热袭表，肺气失宣，由气及营，热伤营血。

【综合辨证】太阴风热，肺热迫营。

【治法方药】法宜宣肺达邪，凉营透疹；方选银翘散去豆豉加生地黄、牡丹皮、大青叶，倍玄参方加减。

金银花10g，连翘10g，荆芥6g，竹叶10g，牛蒡子10g，薄荷6g（后下），甘草6g，桔梗6g，芦根15g，生地黄15g，牡丹皮10g，大青叶15g，玄参15g，青黛3g（冲服）。7剂，水煎服。

【调护医嘱】避风寒，慎饮食，调起居。

【疗效观察】二诊：患者大便畅通，疹子大部分消退，舌质红而不鲜，脉仍浮细偏数。此为营热渐达于外，原方再进14剂，疹子全部消退，随访1年病愈未发。

（陈宝国.中医经典方证案例研究.南昌：江西科学技术出版社，2012：116-117.）

【经典温故】

《温病条辨·上焦篇》第16条："太阴温病，不可发汗。发汗而汗不出者，必发斑疹……发疹者，银翘散去豆豉，加细生地、丹皮、大青叶，倍元参主之。禁升麻、柴胡、当归、防风、羌活、白芷、葛根、三春柳……"

【问题讨论】

斑疹的形态、病机及治则是什么？

参考答案：斑和疹均为发于皮肤表面的红色皮疹，然斑为点大成片，平摊于皮肤，有触目之形（视之有形），而无碍手之质（摸之不碍手），压之不退色，消退后不脱屑，相当于皮下紫癜、出血。疹则点小成粒，形如粟米，高出皮肤，如云头隐隐，视之有形，抚之碍手，压之退色，消退后脱屑，相当于皮下丘疹、充血。前人亦有将小斑如粟称之为疹者，如《疫病篇》"大者为斑，小者为疹"，此疹即小斑。斑和疹常兼夹出现，故常斑疹并称。

　　凡斑疹出现均是热邪内郁，迫营动血，即章虚谷所云："热闭营中，故多呈斑疹。"热病失于汗（辛凉清透）、下，热毒内攻胃腑，阳明胃热迫血，发于肌肤可成斑；温病误用温热之药，伤阴燥血，邪热深入，燔灼营血，外发于肌肤可成斑；血分伏热，外达于气分，血随热出，发于肌肤亦可成斑。正所谓："阳热内燃，蒸热外达，热毒入胃，皆令发斑。"故斑的病机为阳明热炽，胃热迫血，血从肌肉外溃。风热袭肺，失治或误治，肺经风热窜入营分可发疹。故疹的病机为邪热郁肺，肺热迫营从肌肤血络而出。

　　有关斑疹的治则和治禁，陆子贤《六因条辨》有云："斑宜清化，勿宜提透……疹宜透发，勿宜补气。"吴鞠通《温病条辨·中焦篇》第23条云："斑疹，用升提则衄，或厥，或呛咳，或昏痉，用壅补则瞀乱。"故此，斑治宜清胃凉血、化斑解毒，主以化斑汤；疹治宜宣肺达邪、凉营透疹，主以银翘散去豆豉加生地黄、牡丹皮、大青叶，倍玄参方；夹斑带疹，斑疹并见者，以化斑为主，佐以透疹，主以化斑汤加金银花、连翘、薄荷、牛蒡子、大青叶、蝉蜕类；里热壅盛，阳明腑实，斑疹蔽伏不透者，应予通下腑实，但注意微予通下，得通则止，如化斑汤加大黄，或合调胃承气汤。《温病条辨·中焦篇》第24条："斑疹阳明证悉俱，外出不快，内壅特甚者，调胃承气汤微和之，得通则已，不可令大泄，大泄则内陷。"斑疹的治禁：禁妄用辛温升提；禁妄用甘温或甘寒壅补之品；禁早用凉泻之剂，以免冰伏热毒。

## 案例四

　　李某，女，19岁，2004年8月12日初诊。

　　患者因"额头面颊炎性丘疹、黑头粉刺、脓疱反复发作2年，加重1月"而就诊。患者为油性皮肤，口周、面颊、额部密布大小不等红丘疹，间有脓疱、黑头粉刺，可挤出白色或淡黄色脂栓，伴痒痛；喜食辛辣，多凉饮，少进果蔬，心烦易怒，口有异味，大便干结数日一行，舌质红，苔薄黄，脉细滑。其曾用中西药内服外用，效不佳。

　　【独立诊断】病因为燥、热；病所在太阴；病机乃肺胃积热，内热上壅。

　　【综合辨证】肺胃积热，壅结颜面。

　　【治法方药】法宜清泄肺胃郁热，化瘀散结；方选清燥救肺汤加减。

　　桑叶10g，麦冬10g，枇杷叶10g，杏仁10g，赤芍10g，金银花10g，黄芩10g，丹参10g，生石膏50g，生地黄30g，生大黄6g，生甘草6g。每日1剂，水煎服。

　　【调护医嘱】嘱忌食辛辣，少食油腻及甜食，多食果蔬，勿手挤粉刺。

　　【疗效观察】连服10剂后，患者丘疹、脓疱、黑头粉刺明显消退，大便每日2次；原方生大黄量减半，继服10剂，皮疹全消，无新疹复出；随访2年无复发。

　　[张国珍.清燥救肺汤新用.四川中医，2008，26（6）.]

【经典温故】

《温病条辨·上焦篇》第58条："诸气膹郁，诸痿喘呕之因于燥者，喻氏清燥救肺汤主之。"

【问题讨论】

清燥救肺汤中哪味药为主药，为什么？

参考答案：本方中剂量最大的药是桑叶，为9g，而石膏仅用7.5g。因为本证是燥热盛而津气两伤，"燥者濡之"，而不是以清为主，况且石膏大寒，有损伤肺气之弊，所以仅用少量石膏清气分热，而以甘苦微寒、清宣肺热又能润燥的桑叶为主。

## 案例五

李某，男，30岁，2005年10月22日初诊。

患者1周前突然全身出现皮疹，诊时见皮疹散在，高出皮肤表面，色白不红，痒甚，以四肢、胸背为多，脉沉软，舌红尖赤，苔黄白相兼而腻。

【独立诊断】病因为风、湿、热；病所在阳明；病机乃湿邪闭阻，风湿热郁于表。

【综合辨证】素有湿热之邪，受风引动，郁蒸外发。

【治法方药】法宜辛凉解表，淡渗利湿；方选薏苡竹叶散加减。

生薏苡仁15g，竹叶10g，飞滑石20g，白豆蔻6g，连翘15g，茯苓15g，通草6g，杏仁10g，荆芥穗10g，蝉蜕10g。6剂。

【调护医嘱】适当运动，饮食清淡，保持衣物干燥。

【疗效观察】服尽6剂，皮疹消退而愈。

（张文选.温病方证与杂病辨治.北京：学苑出版社，2007：451.）

【经典温故】

《温病条辨·中焦篇》第66条："湿郁经脉，身热身痛，汗多自利，胸腹白疹，内外合邪。纯辛走表，纯苦清热，皆在所忌，辛凉淡法，薏苡竹叶散主之。"

【问题讨论】

1.内外湿热之邪郁结不解的正确治疗方法是什么？

参考答案：此乃湿热之邪，内伤脾胃，受风引动，郁蒸外发之证。对于这样内外都有湿热郁结不解之证，治疗时，如纯粹用辛凉解表的方剂，则热为湿恋，湿不去而热亦不除，如纯粹用苦寒清里的方剂，则不仅伤害脾胃，且遏制邪气外出之机，反有发生恶变之患，因此都应禁忌。正治之法，是以辛凉解热、辛淡利湿，使热从表透，湿从便出，而内外郁蒸之邪才可获解。

2.斑疹的病机及治疗原则是什么？

参考答案：斑疹的病机：温病过程中出现斑疹，均提示热邪深入营血。斑多为热毒炽盛，郁于阳明，胃热炽盛，内迫血分，灼伤血络，血从肌肉外溢而致；疹为风热伏郁于肺，内窜营分，达于肌肤血络而成。正如章虚谷说："斑从肌肉而出属胃，疹从血络而出属肺。"可见，斑疹在病位上有肺胃之别，在病变上有浅深不同，故陆子贤说："斑为阳明热毒，疹为太阴风热。"斑疹的治疗原则：斑宜清胃泻热，凉血化斑。疹宜宣肺达邪，清营透疹。若斑疹并见，治以化斑为主，兼以透疹。斑疹的治疗，一忌妄用辛温发表升提药，恐助热动血；二忌壅补，以免恋邪；三忌在斑疹初透之机过用寒凉，以免邪热遏伏，发生变证。

## 案例六

张某，男，27岁，2005年10月4日初诊。

患者不明原因突然全身皮肤泛发红疹，疹色红，大小如米粒，以手背与上肢外侧为甚，日晒加重，瘙痒，脉弦长滑数，舌红赤，苔薄黄。

【独立诊断】病因为风、热；病所在少阳；病机乃风热犯少阳之表。

【综合辨证】风热犯少阳之表。

【治法方药】法宜清暑解表；方选神犀丹加减。

水牛角20g（先煎），生地黄10g，赤芍10g，牡丹皮10g，石菖蒲10g，黄连6g，黄芩10g，金银花10g，连翘10g，板蓝根10g，玄参10g，天花粉10g，荆芥10g，防风10g。7剂。

【调护医嘱】适当运动，饮食清淡，保持衣物干燥。

【疗效观察】服尽7剂，患者皮疹消退而愈。

（张文选.温病方证与杂病辨治.北京：学苑出版社，2007：268.）

【经典温故】

《温热经纬·卷五·方论·神犀丹》："温热暑疫诸病，邪不即解，耗液伤营，逆传内陷，痉厥昏狂，谵语发斑等证，但看病患舌色干光，或紫绛，或圆硬，或黑苔，皆以此丹救之。"

【问题讨论】

气分暑热内迫血分的证候特点及辨治是什么？

参考答案：这个证候是气分暑热窜入血分而引起的两燔证。它的特点是既有气分的高热，又有血热动血。它与暑伤肺络证都是气血两燔的证候，但暑伤肺络的特点是暑热在肺，以口、鼻出血为特征，而本证涉及的范围更广，可见全身各部位的出血。神犀丹的组成药物可以分为三类：一类是清气药；一类是凉血药；一类是化痰药。诸药内清外透，使邪有出路，从而解除气分的热邪。气分的热势下降，血分的热就有向外的趋势。

## 案例七

许某，男，11岁，2007年5月2日初诊。

主诉：周身出皮疹12天，反复抽搐、烦躁7天。

现病史：患儿于2007年4月20日腹部出现红色皮疹、水疱，继而全身出疹，无发热恶寒、头痛呕吐等，服感冒清等药后症状好转，皮疹逐渐消退结痂。4月25日午睡后患者出现发热、头痛、呕吐，体温38℃～39℃，晚上8时突然神志不清，牙关紧闭，双目凝视，四肢抽搐，急送当地医院住院治疗，诊断为病毒性脑炎，予脱水、镇静、抗病毒等治疗，症状未改善而转入本院诊治。

刻诊：昏睡，烦躁不安，双眼向右侧凝视，不能言语，吐弄舌，低热，发作性抽搐，纳、眠差，二便调，舌红，苔黄腻，脉濡数。

查体：欠合作，四肢肌力、肌张力正常，腱反射减弱，病理征未引出，颈硬，脑膜刺激征（－）。

实验室检查：WBC $32.86 \times 10^9/L$，N 0.77，L 0.127。脑脊液检查：压力为165mm $H_2O$，RBC $710 \times 10^9/L$，L 0.25，N 0.75。生化检查未见异常。脑脊液酶联免疫吸附法测定（ELISA）：单纯疱疹病毒（－），抗酸杆菌（－）。细菌涂片检查：未见细菌生长。细菌培养：无菌生长。5月1日行头颅CT平扫未见异常。MRI检查未见明显异常。5月9日检查脑电图：中度异常脑电图。

西医诊断：水痘-带状疱疹病毒性脑炎；继发性癫痫。

【独立诊断】病因为湿、热、痰；病所在少阳、厥阴；病机乃湿热酿痰，蒙蔽心包。

【综合辨证】湿热酿痰，蒙蔽心包。

【治法方药】法宜清热化湿，豁痰辟秽，开窍醒神；方选菖蒲郁金汤加减。

茯苓20g，石菖蒲15g，郁金10g，竹叶10g，竹茹10g，牡丹皮10g，连翘10g，法半夏10g，远志10g，灯心草1扎，炙甘草6g。3剂，每日1剂，水煎服。

【调护医嘱】适当运动，饮食清淡，保持衣物干燥。

【疗效观察】药后患儿躁动不安及抽搐较前减少，余症仍存。其证属痰热未尽，窍闭神昏，治疗加大清热化湿之力，上方去法半夏，加滑石15g（包煎）、芦根15g、白茅根10g。

服3剂后，患儿呼之可应，能言语，但对答不切题，已无吐弄舌，偶见烦躁、抽搐、发热，舌红，苔黄，脉弦数。遂在前方基础上减祛湿之品，酌加清热平肝息风之药，守方去芦根、白茅根，加菊花10g、钩藤20g（后下）、水牛角15g。

服4剂后，患儿神清，静卧无烦躁，无发热、头痛、抽搐，进食及二便可。继服5剂以巩固疗效。

经治疗后患儿诸症基本消失，于5月19日病情好转出院。

［张敏，吴宣富，张现伟.菖蒲郁金汤加减治疗急性期病毒性脑炎验案2则.新中医，2008，40（10）：114.］

【经典温故】

《温病全书》："主治伏邪风温，辛凉发汗后，表邪虽解，暂时热退身凉，而胸腹之热不除，继则灼热自汗，烦躁不寐，神识时昏时清，夜多谵语，四肢厥冷，舌质绛，脉细数等。"

【问题讨论】

1.本证湿重与热重者证治有何异同？

参考答案：本证亦可表现为湿浊偏盛者，其症必胸闷甚，欲热饮，舌质淡，舌苔白（或兼微黄）而垢腻，脉濡而不甚数。其选方为热重者用菖蒲郁金汤送服至宝丹，亦可如何秀山之用青蒿、佩兰、白豆蔻、杏仁、连翘、滑石、郁金、石菖蒲、薏苡仁、白薇、茵陈。湿重者用菖蒲郁金汤去栀子、牡丹皮、连翘，合导痰汤，送服苏合香丸。

2. 痰热内闭心包证与湿热酿痰蒙蔽心包证，这两个证候都有神志昏迷的表现，但病变的性质不同，轻重程度有异，二者要如何鉴别？

参考答案：从病变的类别来看，痰热内闭心包证见于温热病；湿热酿痰蒙蔽心包证见于湿热病。从病因来看，痰热内闭心包证是温热邪气；湿热酿痰蒙蔽心包证是湿热邪气，而且初起是以湿邪为主，热蕴湿中。从病机来分析，痰热内闭心包证是温热邪气灼液成痰，热痰形成之后内闭心包，它不仅有痰闭，同时热邪又深入血脉，消耗营阴，内扰心神，是既有痰闭又有热扰，所以病情危重；湿热酿痰蒙蔽心包证是湿热郁蒸，热邪煎熬湿邪，使之凝聚成痰，痰由湿生，所以它是湿痰蒙蔽心包，正因为是湿痰，所以热邪仍然包裹在湿痰之中而不入血脉，不伤营阴。从证候类型来看，痰热内闭心包证属营分证；湿热酿痰蒙蔽心包证虽然有神志的改变，但是因为它没有营阴损伤，所以属气分证。

## 案例八

王某，女，49岁，教师，2010年2月22日初诊。

主诉：间发痒起疹多年，突发4天。

现病史：患者多年来每入春即易发痒疹，此次因过年进食杂乱而提前复发，考虑西药不能根治，此次希望寻求中医治疗。现症：痒疹以颈面背部为主，搔之舒，但有热感，疹色偏暗红，凸起形状欠规则，食欲一般，大便偏稀，但便干时更易发疹，寐尚可，舌淡红，苔略腻淡黄，脉弦上部偏浮，下部偏沉略细。

【独立诊断】病因为湿、热、风；病所在少阴；病机为风湿热内蕴，扰动营气。

【综合辨证】食物风性，引动少阴血分湿热，外发于营络。

【治法方药】法宜辛凉苦淡，外疏风热，内清湿热；方选加减银翘散加减。

金银花10g，连翘10g，生地黄10g，赤芍10g，牡丹皮10g，蚕沙12g，蝉蜕8g，紫荆皮10g，刺蒺藜10g，赤小豆15g，当归8g，川贝母5g（打，冲），苦参12g，荆芥10g，生甘草5g。7剂。

【调护医嘱】不宜食用虾蟹带发之品。

【疗效观察】2010年2月26日二诊：服毕上剂，患者疹即转扁平，色转略淡红，仍痒，遇热加剧，以上肢、头部面显著，大便尚成形，近日觉困倦，头额不适，昨起咽痛，视之较红，舌仍暗，苔薄腻，脉略弦稍细，寸略浮右寸更显，关后沉。辨证：风去热减，转出阳明，湿郁热出不畅，营兼卫分。治方：加重清透湿热，以银翘马勃散合甘露消毒丹加减：金银花10g，马勃6g（包煎），牛蒡子6g，蝉蜕8g，赤小豆15g，赤芍10g，藿香10g，茵陈15g，薄荷6g（后下），连翘10g，浙贝母10g，白豆蔻6g（后下）。5剂。

2010年3月2日三诊：服上剂，患者痒疹大减，疹表面转干屑，困倦除，舌苔白腻，脉略滑右寸关上旺，咽已不红。湿达热退未尽，守方再进5剂而痊愈。

2年后随访得知，病愈后未再复发。

（此为刘英锋治验。）

【经典温故】

《温病条辨·上焦篇》第53条："热多昏狂，谵语烦渴，舌赤中黄，脉弱而数，名曰心疟，加减银翘散主之。"

【问题讨论】

本案例如何辨治?

参考答案：经有云"诸痛痒疮，皆属于心"，是心营受火，在外则发为痒疡。此例则是阴血素亏之人，春应风热夹湿，而直发于心经，好在病势在表，营分先受，故以加减银翘散、银翘马勃散之类，走上走表，透营出卫，驱邪外出以断其根。

## 案例九

万某，男，28岁，2006年9月10日初诊。

主诉：感冒后继发颜面红疹2天。

现病史：患者4天前感冒，发热伴恶寒，量体温38℃，身乏无力，鼻塞、喷嚏、流清涕，咽痛，偶有咳嗽，咳少量白痰，纳平。初用VC银翘片及头孢类抗生素，效不显，仍有发热；继用左氧氟沙星，继发双手红疹，或痛，或痒，黍米粒大小，继而蔓延至颜面、全身，搔痒无痛伴有灼热感，经用扑尔敏及维生素C，疹略退，昨日改静脉滴注头孢类抗生素后热亦退。刻诊：红疹以颜面为主，全身散发，瘙痒伴灼热感，咽痛略减仍在，口干饮水不多，偶咳，痰不少，伴胸闷，晨起鼻塞，纳尚平，二便尚平。舌质红，红点多，苔白满布；脉略滑，关上稍旺；咽左扁桃体Ⅱ度肿大，右扁桃体Ⅰ度肿大。患者平素喜饮酒、嗜辛辣；有慢性鼻炎史，发则鼻塞、喷嚏、流涕，间有扁桃体肿大。

【独立诊断】病因为湿、热、风；病所在阳明；病机为阳明湿热内蕴，外风引动湿热外发于表。

【综合辨证】阳明湿热蕴毒为外风所引发，郁于肌表。

【治法方药】法宜疏风透热，化湿解毒；方选甘露消毒丹加减。

茵陈15g、连翘15g、藿香10g、薄荷10g、浙贝母10g、射干10g、黄芩10g、滑石10g（包煎）、僵蚕10g、牛蒡子10g、白豆蔻5g、蝉蜕6g。7剂，每日1剂，水煎服。

【调护医嘱】避风寒，禁食虾蟹发类食物。

【疗效观察】二诊：服3剂后，患者颜面、全身红疹明显消退；7剂后，疹几乎不显，咽痛也除，咳更少，仍有活动后胸闷，微有鼻塞、流清涕，纳可，大便不成形。舌质偏红，苔薄白；脉稍弦，寸沉；咽两侧扁桃体Ⅰ度肿大。此为风热退而未尽，湿见化而未净，宜守方加辛夷10g、苍耳子10g、枳壳10g、郁金15g，加强行气宣通，善后而已。

（此为刘英锋治验。）

【经典温故】

《随息居重订霍乱论》："治暑湿霍乱，时感痧邪，及触冒秽恶不正之气，身热倦怠，胀闷肢酸，颐肿咽痛，身黄口渴，疟痢淋浊，泄泻疮疡，水土不服诸病。但看病患舌苔淡白，或厚腻，或干黄者，疫邪尚在气分，悉以此丹主之。凡医临证，亦当准此化裁，白可十全为上。"

【问题讨论】

本案例临床上如何辨治？

参考答案：此案从西医来看，似一个药物过敏反应，抗菌消炎的原则似无大错。中医则从其病史来看，注重其有内在的体质因素——患者素喜饮酒、嗜辛辣，是先有阳明湿热内伏，而有慢性鼻炎、扁桃体炎历史，也是原有邪滞阳明胃经的进一步佐证。从治疗来看，则注重因势利导。该案例病初属风湿微郁热在表的感冒，本应疏散表邪，疏风化湿透表，但却因过用寒凉药而使风邪受遏，难以达表外出，因而内陷，引动蕴久之湿热。因脾胃主四肢，阳明主面，故红疹初现双手，继而颜面、全身，最后定格于颜面，是病位之重心以胃经为主。本病选甘露消毒丹，不仅湿热并除、表里兼治，且具辛凉疏散、透疹止痒之功。

# 第三十六章　鼻　渊

案例一

王某，男，34岁，西医医师，1970年9月4日初诊。

患者自诉患鼻炎多年，每因受寒发作加剧。现症：前额痛，以胀痛为主，后项不适，流鼻涕，鼻干燥，口或渴，饮食、二便如常，舌正，苔微黄，脉弦，两寸浮。

【独立诊断】病因为寒、热；病所在阳明、厥阴；病机乃阳明经受寒，厥阴阳郁化火。

【综合辨证】阳明经受寒，厥阴阳郁化火。

【治法方药】法宜解表清里，疏肝理气；方选葛根芩连汤用合四逆散加减。

葛根10g，黄芩10g，黄连6g，柴胡10g，枳壳10g，白芍10g，牡蛎10g，吴茱萸6g，炙甘草5g。

【疗效观察】初服3剂，患者额痛明显减轻；连服15剂，前额痛消失，鼻涕大减；以后也屡有发作，即自服上方，疗效均好。该患者以后用上方治疗其他类似患者，也取得了明显的疗效。

按：《黄帝内经》云"胆移热于脑，则为鼻渊"，而肝胆互为表里，今患者脉弦，显然与肝有关，故用葛根芩连汤合四逆散加味；用牡蛎、吴茱萸，乃据日人认为，此二药能减少鼻中分泌物，且吴茱萸能入肝胃。

（此为伍炳彩治验。）

【经典温故】

《伤寒论》第34条："太阳病，桂枝证，医反下之，利遂不止。脉促者，表未解也。喘而汗出者，葛根黄芩黄连汤主之。"

《伤寒论》第318条："少阴病，四逆，其人或咳，或悸，或小便不利，或腹中痛，或泄利下重者，四逆散主之。"

【问题讨论】

1.《伤寒论》中的葛根芩连汤证与风温病中的葛根芩连汤证的病机来路有何不同？

参考答案：《伤寒论》："太阳病，桂枝证，医反下之，利遂不止。脉促者，表未解也；喘而汗出，葛根芩连汤主之。"此条说明本来是太阳表证，但反使用了下法后，邪陷阳明燥热化，而仍有表邪未解，故用葛根辛甘而凉入脾胃经，解表退热，又升脾胃清阳之气而治下利，黄芩、黄连清热燥湿，厚肠止利。风温病是以风热病邪侵袭，初起以肺卫表证为主，因风热为温邪，易入阳明经从燥热化，故亦可用葛根芩连汤内清湿热，外解表邪。所以《伤寒论》中的葛根芩连汤证病机来路为太阳中风表证误下内陷；风温病中的葛根芩连汤证病机来路为风热表邪入里。

2.试列述《伤寒论》中热利三方证的证治要点。

参考答案：

葛根芩连汤证——发热，口渴，下利急迫，喘而汗出，脉促——太阳风寒化热，下迫大肠，表里相兼——表里两清。

黄芩汤证——发热，口苦，下利急迫，咽干目眩，脉数——少阳胆火下迫大肠——清解少阳。

白头翁汤证——发热，口渴，下利坠胀，腹痛，便脓血，脉数——厥阴肝热下迫大肠——清热凉肝解毒。

## 案例二

洪某，男，45岁，企业经理。

该患者因鼻中流脓浊涕，反复发作半年余，于2002年3月26日至某医院耳鼻喉科诊治，医师诊断为萎缩性鼻炎，以青霉素治疗，但未见明显好转。1年后其症状加重，经常鼻塞不闻香臭，自觉和他觉均发现鼻中有臭味，头痛头昏，舌质红，苔薄黄，脉弦右寸浮。

【独立诊断】病因为风、热、火毒；病所在阳明；病机乃风热外袭，日久化火。

【综合辨证】阳明经外受风热，日久化火成毒。

【治法方药】法宜清解阳明热邪，排腐利脓；用葛根芩连汤加味。

葛根10g，黄芩10g，黄连10g，生甘草6g，白芷6g，鱼腥草10g，金荞麦15g，六神曲10g。

【疗效观察】服7剂后，患者头昏头痛减轻，鼻塞味臭亦见好转；继服20剂，鼻臭鼻塞、鼻中流脓水痊愈，诸症消失；随访3年，未见复发。

按：治疗本病，一般多用发散风热、升阳化浊之品，然此例患者正值壮年，体阳较盛，鼻翼又是足阳明经循行之处，葛根芩连汤专清解阳明之热，经热得除，其痛自止。

（此为伍炳彩治验。）

【经典温故】

《伤寒论》第34条："太阳病，桂枝证，医反下之，利遂不止。脉促者，表未解也。喘而汗出者，葛根黄芩黄连汤主之。"

【问题讨论】

试述葛根芩连汤证的主要脉证、病机是什么？

参考答案：脉证为下利不止，利下臭恶稠黏，肛门灼热，小便黄赤，喘而汗出，或兼表证，舌红，苔黄，脉数。病机为热盛于里，邪热下迫大肠。

案例三

蔡某，男，21岁，2009年7月12日初诊。

患者1年来常发鼻塞、流脓黄涕，以下午发作较甚，前额微痛，不打喷嚏，较少伴其他感冒症状，咽部充血，扁桃体Ⅱ度肿大，舌尖略红，苔薄白，脉滑稍细，寸稍浮。西医曾按慢性鼻炎治疗，疗效甚微。该患者素体壮实，喜好运动，少有他病。

【独立诊断】病因为风、湿；病所在阳明；病机乃郁热生痰，循经阻气。

【综合辨证】阳明风湿，郁热生痰，循经阻于鼻窍。

【治法方药】法宜辛散祛风，芳香化湿，兼清痰热；方选甘露消毒丹加减。

葛根12g，茵陈12g，藿香8g，连翘10g，金银花8g，浙贝母10g，茯苓8g，桔梗10g。14剂。

【疗效观察】2009年7月28日二诊：服上方，患者鼻塞渐通，流涕明显减少，仍有少量稠黄涕，舌质略红，苔中黄，脉左细减、浮减。此为风湿见退，痰热未尽，予上方加僵蚕10g，再服10剂而尽愈。

（此为刘英锋治验。）

【经典温故】

《随息居重订霍乱论》："治暑湿霍乱，时感痧邪，及触冒秽恶不正之气，身热倦怠，胀闷肢酸，颐肿咽痛，身黄口渴，疟痢淋浊，泄泻疮疡，水土不服诸病。但看病患舌苔淡白，或厚腻，或干黄者，疫邪尚在气分，悉以此丹主之。凡医临证，亦当准此化裁，自可十全为上。"

【问题讨论】

本案例临床上如何辨治？

参考答案：本案鼻渊，虽属五官专病，但乃体热有湿，复受外风引动，内外合邪，搏于阳明经窍，复成杂病。西医之抗菌消炎仅制时盛之热，不能外散其风、内消素痰，故愈而易发，难以根治。根据"阳明经脉上行头面，止于鼻旁"等理论，从阳明经窍之表论治，取甘露消毒丹能宣上达表，解外和内之法，药廉而效彰。

# 第三十七章 口 臭

### 案例一

赵某，男，8岁，2005年11月26日初诊。

据患儿父母所述，患儿长期口臭，有时口秽喷人，曾请中医诊治，服泻黄散、凉膈散等方口臭依然。大便偏干，手指尖掌侧脱皮、干裂、疼痛，舌红赤，苔黄白相兼、厚腻而滑，脉滑数。

【独立诊断】病因为湿、热；病所在阳明；病机乃湿热蕴阻三焦，气机不畅。

【综合辨证】湿热郁蕴三焦。

【治法方药】法宜清热利湿；方选黄芩滑石汤加减。

黄芩10g，滑石30g，白豆蔻6g，通草6g，大腹皮10g，猪苓10g，茯苓15g，石菖蒲10g，黄连6g，法半夏10g，枳实10g。6剂。

【调护医嘱】忌食辛辣，清淡饮食。

【疗效观察】2005年12月3日二诊：患者口臭消失，手指尖掌侧脱皮、干裂减轻，大便通畅，脉沉细滑，舌偏红，舌前部厚腻苔退净，转为薄白略滑苔，根部黄白相间略腻。上方去枳实，加生栀子10g、防风6g，6剂。

2005年12月10日三诊：患者再未出现口臭，手指尖掌侧不再脱皮，新生皮肤因薄嫩而不适。上方去半夏、栀子，加玄参10g、赤芍10g，6剂。后手指尖掌侧脱皮、干裂痊愈。

［张文选.温病方证与杂病辨治（增订本）.北京：中国中医出版社，2017：345.］

【经典温故】

《温病条辨·中焦篇》第63条："脉缓，身痛，舌淡黄而滑，渴不多饮，或竟不渴，汗出热解，继而复热，内不能运水谷之湿，外复感时令之湿，发表攻里，两不可施，误认伤寒，必转坏证。徒清热则湿不退，徒祛湿则热愈炽，黄芩滑石汤主之。"

【问题讨论】

1.《温病条辨·中焦篇》第63条条文中所述的脉缓、身痛、汗出等症状，应与《伤寒论》中的"太阳中风"证如何鉴别？

参考答案：中风者脉象浮缓而舌苔薄白；而本证脉不浮，舌苔是淡黄而滑。中风汗后则身痛、发热自解；而本证是汗后热解，继而复热，身痛依然。其说明它不是"太阳中风"，而是"湿温病"湿热郁于中焦证。

2.为何吴氏原文中说"发表攻里，两不可施"？

参考答案：湿温病多发生于暑夏雨湿较盛的季节，由湿热之邪侵入人体所致。其致病多以脾胃为病变中心，脾为湿土之脏，胃为水谷之海，脾胃受病，湿困于内，湿邪不除则热邪难解，清热不祛湿也非其治也。其发病身痛似有中风，但脉缓或滑数，舌滑苔黄厚或腻，则非风也，是湿热郁阻气机所致，银翘解毒之类不能治之。汗出热解，继而复热为湿热相互交结所致，汗出为湿热相蒸之汗，热随汗泄，身热稍减，湿为阴邪，其气留连，不能因汗而退，故继而复热。湿热之邪困于脾胃，渴不多饮或竟不渴，此非阳明白虎、承气之证也。清热利湿为治其根本。故吴鞠通明文指出发表攻里两不可施，否则必变坏证，湿热两伤不可偏治。其以黄芩、滑石、茯苓皮清湿中之热，白豆蔻、猪苓宣湿邪之气，再加大腹皮、通草共成宣气利小便之功，气化则湿化，小便利而热自清矣。

## 案例二

韩某，男，42岁，2005年2月8日初诊。

患者长期口臭，十分苦恼，甚至与人交往也失去自信，唯恐对方讨厌之；腹胀，自觉腹中有水鸣音，大便稀溏，每日晨起2次；手心蜕皮，干燥；诊见舌苔黄白相间而异常厚腻，满布舌面，脉沉弦。

【独立诊断】病因为寒、湿（水饮）、热；病所在少阳、阳明；病机乃寒湿水饮内停，湿热下注，郁热上熏。

【综合辨证】寒湿水饮郁热内停。

【治法方药】法宜散寒化饮，寒热平调；方选草果知母汤合半夏泻心汤加减。

草果5g，知母10g，厚朴15g，清半夏15g，天花粉10g，黄芩8g，乌梅6g，干姜10g，苍术10g，黄连8g，石菖蒲10g。7剂。

【调护医嘱】慎饮食，保持适当运动。

【疗效观察】2005年2月15日二诊：服此方后，患者大便正常，腹满消失，厚腻舌苔退净；7剂服完，口臭消除；守原方再进6剂以巩固疗效。

［张文选.温病方证与杂病辨治（增订本）.北京：中国中医出版社，2017：391.］

【经典温故】

《温病条辨·中焦篇》第76条："背寒，胸中痞结，疟来日晏，邪渐入阴，草果知母汤主之。"

【问题讨论】

原案说，用此方是"两和太阴，阳明法"，试从方药配伍说明。

参考答案：方中草果性温香燥，能温太阴独胜之寒，醒脾以升邪出阳，得厚朴的苦温行气以化太阴的湿浊，合姜汁、半夏开结除痞，知母能泄阳明之热，得天花粉以清胃生津。疟邪多伏少阳，且脾胃同病，最容易受肝胆欺侮，所以用乌梅、黄芩清热邪，和肝胆，而共达清热化湿、祛邪外出的目的。

### 案例三

张某，女，30岁，患者口臭咽干2月余，说话时口气有热臭味，大便秘结，每3～4日一次，小便短而色黄，舌质红，苔薄黄，脉洪而微数。

【独立诊断】病因为（火）热；病所在阳明；病机乃肠胃积热，邪热上熏，腑气不降。

【综合辨证】肠胃积热，胃阴亏损。

【治法方药】法宜清热养阴，通腑降浊；方选玉女煎加减。

生石膏30g，熟地黄15g，天冬10g，麦冬10g，知母10g，怀牛膝10g，枳壳10g，生大黄10g，川黄连5g，甘草3g。

【调护医嘱】忌食辛辣，清淡饮食，保持适当运动。

【疗效观察】服7剂口臭已愈，大便每日1次。

［陈雪芬.玉女煎的临床运用.中医研究，1997，（3）：48-49.］

【经典温故】

《温病条辨·上焦篇》第10条："太阴温病，气血两燔者，玉女煎去牛膝加元参汤主之。"

【问题讨论】

玉女煎的方名由来是什么？

参考答案："玉女"，有三种说法：一指古代道家称肾为"玉女"，本方可滋补肾水，故名；一指观音菩萨左有"金童"，手持净瓶，右有"玉女"，手持柳枝，观音菩萨用柳枝蘸净瓶之水，洒于大地则清凉滋润，喻本方有滋阴降火之功；一指石膏其色白无暇，性阴寒，象征"玉女"。本方以状如"玉女"之石膏为主，既补肾水之不足，又泻胃火之有余，宛若观音大士用柳枝蘸净瓶之水洒于大地一样，从而使阴虚火亢之证迅速得以平息，所以名"玉女煎"。

# 第三十八章 口 疮

案例一

张某，女，52岁，护士，2007年4月12日初诊。

患者已绝经1年，五六年前开始时出现口腔溃疡，近1年来加重，常常1个月内20余天有口腔溃疡，经服用维生素及中药清热解毒、滋阴泻火等品，未见疗效。现症：口中有数个溃疡点，最大者有3cm×3cm，左侧舌边的溃疡其中心已是白色脓点，边缘红肿、疼痛；伴心烦，睡眠不佳，口渴，不欲饮；平素大便略溏薄，纳食量尚可，但不能进食寒凉之物，否则腹痛下利；小便清，怕冷，腰酸；舌体瘦，边尖红，舌苔有裂纹，脉沉细数。

【独立诊断】病因为寒、热；病所在厥阴；病机乃寒热虚实错杂，上热下寒。

【综合辨证】寒热虚实错杂，上热下寒。

【治法方药】法宜清上温下，调和寒热；方选用麻黄升麻汤加减。

麻黄6g，升麻10g，当归12g，知母12g，黄芩10g，玉竹15g，赤芍15g，天冬15g，肉桂末3g（冲服），茯苓12g，生甘草10g，炒白术12g，干姜10g，党参15g，连翘12g，白芷10g，6剂。

加漱口方：藿香12g，佩兰10g，茵陈30g，黄连10g，金银花30g，连翘12g。

【调护医嘱】调情志，慎饮食，加强锻炼，忌食辛辣之物。

【疗效观察】服药6剂，患者口中只剩3个较大之溃疡，且疮面明显缩小，已不疼痛；续进原方6剂，溃疡愈；遂以原方去连翘、白芷、麻黄、升麻，嘱其平时常服，或隔3天，或隔5天，扶阳养阴以改善体质。

[林士毅.经方治验三则.江西中医药，2008，39（11）：51-52.]

【经典温故】

《伤寒论》第357条："伤寒六七日，大下后，寸脉沉而迟，手足厥逆，下部脉不至，喉咽不利，唾脓血，泄利不止者，为难治。麻黄升麻汤主之。"

【问题讨论】

麻黄升麻汤与乌梅丸有何异同？

参考答案：

同：皆为厥阴寒热虚实错杂——寒温攻补并用。

异：乌梅丸证——肝逆犯胃，里为主也。

——消渴，气上撞心，心中疼热，饥而不欲食，食则吐蛔。

——敛肝和胃，以和里为主。

麻黄升麻汤证——邪陷阳郁，重在表也。

——恶寒发热，手足厥冷，咽喉不利，唾脓血。

——升阳透热，以和表为主。

另外，还要注意的就是乌梅丸证在症状上成寒热错杂，是因虚风动荡鼓舞人身之阴阳而为寒热，在症状上以风象的动态症状为主；而麻黄升麻汤证则为阳被寒郁而化热，虽在症状上也成寒热分离之象，但症状上的动象不显。

## 案例二

黄某，女，66岁，1996年2月27日初诊。

患者曾在某医院诊断为干燥综合征。自述口干，唇起口苦，有时口腔溃疡，喜饮水，眼泪鼻涕均较少，睡眠差，皮肤痒，大便不干，并有胃下垂，腹胀，偶有耳鸣，小便量不多，查尿糖（－）。舌质淡红，苔薄黄，脉细弦，左寸偏旺略滑。常服维素B₂。

【独立诊断】病因为燥热；病所在阳明、太阴；病机乃肺胃阴虚，燥火内生。

【综合辨证】肺胃阴液，燥火内生。

【治法方药】法宜养阴润燥，滋阴清热；方选百合知母地黄汤合生脉散、沙参益胃汤加减。

生地黄15g，百合20g，知母10g，南沙参15g，北沙参15g，麦冬10g，五味子6g，天花粉15g，乌梅10g，山药15g，白扁豆10g，石斛15g，甘草5g，牛膝10g。7剂，每日1剂，水煎分2次凉服。

【疗效观察】1996年3月19日二诊：服前方后，患者口干稍减，口腔溃疡好转，大便不干，诸燥现症均有改善，舌红较前淡，脉细弦。守方加太子参20g，每日1剂，水煎分2次凉服。

上药服10剂后，干燥诸症均已缓解，临床痊愈，停药观察。

按：干燥综合征是燥病的一种。燥之为病，古有记述。喻嘉言立秋燥论，可谓补《黄帝内经》病机之不备，制清燥救肺汤为后世临床奠定了治燥的基本方，凡秋令肺胃燥热用之多效。

本案干燥综合征应属中医学燥病范畴。究其病因乃为肺胃阴液不足，阴虚生燥热，表现为口干、目涩、涕少、皮肤瘙痒等症。所幸脾胃津液未伤，亦未见阴虚化燥，故口渴不甚，大便不干。且燥在气分未及于血，故脉虽弦而舌不红绛。

方用《金匮要略》百合知母地黄汤与生脉散、沙参益胃汤加减，均重在养肺胃之阴，山药、白扁豆为佐，养脾胃而助运化，加乌梅配甘草，取其酸甘合化以养胃生津，用少许牛膝意在引药下行，使燥热炎上之势随之下潜。其所用阴药并不碍胃滋腻，使病情较快缓解，且未见反复，可见方药配伍精当，疗效是确切的。

（张光荣.陈瑞春学术经验集.北京：科学出版社，2015：363-364.）

【经典温故】

《金匮要略·百合狐惑阴阳毒病证治》第1条："论曰：百合病者，百脉一宗，悉致其病也。意欲食复不能食，常默默，欲卧不能卧，欲行不能行，饮食或有美时，或有不用闻食臭时，如寒无寒，如热无热，口苦，小便赤，诸药不能治，得药则剧吐利，如有神灵者，身形如和，其脉微数。每溺时头痛者，六十日乃愈；若溺时头不痛，淅然者，四十日愈；若溺快然，但头眩者，二十日愈。其证或未病而预见，或病四五日而出，或病二十日，或一月微见者，各随证治之。"

《金匮要略·百合狐惑阴阳毒病证治》："百合病发汗后者，百合知母汤主之。"

《金匮要略·百合狐惑阴阳毒病证治》："百合病不经吐、下、发汗，病形如初者，百合地黄汤主之。"

【问题讨论】

对于此例干燥综合征出现身痒的机制是什么？

参考答案：此为肺胃阴液，燥火内生。燥甚则皮肤干燥，津液不濡养皮毛就出现身痒。临床还有血阴亏虚生风的痒，阴不足而阳有余，阳气之变动而为风，虚风扰动而身痒。

## 案例三

王某，女，45岁，教师，1992年4月20日初诊。

近半年来，患者口腔周围经常出现粟米大小溃疡，少则一两个，多则五六个溃疡点，烧灼疼痛，咀嚼困难，冷热水均有一定的刺激，饮食尚可，但只能喝稀粥，腹胀气滞不舒，大便溏而不爽，小便短黄，曾用清热解毒药如黄连上清丸、锡类散，内服、外涂均未显效，反复发作多次，月经不准时，睡眠多梦，有时精神抑郁烦闷，舌苔薄黄而腻，脉缓软。

【独立诊断】病因为湿、热；病所在太阴、阳明、少阳；病机乃脾胃湿热内伏，火为湿郁，上炎苗窍。

【综合辨证】脾胃湿热内伏，郁火上攻苗窍。

【治法方药】法宜健脾胃，清湿热；方选半夏泻心汤加减。

川黄连5g，法半夏10g，党参10g，黄芩10g，干姜10g，炙甘草5g，金银花15g，郁金10g。5剂，每日1剂，水煎分2次服。

【疗效观察】1992年4月25日二诊：服上药5剂，患者口腔溃疡基本控制，溃疡点已愈合，腹胀气滞减轻，大便成形，唯口腔对冷热刺激仍很敏感，仍以稀饭为主，舌苔薄润，脉缓。守上方去金银花，加厚朴10g，每日1剂，水煎分2次服。

上方服10剂，患者口腔溃疡痊愈，唯月经紊乱，在每次月经前均有口腔溃疡出现，不过渐次减轻，反复多次，基本方均以甘草泻心汤加减，直至月经停止后，口腔溃疡才完全好转未再复发。

按：复发性口腔溃疡与"白塞综合征"（中医学称"狐惑"），临床表现应有区别。前者为口腔反复出现溃疡，后者则以口、眼、阴户同时有溃疡存在，在治疗时二者均可以甘草泻心汤，都能取得一定的疗效。如果只是阴户溃疡，用《金匮要略》苦参汤外洗或雄黄熏洗，临床是有效的。但本病的病因病机，《金匮要略》亦未明确是何缘由，只是提出用甘草泻心汤治疗。笔者以为，以方测证，应是脾胃湿热所患，并与肝胆气郁有关，所以临床症状既有口、眼、阴部的溃疡，又有情绪郁闷而在月经前后症情加剧。本例患者从45岁开始罹患本病，先后四五年之久，直至绝经后，口腔溃疡才痊愈而未反复。因此，本病病因西医认为是内分泌紊乱所致，是值得进一步研究观察的。

值得提出的是，"白塞综合征"并非女人独有，男性也有罹患者。笔者接诊过一位高中二年级男性学生，其口腔、舌面、阴茎多处溃疡，以甘草泻心汤加金银花治疗取效，有待进一步观察。

（张光荣.陈瑞春学术经验集.北京：科学出版社，2015：316-317.）

【经典温故】

《金匮要略·百合狐惑阴阳毒病证治》第10条："狐惑之为病，状如伤寒，默默欲眠，目不得闭，卧起不安。蚀于喉为惑，蚀于阴为狐。不欲饮食，恶闻食臭，其面目乍赤、乍黑、乍白。蚀于上部则声喝，甘草泻心汤主之。"

【问题讨论】

狐惑病的诊断要点是什么？

参考答案：狐惑病临床症状以目赤、咽喉及前后二阴蚀烂为特征，此乃主要诊断指征。其病可伴默默欲眠，目不得闭，卧起不安，不欲饮食，恶闻食臭，面目乍赤、乍黑、乍白等症。治疗以清热解毒除湿为基本大法。狐惑病若以咽喉蚀烂为主，尚未成脓者，方用甘草泻心汤清热化湿，解毒调中；若以前阴蚀烂为主者，用苦参汤配合外洗以清热化湿，解毒杀虫；若以后阴蚀烂为主者，用雄黄配合外熏以清热燥湿，解毒杀虫；若狐惑病日久不解，致目赤或前后阴酿脓者，用赤豆当归散清热利湿，活血排脓。

## 案例四

靳某，女，41岁，干部，2001年10月12日初诊。

患者近日感冒，用VC银翘片后好转。患者有舌面扁平苔藓（在舌前右侧方有一块黄豆大白色溃疡面，经口腔科医院病理切片证实为本病，并嘱服药半年），下唇中有一小白点，两处白色物均不痛，遇刺激食稍有微痛，其他未见异常；大便偏结，有内痔出血，小便胀痛，外阴瘙痒，白带多；脉缓稍弦，舌淡红润。

【独立诊断】病因为湿、热；病所在太阴、阳明、少阳；病机乃脾胃湿热，气滞郁火生毒，郁于三焦。

【综合辨证】脾胃湿热，火郁生毒。

【治法方药】法宜清理湿热，调和脾胃，清热解毒；方选柴胡泻心汤加减。

太子参15g，黄芩10g，柴胡10g，法半夏10g，炙甘草10g，黄连5g，干姜5g，虎杖15g，连翘15g，竹叶10g，白头翁15g，槐花15g，地榆15g。每日1剂，嘱服5剂。

另用外洗方：蒲公英15g，蛇床子15g，苦参15g，野菊花20g，金银花20g，紫花地丁15g。水煎3次取汁合到一起，加适量开水后洗阴户、坐浴，每日1次。

【疗效观察】2001年10月16日二诊：服前方后患者自觉食纳胃口较前好，口腔清爽，舌面扁平苔藓明显好转，白色物减少，面积缩小，大便成形，痔血停止，脉缓有力，舌淡红润。内服药守上方去槐花、地榆。外用药照原用上药。内服、外洗药各为10剂。

2001年10月29日三诊：服上药后，患者舌面扁平苔藓的白色黏糊物减少，口唇中小白点消失，左侧又出现一小白点，并有痔疮出血，脉缓有力，舌润。守10月12日方加蒲公英15g，并停用外用药。

2001年11月19日四诊：服前方15剂后，患者舌面扁平苔藓减至绿豆大，色白黏糊物很少，颜色为正常舌面，不痛，无刺激感，饮食如常，食量增多，大便成形，脉缓舌润。守10月12日方去槐花、地榆，隔日服1剂。

2001年12月2日五诊：服上药15剂后，患者舌面扁平苔藓面积更减，白色黏糊物基本消失，面积缩小如粟米大，无任何刺激感，饮食、二便、睡眠皆正常，月经量偏少，舌淡红润，脉缓，其他无阳性体征。嘱仍服10月12日方，隔日1剂，继续巩固治疗。

2001年12月29日随访，患者仍在服上方巩固，苔藓面如针尖样，几乎与正常舌面一样，无任何不适，饮食、二便、睡眠皆正常，精力充沛，照常上班。嘱其再服药2个月，隔日1剂，以巩固疗效。

按：扁平苔藓是西医病名。中医认为舌上生疮为脾胃湿热所致，故治疗以清理脾胃湿热为主，适当加入清热解毒之品。本案用小柴胡汤合泻心汤，取疏肝解郁、清理湿热、调和脾胃共奏其功。此间用甘草泻心汤，是取《金匮要略》甘草泻心汤治狐惑病的意思。笔者用是方治多发性口腔溃疡、口舌生疮均有疗效，但对扁平苔藓治疗取得疗效还是第1例，有待进一步观察。

（张光荣.陈瑞春学术经验集.北京：科学出版社，2015：318-319.）

【经典温故】

《伤寒论》第230条："阳明病，胁下硬满，不大便而呕，舌上白胎者，可与小柴胡汤。上焦得通，津液得下，胃气因和，身濈然汗出而解。"

《金匮要略·百合狐惑阴阳毒病证治》第10条："狐惑之为病，状如伤寒，默默欲眠，目不得闭，卧起不安。蚀于喉为惑，蚀于阴为狐。不欲饮食，恶闻食臭，其面目乍赤、乍黑、乍白。蚀于上部则声喝，甘草泻心汤主之。"

【问题讨论】

口腔黏膜的疾病确定病位需要注意哪些事项？

参考答案：对于局部的病变需要分清两大方面的内容，一是就是偏于表的部位病变，而一是里证外显。

## 案例五

张某，女，32岁，职员，2004年12月9日初诊。

患者因家庭矛盾心情持续不好，半年来心烦失眠，口腔溃疡反复发作，疼痛难以进食，口舌干燥，口渴，胃脘痞满，有堵塞感，大便溏，日2～3次，舌红，苔黄白相兼略腻，弦滑略数。

【独立诊断】病因为燥、湿；病所在阳明；病机乃阳明燥湿相兼。

【综合辨证】阳明燥湿相兼。

【治法方药】法宜清热解郁；方选白虎汤合半夏泻心汤加减。

生石膏45g（先煎），知母10g，炙甘草8g，粳米30g，生晒参3g，黄连8g，黄芩6g，半夏15g，干姜8g，茯苓20g。6剂。

【调护医嘱】畅情志，不宜食用辛辣香燥之品。

【疗效观察】2004年12月16日二诊：患者口腔溃疡痊愈，大便成形，失眠减。上方加竹茹30g、枳实10g、陈皮10g，即合入温胆汤，7剂而失眠告愈。

（张文选.温病方证与杂病辨治.北京：学苑出版社，2007：105.）

【经典温故】

《温病条辨·上焦篇》第7条："太阴温病，脉浮洪，舌黄，渴甚，大汗，面赤，恶热者，辛凉重剂白虎汤主之。"

《伤寒论》第149条："伤寒五六日，呕而发热者，柴胡汤证具，而以他药下之，柴胡证仍在者，复与柴胡汤。此虽已下之，不为逆，必蒸蒸而振，却发热汗出而解。若心下满而硬痛者，此为结胸也，大陷胸汤主之；但满而不痛者，此为痞，柴胡不中与之，宜半夏泻心汤。"

【问题讨论】

1.患者起病因情志不舒，治疗上是否加用疏肝解郁之药？

参考答案：患者因家庭矛盾心情持续不好而发病，郁而化火，过度或抑郁都会影响脏腑，使气机郁滞，变生火邪而伤害人体。心藏神，火热在内，神则不藏，心烦不寐则生；火性炎上，则口腔溃疡。其虽为火之证，但源于肝郁化的火，故可酌情加疏肝解郁之品。

2.《伤寒论》《温病条辨》中均有白虎汤，有何区别？

参考答案：白虎汤证在《伤寒论》中所述，为外感寒邪致病，寒性凝滞，阻遏阳气，郁久化热。初起寒邪在表，卫阳被遏，表寒证要持续一定时间，必经寒郁化热的过程才出现里热之证。若出现白虎汤证，就说明寒邪郁久化热，需猛药重剂直达病所以求其效。所用剂量为：石膏一斤，知母六两，甘草二两，粳米六合。服法为温服一升，日三服。白虎汤证在《温病条辨》中所述，为外感温邪而发病，温为阳邪，其性属热，初起即呈现表热证，而且容易入里出现里热之证。因其初起即热，若从伤寒，重剂猛药，恐其伤阳，故所用剂量为：生石膏一两，知母五钱，生甘草三钱，粳米一合。服法为分温三服，病退减后服，不知再作服。吴鞠通谓："白虎悍，邪重非其力不举，用之得当，原有立竿见影之妙，若用之不当，祸不旋踵。懦者，多不敢用，未免坐误事机；孟浪者，不问其脉证之若何，一概用之，甚至石膏用至斤余之多，应手而效者固多，应手而毙者亦复不少。皆未真知确见其所以然之故，故手下无准的也。"两者对比可以看出，《伤寒论》中白虎汤剂量要大于《温病条辨》中的剂量。

## 案例六

张某，女，2岁，因发热3天在门诊予肌内注射洁霉素及口服退热剂后，发热退，出现口腔、舌黏膜糜烂，散在浅小溃疡，已经锡类散、西瓜霜等治疗5天，无明显效果，遂来余处就诊。现症：口舌糜烂，张口困难，流涎，口渴烦躁，大便秘结，舌苔黄厚，脉滑数。

【独立诊断】病因为火热；病所在阳明、少阴；病机乃邪热炽盛，化火上炎，下结阳明。

【综合辨证】邪热炽盛，上灼苗窍，下结阳明。

【治法方药】法宜清热解毒，泻火止痛；方选凉膈散。

因口服汤剂不合作，遂以凉膈散30g，煎水100mL，分上下午各1次保留灌肠，并用细辛末1g敷脐，每日更换1次。

【调护医嘱】清淡饮食。

【疗效观察】经治2天，患儿口渴烦躁消失，大便通畅，2～3次/日；连续治疗3天，口疮完全消失。

［陈建民.凉膈散在儿科临床应用的体会.黑龙江中医药，1996，（3）：23.］

【经典温故】

《太平惠民和剂局方·卷之六》："凉膈散，治大人、小儿脏腑积热，烦躁多渴，面热头昏，唇焦咽燥，舌肿喉闭，目赤鼻衄，颌颊结硬，口舌生疮，痰实不利，涕唾稠粘，睡卧不宁，谵语狂妄，肠胃燥涩，便溺秘结，一切风壅，并宜服之。"

【问题讨论】

1.本案的辨证要点是什么？

参考答案：本案中上焦火盛则口腔、舌黏膜糜烂；中焦火盛，火热伤津则口渴烦躁；下焦火盛则大便干结。凉膈散具有清热解毒、泻火解毒、清上泄下之功效，故用凉膈散泻火通便、清上泄下。

2.凉膈散如何体现"火郁发之"？

参考答案：凉隔散证是由脏腑积热，聚于胸膈，故以上、中二焦见症为主。其即上、中二焦邪热炽盛，上有无形之热邪，非清不去；中有有形之积滞，非下不除。唯有清热泻火通便，清上泻下并行，才能治病之本。方中重用连翘，清热解毒，以清除上焦无形之邪热，功专量重，是为君药。黄芩以清胸膈郁热；栀子通泻三焦，引火下行；大黄、芒硝泻火通便，以荡有形之热于中，共为臣药。薄荷、竹叶轻清疏散，以解上焦之热，体现"火郁发之"之义而为佐。使以甘草、白蜜，甘以缓之，既能缓和芒硝、大黄峻泻之力，又能借其缓行之功彻底清上中二焦之火。综观全方，既有连翘、黄芩、栀子、薄荷、竹叶疏解清泄胸膈邪热于上，更用调胃承气汤通便导滞，荡热于中，使上焦之热得以清解，中焦之实由下而去。是以清上与泻下并行，但泻下是为清泄胸膈郁积而设，所谓"以泻代清"。

### 案例七

王某，女，30岁，反复发生口腔内黏膜及舌面溃疡2年余，每因服煎炒油炸食物而复发，局部疼痛，口苦咽干，大便干结，每1～2日一次，小便微黄，舌质红，苔微黄，脉实而有力。

【独立诊断】病因为火热；病所在阳明；病机乃胃内积热，热盛伤阴。

【综合辨证】胃内积热，热盛伤阴。

【治法方药】法宜清热养阴；方选玉女煎加减。

生地黄15g，生石膏30g，牡丹皮10g，知母9g，川黄连5g，天花粉15g，川石斛12g，枳壳10g，生甘草3g。

【调护医嘱】忌食辛辣，适当运动。

【疗效观察】患者服药10余剂而愈。

［陈雪芬.玉女煎的临床运用.中医研究，1997，（3）：48-49.］

【问题讨论】

王孟英将此法称为"白虎加地黄法"，为什么？

考答案：此法为气营两清法，由于营分的热邪是由气分窜入，所以治疗的重点仍在气分，通过清气给热邪找出路，气分热势降低，营分热邪自然向气分外达。吴鞠通在原方中去掉温性的牛膝、熟地黄，加入凉性的生地黄用来治疗气血两燔证。王孟英把这个治法称为"白虎加地黄法"，方剂称为"白虎加地黄汤"。方中石膏、知母是白虎汤的主要成分，清泄气分的热邪而保津液。生地黄甘寒，清营分热，滋养营阴，共同清解气分与营分的热邪。

## 案例八

郭某，女，50岁，农民，1988年4月16日初诊。

患者患口疮，时愈时发数年，多方求治，仍不能根治，此次发作5天，服中西药效不显。刻诊：舌边及舌底部散在数个溃疡点，自述疼痛剧烈，胃纳不佳，口渴欲饮，素有便干之苦。舌红绛，苔花剥，脉细数。

【独立诊断】病因为燥；病所在阳明；病机乃胃燥津亏，腑气不降，浊热上蒸。

【综合辨证】胃燥津亏，浊热上蒸。

【治法方药】法宜滋阴润燥、泻下降浊；方选增液承气汤加减。

生地黄15g，玄参20g，麦冬15g，大黄10g（后下），甘草10g，芒硝8g（冲服），竹叶6g。

【调护医嘱】舒畅情志，饮食清淡。

【疗效观察】服2剂后，患者便下燥屎数枚；减芒硝加郁李仁12g，又服3剂，大便调而口疮愈；后以麻子仁丸改汤善后，随访4年余未复发。

［刘振湖.增液承气汤新用.新中医，1994，（2）：56.］

【经典温故】

《温病条辨·中焦篇》第17条："阳明温病，下之不通，其证有五……津液不足，无水舟停者，间服增液，再不下者，增液承气汤主之。"

【问题讨论】

本案例如何辨治？

参考答案：足阳明胃经循行于口，足太阴脾经连舌本散舌下，脾胃互为表里，升清降浊。本案患者素体阴亏，无水行舟，阳明燥结，浊气不降，循经上逆而发口疮，治用增液承气汤，增水行舟，使便通浊降则口疮自愈。

## 案例九

韩某，男，20岁，学生，1993年3月5日初诊。

患者口腔黏膜溃疡反复发作2年余，常口服维生素B、外涂冰硼散等药症状暂时缓解，但不久又出现新发之处。刻诊：口唇、舌及口底黏膜可见数处大如黄豆、小如绿豆的疡面，伴口渴心烦、腹胀便干，舌苔黄腻，脉滑数。

【独立诊断】病因为湿、热；病所在阳明；病机乃湿热郁阻中焦，气机受阻，运化失常。

【综合辨证】湿热内盛，湿郁化火。

【治法方药】法宜清热祛湿，降火祛邪；方选王氏连朴饮加减。

厚朴10g，芦根10g，半夏10g，菖蒲10g，黄连6g，栀子12g，石膏15g，淡竹叶5g，牛膝5g，生地黄5g，大黄5g。

【调护医嘱】畅情志，不宜食用辛辣香燥之品。

【疗效观察】二诊：药进3剂，患者口腔溃烂面明显缩小，余症也减轻，苔黄腻，脉滑数，继用上方3剂。

三诊：患者除口底黏膜有2块绿豆大的溃疡面外，其他处溃疡皆愈，口渴心烦已无，大便已通畅，腹胀消失，苔略黄腻，脉滑略数。上方去石膏、牛膝、生地黄、大黄，5剂。

再进5剂后，患者口腔溃烂已无。次年5月患者因感冒就诊，自述口腔溃疡再未出现。

［李凤霞.王氏连朴饮临床应用.陕西中医，1996，17（11）：513.］

【经典温故】

《霍乱论》："治湿热蕴伏而成霍乱，兼能行食涤痰。"

【问题讨论】

王氏连朴饮与甘露消毒丹有何异同？

参考答案：二方同治湿温热重湿轻证。但是王氏连朴饮证无蕴毒表现，以中焦脾胃气机升降失常为主，表现为脘痞，腹胀，呕恶，或吐泻交作；甘露消毒丹证则有蕴毒表现，上、中、下三焦症状并见。

## 案例十

王某，女，27岁，职员，2004年10月12日初诊。

患者近来因工作繁忙，压力颇大，加之情志不畅，出现口唇肿胀，干裂起皮、流血、疼痛，兼见头痛，心烦，失眠，口苦，口干渴等，脉弦滑而数，舌红尖赤，苔薄黄。

【独立诊断】病因为火：病所在阳明、厥阴；病机乃肝郁化火犯胃，胃火上炎。

【综合辨证】肝郁化火犯胃，胃火上炎。

【治法方药】法宜清热解郁；方选白虎汤合小柴胡汤加减。

生石膏30g（先煎），知母10g，炙甘草3g，粳米20g，生晒参3g，柴胡24g，黄芩10g，半夏10g，生姜3g，薄荷10g（后下）。

【调护医嘱】舒畅情志，饮食清淡。

【疗效观察】尽5剂后唇肿干裂诸症消失而愈。

（张文选.温病方证与杂病辨治.北京：学苑出版社，2007：104.）

【经典温故】

《温病条辨·上焦篇》第7条："太阴温病，脉浮洪，舌黄，渴甚，大汗，面赤，恶热者，辛凉重剂白虎汤主之。"

【问题讨论】

白虎为慓悍之剂，用之须辨证准确，如何理解白虎汤的"四禁"？

参考答案：白虎汤"四禁"："白虎本为达热出表，若其人脉弦而细者，不可与也；脉沉者，不可与也；不渴者，不可与也；汗不出者，不可与也。常须识此，勿令误也。"

第一禁"若其人脉弦而细者，不可与也"。脉弦，主病在表在上，属邪实。脉细者，主患者气弱体虚。原文中所说的脉弦而细，表明患者虽气血不足，但邪在表在上。有人认为吴氏之所以将其例为禁忌证，是怕其人正气已虚，若再重用石膏辛凉伤正。然张锡纯在《医学衷中参西录》中言："其寒凉之力远逊于黄连、龙胆草、知母、黄柏等药，而其退热之功效则远过于诸药。盖石膏生用以治外感实热，断无伤人之理，且放胆用之，亦断无不退热之理。"也就是说，白虎汤既不损正气，且能清虚实之热，又能逐热外出。况且，临床上多可见脉虽浮弦而细，然患者症见高热、口大渴、尿黄、汗出、舌红苔黄者，辨证应属于里热炽盛。

第二禁"脉沉者，不可与也"。阳明气分热盛这一证候的脉象可以见脉沉数。沉脉主里证。张锡纯认为阳明郁热，失于外达，虽见脉沉伏，又何妨用白虎解热。他曾治一人，全身发冷，两腿疼痛，诊其脉甚沉伏，郁于阳明，经用大剂白虎加连翘治愈。以上两禁皆以脉象为症状描述，但脉象毕竟仅仅是四诊之一，而且受到的影响因素也较多，单凭脉象就判定是否为白虎汤禁忌证显然不合适。

第三禁"不渴者，不可与也"。在《伤寒论》里对白虎汤的描述中并没有提及口渴用白虎汤，而是提及口渴用白虎加人参汤。"服桂枝汤，大汗出后，大烦，渴不解，脉洪大者，白虎加人参汤主之。""热结在里，表里俱热，时时恶风，大渴，舌上干燥而烦，欲饮水数升者，白虎加人参汤主之。""伤寒无大热，口燥渴，心烦，背微恶寒者，白虎加人参汤主之。"（《伤寒论·辨太阳病脉证并治》）说明口渴时加人参，不渴时即用白虎汤原方。外感发热，表证可以非常短暂，或者病邪一下就进入气分热盛阶段，此阶段早期，患者可以出现高热而口不渴、汗出、尿黄、脉数等症状。故吴氏的说法显然不可取。

第四禁"汗不出者，不可与也"。吴氏认为，患者不出汗，若轻率投以白虎汤，则会导致表邪抑塞，由表入里，加重病情。然而，张仲景《伤寒论》中提及白虎汤者有三处。①"伤寒，脉浮滑，此以表有热，里有寒，白虎汤主之。"（《伤寒论·辨太阳病脉证并治》）②"三阳合病，腹满身重，难以转侧，口不仁，面垢，谵语遗尿。发汗则谵语，下之则额上生汗，手足逆冷。若自汗出者，白虎汤主之。"（《伤寒论·辨阳明病脉证并治》）③"伤寒，脉滑而厥者，里有热也，白虎汤主之。"（《伤寒论·辨厥阴病脉证并治》）此三处中仅有阳明病篇中提及汗出，太阳病篇和厥阴病篇均未提及。《伤寒论》第175条曰："伤寒，脉浮，发热无汗，其表不解，不可与白虎汤。"在这里，其把脉浮、发热、无汗三个症状有机结合在一起，构成"表不解"之证，这才是白虎汤的禁忌证。故单单把汗不出作为禁忌证标准是不对的。

# 第三十九章  牙  宣

案例一

李某，男，47岁，2005年5月12日初诊。

主诉：牙龈肿痛反复发作3年，再发1个月。

现病史：自2002年起，患者常发牙龈肿痛，近1个月复发，每服新癀片、三黄片可缓解，但停药反复。患者平素胃脘时饱胀，食油腻、多食则加重；胆区隐痛不适，每饮酒诱发；大便初硬后软，解之不畅，日2～3次；口黏、口干，口不苦；汗出多，动则身热汗出，受凉又易感冒发烧，并伴咽梗堵、痰多而黏；冬季怕冷，活动较少。舌暗红，苔中后黄腻，略厚；脉略弦滑，偏缓，两寸不足。既往有胆结石、脂肪肝病史。

【独立诊断】病因为湿、痰；病所在阳明、少阳；病机乃胆胃痰湿蕴热，化火上冲。

【综合辨证】胆胃痰湿蕴热，化火上冲。

【治法方药】法宜清热化湿，化痰消肿；方选甘露消毒丹合温胆汤加减。

藿香10g、茵陈15g、连翘10g、白豆蔻5g、菖蒲5g、薄荷5g、黄芩10g、射干10g、浙贝母10g、滑石15g、白通草5g、竹茹15g、枳壳10g、法半夏10g、陈皮10g、茯苓15g。7剂，每日1剂，水煎服。

【疗效观察】2005年5月20日二诊：尽7剂后，患者未发牙龈肿痛，腹胀减，胆区隐痛偶发，自觉晨起咽中痰多，舌暗红减，苔黄腻退，脉同前。继守上方法，加减调治1月余，患者牙痛、脘胀、汗多、咯痰等诸症状消失，停药后也不再复发。

（此为刘英锋治验。）

【经典温故】

《随息居重订霍乱论》："治暑湿霍乱，时感痧邪，及触冒秽恶不正之气，身热倦怠，胀闷肢酸，颐肿咽痛，身黄口渴，疟痢淋浊，泄泻疮疡，水土不服诸病。但看病患舌苔淡白，或厚腻，或干黄者，疫邪尚在气分，悉以此丹主之。凡医临证，亦当准此化裁，自可十全为上。"

《温热论》："再论气病有不传血分，而邪留三焦，犹之伤寒中少阳病也。彼则和解表里之半，此则分消上下之势。随证变法，如近时杏、朴、苓等类，或如温胆汤之走泄。"

【问题讨论】

案例中患者常发牙龈肿痛，属胃火亢盛，服用新癀片、三黄片可解，然易反复，何解？

参考答案：阳明经脉循面络齿，胃有火热易于循经上炎而引发龈肿齿痛。然因患者食油腻、饮酒，由单纯胃火上炎所致的牙龈肿痛已逐渐让位于湿热混杂者，况且随着清热药物的滥用，热易退而湿难除，热因湿留相对增多，多数都是湿热郁结、缠绵不解之证。若此时再与单纯清热泻火之剂，自然有热清湿留之弊，即便有取效于一时，停药仍易复发，久用又损害肠胃，病必经久难愈。取甘露消毒丹，则湿热并治，既无苦寒太过之弊，又有火郁发之之妙，热随湿透，胃气反旺，疗病才能达到长治久安的目的。

## 案例二

余某，女，34岁。

患者牙痛反复发作月余，甚时上下牙痛牵引头脑，以夜间尤甚，难以入睡，牙龈微肿，纳食不住，大便干结如算盘子状，每4～5日一次，小便黄赤，舌质红，舌苔薄黄，脉弦而实。

【独立诊断】病因为火热；病所在阳明；病机乃耗伤胃阴，腑气不降。

【综合辨证】胃热阴虚。

【治法方药】法宜清胃养阴；方选玉女煎加减。

生地黄15g，麦冬10g，生石膏30g，知母9g，怀牛膝10g，川黄连5g，牡丹皮10g，细辛5g，白芷9g，天花粉15g，生甘草3g，升麻5g。

【调护医嘱】忌食辛辣，清淡饮食。

【疗效观察】患者服药3剂而症状明显减轻，续服5剂而愈。

［陈雪芬.玉女煎的临床运用.中医研究，1997，（3）：48-49.］

【经典温故】

《温病条辨·上焦篇》第10条："太阴温病，气血两燔者，玉女煎去牛膝加元参汤主之。"

【问题讨论】

如何理解原文中的"两燔"？

参考答案：在气分高热的过程中，由于热邪炽盛，既可以耗气，又可以伤津，在这种情况下，如果治疗不及时或治不得法，病情就会深入发展而发生变化。如果以热邪耗气为主，一般多向气分虚证发展而出现津气欲脱证；如果以热邪伤津为主，则一般多进一步损伤营阴而向营分证发展。在由气分向营分发展的过程中，如果气分高热仍盛而营阴已伤，则可以出现气营两燔证。燔，是指火旺貌，因其气分与营分热邪都很盛，所以称为"两燔"。

# 第四十章 痄 腮

案例一

陈某，女，29岁，1991年1月29日初诊。

患者3天前发热，微恶寒，右侧面颊部皮肤忽然红赤高出正常皮面，境界清楚，迅速向周围蔓延，间有大小不等之水疱，苔微黄，脉浮数。

【独立诊断】病因为湿、热、毒；病所在少阳；病机乃风热疫毒壅滞经脉。

【综合辨证】风热时毒侵袭足少阳胆经。

【治法方药】法宜疏透清泄，解毒消肿；方选普济消毒饮加减。

黄芩12g，黄连9g，板蓝根20g，夏枯草15g，蒲公英12g，浙贝母9g，陈皮9g，桔梗9g，山豆根9g，马勃9g，牛蒡子9g，连翘9g，僵蚕9g，升麻6g，柴胡6g，生甘草6g。

【调护医嘱】忌食辛辣，清淡饮食。

【疗效观察】服3剂而愈。

（陈宝国.中医经典方证案例研究.南昌：江西科学技术出版社，2012：224.）

【经典温故】

《东垣试效方·卷九》："泰和二年，先师以进纳监济源税，时四月，民多疫疠，初觉憎寒体重，次传头面肿盛，目不能开，上喘，咽喉不利，舌干口燥，俗云大头天行，亲戚不相访问，如染之，多不救。张县承偘亦得此病，至五六日，医以承气加蓝根下之，稍缓。翌日，其病如故，下之又缓，终莫能愈，渐至危笃。或曰李明之存心于医，可请治之。遂命诊视，具说其由。先师曰：夫身半以上，天之气也；身半以下，地之气也。此邪热客于心肺之间，上攻头目而为肿盛，以承气下之，泻胃中之实热，是诛罚无过，殊不知适其所至为故……遂处方……共为细末，半用汤调，时时服之；半蜜为丸，噙化之，服尽良愈。"

【问题讨论】

大头瘟与痄腮当如何鉴别？

参考答案：两种病都是在发热的同时可见面部肿胀，而且都有很强的传染性，易引起流行。但大头瘟症见整个头面红肿，同时可伴咽喉肿痛；痄腮尤以一侧或两侧腮肿为主，其肿势以耳垂为中心，呈漫肿状，皮色不变，咀嚼时疼痛，张口不利，可并发睾丸肿痛。

## 案例二

陈某，女，7岁，1991年10月23日初诊。

患儿5天前无诱因引起双侧腮部肿大，酸痛不适，伴寒热头痛、食少神差等症。曾肌内注射青霉素，口服病毒灵片、板蓝根片治疗，效果不佳。刻诊：两侧腮部漫肿酸痛、张口、吞咽时疼痛加重，边缘不清，压之有酸痛感，质韧，伴发热、怕冷，午后加重，头痛，咽喉发红，乳蛾不肿大，脘闷食少，恶心欲呕，舌淡胖尖红，苔心黄厚腻，脉浮滑数。

【独立诊断】病因为风、热、痰；病所在少阳；病机乃湿热郁阻，气机不畅。

【综合辨证】风温痰热，内郁少阳。

【治法方药】法宜清热解毒，散结消肿；方选甘露消毒丹加减。

白豆蔻10g，藿香10g，茵陈10g，连翘10g，薄荷10g，柴胡10g，重楼10g，玄参10g，木通5g，炒黄芩5g，浙贝母5g，射干5g，滑石15g。2剂，每日1剂，水煎服。

【调护医嘱】忌食辛辣，清淡饮食，保持适当运动。

【疗效观察】2天后复诊，患儿右腮肿减轻，寒热头痛好转，食欲改善，左腮肿消失。继守上方2剂，诸症痊愈。

按：作者认为，凡属西医诊断的病毒感染性疾病，有发热，午后为甚，头昏闷痛，身重脘闷，食少呕逆，口苦黏腻，舌质红，苔黄厚腻，或苔心厚微黄，脉滑等湿热内阻见症者，放胆投用本方，皆可收效。加减化裁：若见湿重热轻者，加大石菖蒲、藿香、白豆蔻之用量；若热重湿轻者，增黄芩、茵陈之用量；若属外感初起症见发热或寒热往来者，加柴胡10～30g，与黄芩相伍，取其和解退热之功；若咽痛明显，喉核肿大者，可加玄参、桔梗、重楼以解毒利咽散结；若以咳嗽为主者，可用车前子易木通，另增重楼、露蜂房以清热化痰止咳；若见皮疹疮疖类疾病，可加大连翘用量，浙贝母易川贝母，再添桑白皮、生地榆、露蜂房以解毒医疮。本方药物气味芳香，故用时宜先用冷水浸泡半小时，再用武火短时煎服。此外白豆蔻宜研末吞服，薄荷宜后下，滑石宜研末包煎。

[邵利平.甘露消毒丹杂病举隅.四川中医，1996，（8）：52.]

【经典温故】

《温热经纬·卷五·方论·甘露消毒丹》："此治湿温时疫之主方也。六元正纪，五运分步，每年春分后十三日交二运。微，火旺，天乃渐温。芒种后十日交三运。宫，土旺，地乃渐湿。温湿蒸腾，更加烈日之暑，烁石流金，人在气交之中，口鼻吸受其气，留而不去，乃成湿温疫疠之病，而为发热倦怠，胸闷腹胀，肢酸咽肿，斑疹身黄，颐肿口渴，溺赤便秘，吐泻疟痢，淋浊疮疡等证。但看病人舌苔淡白，或厚腻，或干黄者，是暑湿热疫之邪尚在气分，悉以此丹治之立效，并主水土不服诸病。"

【问题讨论】

本方与普济消毒饮如何鉴别？

参考答案：甘露消毒丹具有利湿化浊、清热解毒之功效；主治湿温时疫，邪在气分，热重丁湿证；症见发热倦怠，胸闷腹胀，肢酸咽痛，身目发黄，颐肿口渴，小便短赤，泄泻淋浊，舌苔白或厚腻或干黄，脉濡数或滑数。普济消毒饮具有清热解毒、疏风散邪之功效；主治大头瘟；症见恶寒发热，头面红肿焮痛，目不能开，咽喉不利，舌燥口渴，舌红苔白而黄，脉浮数有力。前者为治疗三焦感受湿热毒邪之证，后者为治疗感受风热邪毒为主。

# 第四十一章 崩 漏

案例一

黄某，女，52岁，年过大衍，天癸应去而不去。今年来，经行淋漓不净，少则10天，多则20多天，这次经来1月未止。有认为血热而用固经丸；有认为血虚而用胶艾汤；有认为脾虚而用归脾汤。诸药不能止，怀疑肿瘤，经妇科检查，诊断为子宫出血。宜服中药治疗，因来门诊求治。望其面色红润，形体丰满。问其证，经来32天，淋漓不尽，色暗紫，有时夹有血块，腹中隐痛拘急不舒。脉来迟滞不利，舌中有紫斑。

【独立诊断】病因为寒、瘀；病所在厥阴；病机乃血虚寒凝，血滞胞宫，经行不畅。

【综合辨证】血虚寒凝，经行不畅。

【治法方药】法宜化瘀止血，益气养血；方选温经汤加减。

吴茱萸5g，桂枝8g，当归5g，阿胶5g（烊化），白芍5g，桃仁5g，红花5g，党参10g，甘草5g，艾叶5g。嘱服药3剂，并说明药后漏血可能会更多，切勿惊怕。

【疗效观察】药后果然出血比前时多，并有血块，乃瘀血外泄佳象。遂按原方去桃仁、红花，再服3剂，漏下停止，腹痛方解。后用八珍汤调理。下次月经来，预服温经汤2剂，3日经尽。以后月经渐少而断，病告痊愈。

［张谷才.从《金匮要略》方来谈瘀血的证治（续完）.辽宁中医杂志，1980，（8）：13.］

【经典温故】

《金匮要略·妇人杂病脉证并治》："问曰：妇人年五十所，病下利，数十日不止，暮即发热，少腹里急，腹满，手掌烦热，唇口干燥，何也？师曰：此病属带下。何以故？曾经半产，瘀血在少腹不去。何以知之？其证唇口干燥，故知之。当以温经汤主之。""亦主妇人少腹寒，久不受胎，兼取崩中去血，或月水来过多，及至期不来。"

【问题讨论】

为何服药后出现瘀血更多？

参考答案：此患者经行淋漓不净，为瘀血阻滞，血行不畅；瘀血不去，新血不生。用活血药后瘀血得下。

### 案例二

邹某，女，24岁，2006年5月9日初诊。

患者患有系统性红斑狼疮，用激素治疗，近来双膝关节、左侧髋关节、腹股沟处疼痛，右下肢阳陵泉穴处痛甚，月经量特别多，两次月经中间仍有经血，量不多而淋漓不断，脉沉弱，舌淡胖，苔白略厚，面色淡，唇淡毫无血色，现仍然用激素治疗。

【独立诊断】病因为虚；病所在厥阴、少阴；病机乃冲任虚寒，下焦失固。

【综合辨证】冲任虚寒，下焦失固。

【治法方药】法宜温养冲任；方选参茸汤加减。

红人参3g，鹿角片15g（先煎），鹿角霜15g，炮附子6g，小茴香3g，菟丝子15g，炒杜仲15g，补骨脂10g，当归10g，生黄芪15g。7剂。

【调护医嘱】忌食辛辣，清淡饮食，保持适当运动。

【疗效观察】2006年5月16日二诊：服药后患者髋关节疼痛减轻，经血净，舌苔偏厚。上方加苍术12g、黄柏10g，7剂。

2006年5月23日三诊：药后患者未再见出血，关节疼痛再减，舌淡红，苔白，脉沉略滑。二诊方减苍术，加巴戟天10g，7剂。

2006年6月6日四诊：患者服药时月经来潮，数天后月经干净，未再淋漓，关节疼痛继续减轻。以一诊方加续断10g、黄柏10g，继续调治。后月经正常，改用凉血疏透法与通补奇经法交替使用，治疗系统性红斑狼疮。

（张文选.温病方证与杂病辨治.北京：学苑出版社，2007：687.）

【经典温故】

《温病条辨·下焦篇》第71条："痢久阴阳两伤，少腹肛坠，腰胯脊髀酸痛，由脏腑伤及奇经，参茸汤主之。"

【问题讨论】

1.同为治寒湿伤肾阳的参茸汤与鹿附汤，如何鉴别？

参考答案：鹿附汤为治湿伏少阴。湿为阴邪，易伤肾阳，督脉根于少阴，所谓八脉丽于肝肾也，督脉总督诸阳，故以鹿茸补督脉之阳。此阳一升，则诸阳听令。附子补肾中真阳，通行十二经，佐之以菟丝子，凭空行气而升发少阴，则身痛可休。独以一味草果，温太阴独胜之寒以醒脾阳，则地气上蒸，天气之白苔可除；且草果，子也，凡子皆达下焦。以茯苓淡渗，佐附子开膀胱，小便得利，而跗肿可愈矣。

参茸汤为治痢久阴阳两伤，"肛坠，下焦之阴虚也。腰，肾之腑也；胯，胆之穴也（谓环跳）；脊，太阳夹督脉之部也；髀，阳明部也；俱酸痛者，由阴络而伤及奇经也。参补阳明，鹿补督脉，归、茴补冲脉，菟丝、附子升少阴，杜仲主腰痛，俾八脉有权，肝肾有养，而痛可止，坠可升提也"。

2.结合本条原文，如何理解络病联系奇经辨治？

参考答案：本案中患者是冲任亏虚所致疲乏、月经量少等一派气血亏虚之证。

冲脉为血海，为十二经之海。任脉，总任一身之阴经，调节阴经气血，为"阴脉之海"。

吴鞠通宗叶氏之意，认为络病可以伤及奇经。如《温病条辨·下焦篇》第71条，对于"痢久阴阳两伤，少腹肛坠，腰胯脊髀酸痛"者，认为系由脏腑伤及奇经，用参茸汤主之，并明确指出：少腹坠，冲脉虚也。腰、胯、脊、髀俱酸痛者，由阴络而伤及奇经也。"参补阳明，鹿补督脉，归、茴补冲脉……俾八脉有权，肝肾有养，而痛可止，坠可升提也。"同时，吴鞠通也重述了叶氏络病实证属络病，络病虚证属奇经的看法。络病为实证，奇经病为虚证。络病要据不同脏腑之络的病机进行具体辨证，奇经病分为八脉，也当分任、督、冲、带、阴跷、阳跷、阴维、阳维脉而辨论之。

# 第四十二章 闭 经

案例一

常熟鹿苑钱钦伯之妻，经停九月，腹中有块攻痛，自知非孕。医予三棱、莪术多剂，未应。当延陈葆厚先生诊。先生曰：三棱、莪术仅能治血结之初起者，及其已结，则力不胜矣。吾有药能治之。顾药有反响，受者幸勿骂我也。主人诺。

【独立诊断】病因为瘀血；病所在厥阴；病机乃下焦蓄血，阻滞胞宫。

【综合辨证】下焦蓄血，阻滞胞宫。

【治法方药】法宜活血化瘀；方选抵当丸。

虻虫三十个，水蛭三十个，桃仁三十五个，大黄三两。

【疗效观察】入夜，患者在床上反复爬行，腹痛不堪，果大骂医者不已。天将旦，随大便，下污物甚多。其色黄白红夹杂不一，痛乃大除。次日复诊，陈先生诘曰：昨夜骂我否？主人不能隐，具以情告。乃予加味四物汤，调理而瘥。

按：曹颖甫曰：痰饮证之有十枣汤，蓄血证之有抵当汤、丸，皆能斩关夺隘，起死回生。近时岐黄家往往畏其猛峻而不敢用，即偶有用者，亦必力为阻止，不知其是何居心也。

（曹颖甫.经方实验录.福州：福建科学技术出版社，2004：186.）

【经典温故】

《伤寒论》第126条："伤寒有热，少腹满，应小便不利，今反利者，为有血也，当下之，不可余药，宜抵当丸。"

【问题讨论】

1.阳明蓄血证与太阳蓄血证的治法、方药是否相同？

参考答案：阳明蓄血证与太阳蓄血证的形成原因与临床表现不完全相同，但病机均为邪热与瘀血相结，同为蓄血证，故都用抵当汤泻热逐瘀。

2.阳明病出现哪些症状不可攻？其机制是什么？

参考答案：外感病出现呕吐频繁，兼见阳明证者不可攻下，其可以是太阳、阳明兼病致呕，因太阳表病不解，里证不急，不能误下；若是阳明里热致呕，病位偏上，在胸膈胃脘而不在腑，且病势向上，不可逆势而攻下；若是少阳、阳明兼病致呕，病机与阳明热实结于腹部不同，少阳有禁下之戒，故不可攻下。阳明病，出现心下硬满，不可攻下，表现为只是心下硬满而不痛，且无腹部见症，说明病位偏上，由无形邪热聚结，气机受阻不行所致，尚未入腑成实，故不可攻。阳明病，面合色赤，不可攻下，面合色赤是无形邪热郁于阳明经表所致，尚未成腑实，故不可攻。此外，阳明病兼有发热恶寒等表邪的不可攻下，此时当先治表证，若误下则表邪内陷而证情变得复杂难治。阳明病表现为不能食等胃中虚冷的也不可攻下，虚寒之证禁用下法，故不可攻下。

## 案例二

杜某，女，18岁，因遭受惊吓而精神失常，或哭或笑，惊狂不安，伴见少腹疼痛，月经衍期不至，舌质紫暗，脉弦滑。

【独立诊断】病因为瘀、热；病所在厥阴；病机乃情志所伤，气机逆行，瘀热扰神。

【综合辨证】情志所伤，气机逆行，瘀热神乱。

【治法方药】法宜活血化瘀，调经止痛；方选桃核承气汤加减。

桃仁12g，桂枝9g，大黄9g，炙甘草6g，柴胡12g，牡丹皮9g，赤芍9g，水蛭9g。

【调护医嘱】通畅情志。

【疗效观察】药后经水下行，少腹痛止，精神随之而安。

（刘渡舟.经方临证指南.天津：天津科学技术出版社，1993：45.）

【经典温故】

《伤寒论》第106条："太阳病不解，热结膀胱，其人如狂，血自下，下者愈。其外不解者，尚未可攻，当先解外；外解已，但少腹急结者，乃可攻之，宜桃核承气汤。"

【问题讨论】

1.五苓散证与桃核承气汤证如何鉴别？

参考答案：五苓散证与桃核承气汤证均为太阳病邪循经入腑，但前者为水蓄膀胱，气化不利，故见口渴、小便不利；后者为热与血结，病在血分，对膀胱气化不影响，则见小便自利。

2. 桃核承气汤证、抵当汤证、抵当丸证如何鉴别？

参考答案：三者均为血热互结于下焦，但有轻重缓急之别。就蓄血证热与瘀结的病机而言，桃核承气汤证为热重于瘀，血热初结，治疗宜先解表后攻里，泻热逐瘀；抵当汤证为瘀重于热，病势较急，当急治其里，破血逐瘀；抵当丸证为瘀热俱轻，病势较缓，故取攻逐瘀热，峻药缓图之法。

## 案例三

谭秋香，三旬孀妇也，子女绕膝，日忙于生计，操劳过度，悒悒于心，以致气血内耗，身体渐羸，月经不行，少腹肿胀，行动则喘促，数月于兹。昨随其叔婶来治，切脉细数而涩，口干不渴，大便燥结，两三日一行，小便黄短，少腹不仅肿胀，有时乍痛，虽闭经已久，尚无块状。细询之下，其为经闭先而肿胀后。

【独立诊断】病因为瘀、水；病所在厥阴；病机乃血不行水，水瘀互结，阻滞胞宫。

【综合辨证】水瘀互结，阻滞胞宫。

【治法方药】法宜行水与逐瘀并举；方选大黄甘遂汤、桂苓丸加减。

大黄9g，阿胶9g，甘遂1.5g（另冲），桂枝6g，牡丹皮6g，茯苓12g，桃仁9g，丹参15g，土鳖4.5g。

【疗效观察】服后患者便水甚多，杂有血块；又3剂，水多而血少，腰腹胀减，已不肿；改用归芍异功散调理，经行，痛解；又进归脾汤善后，时经1月，遂得康复。

（赵守真.治验回忆录.北京：人民卫生出版社，1962：82.）

【经典温故】

《金匮要略·妇人杂病脉证并治》："妇人少腹满如敦状，小便微难而不渴，生后者，此为水与血俱结在血室也，大黄甘遂汤主之。"

【问题讨论】

大黄甘遂汤与抵当汤在临床上如何区别使用？

参考答案：大黄甘遂汤与抵当汤皆治瘀血实证，但两者病机同中有异。抵当汤治疗血热瘀结下焦；症见经闭不行，少腹硬满但小便自利；治以抵当汤攻瘀破血通经；方中水蛭、虻虫攻瘀破血，桃仁活血化瘀，大黄泻热导瘀，为攻逐瘀血之峻剂。大黄甘遂汤主治血水并结血室；症见少腹满如敦状而小便不利，经闭不行或产后恶露量少；治宜大黄甘遂汤破血逐水；方中大黄攻瘀下血，甘遂攻下逐水，阿胶养血扶正，标本兼治，使邪去而正不伤。

## 案例四

徐某，女，26岁，未婚，1981年4月初诊。

患者自初潮以来月经基本正常，近因学习紧张，心绪不悦，月经已3个月未来，精神抑郁，烦躁不可名状，乳房及两胁、少腹隐痛，夜梦纷纭，食纳乏味，舌淡红，苔薄白润，脉涩而短。

【独立诊断】病因为郁；病所在厥阴；病机乃肝虚肝郁，肝失疏泄。

【综合辨证】肝虚肝郁，肝失疏泄。

【治法方药】法宜养肝疏肝，行气活血；方选甘麦大枣汤加味。

炙甘草10g，浮小麦30g，大枣5枚，郁金10g，泽兰叶10g，香附10g。5剂。

【疗效观察】服上药2剂后，患者月经来潮，血色红，量中等，烦躁等症消失。

第2个月，患者经期又推迟半月未至，烦躁等症又发，但较前为轻，遂自服上方2剂，月经来潮，诸症悉平。此后趋于正常，未再服药。追访半年，月经依时而下。

按：甘麦大枣汤为治脏躁专方。本案非真脏躁症，但因五志之火，动必及心，以致闭经，其病机与脏躁颇同，可称作经前期紧张征。故用甘麦大枣汤，取其甘平养心，辅以郁金疏肝，泽兰、香附行气活血，经水遂得通。余用此法曾治室女经闭多例，均获良效。

（张光荣.陈瑞春学术经验集.北京：科学出版社，2015：283-284.）

【经典温故】

《金匮要略·妇人杂病脉证并治》第6条："妇人脏躁，喜悲伤欲哭，象如神灵所作，数欠伸，甘麦大枣汤主之。"

【问题讨论】

脏躁与梅核气应如何鉴别？

参考答案：脏躁与梅核气均可见精神抑郁、胸闷叹息、失眠等神志症状，但前者以情绪波动不宁、喜悲伤欲哭为主；后者则以咽中如有物梗突出，两者当注意鉴别。

# 第四十三章 痛 经

案例一

患者，女，23岁，1997年11月20日初诊。

患者5年前时值月经初潮，上学路上淋雨，引发痛经，以后每月行经第1天即腹痛难忍，伴恶心、恶寒、不思饮食、头晕，只能卧床休息，曾口服止痛片、肌内注射杜冷丁针剂，暂时缓解，后服艾附暖宫丸、乌鸡白凤丸、温经汤曾收一时之功。在进入大学后，因冬天教室寒冷，患者病情加重，服上药罔效，故来诊。现症：精神萎靡，面色苍白，冷汗出，四肢厥冷，经人搀入病室，腹痛剧烈，呻吟不止，已1天未进米水，头晕恶心，呕吐，恶寒，舌淡苔白，脉沉细。

【独立诊断】病因为寒；病所在厥阴；病机乃血虚寒凝经脉。

【综合辨证】血虚寒凝，外受寒邪。

【治法方药】法宜养血通脉，温阳祛寒；方选当归四逆加吴茱萸生姜汤加减。

当归12g，桂枝9g，白芍9g，细辛1.5g，甘草5g，通草3g，吴茱萸5g，生姜15g，大枣15g。

【调护医嘱】时时注意防寒保暖，于痛经前服药，禁食生冷。

【疗效观察】2剂后患者症状消失，以后每次月经来潮前5天服5剂，2个月经周期后痊愈，随访1年未复发。

［仲学龙，冯长江.当归四逆加吴茱萸生姜汤新用.时珍国医国药，2005，16（11）：1140.］

【经典温故】

《伤寒论》第352条："若其人内有久寒者，宜当归四逆加吴茱萸生姜汤。"

【问题讨论】

当归四逆加吴茱萸生姜汤是治疗厥阴表证，还是治疗厥阴里证？

参考答案：当归四逆加吴茱萸生姜汤所治为厥阴表证。姚荷生认为：《伤寒论》在第7条中就首先声明："病有发热恶寒者，发于阳也；无热恶寒者，发于阴也。"后世注家认为该条为《伤寒论》的总论，是有相对的道理的。但"太阴伤寒，手足自温""少阴病始得之反发热，脉沉"从下条的"以二三日无里证"看来，也可推知其为少阴外感风寒。本病同为阴经表寒，何以只提手足厥寒？从原文的"反"字可以推知，阴寒证以"无热"为常例，以"发热"为变例。但本证却独无反发热的变例。

临床较久后发现本病不但属于血虚感寒，并且寒邪痹着于经脉，当其比较静止之时，最多表现遇寒关节疼痛，手足冷而脉细，甚则涩而偶有间歇，而自觉心慌，服当归四逆汤后，有的初现肢节较痛，甚则觉热，或竟有寒热并作的反应而冷痛大减，充分说明血分痹着欲通未通的斗争过程。若原发即有发热或咽发红而干者，或本为衄家，当归四逆汤未必完全适用，问题在于有无寒湿郁热的因机潜伏其中。因此才体会到本病确以厥寒无热为主证，其之所以不同于里之阴寒者无下利，其之所以称表证者，因为病在经脉，不似阴寒在里多见厥利。其之所以与少阴麻黄附子细辛证同属阴经表寒而但厥不热，因为外寒痹着血分，病在静止当中不似浅在气分之易于引起营卫相争的缘故，无怪《伤寒论》第352条在厥阴表寒脉证之后，紧接着介绍内有久寒，足以反证本病是有痹着缓发之因机存在的，不过这只是就寒为阴邪而言。

## 案例二

毛某，女，21岁，学生，1972年9月20日初诊。

患者自发育之后，月经一直不正常，每于临经腹痛，血量少色淡，多数都要吃药才能顺畅，且每年冬天必发冻疮。其每来月经一次，均须卧床数日，无法坚持学习和正常生活，经服四物汤养血、逍遥散疏肝均罔效。刻诊：腹痛蜷曲，四肢清冷，面色青苍，少腹抽痛，经血不畅，量少色淡，饮食乏味，二便正常，神疲乏力，四肢倦怠，脉缓而细，舌苔白润。

【独立诊断】病因为寒；病所在厥阴；病机乃血虚经寒，气滞血瘀。

【综合辨证】血虚经寒，气滞血瘀。

【治法方药】法宜养血散寒，活血止痛；方选当归四逆加吴茱萸汤加味。

当归15g，白芍10g，桂枝10g，通草6g，细辛3g，吴茱萸6g，炙甘草5g，生姜3片，大枣5枚，香附10g，益母草15g。3剂，水煎温服。

【疗效观察】服上药1剂，患者腹痛减少，四肢温暖，精神好转；服第2剂后，月经通畅，经血鲜红；服完3剂，月经顺畅，精神振作，饮食正常，二便通畅，诸症消失。嘱其停药，并以后每于月经临期腹痛开始即服2～3剂，经畅即停药，坚持3～6个月经周期，以达到完全缓解，临经通顺的目的。

按：笔者的实践经验证明，不论是已婚还是未婚的女性，不论是经前还是经后腹痛，当归四逆汤是首选方。此外，还要提及，不少山区妇女，临经涉水，往往经临即止，随之腹痛经血停止，这更是外寒侵袭，寒凝血滞导致的，用当归四逆汤是特效方，往往一剂知，二剂已，确实灵验。

（张光荣.陈瑞春学术经验集.北京：科学出版社，2015：274.）

【经典温故】

《伤寒论》第351条："手足厥寒，脉细欲绝者，当归四逆汤主之。"

《伤寒论》第352条："若其人内有久寒者，宜当归四逆加吴茱萸生姜汤。"

【问题讨论】

1.本案例为何可用当归四逆汤治疗？

参考答案：痛经一证，临床所见，多数为经寒而痛，少有血热作痛，这是血寒则凝，血热则行的缘故。由于血虚寒凝，气滞不通，即可导致痛经，所以用温经通络的当归四逆汤治疗，是病药合机的辨证施治。

2.本案例如何辨证？

参考答案：本案历经多年，询其痛经史均属虚寒血滞，审其历次所服汤药，均是四物汤养血或桃红四物汤活血，或逍遥散疏肝解郁，少有顾及温通血脉的方药，上述用药是临床医者的惯例。其实四物汤虽可养血，逍遥散固可调达疏肝，但均未能从血寒而痛经的因果关系来认识痛经的病机，故用药多不验。

### 案例三

周某，女，20岁，学生，1975年9月5日初诊。

患者诉自发育后月经来潮之前必定下腹及两侧少腹痛，严重时痛而寒冷，不能起床。此证持续五六年之久，中西药用之少效。诊时所见，面色清淡，呈贫血面容，唇口发白，少腹痛如抽掣感，痛甚手足发冷，必俟月经来潮后疼痛缓解，白带偏多，清稀如水淋沥，其他正常。脉缓两尺弱，舌淡红，薄白苔。

【独立诊断】病因为寒；病所在厥阴；病机乃血虚寒凝，经络痹阻。

【综合辨证】血虚寒凝，经络痹阻。

【治法方药】法宜养血温阳通络；方选当归四逆汤加味。

当归10g，桂枝10g，白芍15g，通草6g，细辛3g，炙甘草5g，吴茱萸5g，炒小茴香6g，生姜3片，大枣3枚。每日1剂，水煎温服。

【疗效观察】1975年9月8日二诊：上方服1剂，患者疼痛显著减轻，第2剂痛已止，3剂诸羔若失，月经来潮，色量正常，嘱其停药观察。

1周后，患者月经结束，白带多、清稀，腰稍胀痛，脉缓有力，舌淡滑润。用当归芍药散加味：当归10g，白芍15g，茯苓15g，白术10g，泽泻10g，川芎6g，萆薢10g，芡实20g，生薏苡仁20g。每日1剂，水煎温服。

上方服3剂，患者白带减少，基本正常，遂停药。嘱其每月痛经时开始服药2～3剂，经血来潮即停药。如此治疗4个月，痛经基本痊愈，未再复发。

按：痛经是寒凝血滞所致。一般地说，血寒则凝，血热则妄行。凡痛经者多由血虚凝滞引起，故应以当归四逆汤温通血脉，血脉畅行则痛自止。故治疗中不能以补血、活血等先行，妄用四物汤，或加胶艾，或加桃红，均未中的，唯有温通血脉是针对寒凝血滞的病机。药证合机，疗效是可靠的。此外，寒凝血滞的痛经，有因身体自身虚寒者，也有因涉水（尤其是山泉水）、淋雨，外寒侵袭者，必须明辨。

（张光荣.陈瑞春学术经验集.北京：科学出版社，2015：334.）

【经典温故】

《伤寒论》第351条："手足厥寒，脉细欲绝者，当归四逆汤主之。"

《伤寒论》第352条："若其人内有久寒者，宜当归四逆加吴茱萸生姜汤。"

【问题讨论】

1.脉细欲绝与脉微欲绝的病机有何差异？

参考答案：脉细欲绝，乃因极细而不能清晰应指，血脉凝滞即可见之，不必病重；脉微欲绝，乃因极弱而不能清晰应指，非阳气衰微不足以致。

冷结膀胱关元厥的病机是什么？

参考答案：为阳虚寒凝，阴寒结于下焦，阳气不能透达，可见手足厥冷、小腹满痛、小便清长、舌淡苔白、脉沉迟弱，治疗可用温阳祛寒的四逆汤或当归四逆加吴茱萸生姜汤等。

## 案例四

朱某，女，34岁，患痛经已年余，每次月经将来之时，腹痛腹泻，经来量少，过2天后经行始畅，痛泻方止。患者平素胃纳较差，腰痛，有白带，脉象左弦右缓。前医曾用逍遥散、归芍六君子之类，于法颇相近似，惜少利经之药，而服药又在经行之后，所以无效。

【独立诊断】病因为湿；病所在厥阴、太阴；病机乃肝脾血亏湿滞，经血下行不畅。

【综合辨证】肝脾血亏湿滞，经血下行不畅。

【治法方药】法宜调养肝血，健脾化湿；方选当归芍药散加味。

当归10g，白芍10g，川芎5g，白术10g，茯苓10g，泽泻10g，陈皮6g。诸药共研为末，嘱于每月经来之前服之，每日3次，每次10g，白酒调下。

【疗效观察】3个月后，经行正常，白带亦止。

（谭日强.金匮要略浅述.北京：人民卫生出版社，2006：308.）

【经典温故】

《金匮要略·妇女妊娠病脉证并治》第5条："妇人怀娠，腹中㽲痛，当归芍药散主之。"

《金匮要略·妇女杂病脉证并治》第17条："妇人腹中诸疾痛，当归芍药散主之。"

【问题讨论】

如何看待当归芍药散的肝脾同调，气血同治？

参考答案：肝脾之间关系密切。肝藏血，主疏泄；脾统血，主运化而为气血生化之源。肝脾二脏在生理上有密切的关系。肝病可传脾，脾病可传肝，肝脾二脏在病变上相互影响。当归芍药散是肝脾两调之方，主要是从肝入手，兼入血分，且可利湿。

# 第四十四章　带下病

案例一

李某，女，42岁，工程师，1982年11月10日初诊。

患者已做妇科检查，诊断为子宫内膜增生过长、慢性宫颈内膜炎。其症见白带多而稠，秽臭，腰酸痛，少腹两侧疼痛，性交接触出血，脉弦实，舌质淡，苔白润。

【独立诊断】病因为湿、热、毒；病所在厥阴、太阴；病机乃脾虚湿热下注，阻滞胞宫。

【综合辨证】脾虚湿热蕴毒，下注阻滞胞宫。

【治法方药】法宜活血行水，渗利湿热解毒；方选当归芍药散加味。

当归10g，白芍10g，赤芍10g，土茯苓20g，白术12g，泽泻10g，川芎6g，紫花地丁10g，金银花15g，萆薢10g，黄柏10g，香附10g。15剂。

【疗效观察】1982年12月12日二诊：服前方后，患者白带减少，腰痛减，接触出血已极少，脉舌正常。继以参芪保元汤加味内服，并辅以金银花、紫花地丁、蒲公英、十大功劳叶、野菊花各等份煎水熏洗外用，每日1次。

经治10天后，患者诸症痊愈；半年后因患荨麻疹来诊，询问前症从未复发，一切正常。

按：子宫内膜增生过长、慢性宫颈炎所表现的白带多、腰痛等，均属湿热下注之证，导致气滞血不和，故用当归芍药散活血行水，渗利湿热，药证是相符的。方中用土茯苓配金银花、紫花地丁、黄柏等，功专于清热解毒，实际即是消炎。尤其配合外用熏洗，局部直接给药，对所有白带多、阴户潮湿、瘙痒者均可收效。

[陈瑞春.当归芍药散新用.江西中医药，1998，（4）：56-57.]

【经典温故】

《金匮要略·妇人杂病脉证并治》第17条："妇人腹中诸疾痛，当归芍药散主之。"

【问题讨论】

当归芍药散为何可以治疗带下病？

参考答案：陈瑞春教授认为，白带病，世人多用完带汤，固然有效。但仔细分析，完带汤是补脾渗湿，作用较本方单一。而用当归芍药散治带病，加萆薢、芡实，既和血柔肝，又健脾利湿，兼佐收涩分利，比之于完带汤疗效更胜一筹。并可适当加入白头翁、野菊花、蒲公英、黄柏等清热解毒利水之品，以增强效益。因为当归芍药散具有养血活血、健脾利水的作用，所以后人认为此方实即逍遥散的蓝本，这是很有道理的。

### 案例二

陈某，女，45岁，干部，1978年10月2日初诊。

患者左侧腹腔内有一个炎性包块，经治疗后消失。现症：左侧盆腔处疼痛，每大便时痛甚，腰痛，白带多，并偶尔夹有血性分泌物，子宫刮片已除外癌变，饮食如常，舌偏红，少苔，脉弦实。

【独立诊断】病因为水（湿）、热、瘀；病所在厥阴、太阴、少阴；病机乃脾肾不足，肝经气血不畅，气血水（湿）瘀滞瘀积，兼有湿热。

【综合辨证】肝肾不足，肝经气血不畅，气血水（湿）瘀滞瘀积，湿热下注。

【治法方药】法宜健脾利湿，活血利水，湿热利湿，补益肝肾；方选当归芍药散加味。

当归10g，白芍10g，茯苓15g，白术10g，泽泻10g，川芎5g，益母草30g，续断10g，香附10g，生薏苡仁15g，萆薢10g，黄柏10g。7剂。

1978年10月10日二诊：服前方后，患者白带显著减少，血性分泌物消失，唯腰痛特甚，且有紧束感，遇阴寒气候疼痛加剧，因腰痛影响子宫附近疼痛，其他无异常，脉舌仍前。拟守前方加减：当归10g，赤芍10g，白芍10g，茯苓15g，白术10g，泽泻10g，川芎5g，延胡索10g，牛膝10g，香附10g，秦艽10g，独活10g，寄生20g，续断10g，刀豆壳30g。10剂。

【疗效观察】药后患者白带减少，腰痛等症状消失，病告痊愈。3个月后随访，病未复发。

按：《金匮要略》"妇人腹中诸疾痛，当归芍药散主之"，临床以此指导治疗盆腔炎，是符合其大法的。所谓"诸腹痛"实际包括了盆腔炎，尤其是已婚已育之女性。因为气血不畅，酿成气血水瘀滞瘀积，罹患盆腔炎引起腹痛者，临证屡见不鲜，用当归芍药散为基本方，随证加行气活血药，或加除湿利水药，或加滋养肝肾药，均能收到满意的疗效。但必须指出，由于本病易治易效，亦易反易复，故临床痊愈之后须进行必要的巩固治疗，坚持服上药一段时间。

[陈瑞春.当归芍药散新用.江西中医药，1998，（4）：56-57.]

【经典温故】

《金匮要略·妇人杂病脉证并治》第17条："妇人腹中诸疾痛，当归芍药散主之。"

【问题讨论】

为何"舌偏红，少苔"仍用当归芍药散中的茯苓、泽泻渗湿利水的药物呢？

参考答案：此为孤症不立。患者除了"舌偏红，少苔"表明有阴虚，其他症状均不能证明有阴虚。同时湿邪不在胃则舌苔不一定就会厚。所以可以用渗湿利水的茯苓、泽泻。

## 案例三

周某，女，38岁，2006年4月11日初诊。

患者长期腰痛，白带颇多，有时如水下注，自觉流出白带湿冷，小腹下坠、发凉，四肢凉，月经量少，痛经。其曾多次经西医妇科检查治疗，未效，服中药完带汤、补中益气汤也不效。舌淡胖，苔白厚腻，脉沉软。

【独立诊断】病因为寒、湿；病所在厥阴、少阴；病机乃寒湿阻滞，冲任失养。

【综合辨证】寒湿伤冲任。

【治法方药】法宜温阳化湿，充养奇经；方选鹿附汤加味。

鹿角片15g，鹿角霜15g，炮附子8g，菟丝子15g，草果3g，茯苓30g，炒白术30g，干姜10g，炙甘草6g。7剂。

【调护医嘱】忌食辛辣，清淡饮食。

【疗效观察】2006年4月18日二诊：患者白带大为减少，腰痛减轻，脉沉软，舌淡，苔白、略腻。上方加小茴香6g，7剂而带下、腰痛、小腹坠凉诸症痊愈。

（张文选.温病方证与杂病辨治.北京：学苑出版社，2007：681.）

【经典温故】

《温病条辨·下焦篇》第43条："湿久不治，伏足少阴，舌白身痛，足跗浮肿，鹿附汤主之。"

【问题讨论】

鹿附汤的用药特点是什么？

参考答案：吴氏"自注"对方药的作用说："鹿茸补督脉之阳。督脉根于少阴，所谓八脉丽于肝肾，督脉总督诸阳，此阳一升，则诸阳听令。"附子补肾中真阳，通行十二经脉；佐以菟丝子行阴分之气，以升发肾阳，可使身痛缓解；加入草果一味，以祛太阴独胜的寒气而醒脾阳；再用茯苓淡渗，助附子恢复肾的主水化气功能，并开达膀胱，使水归其道而从小便出，则水湿可去，带下可除。

# 第四十五章　妊娠病

案例一

吴某，女，22岁，1991年12月1日，因腹痛剧烈、大便3日未行而就诊。患者已怀孕7个月，腹痛剧烈，辗转不安，大便秘结，壮热烦躁，口干思饮，查患者腹痛而拒按，体温39.8℃，舌苔黄厚而干燥，脉象弦滑而数。WBC 15.8×10⁹/L。

【独立诊断】病因为燥热；病所在阳明；病机乃燥热内结，腑气不通。

【综合辨证】阳明燥热内结。

【治法方药】法宜通便泻热；方选大承气汤加减。

生大黄10g，枳实10g，厚朴10g，芒硝10g，生晒参10g。

【疗效观察】服2剂药后大便通畅，痛减热退。

［欧阳枝磊，欧阳海波.经方治疗危急重症实验录.江西中医药，2001，32（1）：8.］

【经典温故】

《伤寒论》第212条："伤寒，若吐若下后不解，不大便五六日，上至十余日，日晡所发潮热，不恶寒，独语如见鬼状。若剧者，发则不识人，循衣摸床，惕而不安，微喘直视，脉弦者生，涩者死；微者，但发热谵语者，大承气汤主之。若一服利，则止后服。"

【问题讨论】

1.妊娠便秘，用大承气汤，会不会导致流产？

参考答案：本案患者妊娠已有七个月，相对较平稳，但此时患者腹痛较剧烈，辗转不安，大便秘结，壮热烦躁，口干思饮，查患者腹痛而拒按，体温39.8℃，舌苔黄厚而干燥，脉象弦滑而数，为阳明燥热内结。若不给邪出路，热邪势必内攻，导致早产或他证，故通便泻热可帮助患者祛邪通络，但是量都不可太大。

2.为什么阳明大肠燥热证，仲景不一率用大承气汤治疗，而要区分为大、小、调胃三者？

参考答案：阳明大肠燥热的程度不同，故仲景不一率用大承气汤治疗。大承气汤针对结热两盛；小承气汤针对结实热不盛；调胃承气汤针对热盛结未实。

案例二

王某，35岁，经产妇，怀孕7个月，忽腹部疼痛，绵绵不休，经多方治疗，痛益甚。诊时已病月余，患者畏寒，腹部更甚，口中和，喜热饮，泛清涎，脉弦而无力。先以逍遥散加味治之，无效。

【独立诊断】病因为寒；病所在少阴；病机乃肾阳气虚，寒凝经脉。

【综合辨证】阳虚寒凝。

【治法方药】法宜温阳散寒；方选附子汤。

附子15g，茯苓15g，党参25g，白术25g，白芍15g。

【疗效观察】连服3剂而愈，患者至期产一男婴，甚壮。

按：本案所述病情与原文相近，以附子汤治之而愈，佐证了本方的实用价值。古人认为附子有坠胎之弊，而阳虚又必须用此，应辨证准确，方可使用。关于如何正确运用附子，周连三先生（《中医杂志》，1981，11：39）说得好："此方为温阳峻剂，附子又为有毒之品，妊娠三四月时要慎用。仲景在妊娠六七月时用附子是因为胎元已成，此时用附子则无坠胎之弊，何况胞宫虚寒，失于温煦，有是证则用是药，有故无殒也。其辨证须严格掌握，主要有腹痛发冷，入夜痛甚，喜按喜暖，小便清长，恶寒身倦，胎胀，脉弦，舌淡苔白多津等症，方可以本方加减施治。附子乃扶阳止痛之佳品也。"

［叶云鹏，严余明.《金匮要略》妇人腹痛辨治临床应用述略.浙江中医杂志，2013，48（2）：83-85.］

【经典温故】

《伤寒论》第305条："少阴病，身体痛，手足寒，骨节痛，脉沉者，附子汤主之。"

【问题讨论】

1.附子汤和真武汤有何异同？

参考答案：附子汤和真武汤同属少阴阳虚又受寒邪。但附子汤乃经脉之形质为病，是外邪直中经脉，故其症状表现局限，以背恶寒、骨节痛为主。而真武汤之特征乃由寒乘阳虚而内动其水，尽管水势泛滥可以上犯肺而咳，或下犯膀胱而不便不利，与太阳自传其里无大区别，但少阴同主心肾，太阳之气出入于心胸，寒水肆虐必多先凌心阳而为心下悸动，清阳不易上达于头而起则苦眩冒，清阳不能外达以实四肢经脉而重痛筋惕肉瞤，一定要这些信息出现，才算真武证悉具。其中犹有不足的地方，就是阳不虚不致深入少阴，水不动不致有悸眩、瞤惕等震撼真阳的特殊现象。真武证既寒邪乘阳虚内动其水，到底是以寒水为主，还是以阳虚为主呢？这就要借助于从表知里，比较直接途径的脉象了。因机果偏寒水，则脉当紧，果偏阳虚则当微弱，紧与微弱之间，虚实出入较大，临床当机立断，仍当脉证合参，才能认病比较全面，治法不失机宜。

2."口中和"对附子汤证的辨证有何意义？

参考答案：附子汤证中"口中和"并非病症，是指口中不苦、不燥、不渴，是为排除热证而提出的鉴别指征。

## 案例三

于某，女，23岁，自孕后1个月即觉小腹隐痛，时作时止，4个月后痛及上腹，有时牵及两胁，呈游走痛，而且胀满，伴胸闷太息，嗳气，身沉，食少，面色萎黄，脉弦滑，关脉弦细。

【独立诊断】病因为郁；病所在厥阴、太阴；病机乃肝郁气滞，气血不和，湿瘀内阻。

【综合辨证】肝郁犯脾，气血不和。

【治法方药】法宜调理肝脾；方选当归芍药散。

当归10g，川芎10g，茯苓10g，白术15g，白芍15g，泽泻6g。水煎服。

【疗效观察】患者服2剂后腹痛即除，随访足月顺产一男孩。

按：妊娠腹痛乃气滞于肝脾之中，属气、血、水为患，故用当归芍药散统治之。方中川芎、当归、白芍为血药，白术、茯苓、泽泻为水药，血药又兼疏肝。诸药合用，功在疏肝理脾，调和气血，使气行血畅，瘀散水化，何患诸疾不除？

［张天恩，毕明义.当归芍药散的临床应用.陕西中医，1985，（7）：315-316.］

【经典温故】

《金匮要略·妇女妊娠病脉证并治》第5条："妇人怀娠，腹中疼痛，当归芍药散主之。"

【问题讨论】

1.为何出现了嗳气、身沉、食少、腹胀满等症状，不用理气药？

参考答案：此为湿邪困脾而引起的气滞，只需要燥湿健脾，脾气健运则气滞消。

2.当归芍药散用于妊娠患者有什么注意点？

参考答案：妊娠患者川芎本为慎用，方中川芎的用量宜小，因其为血中气药，味辛走窜。

3.水血互结血室证的辨证要点是什么？其与蓄水证、蓄血证如何鉴别？

参考答案：水血互结血室证的辨证要点为少腹胀满，甚或突起如敦状，小便不利，伴闭经或产后恶露量少等瘀血内阻证。本证当与蓄水证、蓄血证相鉴别。三者均见少腹胀满但又有不同。一般说来，蓄水证见口渴而小便不利，病机属水热互结，膀胱气化不行；蓄血证见小便自利、其人如狂，病机属血热互结下焦；本证见小便不利、口干不渴、经闭不行，病机属水血俱结于血室。

# 第四十六章  不孕症

案例一

患者，女，30岁，婚后9年未孕，18岁初潮，2～3月行经一次，持续5～7天，量多色暗，腹剧痛，自感半身以下如入水中，舌淡无苔，脉沉弦。妇科检查示"子宫发育不良"。

【独立诊断】病因为寒；病所在厥阴；病机乃肝经虚寒，瘀阻胞宫。

【综合辨证】肝经虚寒，瘀阻胞宫。

【治法方药】法宜温肾养血，温通冲任；方选温经汤加减。

吴茱萸9g，牡丹皮6g，白芍6g，人参6g，肉桂5g，当归18g，川芎6g，半夏6g，阿胶5g（烊化），甘草3g，生姜3片。

【疗效观察】服药9剂，患者月经来潮，腹痛减轻；续服10剂，经期正常，诸症消失，嘱其停药；3个月后告知已受孕。

按：大温经汤之主证前贤多有论述，曹颖甫《金匮要略发微》指出："此为调经总治之方，凡不受孕，经水先期或后期，或见紫黑，或淡如黄浊之水，施治无不愈者。"《医宗金鉴》谓："凡胞中虚寒，一切经病，经来多，胞虚受寒，或因受寒过期不行，小腹疼痛者，宜用大温经汤。"本病有经期错后、胞宫虚衰之主证，或初潮迟、经稀发，或痛经，或经闭，从而导致不孕，病机当是先天肾气未充，冲任不盛，胞中虚寒，用大温经汤温补肾气，温通冲任，养血补脾，当能取效。

［邵文虎.大温经汤治疗不孕症临床举隅.天津中医，1991，（1）：11.］

【经典温故】

《金匮要略·妇人杂病脉证并治》第9条："问曰：妇人年五十所，病下利，数十日不止，暮即发热，少腹里急，腹满，手掌烦热，唇口干燥，何也？师曰：此病属带下。何以故？曾经半产，瘀血在少腹不去。何以知之？其证唇口干燥，故知之。当以温经汤主之。"

【问题讨论】

温经汤证的辨证要点是什么？

参考答案：需要抓住冲任不足和肝血亏虚的子宫发育不良，月经后期、量少，甚至闭经。血瘀兼寒者可见少腹里急，腹满，腹部疼痛拒按，月经色暗、多血块。

## 案例二

张某，女，25岁，自述婚后5年未孕，曾做妇检及输卵管检查，均无异常，时有少腹隐痛，喜温喜按，月经后期而至，量少色暗，但腹痛与月经无明显联系。患者愁容满面，色暗少泽，语言低微，舌质淡，苔薄白，脉弦。

【独立诊断】病因为寒、瘀血；病所在厥阴；病机乃肝经血虚气滞，经血不畅。

【综合辨证】肝经血亏气滞，胞宫经血不畅。

【治法方药】法宜温经散寒，疏肝养血；方选当归芍药散加减。

当归芍药散加香附12g、艾叶9g（原文无具体的药味及剂量）。

【疗效观察】服药3剂后腹痛即止；效不更方，继服药6剂，月经如常；如此服药20余剂，诸症皆愈；次年12月得一男婴。

按：本例不孕症，胞宫先受寒于先，气机不畅于后。胞宫受寒，经气不利，气血不能正常运行。复加情志所伤，肝郁不舒，气血失调，冲任不能相资，故不能摄精成孕。用上方疏肝养血，加香附、艾叶暖宫散寒，使胞宫得温，月事如期，任通冲盛，故能成孕。

［王飞霞，宋红旗.王晓风老中医运用当归芍药散的经验.陕西中医，1988，（12）：531-533.］

【经典温故】

《金匮要略·妇女妊娠病脉证并治》第5条："妇人怀娠，腹中疞痛，当归芍药散主之。"

【问题讨论】

当归芍药散的辨证要点是什么？

参考答案：本方的证候是肝经血亏气滞、脾虚湿困，以致肝脾不和、气血失调。病因为肝郁脾虚，湿邪内停；病位在肝脾；症状可出现血虚（面色萎黄、头昏、月经量少色淡、舌质淡等），脾虚有湿（大便软而不爽、小便不利、口黏），脉弦等。其应用的重点在腹部疾病，除此之外，只要是肝脏所居、肝经所循和肝脏所主器官出现异常，辨证属肝脾不调，湿邪内停，兼入血分者，就可使用本方。

笔记

# 第四十七章　产后病

案例一

兰某，女，31岁，1993年5月8日初诊。

患者产后1月，身痛，腰痛，两脚发软如踩棉花，汗出恶风，气短懒言而带下颇多。曾服用"生化汤"5剂，罔效。视其舌体胖大，切其脉沉缓无力。

【独立诊断】病因为风寒；病所在太阳；病机乃产后气血两虚，营卫不和。

【综合辨证】产后气血两虚，营卫不和。

【治法方药】法宜调和营卫，益气扶营；方选桂枝新加汤加减。

桂枝10g，白芍16g，生姜12g，炙甘草6g，大枣12枚，党参20g，桑寄生30g，杜仲10g。

【疗效观察】服药5剂，患者身痛止，汗出恶风已愈，体力有增，但口干，微有腰部酸痛，乃于上方加玉竹12g，再服3剂而愈。

按：本方调中有补，且补而不滞，临床用于发汗后，或妇人经后、产后，或老年气血亏虚之身体疼痛、麻木等外证，具有较好疗效。

（陈明，刘燕华，李芳.刘渡舟临证验案精选.北京：学苑出版社，1996：172.）

【经典温故】

《伤寒论》第62条："身疼痛，脉沉迟者，桂枝加芍药生姜各一两人参三两新加汤主之。"

【问题讨论】

桂枝新加汤证与太阳病表实证均有身痛，试述其鉴别要点。

参考答案：桂枝新加汤证与太阳病表实证均有身痛，二者都可伴有表证，但身痛形成的病机及特点有别。桂枝新加汤证之身痛为太阳病汗后，其痛不减，甚或较前加重，身体沉重酸痛，脉沉迟，为发汗太过，营气受损，筋脉失养所致，亦与表邪未尽有关。太阳病表实证身痛未经发汗即有，脉浮紧或浮数，且汗后痛减，为风寒束表，卫遏营郁所致。

案例二

叶天士治某，产后神昏谵语，叶诊之曰：此血痹之证。产后百脉皆动，春寒凛冽，客气乘隙袭人经络，始而热胜，继则寒多，邪转陷入阴络，夜分偏遽，汗多神昏谵语，由邪逼神明，岂是小病？正如仲景劫汗亡阳惊谵同例，议救逆汤减芍药方治之。

【独立诊断】病因为风；病所在少阴；病机乃气血营卫不足，汗伤心气，心神散乱。

【综合辨证】产后血痹，气血营卫不足，汗伤心气，心神散乱。

【治法方药】法宜补虚养血；方选桂枝去芍药加蜀漆牡蛎龙骨救逆汤加味。

桂枝八分，炙甘草一钱，生姜一片，生牡蛎三钱，龙骨二钱，大枣二枚，蜀漆炒黑二钱，炮附子一钱，人参一钱。

（左季云.伤寒论类方法案汇参.天津：天津科学技术出版社，2000：50.）

【经典温故】

《伤寒论》第112条："伤寒，脉浮，医以火迫劫之，亡阳，必惊狂，卧起不安者，桂枝去芍药加蜀漆牡蛎龙骨救逆汤主之。"

【问题讨论】

1.桂枝去芍药加蜀漆牡蛎龙骨救逆汤中去芍药的目的是什么？

参考答案：本方之所以去芍药是因本证之本在于心阳亏虚，复被痰扰，芍药为阴柔之品，不利于阳气的恢复和痰浊的消散。

2.桂枝去芍药加蜀漆牡蛎龙骨救逆汤证的证候、病机、治法及方药是什么？

参考答案：桂枝去芍药加蜀漆牡蛎龙骨救逆汤证是太阳病误治而致心阳受损，心失所养，心神不得敛养，加之心胸阳气不足，易致水饮痰浊之邪乘虚扰心，心神失守，故见惊狂、卧起不安等症。是证之机乃心阳不足，心神不敛，复被痰扰；治当温通心阳，潜镇安神，兼以涤痰；方用桂枝去芍药加蜀漆牡蛎龙骨救逆汤。本方由桂枝、甘草、生姜、大枣、牡蛎、蜀漆、龙骨组成。方中桂枝、甘草温通心阳；生姜、大枣补益中焦而调和营卫，并能助桂枝甘草温复阳气；蜀漆涤痰散邪；龙骨、牡蛎重镇潜敛以安浮越之心神。

案例三

单某，女，29岁，1994年1月10日初诊。

患者素来性急善怒，稍不遂心则抑郁满怀；产后坐月子期间因琐事与家人生气，遂感心胸满闷，腹部胀满，以手按其腹部，咕咕作响，得矢气后则稍舒；病延三月，胸腹满闷不除，近日更增加心烦不宁，睡眠欠佳，嗳气频作，不欲饮食。其曾服中药二十余剂不效。舌红，苔白腻，脉来稍沉。

【独立诊断】病因为郁、热；病所在阳明；病机乃气郁化火，热郁胸膈，阻滞气机。

【综合辨证】气郁化火，扰于胸膈，迫及脘腹。

【治法方药】法宜清热除烦，宽中除满；方选栀子厚朴汤。

栀子12g，枳实12g，厚朴16g。

【疗效观察】患者服5剂而胸腹满闷大减，自诉以手按腹已无"咕咕"作响之声，心情转佳，嗳气消失，但大便偏干，乃于上方加水红花子10g、大黄1g；又服3

剂，胸腹宽，烦满除，胃开能纳，睡眠安然；又予丹栀逍遥散2剂，调理而愈。

按：病起于气郁化火，火热扰于胸膈，累及脘腹，故致胸中烦闷、腹中胀满，故以栀子厚朴汤清胸中之热以除烦，宽胃肠之气以消满，获得良效。

（陈明，刘燕华，李芳.刘渡舟临证验案精选.北京：学苑出版社，1996：48.）

【经典温故】

《伤寒论》第79条："伤寒下后，心烦腹满，卧起不安者，栀子厚朴汤主之。"

【问题讨论】

1.栀子豉汤证及其类证有几种证型？各自的辨证要点、病机、治法、方药是什么？

参考答案：栀子豉汤证分为栀子豉汤证、栀子甘草豉汤证、栀子厚朴汤证、栀子干姜汤证、栀子生姜豉汤证五大类。

其中栀子豉汤证乃因无形邪热郁于胸膈，故其辨证要点为心烦不得眠，心中懊憹，反复颠倒，或胸中窒，或心中结痛，苔黄；病机为热郁胸膈；治法是清宣郁热；方用栀子豉汤；药物为栀子十四个，香豉四合。

栀子甘草豉汤证为栀子豉汤证之若少气者，常用于胸膈烦热而兼乏力气虚者。

栀子厚朴汤证，重在邪热与气滞，其辨证要点为心烦，腹满，卧起不安；病机为邪热留扰胸膈，气机阻滞于腹；治法是清热除烦，宽中消满；药物为栀子十四个，厚朴四两，枳实四枚。

栀子干姜汤证的辨证要点为身热不去，微有心烦，或有腹满时痛，食少下利等；病机为胸膈有热，中焦有寒；治法是清上热，温中寒；方用栀子干姜汤；药物为栀子十四个，干姜二两。

栀子生姜豉汤证的辨证要点为栀子豉汤证兼见呕吐；病机为邪热迫胃，饮气上逆；治法是清宣郁热，降逆止呕；方用栀子生姜豉汤；药用栀子十四个，生姜五两，香豉四合。

2.下利后虚烦应如何治疗？

参考答案：《伤寒论》第375条"下利后更烦，按之心下濡者，为虚烦也，宜栀子豉汤"，下利后更烦，指患者原有心烦，下利后心烦不减反而加重。按之心下濡者，揭示本证非有形实邪相结。下利后，余热未清，郁热结聚，扰于胸膈则烦；邪热未与有形之邪相结，故按之濡软。故而治疗当清宣郁热，用栀子豉汤，使郁热得清，则下利自止，虚烦自除。

## 案例四

邓某，女，26岁，南宁市人。

患者产后6日，大热消渴，便结尿黄，神昏谵语，面赤无汗，体温40.5℃，脉象洪滑带数，重按颇有力，舌苔黄燥。

【独立诊断】病因为燥、热；病所在阳明；病机乃阳明燥热，耗伤气津。

【综合辨证】阳明温病，燥热耗伤气津。

【治法方药】法宜清热生津；方选白虎加人参汤加减。

石膏三两，知母六两，炙甘草二两，粳米六合，人参三两。

【疗效观察】复诊时患者神志渐清，体温降为38.6℃，烦渴大减，脉滑不数。减石膏量为二两，续服2剂，热退便畅，胃纳恢复而愈。

［雷声.白虎汤及白虎加人参汤临床运用体会.中医杂志，1964，（11）：22-24.］

【经典温故】

《伤寒论》第168条："伤寒，若吐若下后，七八日不解，热结在里，表里俱热，时时恶风，大渴，舌上干燥而烦，欲饮水数升者，白虎加人参汤主之。"

《伤寒论》第169条："伤寒无大热，口燥渴，心烦，背微恶寒者，白虎加人参汤主之。"

《伤寒论》第170条："伤寒，脉浮，发热无汗，其表不解，不可与白虎汤；渴欲饮水，无表证者，白虎加人参汤主之。"

【问题讨论】

1.白虎汤与白虎加人参汤的鉴别要点为何？

参考答案：二者均有邪热炽盛之机，但白虎加人参汤具有热伤津气的表现，如有燥，或背恶风，或脉按之无力。

2.白虎加人参汤证与《伤寒论》第25条桂枝汤证有何不同？

参考答案：本条与《伤寒论》第25条前半段"服桂枝汤，大汗出，脉洪大者，与桂枝汤，如前法"文字近似，而病机治法大不相同。第25条是服桂枝汤，汗不如法，致大汗出，而表未解。其脉由前之浮缓而变为洪大，是大汗出后，阳气浮盛于外之故，然脉虽变而证未变，病仍在太阳之表，无里热烦渴等热证，故仍应从表，治用桂枝汤，如前法。本条为服桂枝汤，大汗出后，表证全无，而里热燔灼，津气损伤，病转阳明，则有大烦渴不解，脉洪大，是脉变证亦变，故治用白虎加人参汤。

## 案例五

王某，女，35岁，2012年9月28日初诊。

患者曾因1个月前"人流"后吹风，出现头晕、怕风、怕冷的症状。刻下：头晕，头痛，夜晚严重，太阳穴按压痛，运动后汗出怕风，偶尔四肢骨头疼痛，筋痛，四肢局部发冷，食欲不振，寐可，二便正常，舌质暗红，边有齿痕，苔薄黄，脉沉稍弦，寸尺旺。

【独立诊断】病因为寒、风；病所在太阳、少阳；病机乃寒风侵袭太阳、少阳，郁热于内，经脉痹阻。

【综合辨证】寒风侵袭太阳、少阳，郁热于内，经脉痹阻。

【治法方药】法宜祛风散寒，调和营卫，和解少阳；方选柴胡桂枝汤加减。

柴胡10g，半夏10g，党参10g，炙甘草6g，黄芩7g，生姜3片，大枣5枚，桂枝10g，白芍10g，全蝎3g，蔓荆子10g，豨莶草10g，藁本6g。7剂。

【疗效观察】2012年10月5日二诊：患者头痛及怕风怕冷减轻，头晕未改变，四肢骨头疼痛，筋痛，食欲改善，寐可，二便正常，舌质红边有齿痕，舌苔薄，脉沉稍弦。处方：柴胡10g，半夏10g，党参10g，炙甘草6g，黄芩7g，生姜3片，大枣5枚，桂枝10g，白芍10g，蔓荆子10g，豨莶草10g。10剂。

2012年10月14日三诊：患者头晕头痛消失，怕风怕冷感已无，四肢骨头暂未出现疼痛与筋痛，暂无身体不适感，舌质红，苔薄白，脉稍沉。处方：柴胡10g，半夏10g，党参10g，炙甘草6g，黄芩7g，生姜3片，大枣5枚，桂枝10g，白芍10g。5剂。

（此为伍炳彩治验。）

【经典温故】

《伤寒论》第146条："伤寒六七日，发热，微恶寒，肢节烦疼，微呕，心下支结，外证未去者，柴胡桂枝汤主之。"

【问题讨论】

试根据表里寒热虚实，比较各类柴胡汤证的病机治法之同异与偏兼。

参考答案：柴胡汤类证包括大柴胡汤证、小柴胡汤证、柴胡加芒硝汤证、柴胡桂枝汤证、柴胡桂枝干姜汤证、柴胡加龙骨牡蛎汤证。上述诸证，病皆涉及少阳病机，故皆以柴胡为君，疏利枢机。其中，小柴胡汤证为纯粹的半表半里证，寒热虚实相兼，故治法则于和解之中，温清攻补并施；柴胡桂枝汤证为邪犯少阳，偏表较多，故治宜和解少阳之中，偏重解表；大柴胡汤证为邪犯少阳，兼里较甚，热实为主，故治宜和解少阳之中，兼泄里实；柴胡桂枝干姜汤证为邪犯少阳，兼里较甚，寒饮偏盛，故治宜和解少阳之中，兼以温化；柴胡加龙骨牡蛎汤证为邪犯少阳，弥漫表里三焦，故治宜和解少阳之中，兼以分消内外，宣降上下。另外，柴胡加芒硝汤证，雷同大柴胡汤证，但里实未甚，而正伤已显，故治宜和解少阳之中，兼以小补轻泄。

## 案例六

童某，女，28岁，2013年1月23日初诊。

患者于2012年2月17日小产，刮宫后28天洗头后逐渐出现怕风怕冷等症状。刻下：怕风怕冷，头部颈部严重，偶会汗出，吹风后出现头晕头疼，眼眶压痛，背部、上肢、腰部酸痛，太阳穴痛，关节痛，悲伤想哭。月经周期推迟，上次月经为1月7日至1月13日，量少，色红，有血块，经前乳房胀，小腹胀，腰酸，纳可，二便正常，舌红，苔白，脉弦细稍浮。

【独立诊断】病因为寒、风；病所在太阳、少阳；病机乃寒风侵袭太阳、少阳，郁热于内，经脉不利。

【综合辨证】产后体虚，寒风侵袭太阳、少阳，郁热于内，经脉不利。

【治法方药】法宜祛风散寒，祛风湿通经络；方选柴胡桂枝汤加减。

柴胡15g，党参12g，半夏10g，黄芩7g，桂枝10g，白芍10g，甘草6g，生姜3片，大枣3枚，浮小麦15g，杜仲10g，桑寄生10g。5剂。

【疗效观察】2013年1月28日二诊：患者怕风怕冷症状未改变，眼眶痛消失，背部、上肢、腰部酸痛消失，太阳穴不痛，关节痛，悲伤想哭，纳可，二便正常，舌红，苔白，脉弦细寸浮。处方：柴胡15g，党参12g，半夏10g，黄芩7g，桂枝10g，白芍10g，甘草6g，生姜3片，大枣3枚，浮小麦15g，杜仲10g，桑寄生10g。10剂。

2013年2月18日三诊：患者怕风怕冷症状已无，背部、上肢痛感消失，关节不痛，已无悲伤想哭情绪，偶有眼屎，纳可，悲伤，二便正常，舌红，苔白，脉稍弦。处方：柴胡15g，党参12g，半夏10g，黄芩7g，桂枝10g，白芍10g，甘草6g，生姜3片，大枣3枚。5剂。嘱其服后无不适可停药。

（此为伍炳彩治验。）

【经典温故】

《伤寒论》第146条："伤寒六七日，发热，微恶寒，肢节烦疼，微呕，心下支结，外证未去者，柴胡桂枝汤主之。"

【问题讨论】

简述柴胡桂枝汤的组方、治法特点。

参考答案：其主要适应证为少阳兼表寒的证候。其组方特点是取小柴胡汤、桂枝汤各用半量，合剂而成，故治法上有太少表里双解而予以轻剂的特点。

## 案例七

杜某，女，26岁，2014年12月20日初诊。

主诉：产后掌臂关节疼痛50余天。

现病史：患者产后50余天，处于哺乳期，掌臂关节疼痛，背痛恶寒，风湿病相关检查结果均正常。现症：关节肿胀疼痛，口唇干，纳呆，乳汁较少，大便稀，平素易腹泻，小便平，舌暗，舌质嫩，苔薄白，脉沉细。

【独立诊断】病因为风、瘀血；病所在太阳、少阳；病机乃气虚血瘀，营卫不和，阻滞经脉。

【综合辨证】气虚血瘀，营卫不和，阻滞经脉。

【治法方药】法宜益气补血活血，调和营卫；方选柴胡桂枝汤加减。

桂枝10g，赤芍15g，白芍15g，党参10g，生姜3片，甘草5g，鸡血藤15g，川芎10g，当归10g，黄芪10g，柴胡10g，黄芩10g，法半夏10g。7剂，每日1剂，水煎服。

【疗效观察】2014年12月27日二诊：服上药后患者手臂疼痛稍缓解，下肢关节似疼痛，腰背疼痛，心情似欠佳，纳少，夜寐安，大便稀，呈水泻样状，日3次左右，小便少，舌红，苔薄白，脉滑。已断奶。处方：桂枝10g，赤芍15g，白芍15g，甘草5g，大枣3枚，生姜5片，炒白术10g，炒苍术10g，山药10g，黄芪20g，秦艽15g，防风10g，陈皮10g，川芎10g。7剂，每日1剂，水煎服。

2015年1月3日三诊：服上药后患者掌臂关节疼痛缓解，情绪转佳，于冷时则手臂疼痛，脚冷痛，恶寒，纳可，夜寐安，大便稀，日3次，小便多，舌红，苔薄白，脉沉细。服药期间曾鼻衄2次。处方：太子参10g，生地黄10g，白芍10g，当归10g，川芎10g，秦艽10g，川牛膝10g，薏苡仁10g，路路通10g，防风10g，白术

10g，赤芍10g，桑寄生10g。7剂，每日1剂，水煎服。

（此为蒋小敏治验。）

【经典温故】

《伤寒论》第146条："伤寒六七日，发热，微恶寒，肢节烦疼，微呕，心下支结，外证未去者，柴胡桂枝汤主之。"

【问题讨论】

本案例的辨证要点是什么？

参考答案：《经效产宝》云"产伤动血气，风邪乘之"，产后营血亏虚，经脉失于濡养，加之营卫失调，腠理不密，风寒乘虚而入，稽留关节、肢体，气血运行不畅，而致产后关节疼痛。其治宜和解表里，调和营卫，加以补血活血之药，气血得以补之，风寒得以散之，而取得满意疗效。

# 第四十八章　脱　肛

案例

唐某，男，38岁，患脱肛已有2年多，大便干燥，伴腹满、嗳气、食少、口干、寐差等症，舌红少苔，脉弦细。

【独立诊断】病因为热；病所在阳明；病机乃胃阴不足，阴虚燥热内结，脾气下陷。

【综合辨证】胃阴不足，阴虚燥热内结，脾气下陷。

【治法方药】法宜养阴益胃；方选益胃汤加减。

沙参12g，麦冬18g，玉竹12g，生地黄12g，百合10g，白芍18g，木瓜6g，甘草6g。3剂。

【疗效观察】服3剂，脱肛明显减轻；又加乌梅、诃子、黄连，服10余剂而愈。

（刘渡舟.经方临证指南.北京：人民卫生出版社，2013：207.）

【经典温故】

《温病条辨·中焦篇》第12条："阳明温病，下后汗出，当复其阴，益胃汤主之。"

【问题讨论】

此案例患者为脱肛，为何初时不用收涩升提固脱之法而反用益肺胃之阴法，何解？

参考答案：此案例患者辨证为胃阴不足，津液不能下达，肠失濡养，复加肝郁而疏泄不利，横伤脾土致脾气下陷而脱肛。故初期应以滋养胃阴，以解病之源头，后加收敛固脱之药。

# 第四十九章　阳　痿

案例一

杨某，男，26岁，已婚。

患者半年前因家庭纠纷，一直情志抑郁，精神不振，近二三月又出现阴茎不举，或举而不坚，曾在当地医院做前列腺检查、精液检查均未发现异常，此后一直被认为是肾虚，遍服各种补肾壮阳药，病情如故。接诊时，患者虽精神不振，表情郁闷，失眠多梦，头昏头痛，似是虚证，但患者形体壮实，胸胁胀闷，口干口苦，大便干结，常叹息，舌红苔白，脉弦有力。此乃气郁而非阳虚之证。

【独立诊断】病因为郁、火；病所在少阳、厥阴；病机乃肝郁气滞，枢机不利。

【综合辨证】肝郁气滞，气郁化火，枢机不利。

【治法方药】法宜疏肝理气；方选小柴胡汤加减。

柴胡10g，黄芩10g，法半夏10g，西党参15g，生龙骨15g，生牡蛎15g，郁金10g，枳壳10g，全瓜蒌30g，浮小麦30g。

【疗效观察】服7剂药后患者精神好转，睡眠少梦，口微渴，大便通畅，阳痿好转；守上方加白芍15g、香附10g，再服7剂，诸症悉除。

（张光荣.陈瑞春学术经验集.北京：科学出版社，2015：417.）

【经典温故】

《伤寒论》第230条："阳明病，胁下硬满，不大便而呕，舌上白胎者，可与小柴胡汤。上焦得通，津液得下，胃气因和，身濈然汗出而解。"

【问题讨论】

1.本病为何用疏肝解郁之剂？

参考答案：本案因情志抑郁，导致阳痿不举，前医以补益为主经治不已。笔者体会，凡青壮年阳痿，精液正常，又无明显虚象，不宜用补，不少患者越补越糟。只有用疏肝解郁之剂，因势利导，方可取得疗效。不少文献报道从肝论治阳痿，是有其临床意义的。

2.小柴胡汤除了可以治疗少阳寒风闭热，火郁水滞为特点的外感病证，还可以治疗以什么为特点的内伤杂病？

参考答案：以肝郁脾虚，郁热停湿为特点的内伤杂病。

### 案例二

刘某，男28岁，工人，1982年夏月初诊。

患者于当年夏月初婚，婚后房事正常。入夏后渐感举而不坚，遂至阴茎不举。求医者诊治，医以三才封髓丹、五子衍宗丸、赞育丹，甚至在每剂药中加鹿茸粉3g，可谓是滋阴补肾，温阳起痿，应有尽有，然而不见疗效。询问所及，略有所悟。当时，是长夏主气，人在气交之中，焉能不受当令之气的影响。

【独立诊断】病因为湿、热；病所在阳明；病机乃湿热下注，宗筋弛纵。

【综合辨证】湿热蕴结，宗筋弛纵。

【治法方药】法宜清热利湿；方选三仁汤加味。

杏仁9g，白豆蔻6g，薏苡仁20g，厚朴9g，法半夏9g，白通草5g，滑石15g，淡竹叶9g，石菖蒲6g。5剂。

【疗效观察】果然，患者服上药后食欲增进，身重减轻，口不黏而清爽，且夜间醒后有阴茎勃起现象，舌苔仍薄腻。守上方加藿香、佩兰等各10g，再进10剂，此后一切正常，爱人怀孕。

按：三仁汤是治三焦湿热之方，用以治阳痿而有效，则是首例，而湿热致痿而用三妙散者常有之。深究其理，三仁汤之所以能治阳痿，其机制与三妙散异曲同工。然而从时令来看，用三仁汤更合时宜。三仁汤具有宣上、运中、渗下之功，三焦气机畅利，湿热得以宣透，筋脉自然畅舒，不治痿而痿自除。

（张光荣.陈瑞春学术经验集.北京：科学出版社，2015：330.）

【经典温故】

《温病条辨·上焦篇》第43条："头痛恶寒，身重疼痛，舌白不渴，脉弦细而濡，面色淡黄，胸闷不饥，午后身热，状若阴虚，病难速已，名曰湿温。汗之则神昏耳聋，甚则目瞑不欲言，下之则洞泄，润之则病深不解。长夏、深秋、冬日同法，三仁汤主之。"

【问题讨论】

本案治疗的理论依据是什么？

参考答案：此病虽为阳痿，为内所因，亦不能舍时令之气为害，独用温补。纵使大补温阳，因湿热遏伏，亦是杜然。此乃迭进温补但阳痿不愈的症结所在。前人常说：湿热酝酿，大筋软短，小筋弛长，弛长为痿。按此思路，该案例辨治为湿热内蕴，拟用《温病条辨》中的清热利湿的三仁汤之方。

# 第五十章　乳　痈

## 案例

王某，女，27岁，工人，1999年3月21日初诊。

患者产后9天，右乳疼痛红肿已3～4天，现恶寒发热，全身疼痛，脸色青苍，唇淡呈贫血外貌。右乳吸出的乳汁呈淡黄色液，不是正常的乳汁，左乳吸出的乳汁正常。舌淡润，薄白苔，脉缓而弱。

【独立诊断】病因为寒、湿、热；病所在厥阴；病机乃气血亏虚，外有寒邪闭阻肌表，郁而化热，热入血室。

【综合辨证】产后血虚，热入血室，外有寒邪闭阻肌表，郁而化热。

【治法方药】法宜透表祛邪，调和营卫；方选柴胡桂枝汤加味。

柴胡10g，党参15g，法半夏10g，黄芩10g，桂枝10g，白芍10g，生牡蛎15g，金银花15g，皂角刺6g，炙甘草5g，生姜3片，大枣3枚。2剂，每日1剂，水煎40分钟，温热服，并嘱其每天将两乳挤若干次，以保持乳腺通畅。

【疗效观察】1999年3月23日二诊：患者服药后右乳挤出脓样物甚多，连续三四次后，乳汁变清，乳房不痛，柔软，乳汁分泌正常，恶寒发热已罢，全身舒畅，脸有悦色，无任何不适，饮食正常，脉缓有力，舌淡润。察其乳房局部症状完全恢复，全身情况良好，脉舌俱属正常，嘱其再服上方2剂巩固，尔后增加营养，注意乳头卫生，观察乳汁的正常分泌情况，并注意莫让婴儿含着乳头睡觉。

按：乳腺炎是产后常见的急性炎症，多因乳头不卫生，婴儿吮乳睡觉，加之产后体虚，招致风寒之邪诱发本病。在酝酿成脓阶段，患者多有全身恶寒发热之表证，继而高热，乳房抽掣刺痛，脓已形成。此时则应清凉解毒，内服外敷，如发热不退，则应切开引流，方可奏效。其痛苦难以言表，且患病的乳房难以继续哺乳，实在可惜。

本案运用调和表里、舒畅营卫之法则，予柴胡桂枝汤，实是攻中有补，发中有收，即补体又祛邪。加入少许金银花、皂角刺取其解毒通络，其妙是皂角刺引药达病所，透达排脓。

（张光荣.陈瑞春学术经验集.北京：科学出版社，2015：342.）

【经典温故】

《伤寒论》第146条："伤寒六七日，发热，微恶寒，支节烦疼，微呕，心下支结，外证未去者，柴胡桂枝汤主之。"

【问题讨论】

1.缘何不用清热解毒药乃至抗菌消炎的西药？

参考答案：产后多虚，若此时招致外感，诱发乳痈，则不应用清热解毒药及抗生素，以免寒苦败胃，损伤正气。

2.本病的诊疗关键是什么？

参考答案：本病应抓住脓尚未成之机，投以透达表邪、调和营卫之药，使正气鼓舞，风寒不能为虐，诚为辨证施治的要着。此举非但祛散风寒，透郁积之乳汁（少许脓液）外出，免于切开排脓之苦，且保全乳房之正常功能，实乃上策。

# 第五十一章 危 症

## 案例一

王孟英治温敬斋妻，九月间忽然四肢麻木，头晕汗淋，寻不能言，目垂遗溺，横身肤冷。孟英视之，脉微弱如无。

【独立诊断】病因为风、寒；病所在厥阴、少阴；病机乃虚风内动，阳浮欲脱。

【综合辨证】虚风内动，阳浮欲脱。

【治法方药】法宜滋阴息风，回阳固脱；方选桂枝甘草龙骨牡蛎汤加减。

桂枝，炙甘草，龙骨，牡蛎，西洋参、黄芪、茯苓、木瓜、附子。

【疗效观察】此乃虚风内动阳浮欲脱也。先令煮水以待药，法桂枝甘草龙骨牡蛎汤之意，加西洋参、黄芪、茯苓、木瓜、附子共九味，煎数沸，随陆续灌之，未终剂，人渐苏。盖恐稍缓则药不能追也。

（左季云.伤寒论类方法案汇参.天津：天津科学技术出版社，2000：52.）

【经典温故】

《伤寒论》第118条："火逆下之，因烧针烦躁者，桂枝甘草龙骨牡蛎汤主之。"

【问题讨论】

1.本案例的临床辨证要点是什么？

参考答案：有头晕汗淋、横身肤冷、脉微弱如无等阳气欲脱的症状，以及寻不能言、目垂遗溺等心神不敛等表现。

2.柴胡加龙骨牡蛎汤与桂枝甘草龙骨牡蛎汤治疗烦躁易惊有何区别？

参考答案：前者治疗肝胆痰热所致的烦躁易惊；后者治疗心阳虚损，心神浮越所致的烦躁易惊。

## 案例二

段某，素体衰弱，形体消瘦，患病年余，久治不愈。证见两目欲脱，烦躁欲死，以头冲墙，高声呼烦。家属诉：初起微烦头疼，屡经诊治，因其烦躁，均用寒凉清热之剂，多剂无效，病反增剧。面色青黑，精神极惫，气喘不足以息，急汗如雨而凉，四肢厥逆，脉沉细欲绝。

【独立诊断】病因为寒、虚；病所在少阴；病机乃正气素亏，真阳衰败。

【综合辨证】年高体弱，正气素亏，真阳衰败，有阴阳离决之势。

【治法方药】法宜滋阴扶阳固脱；方选茯苓四逆汤。

茯苓30g，高丽参30g，炮附子30g，炮干姜30g，甘草30g。急煎服之。（注：原案中高丽参、炮附子没有注明煎煮法，按现在临床习惯应当高丽参另炖120分钟兑入，炮附子先煎。）

按：烦躁证，病因颇多，治法各异。有邪在表而烦躁者，治宜清热解表；有邪在里而烦躁者，治宜苦寒清下；此例烦躁，年高体弱，正气素亏，真阳衰败，加之久病误服寒凉泻下，伐其肾阳，败其脾胃，正虚阳亡，则大汗出；汗出多则不仅亡阳，亦亡其阴，阴阳不相顺接，则四肢厥逆；真阳欲艳，无阳鼓血脉运行，脾胃衰败，不能生血，则脉细欲绝。

盖神发于阳而根于阴，阴精者，神之宅也。故阳气升，阴精不足以济上阳之亢则烦；阴气降，阴虚无阳以济之，阳根欲脱，则躁。本例微阳飞走，本根欲断，故生烦躁。仲景说："发汗，若下之，病仍不解，烦躁者，茯苓四逆汤主之。"故用此方，回阳固正。阳壮正复，腠理固密，其汗自止。用此方而不用四逆汤者，以四逆汤为回阳抑阴之剂，无补虚之功。不用四逆加人参汤者，以兼有烦躁欲死之证，故以茯苓为君，补脾以止烦。恐药轻不能挽垂绝之阳，故以大剂，频须饮之，疗效颇速。

【疗效观察】服后，患者烦躁自止，后减其量，继服10余剂而愈。

［周连三，唐祖宣.茯苓四逆汤临床运用经验.中医杂志，1965，（1）：28-30.］

【经典温故】

《伤寒论》第69条："发汗，若下之，病仍不解，烦躁者，茯苓四逆汤主之。"

【问题讨论】

茯苓四逆汤证的病机、辨证要点及方药组成是什么？

参考答案：茯苓四逆汤证之病机是少阴阳虚，阴液不继。辨证要点是烦躁，肢厥，脉微细。方药组成是茯苓、人参、附子、甘草、干姜。

## 案例三

马某，82岁，1956年诊治。久患疟疾，触邪而发，六脉沉弦，寒热往来，发作有时。发则高热谵语，胸满闷而痛。曾用大柴胡汤治疗，服后下利虚脱，急请抢救。症见：虚脱，倒卧在地，面色苍白，下利黑屎满身，牙关紧闭，不能言语，仅有微息，六脉沉微欲绝，四肢厥逆。

【独立诊断】病因为虚；病所在少阴；病机乃正虚阳亡。

【综合辨证】本为内虚，又被误治，肾中真阳欲脱。

【治法方药】法宜滋阴回阳救逆；方选茯苓四逆汤。

茯苓30g，炮附子24g（先煎），炮干姜15g，人参15g，甘草5g。急煎服之。

【疗效观察】1剂而患者泻止足温，能言气壮，六脉来复；继服3剂，其疟亦随之而解。

按：《黄帝内经》说，"邪之所凑，共气必虚"；"真气内守，病安从来"。

此高龄患病，感邪即发，标为热象，本为内虚，改服泻下，以伐其正，肾中真阳飞走，脾败下利，正虚阳亡，则厥逆脉绝，已现虚脱之象。此方壮肾阳、补脾胃，阳气来复，正气壮盛，正复而邪自去，故病亦随之而愈。

［周连三，唐祖宣.茯苓四逆汤临床运用经验.中医杂志，1965，（1）：28-30.］

【经典温故】

《伤寒论》第317条："少阴病，下利清谷，里寒外热，手足厥逆，脉微欲绝，身反不恶寒，其人面色赤，或腹痛，或干呕，或咽痛，或利止脉不出者，通脉四逆汤主之。"

《伤寒论》第69条："发汗，若下之，病仍不解，烦躁者，茯苓四逆汤主之。"

【问题讨论】

1.本病起初应如何辨证论治才能避免误用大柴胡汤？

参考答案：本病起初可根据脉象六脉沉弦可知病在里，高热谵语等症可知热邪较重，从而避免误用大柴胡汤。

2.试述少阴六死证的临床意义。

参考答案：少阴病死候是《伤寒论》原文第295条："少阴病，恶寒身蜷而利，手足逆冷者，不治。"第296条："少阴病，吐利躁烦，四逆者，死。"第297条："少阴病，下利止而头眩，时时自冒者，死。"第298条："少阴病，四逆，恶寒而身蜷，脉不至，不烦而躁者，死。"第299条："少阴病，六七日，息高者，死。"第300条："少阴病，脉微细沉，但欲卧，汗出不烦，自欲吐，至五六日，自利，复烦躁不得卧寐者，死。"少阴病六死证均为亡阳之候。"阳存则生，阳亡则死"。阳气的存亡实为预后转归、吉凶善恶之关键，故临证时应以脉证互参，以探测阴阳消长的变化，见微知著，防患于未然，做到未雨绸缪。若当温不温，因循失治，每每造成阳亡阴竭的恶果。

## 案例四

李东垣治冯氏子，年十六，病伤寒，目赤而烦渴，脉七八至。医欲以承气下之。已煮药，而李适从外来。冯告之故，李切脉，大骇曰：几杀此儿！《内经》有言，在脉诸数为热，诸迟为寒。今脉八九至，是热极也。殊不知《至真要大论》曰：病有脉从而病反者何也？歧伯曰：脉至而从，按之不鼓，诸阳皆然。王注云：言病热而脉数，按之不动，乃寒盛格阳而致之，非热也。此传而为阴证矣。令持姜、附来，吾当以热因寒用之法治之。药未就而爪甲已青，顿服八两，汗渐出而愈。

【独立诊断】病因为寒；病所在少阴；病机乃阴盛格阳于外。

【综合辨证】阴盛格阳。

【治法方药】法宜破阴扶阳，调和阴阳；方选通脉四逆汤。

附子大者一枚，干姜三两，炙甘草二两。

【疗效观察】顿服八两，汗渐出而愈。

按：上案是阴盛格阳证。上热下寒，故目赤而烦渴。其烦渴一定是渴喜热饮，或不喜饮。脉七八至，按之不动，是寒极似阳之象，亦即现代医学所谓心力衰弱而呈虚性兴奋之象。药未就而爪甲青，是寒证显露出来，也就是因心力衰弱而引起的静脉淤血现象。这种病,临床虽不多见,但不可不知,由此案可知古人认证之精确。案曰"顿服八两,汗渐出而愈",可见干姜、附子用量之大。通脉四逆汤与四逆汤药味相同,唯干姜、附子用量较大,取此大辛大热之剂,以速破在内之阴寒,而除阴阳格拒之势。若面色赤,为阴盛格阳,虚阳浮越所致,可加葱白以通达之。原书将葱白列入加减法中,当系传抄之误,似应根据汪琥、钱潢诸氏意见,将葱白列入方中,这样才能起到宣通上下内外阳气、破阴救逆的作用。

(江瓘.名医类案.北京:人民卫生出版社,2005.)

【经典温故】

《伤寒论》第317条:"少阴病,下利清谷,里寒外热,手足厥逆,脉微欲绝,身反不恶寒,其人面色赤,或腹痛,或干呕,或咽痛,或利止脉不出者,通脉四逆汤主之。"

【问题讨论】

1.通脉四逆汤证的辨证要点、病机、治法是什么?

参考答案:通脉四逆汤证的辨证要点是手足厥逆,下利清谷,脉微欲绝,身反不恶寒,面赤;其病机为阴寒内盛,格阳于外;其治法为破阴回阳,通达内外。

2.何谓戴阳?

参考答案:所谓"戴阳",是指阴盛于下,逼迫虚阳浮越于上,其表现为于阴寒之中见有面赤。

## 案例五

患儿,男,1岁,于1960年8月28日因发烧7天就诊。其母代诉:患儿7天前发烧,经西医诊断为重感冒,用百尔定、青霉素、链霉素等数天后烧终未退。查体:体温39.5℃,心肺正常,腹部无异常。血常规:WBC$1.98 \times 10^9$/L,N0.8,L0.15。患儿眼睛无神,想睡懒睁眼,并有四肢逆冷,诊脉浮大无根。

【独立诊断】病因为寒;病所在少阴;病机乃阴寒内盛,格阳于外。

【综合辨证】少阴格阳证。

【治法方药】法宜温中回阳并兼散寒;方选通脉四逆汤。

干姜2.4g,附子1.5g,甘草1.5g。开水煎,冷服。

【疗效观察】服药后,患儿熟睡4小时,醒后精神好,四肢不逆冷,眼睛大睁,不再发烧;约2小时后,体温37℃,WBC$0.84 \times 10^9$/L;约6小时,一切症状消失而痊愈。

按:按现代医学学说,WBC高达$1.98 \times 10^9$/L,N0.8,表示可能有炎症存在,应该用抗生素,今根据中医辨证,其属于里寒而外假热之少阴格阳证,用通脉四逆汤而获效。干姜、附子辛温大热之品,何以竟能退39.5℃的高烧?并使白细胞计数在短期内恢复正常?这一系列的问题以及有关机制方面,有待同志们的进一步研究了。

[许云斋.少阴格阳证辨证治疗的初步经验.中医杂志,1962,(2):14-16.]

【经典温故】

《伤寒论》第317条:"少阴病,下利清谷,里寒外热,手足厥逆,脉微欲绝,身反不恶寒，其人面色赤，或腹痛，或干呕，或咽痛，或利止脉不出者，通脉四逆汤主之。"

【问题讨论】

1.本病的汤药为什么要冷服及辨证要点是什么？

参考答案：防止患者已有格阳之势服热药即吐，患者出现干呕、咽痛等格阳于上的热象症状时可判断有格阳于上的趋势。

2.《伤寒论》少阴病篇有哪几种下利证？其主治方剂各是什么？

参考答案：《伤寒论》少阴病篇下利证共有8种：①肾阳虚衰，阴寒内盛之下利，治以四逆汤。②阴寒内盛，格阳于外之下利，治以通脉四逆汤。③阴寒内盛，格阳于上之下利，治以白通汤。④阳脱阴竭，寒热格拒之下利，治以白通加猪胆汁汤。⑤肾阳亏虚，水气泛滥之下利，治以真武汤。⑥脾肾阳虚，寒湿凝滞，滑脱不禁之下利，治以桃花汤。⑦少阴热化，阴虚水热互结之下利，治以猪苓汤。⑧热结旁流，火炽津枯之下利，治以大承气汤。

## 案例六

周某，年届弱冠，大吐大泻之后，汗出如珠，厥冷转筋，干呕频频，面如土色，肌肉削弱，眼眶凹陷，气息奄奄，脉象将绝，此败象毕露，许为不治矣！而病家苦苦哀求，姑尽最后手段。

【独立诊断】病因为寒；病所在少阴；病机乃阴竭阳欲脱。

【综合辨证】阴竭阳欲脱。

【治法方药】法宜破阴寒，回阳救逆；方选通脉四逆汤。

大猪胆两个，炮附子三两，干姜五两，炙甘草九钱。一边煎药一边灌猪胆汁。

【疗效观察】一边煎药一边灌猪胆汁，幸胆汁纳入不久，干呕渐止，药水频投，徐徐入胃矣。是晚再诊，手足略温，汗止，唯险证尚在，再处方：炮附子二两，川干姜一两五钱，炙甘草六钱，高丽参三钱。即煎继续投服。翌日巳时过后，其家人来说："昨晚服药后呻吟辗转，渴饮，请先生为之清热。"观其意嫌昨日用姜附太多也。诣至则见患者虽有烦躁，但能诉出所苦，神志渐佳，诊其脉亦渐显露，凡此皆阳气复振机转。其人口渴，心烦不耐，腓肌硬痛等症出现，原系大吐大泻之后，阴液耗伤过甚，无以濡养脏腑肌肉所致。阴病见阳证者生，且云今早有小便一次，俱佳兆也。照上方加茯苓五钱，并以好酒用力擦其痛处，如是两剂而烦躁去，诸症悉减，再两剂而神清气爽，能起床矣。后用健运脾胃，阴阳两补诸法，佐以食物调养数日复原。

按：本案以重剂通脉四逆汤速破在内之阴寒而回欲脱之阳气，灌服猪胆汁以益阴和阳兼能降逆。其救命于九死一生之际，真良方也。

［徐大彭.徐小逊先生医案.广东医学祖国医学版.1965，（2）：35.］

【经典温故】

《伤寒论》第317条："少阴病，下利清谷，里寒外热，手足厥逆，脉微欲绝，身反不恶寒，其人面色赤，或腹痛，或干呕，或咽痛，或利止脉不出者，通脉四逆汤主之。"

【问题讨论】

1.本案例加猪胆汁的原因是什么?

参考答案:猪胆汁咸寒苦降,引阳入阴,能使热药不致为阴寒所格拒,从而更好地发挥回阳救逆作用。

2.通脉四逆加猪胆汁汤的组方意义是什么?

参考答案:通脉四逆加猪胆汁汤是由通脉四逆汤加猪胆汁组成,用于霍乱病阳亡阴竭之证。方取通脉四逆汤破阴回阳救逆,加猪胆汁苦寒性润,一则借其寒性,引姜、附之热药入阴,以免盛阴对辛热药物格拒不受,取"甚者从之"之意;二则借其润燥滋阴之功,以补充吐下后伤阴之虚竭;三则制约姜、附辛热伤阴燥血之弊。此即所谓益阴和阳之法。可见,通脉四逆汤中加猪胆汁后,使该方具有了回阳救逆、益阴滋液之功。

## 案例七

俞某,男,6个月,1972年12月19日住院。

家人代诉:患儿已腹泻13天,近日腹泻加重。住院检查:营养差,神疲,皮肤弹性差,前囟凹陷,口唇干燥。诊断:单纯性消化不良并脱水;营养不良。其前后用过乳酶生、氯霉素、新霉素、补液、葛根芩连汤加味等中西药治疗,仍泻下无度,烦躁不安,口渴,呕吐水样液。翌晨,患儿体温38℃,弄舌,烦躁,口渴,小便不利,面色㿠白,目眶凹陷,睡卧露睛,即紧急会诊。诊见舌苔白腻,脉细数无力。

【独立诊断】病因为寒;病所在少阴、太阴;病机乃脾阳下陷,阴盛格阳。

【综合辨证】脾阳下陷,阴盛格阳。

【治法方药】法宜破阴回阳;方选白通加猪胆汁汤。

川附子15g,干姜4.5g,葱白2寸。水煎3次,汤成,将童便30mL、猪胆汁6mL炖温加入,分6次服。

【疗效观察】二诊:患儿体温降至正常,泄泻亦减。治以温中散寒、健脾止泻,用附桂理中汤加味。

按:本例患儿,根据检查,印象为泻痢,初用西药及葛根芩连汤加味,疗效不显。会诊后详审脉证,以久泻次数不分,呕吐,烦躁,舌苔白腻,脉细数无力,乃脾肾阳虚,运化失职,形成久泻不止。此属《伤寒论》少阴病,阴盛格阳之白通加猪胆汁汤证。其中童便、猪胆汁取其反佐作用,防止热药不致被阴寒所格拒,除冀达回阳救脱外,还有降逆止呕,除烦生津,交通心肾之阴,以收滋补真阴之功。继以温中健脾,散止泻,故易痊愈。

［廖濬泉.小儿泄泻.新中医,1975,(3):24.］

【经典温故】

《伤寒论》第315条:"少阴病,下利,脉微者,与白通汤。利不止,厥逆无脉,干呕烦者,白通加猪胆汁汤主之。服汤,脉暴出者死,微续者生。"

【问题讨论】

1.本病应如何辨证论治?

参考答案:本病为阴盛格阳证,可见下利不止、厥逆无脉、干呕心烦等症。本例患者神疲、前囟凹陷、目眶凹陷、烦躁不安,此阳虚下陷;泻下无度,此下焦阴寒内盛,阳虚失固;烦躁不安、干呕口渴、弄舌,此阳气浮越于上而见热象。

2.试述通脉四逆加猪胆汁汤证与白通加猪胆汁汤证之异同。

参考答案:通脉四逆加猪胆汁汤证见"吐已下断,汗出而厥,四肢拘急不解,脉微欲绝"等症,是由于霍乱吐利之后阳亡液竭而成。因其阳亡势急,饮竭亦甚,阴阳离决之势已见,或有阴阳格拒现象,病情十分危重。使用该方的目的是回阳救逆,益阴滋液。而白通加猪胆汁汤证,是阴盛戴阳之证,服用白通汤后不但下利不止,反而出现了厥逆无脉、干呕烦等现象,此并非药不对证,而是病重药轻,过盛之阴与阳药发生格拒而成。由于证势较急,使用该方的目的是以白通汤破阴回阳,通达上下,加人尿、猪胆汁,意在取其咸寒苦降,引阳入阴,使热药不致被寒邪所格拒,以利于发挥白通汤回阳救逆的作用。可见,两个方证虽同属阴盛阳微之证,但前者重在阳亡阴竭,格拒之势不甚,后者则以阳气被格拒为主,阴竭的表现并不突出。

## 案例八

数年前邻村一老妪,夙禀阳虚,老来益甚,病外感他医尽投汗剂,延十余日,发热渐止而病态日甚,神迷口噤。家属观其无望,以备衾椁。邀余诊时,视其形体羸弱,闭目覆被,面里蜷卧。细诊面色虽赤而舌尤白润,手足逆冷,脉微欲绝。询其小溲清长,大便溏薄。

【独立诊断】病因为寒;病所在少阴;病机乃阴寒内盛,格阳于外。

【综合辨证】素体阳虚,寒邪直中少阴,误汗更损其阳,阳气大衰,阴寒内盛,格阳于外之阴盛格阳证。

【治法方药】法宜回阳救逆;方选通脉四逆汤加味。

熟附子30g,干姜10g,甘草10g,红参20g(另炖),葱白7根。嘱急煎灌服。

【疗效观察】翌日家属欣喜来告:病情显有好转,再请复诊。观其面赤已去,双目已睁,四肢感温,脉有浮起,然大便仍溏。上方加煨肉豆蔻12g、焦白术15g,2剂泻止,体温回升,脉浮稍数。其断为少阴里寒,势从表解,遂拟人参四逆加桂枝10g。服药2剂,患者身有微汗,脉象和缓,只觉神倦、短气、乏力,以炙甘草汤调理数日康复。

按:此例乃素体阳虚,寒邪直中少阴,过用表药,复伤卫阳。阳气大衰,阴寒内盛,格阳于外。思仲景"少阴病,下利清谷,里寒外热,手足厥逆,脉微欲绝,身反不恶寒,其人面色赤……通脉四逆汤主之"(《伤寒论》第317条)之训,随投通脉四逆速破里之阴寒,除阴阳格局之势;加人参以复将脱之元气。待阳气有复,寒邪有欲解之势,再加桂枝以调和营卫,使邪有出路。后用炙甘草汤益气复脉,扶羸弱之质。其病虽重危,然辨证明确,用药均中肯綮,病邪安不遁哉!方叹"今人不见古人月，确见古月照今人"。

[王学平.《伤寒论》少阴寒化证证治举隅.中国中医急症，2011，20（7）：1084.]

【经典温故】

《伤寒论》第317条："少阴病，下利清谷，里寒外热，手足厥逆，脉微欲绝，身反不恶寒，其人面色赤，或腹痛，或干呕，或咽痛，或利止脉不出者，通脉四逆汤主之。"

【问题讨论】

1.四逆汤、白通汤和通脉四逆汤的异同是什么？

参考答案：四逆汤证只是寒盛，而白通汤证与通脉四逆汤证则皆出现了阳气被阴寒格拒。所以后两者较四逆汤证多了假热之象，但白通汤证是格阳于上，通脉四逆汤证是格阳于外。另外，白通汤证与通脉四逆汤证虽同具下利清谷、脉微之真寒与身热面赤之假热现象，其所不同者，前者一身手足尽热，充分说明它以格阳于外为主要趋势；后者则身只微热，而面赤干呕、心烦的上逆现象较多。有学者根据临床实践认为戴阳证的鉴别一般多表现在面赤足冷与阴盛于下格阳于上的机制更为符合。

2.少阴病提纲证的意义是什么？

参考答案：少阴病提纲证的原文是"少阴之为病，脉微细，但欲寐也"。少阴属心肾两脏，心主血，属火；肾藏精，主水。病则心肾虚衰，水火两虚。阳气衰微，鼓脉无力，故脉微；阴血不足，脉道不充，则脉细。心虚神不充则精神萎靡，肾虚精不足则体力疲惫，因此患者呈似睡非睡、闭目倦卧的衰弱病状。脉微细反映阴阳俱虚，但欲寐反映心肾虚衰，以此脉证，说明少阴病是以全身性虚衰为病理特征的疾病。正因为此脉此证反映心为一身之主与肾为先天之本的病理特征，所以作为少阴病的提纲证。

# 第五十二章　精神疾病

案例一

赵某，女，25岁，工人，1989年4月2日初诊。

患者自诉，最近夜间不自觉地四肢抽搐，牙关紧闭，面色㿠白，约2～3分钟；次日天明后，感觉头晕重紧，疲惫无力，食纳乏味，二便正常。其晚间发作的情况由爱人告知，本人并不知，发作后只知倦怠。起初其爱人并未告知，只是关照其适当休息。后因多次发作，遂来就医。刻诊：面色清淡，情绪不佳，偶尔胸闷叹息，感觉胸脘郁闷，疲乏倦怠，记忆减退，头脑重沉不舒，食纳乏味量少，二便正常，舌淡红，苔薄白腻，脉缓有力。

【独立诊断】病因为痰；病所在厥阴；病机乃肝郁扰神，痰蒙心包。

【综合辨证】肝郁扰神，痰蒙心包。

【治法方药】法宜疏肝和中，镇静安神；方选小柴胡汤加减。

柴胡10g，太子参15g，黄芩10g，法半夏10g，郁金10g，远志10g，胆南星6g，炙甘草5g，菖蒲6g，生龙骨15g，生牡蛎15g，灵磁石15g。7剂，每日1剂，水煎分2次服。

【疗效观察】1989年4月10日二诊：服上药7剂后，患者自觉精神好转，食纳增加。因前日临经，夜间又发一次，约1～2分钟，发作比以往轻，抽搐感亦减轻，第二天可照常上班。舌淡红，苔薄，脉缓稍弱。守原方意：柴胡10g，党参15g，黄芩10g，法半夏10g，郁金10g，石菖蒲6g，远志10g，柏子仁10g，麦冬10g，生龙骨15g，生牡蛎15g，炙甘草5g，浮小麦30g。10剂，每日1剂，水煎分2次服。

1989年5月3日三诊：服上药后，患者病未发作，精神好转，能正常上班，饮食、二便、睡眠皆正常，月经来潮，情绪稳定，经血量亦无变化。舌淡红润，脉象柔和。仍守前法，处方：柴胡10g，党参15g，黄芩10g，法半夏10g，郁金10g，菖蒲6g，远志10g，柏子仁10g，麦冬10g，合欢皮15g，灵磁石15g，胆南星5g，生龙骨15g，生牡蛎15g，浮小麦30g，炙甘草5g。嘱其隔日1剂，水煎分2次服。

1989年7月10日四诊：患者服上药30余剂，一切正常，精神倍增，工作如常，饮食、二便、睡眠皆正常。在2月初的一个晚间，夫妻性生活以后，约半夜3点钟，偶然抽搐几下，约半分钟后，爱人将其叫醒，询问情况，无不适之感，且很快入睡，次日一切如常。察其面容体态，精神状况，询其饮食、二便、睡眠、思维均未见病态，舌淡红而润，脉和缓不疾不弦。遂疏原方加知母10g、酸枣仁15g，隔日1剂，水煎分2次服。

患者于1995年7月间来诊，谓其上次服药20余剂，未复发病，亦未用任何药物，正常生活和工作，近来因劳累和情绪不悦又发作2次，但很轻微，并无明显的后遗症，其他正常，脉舌亦未见异常。遂用前法稍事加减，服1～2周后停药，临床基本痊愈，治疗全过程未用任何西药。

按：本案癫痫未见明显痰象，所以为肝郁情绪不宁，胸闷叹息，故用小柴胡汤加减治疗。方中加石菖蒲、远志开窍；加龙骨、牡蛎、灵磁石，取其镇静，使之动静相合；又佐少许胆南星配半夏，和胃以祛无形之痰。该患者前后7年未有大的波动，照常工作生活，可见其疗效是稳定的。

（张光荣.陈瑞春学术经验集.北京：科学出版社，2015：351.）

【经典温故】

《伤寒论》第107条："伤寒八九日，下之，胸满烦惊，小便不利，谵语，一身尽重，不可转侧者，柴胡加龙骨牡蛎汤主之。"

【问题讨论】

1.《伤寒论》中，柴胡加龙骨牡蛎汤证的发病机制是怎样的？

参考答案：本病虽有太阳伤寒误以火劫取汗，或由少阳中风、伤寒误吐下而来之不同，然由误治伤阳、心包之火不得宣畅，太阳之气出入于心胸，伤寒误治伤阳，本多寒动其水而为心下悸，但误火则徒然引动心包之火而又不得宣达则悸而烦，由烦而惊，结果导致烦躁惊狂、卧起不安，已转入心包为主了。少阳本身兼具水火两用，更与心包互相表里，尽管误治虽由吐下伤阳，心包之火为水郁，不但胸中阳气不充，而且转向阳虚而致身重、烦悸而惊，进而谵妄如狂，较太阳转厥阴更为直捷。太阳此病虽无胸满明文，但从蜀漆（常山苗）引吐推之，未尝无痰水在上因而越之之意，何况两经用药都兼表里两解，则脉促、胸满殆为必具征。

2. 在现代，此方多用于治疗精神异常方面的疾病。请问，该方多用于治疗哪些精神疾病或其他疾病？

参考答案：古今各家多据烦惊、谵语为主症，以胸满等少阳脉证为辨证要领，将本方应用于中医学之癫狂、癫痫、心悸、失眠、梦游等，或者现代医学之精神分裂症、癫痫、神经官能症、甲状腺功能亢进、心脏病、高血压等，常可取得很好疗效。

## 案例二

龙某，女，9岁，学生，1986年5月6日初诊。

患儿发病前是学习优等生，突然感到精力不集中，夜寐烦躁，情绪躁动，继之晚间发现抽搐，人事不省，口吐白沫，牙关紧闭，约2～3分钟后，仍熟睡，次日疲劳不起床。其发作开始每月1～2次不等，随后发作频繁，每周发1～2次，白天也发，学习随之下降，考试不及格。已服西药镇静，未见效。后又服中药镇痉息风，诸如天南星、天竺黄、蜈蚣、全蝎之类甚多。时逾半年，患儿病未控制，无法坚持学习。就诊所见：消瘦，面色两眼红赤，躁动不安，坐立不宁，喜欢说话，食纳少，夜寐辗转不稳，说梦话，手心热，大便干燥，舌红少苔，舌根黄腻，中心红赤，脉细弦数。

【独立诊断】病因为热、风；病所在少阴、厥阴；病机乃虚热暗耗阴血，虚风内动，痰热蒙蔽心包。

【综合辨证】心阴虚，阳气虚浮，痰湿痹阻心包。

【治法方药】法宜清心泻火，养血镇痉，佐以养胃化痰；方选黄连阿胶汤合三甲复脉汤加减。

黄连3g，阿胶6g，白芍10g，炙甘草3g，生龙骨10g，生牡蛎10g，炒龟甲10g，鳖甲10g，炒谷芽6g，炒麦芽6g，山药10g，法半夏6g，鸡子黄1枚（冲服），生地黄10g，连翘6g。5剂，每日1剂，水煎2次稍凉服。

【疗效观察】1986年5月13日二诊：服药后，患儿躁动现象基本平定，未发抽搐，睡眠安静，食纳稍增，面色红赤减轻，舌黄腻退，舌面红赤减，手心热减，大便通畅，脉细弦稍数。病情有所缓解，仍守上方继进，嘱服10剂。

1986年5月25日三诊：上药服10剂后，患儿诸症减轻，近半个月未发现癫痫发作，性情平稳，语言减少，恢复往日文静状态，饮食正常，睡眠安静，二便正常，学习成绩有所上升，舌淡红，薄白润，脉细稍弦。仍守前方加减：生地黄10g，白芍10g，阿胶6g（烊化），炙甘草3g，知母6g，生龙骨6g，生牡蛎6g，炒龟甲10g，鳖甲10g，山药10g，连翘6g，竹叶6g，女贞子6g，墨旱莲6g，浮小麦10g。10剂，每日1剂，水煎分2次服。

患儿上药服10剂后，改为隔日1剂；先后服上药80余剂，癫痫未复发；随访至今10多年，病未复发，学习成绩优秀。

按：小儿癫痫，先后治过2例，基本方药相同，效果可称显著。然而，为何黄连阿胶汤合三甲复脉汤能治小儿癫痫，这要从小儿的生理特点、癫痫的病机及方药的特点来认识，才能观其全貌。首先，小儿为纯阳之体，稚阴稚阳，加之食杂偏颇，很容易造成郁积化火，灼津化燥，成痰成热。如果小儿平常学习特好，性情活泼，智力发育超乎同龄人，这就是酿成阴血亏虚、心火亢胜、肝胆不宁的潜在因素。其次，本案患儿服用过镇静药及中药抗癫痫的虫类药甚多，所谓"风药燥血"，助热内燃，造成阴虚血燥，使得癫痫越治越偏，有的甚至狂躁不宁，两目红赤，昼夜烦惊，这种因果关系不难体察。再次，缘于小儿癫痫的内因，加之治疗药物偏颇，内外相合，病深不可拔。所以采用滋阴泻火、平肝息风、清心宁神的方药，黄连阿胶汤、鸡子黄汤合三甲复脉汤方可担此重任。抓住病机立法，不随意用虫类药，从本案论治，取得满意疗效，如此成功之举，也可谓是运用之妙，存乎于心吧！

（张光荣.陈瑞春学术经验集.北京：科学出版社，2015：350.）

【经典温故】

《伤寒论》第303条："少阴病，得之二三日以上，心中烦，不得卧，黄连阿胶汤主之。"

《温病条辨·下焦篇》第11条："少阴温病，真阴欲竭，壮火复炽，心烦不得卧者，黄连阿胶汤主之。"

《温病条辨·下焦篇》第14条："下焦温病，热深厥甚，脉细促，心中憺憺大动，甚则心中痛者，三甲复脉汤主之。"

《温病条辨·卷三》："前二甲复脉，防痉厥之渐，即痉厥已作，亦可以二甲复脉止厥。兹又加龟版名之三甲者，以心中大动，甚则痛而然也。心中动者，火以水为体，肝风鸱张，立刻有吸尽西江之势，肾水本虚，不能济肝而后发痉，既痉而水难淬补，心之本体欲失，然大动也。甚则痛者，阴维为病主心痛，此证热久伤阴，八脉丽于肝肾，肝肾虚而累及阴维，故心痛，非如寒气客于心胸之痛可用温通，故以镇肾气、补任脉、通阴维之龟版止心痛，合入肝搜邪之二甲，相济成功也。"

【问题讨论】

《伤寒论》《温病条辨》鸡子黄在黄连阿胶汤中的功用是什么？

参考答案：柯韵伯认为："黄连阿胶汤乃少阴感寒入里，肾阴不足上济于君火而致心火亢盛。方以鸡子黄滋阴补血，交通心肾。鸡子黄禀南方之火色，入通于心，可以补离宫之火，即为此意。"清代医家黄元御在《黄元御药解》中谈到鸡子黄："鸡子黄，味甘微温，入足太阴脾、足阳明胃，补脾经而益胃液，伤寒黄连阿胶汤用之治少阴病，心中烦，不得卧者，以补其脾而润燥者也。"清代温病大家吴瑭，在其著作《温病条辨·下焦篇》第11条指出"少阴温病，真阴欲竭，壮火复炽，心中烦，不得卧者，黄连阿胶汤主之"，比伤寒论原文尤为清楚，并注释曰："此证阴阳各自为道，不相交互，去死不远，故以黄芩从黄连，外泻壮火而内坚真阴；以芍药从阿胶，内护真阴而外捍亢阳。名黄连阿胶汤者，取一刚以御外侮，一柔以护内主之义也。其交关变化神明不测之妙，全在一鸡子黄。前人训鸡子黄，金谓鸡为巽木，得心之母气，色赤入心，虚则补母而已，理虽至当，殆未尽其妙。盖鸡子黄有地球之象，为血肉有情，生生不已，乃奠安中焦之圣品，有甘草之功能，而灵于甘草；其正中有孔，故能上通心气，下达肾气，居中以达两头，有莲子之妙用；其性和平，能使亢者不争，弱者得振；其气焦臭，故上补心；其味甘咸，故下补肾；再释家有地水风火之喻，此证大风一起，荡然无余，鸡子黄镇定中焦，通彻上下，合阿胶能预息内风之震动也。"

# 第五十三章  癥  瘕

案例一

喻某，男，68岁，退休工人，1998年6月19日初诊。

主诉：进食时梗阻已2月余。

既往史：有肺癌病史，并行右肺叶切除术。

现症：稍进粗糙食物则梗阻更甚，有时即食即吐，吐出物为痰涎，偶尔又能进食而不呕，食欲尚可，大便量少，小便正常，睡眠尚可，舌淡，苔薄白，脉细弦。相关检查提示：食管癌。

【独立诊断】病因为痰、热；病所在阳明、太阴、厥阴；病机乃肝郁犯胃，痰热中阻，气机横逆。

【综合辨证】肝郁犯胃，痰热中阻，气机横逆。

【治法方药】法宜疏肝理脾，清热化痰，调畅气机；方选四逆散合小陷胸汤加减。

柴胡10g，瓜蒌皮15g，枳壳10g，黄连5g，法半夏10g，赤芍10g，旋覆花15g，代赭石15g，郁金10g，香附10g，陈皮10g，党参15g，白术10g。7剂，每日1剂，水煎服，并嘱再做钡餐检查。

【疗效观察】1998年6月26日二诊：服上方7剂后，患者进食仍梗阻，食面条可通畅。患者有嗜酒习惯，且量大，每餐4～5两；肺癌术后改喝米酒，量少。钡餐显示：食管中下段癌（髓质型），十二指肠憩室。胃镜显示：局部有溃烂，色淡红，不肿。其曾有胃溃疡病史五六年，症状不显著，午后及夜半疼痛。舌质偏青淡，苔薄白，脉细稍弦。因上药服后未见副作用，且梗阻略有减轻，故守原方再进7剂，以观动静。

1998年7月7日三诊：服前方后，患者进食面条等软食较前顺畅，呕吐物痰涎减少，精神状态有所好转，舌脉同前。守方加全蝎2g（研末冲服）、地龙10g、僵蚕10g，7剂，每日1剂，水煎服。

1998年7月28日四诊：近日食量增加，痰涎减少，脉舌仍同前。处方：法半夏10g，黄连5g，枳壳10g，瓜蒌皮15g，赤芍10g，生甘草5g，白术10g，陈皮10g，香附10g，郁金10g，旋覆花10g，代赭石15g，党参15g，柴胡10g，田三七6g，重楼10g，全蝎3g（研末冲服），僵蚕10g，地龙10g。7剂，每日1剂，水煎服。

自1998年8月4日起至8月底，患者共服上方28剂，可正常进软食，食量接近正常，二便正常。其后共诊4次，处方未变。

1998年9月1日十诊：患者食软食时通畅无梗阻感，但仍不能进粗硬食物，食量已接近正常，不呕吐，食纳更香，二便正常，口不苦，舌淡，苔薄白，脉缓稍弦。处方：党参15g，白术10g，茯苓15g，法半夏10g，陈皮10g，炙甘草5g，柴胡10g，赤芍15g，枳壳10g，郁金10g，旋覆花10g，香附10g，代赭石15g，田三七6g，重楼10g，全蝎3g（研末冲服），僵蚕10g，地龙10g。7剂，每日1剂，水煎服。

本方自1998年9月8日开始，至10月23日止，前后服40余剂，患者饮食量正常，能食稀饭面条，二便正常，精神畅舒，无所痛苦，自行停止服药，只选用田三七，每周服1～2次，每次5g左右，冲服或炖肉食。

随访：2000年8月10日，患者护送一位胃癌术后患者来诊时告知，自停药后，服田三七近2公斤。目前患者体态丰满，面容红润，已年逾七旬，耳聪目明，一如常人，实为庆幸。

按：本案食管癌，应当是胃癌术后转移，当时只显示食管癌的特点，通过钡餐和胃镜的检查认定是食管中下段癌，临床症状亦符合。患者年届七旬，已经做过肺癌手术，且老年体弱，不愿再手术，要求中药治疗。

首诊和二诊对其病情的诊断是客观的，物理诊断与临床诊断是相吻合的。从中医辨证看，本案应属于肝郁犯胃，痰热中阻，气机横逆所致，故从疏肝理气、化痰清热、降逆顺气的原则选方，以四逆散、小陷胸汤、旋覆代赭石汤三方合用，取得初步疗效。经近2个月的治疗，痰热壅阻的现象得到明显改善，食量增加，病情得以稳定。从9月开始改为六君子汤合四逆散与旋覆代赭石汤加减，这一方案用至10月底，经近2个月的调治，病情一直向好的方向发展，逐渐趋于稳定，身体好转而停药。

这一成功范例，有如下几点体会。

一是辨证。本案开始接诊，从疏肝理脾、清热化痰、调畅气机入手求治。换言之，尽管其为食管癌，在辨证上仍应从肝胃相连的脏腑生理、病理来论证，而不被癌症所束缚，因此在治疗上取得了扶正固本、因势利导的主动权，并实践证明该治疗思路是正确的。

二是用药尺度的掌握要恰当。本案从接诊到停药，原则都在整体辨证的基点上，不用"抗癌药"去伤害脾胃，符合《黄帝内经》无毒治病十去其九的原则，所用方药均平淡无奇，既可以治病，又可以扶体，增强抗病能力，以利于身体恢复，为病情好转奠定了基础。

三是用抗癌药的问题。笔者自始至终，只用僵蚕、地龙、全蝎、重楼、田三七等味。这几味药均有抗癌的功效，除重楼外，其他四味药对胃皆无刺激作用，且配合在疏肝理气、健脾和胃的药中，而不致损害脾胃。所以患者自服药后，食量一直增加，呕吐渐次缓解，这足以证明，在调补脾胃药与抗癌药合理配合的同时，上述运用是相得益彰之举。反之，如不固护脾胃，一味抗癌（多数是清热解毒、攻坚破积药），势必元气大伤，正气衰败，何以治癌？

这里还特别值得提出的是，患者先后（特别停服汤药后）服用田三七2公斤之多，这条经验十分可取。田三七是去腐生新、活血化瘀之上品，本例食管癌是不是就得益于田三七？而田三七又如何能使癌变组织由坏变好（或许是其有效的药物成分所起的作用）？这是值得研究的问题。

四是患者的毅力。患者自从投我就医之日起，已铁心要用中药治疗，即俗语说的"死马当活马医"。所以除认真服好每一次药之外，其坚强的意念，以及积极配合治疗的精神十分重要。在初起梗阻难以进食时，患者强忍疼痛，吃了吐，吐了又吃，食量由少到多，这完全是患者的毅力所为。现在患者体态丰满，红光满面，体魄健康，这是医患合作的结果。

（张光荣.陈瑞春学术经验集.北京：科学出版社，2015：370.）

【经典温故】

《伤寒论》第138条："小结胸病，正在心下，按之则痛，脉浮滑者，小陷胸汤主之。"

《伤寒论》第318条："少阴病，四逆，其人或咳，或悸，或小便不利，或腹中痛，或泄利下重者，四逆散主之。"

【问题讨论】

1.旋覆代赭石汤证的病机特点是什么？

参考答案：旋覆代赭石汤证的病机特点是胃虚痰阻，肝胃气逆。

2.简述结胸证的治则治法。

参考答案：结胸证的治则是攻下破结。具体治法包括：大陷胸汤证，泻热逐水破结；大陷胸丸证，泻热逐水，破结缓下；小陷胸汤证，清热涤痰开结；三物白散证，温寒逐水，涤痰破结。

## 案例二

万某，男，63岁，医务人员，2000年12月1日初诊。

患者确诊为胃癌胰头转移（胰头壶腹部有肿块），诊察所见：面色黧黑，两目发黄，身体瘦弱，胃脘痞胀，食纳少，嗳气呃逆，大便时稀时干，小便深黄，精神萎靡，舌质淡红，苔白腻，脉缓弦实。

【独立诊断】病因为痰、湿、瘀、热；病所在阳明、少阳、厥阴；病机乃肝胆气郁，脾胃不和，痰湿瘀热阻滞，气滞血瘀。

【综合辨证】肝胆气郁，脾胃不和，痰热交织，气滞血瘀。

【治法方药】法宜疏肝利胆，调和脾胃，清热化痰消瘀；方选四逆散合旋覆代赭汤合小陷胸汤加减。

柴胡10g，白芍10g，枳壳10g，旋覆花10g，香附10g，法半夏10g，黄连5g，重楼10g，僵蚕10g，地龙10g，代赭石15g，茵陈20g，瓜蒌皮10g，炙甘草5g。7剂，每日1剂，水煎服。另用片仔癀。每日半粒，分2次服。

【疗效观察】2000年12月8日二诊：服前方7剂后，患者嗳气呃逆减轻，食量增加，胃脘痞胀减轻，面色稍转白，巩膜黄染退，精神略好转，舌苔白腻退，脉缓稍弦。守上方去黄连，加郁金10g、川楝子10g，每日1剂，水煎服。片仔癀仍每日半粒，分2次服。

2000年12月25日三诊：服前方15剂后，患者精神进一步改善，早间锻炼能跳绳一个多小时，食量增加，面色变为黑里透红，脘痞减轻，嗳气呃逆基本控制，大便软硬适度，小便稍黄，巩膜黄染未完全消退，舌苔薄润，脉缓无力。处方：党参15g，柴胡10g，白术10g，白芍10g，茯苓15g，法半夏10g，陈皮10g，枳壳10g，重楼10g，僵蚕10g，地龙10g，茵陈15g，郁金15g，川楝子10g，炙甘草5g。每日1剂，水煎服。片仔癀仍每日半粒，分2次服。

2001年1月15日四诊：服前方15剂后，患者自觉精神好转，饮食正常，食后饱胀、嗳气打呃亦明显好转，巩膜黄染消退，大便适度，小便稍微黄，舌淡，苔薄白润，脉缓有力。守上方去茵陈，加炒谷芽15g、炒麦芽15g、炒鸡内金10g，每日1剂，水煎服。片仔癀照原量服。

2001年2月1日五诊：服上药15剂后，患者自觉精神好，饮食、二便正常，唯胰腺部位有胀痛感，用手按摸疼痛减轻，不影响食欲和睡眠，舌淡苔薄白润，脉缓有力。处方：党参15g，白术10g，茯苓15g，法半夏10g，陈皮10g，柴胡10g，赤芍10g，郁金10g，川楝子10g，丹参15g，延胡索10g，香附10g，重楼10g，僵蚕10g，地龙10g，炒谷芽15g，炒麦芽15g，炙甘草5g。每日1剂，水煎服。片仔癀照原量服。

2001年2月20日六诊：服上药15剂后，患者自述胰腺部位胀痞感减轻，饮食、二便、睡眠均正常，精神尚好，每日早间晨练能散步一个多小时，舌淡润，苔薄白，脉缓有力。守前方继续服用，片仔癀仍照原量服。

患者病情稳定，回原单位上班后继续服上方及片仔癀治疗，观察至5月，病情稳定，仍在治疗之中。

按：本案患者接诊时，B超、CT均显示胃癌胰头转移。家属未将实情告诉患者，并告知治愈有望，这完全是在患者处于精神崩溃状态而为之的。接诊后，本患者辨证为肝胆气郁，脾胃不和，痰热交织，气滞血瘀，故初则用四逆散合旋覆代赭汤合小陷胸汤加减，经半个月的治疗，收到了预期的效果；继之以柴芍六君子汤，疏肝理气，调补脾胃，兼以解毒散瘀，这一治则持续数月，增强了体质，减轻了病势，对癌症似有一定围歼作用。中药汤剂是从辨证施药，而同时应用片仔癀，先后服40多粒，这种解毒散瘀药对肿瘤的治疗目前是临床首选药，它的配伍严密，用药精当，对消化道肿瘤的疗效是理想的。目前，本例仍在对证用内服药和片仔癀，继续治疗观察。

（张光荣.陈瑞春学术经验集.北京：科学出版社，2015：375.）

【经典温故】

《伤寒论》第138条："小结胸病，正在心下，按之则痛，脉浮滑者，小陷胸汤主之。"

《伤寒论》第318条："少阴病，四逆，其人或咳，或悸，或小便不利，或腹中痛，或泄利下重者，四逆散主之。"

【问题讨论】

1. 四逆散证"四逆"的机制是什么？"四逆"的性质是寒厥还是热厥？

参考答案：四逆散的机制为气郁致厥，阳郁于里，不能通达四末；"四逆"的性质为寒热可以兼夹，不能断为寒或热，其产生的寒象实为阳气内郁不能通达四末所致，病性寒热要根据患者具体病情而定。

2. 四逆散证与大柴胡汤证有何异同？

参考答案：四逆散证与大柴胡汤证相同之处为少阳阳气郁于内，气滞火郁；不同之处为大柴胡汤证为少阳还兼阳明里实，故要和解与通下兼行。

## 案例三

刘某，男，29岁，干部，1987年4月5日初诊。

患者于上年冬季在本省永新县工作，经常吃狗肉、喝白酒，春季后偶感前额眉心处胀痛，痛势越来越猛，遂去医院检查，诊断为鼻咽癌，并做放疗。随着放疗次数的增加，患者口渴越来越严重，就诊时携带水壶，3～5分钟喝一次，自述火气特大，烦躁不安，夜寐不宁，大便偏干，小便多而淡黄，食纳尚可，舌红，光亮无苔，脉细弦数。

【独立诊断】病因为湿、热（火）；病所在阳明；病机乃胃热伤津，腑气不畅。

【综合辨证】足阳明胃经湿热郁火，热伤胃阴。

【治法方药】法宜滋阴养胃，清热泻火；方选沙参益胃汤合玉女煎加减。

南沙参15g，北沙参15g，麦冬15g，石斛15g，生地黄20g，知母10g，生石膏20g，山药20g，牛膝10g，天花粉15g，乌梅15g。每日1剂，煎3次代茶饮。

【疗效观察】1987年4月13日二诊：服前方后患者饮水略为减少，舌苔光亮减轻，脉仍细弦数。守方加白芍15g，并嘱其选择清滋而补的食物，如甲鱼、墨鱼、鸭子、绿豆等佐食，忌用鸡、鹌鹑、牛羊肉及辣椒、胡椒等辛燥之品。

1987年4月23日三诊：上药服10剂，患者饮水量的减少仍不明显，但烦躁不安等现象有所缓解，舌仍光亮，脉弦细数。中药仍守上方继进，增加六味地黄丸、六神丸，按量分服。

1987年5月9日四诊：服前方15剂，患者饮水量减少，人安静，睡眠安宁，饮食增加，精神好转，舌苔稍现白苔，红亮退，脉仍细弦。处方：南沙参15g，北沙参15g，麦冬15g，石斛15g，生地黄20g，知母10g，生石膏20g，生黄芪15g，山药20g，牛膝10g，天花粉15g，乌梅15g。每日1剂，水煎分2次服。

1987年5月28日五诊：服前方15剂后，患者饮水量又有减少，与初诊（用军用水壶计数，一个上午大半壶）相比，减少约3/4。除有饮水多的表现，其他均无不适，饮食、睡眠、二便均趋正常。舌苔薄白，舌质偏红但无光亮，脉细弦。处方：南沙参15g，北沙参15g，麦冬15g，五味子6g，石斛15g，天花粉15g，玄参15g，生地黄20g，竹叶10g，生甘草5g。每日1剂，煎2次代茶饮，并嘱其以绿豆、水鸭佐食。

上药患者先后服用60余剂，至8月停药，年终随访，病情稳定，照常上班。

按：鼻咽癌从部位看，属肺胃，从其病情疼热灼痛看，实为肺胃熏蒸而痛，治疗当从清泄阳明胃热，兼以解毒。笔者曾用竹叶石膏汤加水牛角粉，并用六神丸同服，对几例晚期病例治疗有一定的缓解作用。本案刘姓患者，已做放疗，如期按量完成了放疗的定量。笔者接诊是处理放疗后遗症，治疗起到缓解症状的作用。放疗后所出现的阴伤胃热，津液匮乏之症，给患者的痛苦亦属沉重难忍，其口渴之象难以形容，几乎水不能离口，实属痛苦。所选用的沙参益胃汤、玉女煎等，均为清热滋阴之品，着眼点是滋养胃阴，又兼用六神丸解毒。必须提出，凡经放疗后，治癌已达到预期目的，无须再用中药抗癌。因为抗癌的中草药多为清凉解毒、活血祛瘀之品，皆有碍脾胃，尤其对胃的影响极大，所以用六神丸解毒足矣。总之，放疗之后，视其阴伤部位、程度而决定用滋阴的不同方药，不要再抗癌。正确用好中药，发挥所长，使之中西药相得益彰。相反，如西药放疗、中药抗癌均只顾治癌，不顾治人，其结果是病（癌）好（除）了，人也去了，这种后果是医患均不能接受的。

（张光荣.陈瑞春学术经验集.北京：科学出版社，2015：373.）

【经典温故】

《温病条辨·中焦篇》第12条："阳明温病，下后汗出，当复其阴，益胃汤主之。"

《景岳全书》："水亏火盛，六脉浮洪滑大，少阴不足，阳明有余，烦热干渴，头痛牙疼，失血等证如神。"

【问题讨论】

结合本案例，如何理解"冬不藏精，春必病温"？

参考答案：冬季肾中精气储藏不足，来年春季一定会因体内正气不足，诱发种种春季疾病的发生。冬季是休养生息的季节，为春天养精蓄锐，积蓄能量。进入冬季，万事万物均显闭藏状态，而人的阳气如同自然界的植物落叶要保阳气一样，不仅要潜更要藏。因此，冬季养生首先藏固阳气，阳气固藏则肾气固坚。故而冬季适当食用温补之品可助阳气，并御外寒。然《黄帝内经》云"少火生气，壮火食气"，案例中患者冬季过度食用狗肉，过度助长阳气，气有余便是火，壮火食气；阳长阴消，暗耗体内阴液而成为今日的火毒内盛，暗耗阴液之证。

# 第五十四章 其 他

案例一

龚某，女，42岁，工人，1996年10月29日初诊。

患者自当年2月起，感觉两目涩而胀，畏光流泪视物模糊，时而自觉惊慌，夜寐多梦，饮食不多，怕热，烦躁，容易汗出，身体消瘦，口干不善饮，大便偏结。检查 $T_3$、$T_4$ 异常，诊断为甲状腺功能亢进，已服他巴唑，无效。舌净，舌质嫩，脉细弦略急数、力不足。

【独立诊断】病因为热；病所在厥阴；病机乃阴虚火旺，虚热内扰心包。

【综合辨证】阴虚火旺，肝郁化火，上扰心包。

【治法方药】法宜滋阴清热，平肝降逆；方选百合地黄汤合酸枣仁汤加减。

生地黄15g，百合20g，知母10g，酸枣仁15g，茯苓15g，石决明15g，夏枯草15g，谷精草10g，菊花10g，木贼草10g，女贞子10g，墨旱莲10g，山药15g。每日1剂，水煎服。

【疗效观察】1996年11月5日二诊：患者服前方未见不良反应，症状大致同前，惊慌略减，月经提前。虑其病深日久，难求速效，脉舌同前，守前方加白芍15g，嘱服7剂。

1996年11月12日三诊：服上方7剂后，患者目涩胀感明显减轻，惊慌减轻，大便不结，夜寐梦少更安宁，舌尖略红，舌苔净，脉弦偏数。守方继进。

1996年12月3日四诊：上方服21剂后，患者诸症较前减轻，目胀眼涩仍有，视物不清，夜寐惊悸，舌淡，苔薄白微黄，脉弦细以左脉为甚。证乃肝郁气结、肝阴不足，仍遵滋阴平肝、疏肝理气法，改方柴胡加龙骨牡蛎汤加味：柴胡10g，法半夏10g，党参10g，炙甘草5g，黄芩10g，生龙骨15g，生牡蛎15g，郁金10g，谷精草10g，密蒙花10g，蚕沙15g，石决明15g，桑叶10g，菊花10g，浮小麦30g。每日1剂，水煎服。

服完上方7剂后停药，患者自觉症状稳定，停药观察；半年后，病情又有反复，经上述方药继续服用，症状得以控制，未做其他治疗而停药。

（张光荣.陈瑞春学术经验集.北京：科学出版社，2015：359.）

【经典温故】

《金匮要略·百合狐惑阴阳毒病证治》第1条："论曰：百合病者，百脉一宗，悉致其病也。意欲食复不能食，常默默，欲卧不能卧，欲行不能行，饮食或有美时，或有不用闻食臭时，如寒无寒，如热无热，口苦，小便赤，诸药不能治，得药则剧吐利，如有神灵者，身形如和，其脉微数。每溺时头痛者，六十日乃愈；若溺时头不痛，淅然者，四十日愈；若溺快然，但头眩者，二十日愈。其证或未病而预见，或病四五日而出，或病二十日，或一月微见者，各随证治之。"

《金匮要略·百合狐惑阴阳毒病证治》第5条："百合病不经吐、下、发汗，病形如初者，百合地黄汤主之。"

【问题讨论】

本案例的治疗思路是什么？

参考答案：甲亢的病机是阴虚肝旺，治疗应滋养肝阴，平息肝旺，或仿《温病条辨》加减复脉汤加平肝药。本案例为中年妇女，病机以阴虚肝旺为主，故以滋阴平肝的百合地黄汤合酸枣仁汤加平肝药取效。因其为中年妇女，血虚之征不显，只是阴虚肝旺，故而未用加减复脉汤滋养阴血，此中有一个阴虚与血虚层次的不同，选方也自然各异。本病自始至终，前后1年多，经几度治疗以滋阴平肝的大法，选百合知母地黄汤与酸枣仁汤，适当加平肝药，未易方而控制病情，取得了近期疗效。

## 案例二

赵某，男，62岁，每于夜间睡眠之中突然惊叫而身体乱动，手足躁扰，曾用镇静药治疗无效，大便干燥难下，舌质红绛，苔薄黄，脉弦大。

【独立诊断】病因为风；病所在少阴、厥阴；病机乃肝肾精衰，阴气不足以制阳，阳不入阴而亢动，虚风内动。

【综合辨证】肝肾精衰，阴气不足以制阳，阳不入阴而亢动。

【治法方药】法宜滋阴息风；方选三甲复脉汤加减。

龟甲15g，鳖甲15g，牡蛎15g，龙骨15g，麦冬30g，石斛30g，生地黄15g，白芍15g，牡丹皮12g，玄参12g，玄明粉6g（冲服），炙甘草10g。7剂，每日1剂，水煎服。

【调护医嘱】不宜食用辛燥香辣之品。

【疗效观察】服药后患者大便畅而夜惊止。上方去玄明粉，再服，共进约30余剂而病安。

（刘渡舟.经方临证指南.北京：人民卫生出版社，2013：210.）

【经典温故】

《温病条辨·下焦篇》第14条："下焦温病，热深厥甚，脉细促，心中憺憺大动，甚则心中痛者，三甲复脉汤主之。"

【问题讨论】

三个复脉汤如何临床鉴别运用？

参考答案：一甲、二甲、三甲复脉汤，温病热在下焦，出现阴虚热炽，阴液下泄，症见便溏者，则宜滋阴固摄，当选一甲复脉汤，方由加减复脉汤去火麻仁加牡蛎而成。二甲复脉，防痉厥之渐，即痉厥已作，亦可以二甲复脉止厥。若真阴欲竭，虚风将起，症见手指蠕动者，治宜滋阴潜阳，在一甲复脉汤的基础上加生鳖甲八钱，名为二甲复脉汤。该方用生牡蛎、生鳖甲二味质地沉重的甲壳药滋阴清热，重镇潜阳，以息虚风。若兼心中憺憺大动，甚则心中痛，脉象细促，此乃温热伤阴，阴亏已甚，虚风内动，心中动者，火以水为体，肝风鸱张，立刻有吸尽西江之势，肾水本虚，不能济肝而后发痉，既痉而水难猝补，心之本体欲失，然大动也。甚则痛者，阴维为病主心痛，此证热久伤阴，八脉丽于肝肾，肝肾虚而累及阴维，故心痛，非如寒气客于心胸之痛可用温通，故以镇肾气、补任脉、通阴维之龟甲止心痛，合入肝搜邪之二甲，相济成功也。故在二甲复脉汤中加生龟甲一两以助滋阴息风之力，名为三甲复脉汤。

### 案例三

洪某，男，19岁，学生，2001年4月9日初诊。

患者于3个月前自觉全身发麻发燥，运动之后皮肤起红疱，无汗烦热。前医以桃仁四物汤加银柴胡、地骨皮、丹参、牡丹皮之属无效。就诊时患者自述晒太阳和剧烈运动之后，以及进食喝水之后，均感全身皮肤燥热，安静之后，皮疹渐渐自行消失，口干、口黏，睡眠时流口水，舌淡红，苔薄白，脉缓有力。

【独立诊断】病因为寒、热；病所在太阳；病机乃寒邪郁卫，营分郁热，营卫不和。

【综合辨证】寒邪郁闭太阳卫气，营分郁热不得外泄，营卫不和。

【治法方药】法宜散寒透热，调和营卫；方选桂枝麻黄各半汤加味。

麻黄5g，桂枝5g，杏仁10g，白芍6g，桑白皮10g，白鲜皮10g，生姜3片，大枣3枚，生石膏15g（先煎）。7剂，每日1剂，水煎2次分服。

【疗效观察】2001年4月16日二诊：患者自诉服3剂后感觉非常舒服，燥热感消失，皮疹未再发现，脉缓有力，舌淡白润。拟守前方再进，嘱服7剂。

2001年5月9日三诊：患者近半个月未服药，昨又觉全身皮肤燥热，运动后或紧张后尤甚，饮食二便正常。燥热后即皮肤痒，但疹点很少，如能出汗则舒适自如。脉缓，舌质淡，苔薄白。守4月9日方继进7剂，服法同前。

四诊：近日患者未有燥热，服前方后好转，偶尔有些燥热，但未出现红疹，饮食、二便、睡眠皆正常，脉缓，舌淡白润。

守4月9日方继进15剂，以资巩固。

按：本案无汗症在临床并不少见，但形式不一，有局部无汗，有半身汗等。此种燥热无汗，并发皮肤疹者，见之不多。从其症状看，病机属于郁热在表，营卫不和，病在肌表，故以桂枝麻黄各半汤，加石膏合越婢汤意。《伤寒论》说："面色反有热色者，未欲解也，以其不得小汗出，身必痒，宜桂枝麻黄各半汤。"本案所现各症与《伤寒论》本旨完全相符，抓住其郁热在表，营卫不和，不能得小汗出的病机证候，用桂枝麻黄各半汤透达肌表，取得了近期疗效。

（张光荣.陈瑞春学术经验集.北京：科学出版社，2015：365.）

【经典温故】

《伤寒论》第23条："太阳病，得之八九日，如疟状，发热恶寒，热多寒少，其人不呕，清便欲自可，一日二三度发。脉微缓者，为欲愈也；脉微而恶寒者，此阴阳俱虚，不可更发汗、更下、更吐也；面色反有热色者，未欲解也，以其不能得小汗出，身必痒，宜桂枝麻黄各半汤。"

【问题讨论】

1.本案中桂枝麻黄各半汤加味使用石膏，为何不直接用桂枝二越婢一汤加味？

参考答案：本案患者无汗烦热，表有寒闭为主，正邪相争，脉洪有力，加石膏只是兼清郁热；而桂枝二越婢一汤证为寒风闭热轻证，脉浮数，烦躁不甚。

2.桂枝麻黄各半汤证的主证、病机是什么？

参考答案：主证为发热恶寒如疟状，一日二三度发，或伴面热、身痒。病机为表郁日久，邪轻证轻。